W0275154

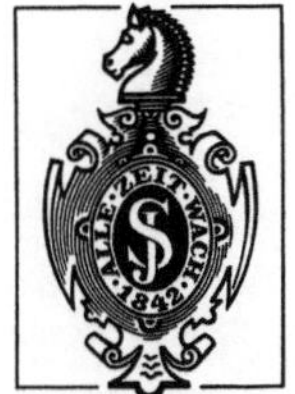

Jameson L. Chassin

Allgemeinchirurgische Operationen

Gastrointestinaltrakt

Deutsche Bearbeitung und Übersetzung: Martin Nagel

Geleitwort: Georg Heberer

Mit 488 Abbildungen
Illustrationen: Caspar Henselmann

Springer-Verlag
Berlin Heidelberg New York Tokyo 1983

Jameson L. Chassin, M. D.
Professor of Clinical Surgery
New York University School of Medicine
Director of Surgery
Booth Memorial Medical Center Affiliate, Main Street at Booth Memorial Avenue, Flushing, New York 11355, USA

Übersetzer und Bearbeiter: Prof. Dr. Martin Nagel
Schwabstraße 2, 7140 Ludwigsburg
vorm. Chefarzt für Allgemeinchirurgie

Titel der amerikanischen Originalausgabe:
Operative Strategy in General Surgery, Volume 1

ISBN 0-387-90452-2 · ISBN 3-540-90452-2

ISBN-13: 978-3-642-68942-0 e-ISBN-13: 978-3-642-68941-3
DOI: 10.1007/978-3-642-68941-3

CIP-Kurztitelaufnahme der Deutschen Bibliothek
Chassin, Jameson L.: Allgemeinchirurgische Operationen / Jameson L. Chassin. Dt. Bearb. u. Übers. von Martin Nagel. Ill. von Caspar Henselmann. – Berlin; Heidelberg; New York; Tokyo: Springer
Engl. Ausg. u. d. T.: Chassin, Jameson L.: Operative strategy in general surgery
NE: Nagel, Martin [Bearb.] [1] (1983).
ISBN 3-540-12166-8 (Berlin, Heidelberg, New York, Tokyo)
ISBN 0-387-12166-8 (New York, Heidelberg, Berlin, Tokyo)

Softcover reprint of the hardcover 1st edition 1983

Herstellung: G. Appl, Wemding. Druck: aprinta, Wemding. 2124/3140-543210

Für Charlotte

Vorwort

Dieser chirurgische Atlas soll allen klinisch und schwerpunktmäßig in der Abdominalchirurgie tätigen Chirurgen – sowohl den in der Ausbildung befindlichen, wie den bereits chirurgisch ausgebildeten – von Nutzen sein. Dr. Chassin ist hierfür als Autor in hervorragender Weise qualifiziert. Während mehr als 3 Jahrzehnten hat er als Mitglied der Medizinischen Fakultät der New York University School of Medicine zahllose Assistenten in vielfältiger Weise, vorwiegend in der Kunst der chirurgischen Technik, ausgebildet. Ein besonderes Merkmal für Dr. Chassins Befähigung ist, daß er Professor für klinische Chirurgie an der New York University School of Medicine und gleichzeitig Direktor der Chirurgie am Booth Memorial Hospital ist, in dem unsere 4-Jahres-Assistenten ihre chirurgische Ausbildung im Rotationsprinzip in den letzten 12 Jahren absolviert haben. Booth Memorial ist das einzige Hospital außerhalb des Medizinzentrums der New York University School of Medicine mit der Möglichkeit einer Rotationsausbildung für die Assistenten der Universität. Dieser einfache Umstand unterstreicht Dr. Chassins bemerkenswerte Qualifikation für die Ausbildung der angehenden Chirurgen.

Wenn nach einer Operation eine chirurgische Komplikation auftritt, müssen 2 oder 3 ursächliche Möglichkeiten in Betracht gezogen werden. Zunächst ist natürlich die Frage zu stellen, ob die Diagnose bzw. die Indikationsstellung korrekt war. Trifft dies zu, dann ist der Grund der Komplikation im allgemeinen entweder eine inadäquate Operationstechnik, oder dem gewählten Operationsverfahren unterliegt eine falsche Konzeption. Erscheint die chirurgische Technik fehlerlos, spricht die postoperative Komplikation im allgemeinen und strenggenommen dafür, daß die Indikation methodisch falsch war und von einem Irrtum belastet ist, selbst wenn eine seit längerem gebräuchliche Behandlungsmethode bevorzugt wurde.

Wie kein anderer operationstechnischer Atlas diskutiert das vorliegende Werk vorrangig das spezielle zugrundeliegende Konzept sowohl der Operation als auch der Operationstaktik. Es soll den Chirurgen vor vermeidbaren Fehlern bewahren. Die operative Technik wird Schritt für Schritt beschrieben.

Ich bin davon überzeugt, daß dieser Atlas zu den besten Beiträgen innerhalb der chirurgischen Operationslehren zählen wird.

Frank C. Spencer, M. D.

George David Stewart, Professor and Chairman
Department of Surgery
New York University School of Medicine

Geleitwort

Die aktuellen operationstechnischen Fortschritte in der gastroenterologischen Chirurgie beruhen vorrangig auch auf den Anwendungsmöglichkeiten der automatischen Klammerinstrumente im Rahmen von Notfall- und Risikoeingriffen, wie auch beim Wahleingriff mit speziellen Anastomosen und besonders schwierigen Kontinenzresektionen.

In seinem Buch "Operative Strategy in General Surgery" hat Chassin seine großen Erfahrungen in der kritischen Anwendung dieser Methode im Rahmen der Verdauungschirurgie in knapper, didaktisch hervorragender Form und mit ausgezeichneten Zeichnungen dargestellt. Der übersichtliche Atlas besticht durch seine vorzügliche Vermittlung von technischen Details unter Zugrundelegung einer systematisch und klug durchdachten Taktik und Strategie als unerläßliche Voraussetzung für den Erfolg jeder Operation.

Ich habe mich gefreut, mit Jameson L. Chassin nach dem Internationalen Chirurgenkongreß in Montreux, wo er den "Breakfast-Round-Table" leitete, auch noch in München über Erfahrungen mit der Stapler-Technik weiter diskutieren zu können.

Jeder schwerpunktmäßig in der gastroenterologischen Chirurgie tätige Chirurg wird es begrüßen, daß dieses hervorragende Buch mit seiner prägnanten Darstellung der chirurgischen Technik nun auch in deutscher Sprache zur Verfügung steht. Den besonderen Wert dieser Monographie sehe ich u. a. in der kritischen Indikationsstellung für die alternative Anwendung der Naht- oder Klammeranastomosen mit Hinweisen auf Fehler- und Gefahrenquellen. Diese Operationslehre ist damit eine wertvolle Hilfe für die optimale Planung von schwierigen Eingriffen an Ösophagus, Magen, Dünn- und Dickdarm, unter besonderer Berücksichtigung der Klammernahttechniken, die als technischer Fortschritt nicht mehr wegzudenken sind, z. B. bei der Ösophago-Jejunostomie und bei der tiefen anterioren Rektumresektion.

Dem Vorwort der amerikanischen Ausgabe von Frank C. Spencer möchte ich mich daher aus Überzeugung anschließen. Ich bin sicher, daß das Buch mehr als nur eine Operationslehre über ein spezielles Operationsgebiet und für den deutschsprachigen Allgemeinchirurgen von großem Nutzen sein wird.

Prof. Dr. Georg Heberer

Direktor der Chirurgischen Klinik und Poliklinik der Universität München, Klinikum Großhadern

Vorbemerkung

Spektakuläre Entwicklungen der angewandten Physiologie haben während der letzten 2 Jahrzehnte die Zahl der Todesfälle auf Grund respiratorischer, kardiologischer oder renaler Komplikationen im postoperativen Verlauf deutlich reduziert. Hauptursachen postoperativer Komplikationen sind gegenwärtig Infektionsprobleme.

Die Mortalitätsrate nach größeren Operationen in der Gastrointestinalchirurgie, wie Ösophagusresektion, totale Magenresektion und tiefe Rektumkontinenzresektion, ist nicht größer als 1–2%, vorausgesetzt, daß Anastomoseninsuffizienzen und Kontaminationen des Operationsgebiets verhindert werden können. Bei akkurater Technik und guter Indikationsstellung sind diese Komplikationen meist vermeidbar. Diese erstrebenswert niedrige Mortalitätsrate setzt allerdings voraus, daß die schulmäßige Ausbildung des Operateurs auf die chirurgische Technik und ihre methodische Lehre ausgerichtet ist. Dieses pädagogische Problem fand 1967 meine Beachtung, als ich zusätzlich zu der Ausbildung meiner eigenen Assistenten an der Unterrichtung der 4-Jahres-Assistenten der New York University School of Medicine, die ihre Rotationsausbildung am Booth Memorial Hospital für jeweils 2–3 Monate absolvieren, beteiligt wurde. In den vergangenen 20 Jahren habe ich diese Assistenten bei mehr als 4000 großen Operationen angeleitet.

Es liegt auf der Hand, daß der erfahrene Chirurg viele schwierige Operationsvorgänge intuitiv oder automatisch vornimmt. Gute Unterrichtung im Operationssaal verlangt jedoch, daß der Operateur den jeweils besten Weg zur Ausführung des relativ besten Eingriffs gedanklich analysiert und entsprechend demonstriert. Ebenso muß er die Täuschungsmöglichkeiten und Gefahrenpunkte jedes Operationsabschnitts kennen und dann die Strategie artikulieren, die den gesamten Operationsablauf sicher und effektiv für den Auszubildenden und Lernenden darstellt. Dieses Anliegen hat mich zum Schreiben dieses Buches bewogen.

Jeder Beschreibung der speziellen Operation ist ein kurzer Überblick über die Indikationen und die Konzeption, die dem gewählten Operationsverfahren zu Grunde liegt, unter verschiedenen Alternativen vorangestellt. Danach folgen die Hauptpunkte der Operationsvorbereitung, sodann eine Aufzählung der Täuschungsmöglichkeiten und Gefahrenpunkte. Dies alles verlangt eine genaue Operationsplanung, wenn der gewünschte Operationserfolg erreicht werden soll. Nach der jeweiligen Beschreibung der Operationstechnik habe ich jeweils einen Abschnitt der Operationstaktik angefügt, um Gefahrenpunkte und Irrtumsmöglichkeiten aufzuzeigen. Dieser Analyse fügen sich logischerweise die intraoperativen Maßnahmen und Handhabungen an, um diese Gefahrenpunkte zu vermeiden oder notfalls zu beherrschen.

Der vorliegende Text ist nicht ein Kompendium über jede der zahlreichen Operationsverfahren. Ich habe jeweils die Operationsmethode beschrieben, die nach Meinung erfahrener Chirurgen oder Assistenten als die nützlichste und sicherste betrachtet werden muß.

Alternative Operationstechniken sind nur dann erwähnt, wenn sie auf Grund spezieller anatomischer Situationen oder pathologisch-anatomischer Varianten in Frage kommen. Schwerpunktmäßig wird auch auf die Beschreibung der detaillierten Operationstechniken eingegangen. Die Probleme und Diskussion der Nachbehandlung und Komplikationsmöglichkeiten beschränken sich auf solche Punkte, die für das beschriebene Operationsverfahren in Frage kommen können.

Methoden zur Verhütung allgemeiner Komplikationen, wie Thromboembolie und Atelektasen, die nach jeder anderen Operation auch auftreten können, sind nicht berücksichtigt, da sonst der Rahmen des Hauptaspekts gesprengt worden wäre.

Die Darstellung der Operationstechnik war möglich durch die exzellenten Illustrationen von Herrn Caspar Henselmann, dessen Zeichnungen auf der aktuellen Mitbeobachtung der jeweiligen Operationstechnik beruhen. Die Illustrationen sind bewußt nicht stilisiert oder idealisiert, sondern sie geben den Situs bzw. den jeweiligen Operationsbefund aus der Sicht des Chirurgen wieder. Sie sollen den Leser bei der Beschreibung des jeweiligen Operationsabschnitts begleiten. Um meine Ausbildungsabsicht zu erzielen, habe ich die Operationsbeschreibungen nicht durch Abbildungslegenden von dem fortlaufenden Text getrennt. Vielmehr begleitet er die Illustrationen und erklärt insbesondere solche Punkte, die eine Illustration nicht vollständig wiedergeben kann. Die Abbildungen sind im fortlaufenden Text mit fettgedruckten Zahlen gekennzeichnet, so daß der Leser sie leicht im Begleitkommentar auffinden kann. Diese Elemente des Buches und die Illustrationen sind so plaziert, daß sie für den Leser eine Synopsis darstellen.

Der vorliegende Band beschreibt die häufigsten Operationen des Gastrointestinaltrakts. Der in Vorbereitung befindliche Band II wird die übrigen Organgebiete wie Leber, Gallenwege, Pankreas, Milz, Hernien – intraabdominale, inguinale, femorale, Hiatushernien – sowie Brust-, Schilddrüsen- und Nebennierenchirurgie enthalten.

Ein besonderer Abschnitt ist den komplizierten Großeingriffen wie Ösophagogastrektomie und tiefe Kontinenzresektion gewidmet, um sowohl dem in Ausbildung befindlichen, wie dem schon erfahreneren Chirurgen die Bewältigung solcher Operationen, die er nicht routinemäßig ausführt und die mit vielen technischen Fehlermöglichkeiten behaftet sind, zu erleichtern.

Für den am Beginn seiner Ausbildung stehenden Chirurgen habe ich in den Anhangskapiteln A, B und C die Hauptprinzipien für die Fußstellung und Körperhaltung des Operateurs, sowie die fehlerhafte und richtige Anwendung der verschiedenen Instrumente dargestellt, außerdem die Prinzipien der Präparation, der Nahttechnik und der Blutstillung abgehandelt.

Einheitlich werden in diesem Operationsatlas bei den jeweiligen Eingriffen die maschinellen Anastomosen durch Verwendung von Klammergeräten behandelt und damit zusammenhängend Indikation, Kontraindikation, Vorsichtsmaßnahmen, Komplikationen und die spezielle Technik beschrieben. Basierend auf der Auswertung von 472 maschinell durchgeführten Anastomosen konnten meine Kollegen und ich feststellen, daß diese ebenso sicher wie die genähten Anastomosen sind, wenn sie vom Erfahrenen vorgenommen und gehandhabt werden. Andernfalls sind die Komplikationen von sehr ernsthafter Natur. Obwohl die chirurgische Klammernaht eine weite Anwendung in den USA und anderswo gefunden hat, ist diese Technik in der chirurgischen Literatur nicht ohne kritische Bewertung geblieben. Ich habe die technischen Details dieser maschinellen Klammeranastomosen, die wir bisher mit Sicherheit und Erfolg angewendet haben, einschließlich einer Anzahl von neuen technischen Feinheiten und Modifikationen beschrieben.

In den letzten 2 Jahrzehnten ist in den USA kein vollständiger Operationsatlas der Allgemeinchirurgie von einem Autor allein publiziert worden. Dieser Umstand hat mich jedoch nicht für dieses mühsame Unternehmen motiviert. Vielmehr hat mich die Erfahrung geleitet, daß, wenn mehrere Operationstechniken von mehreren Autoren in einem Buch abgehandelt werden, der Leser bei seiner Überlegung, zu welchem Verfahren er sich unter den jeweiligen Umständen entschließen soll, verwirrt und verunsichert ist. Oft werden dem Lernenden vom erfahrenen Chirurgen unbeabsichtigt wichtige Details der Operationstechnik vorenthalten, die das Operationsverfahren gerade dadurch in den Händen des Geübten sicher macht.

Ich hoffe, daß meine Beschreibung der Operationstechnik und Operationstaktik, die ich für wertvoll erachte, sowohl in der praktischen Anwendung wie in der Ausbildung für den Leser von Nutzen ist. Beim Beschreiben dieses chirurgischen Konzepts und der Operationstechnik habe ich versucht aufzuzeigen, welche Feststellungen auf klinischen Daten beruhen und welche noch nicht voll erprobt sind. Die angegebenen Literaturhinweise am Ende jedes Buchkapitels wurden in erster Linie ausgewählt, um die unterschiedlichen Auffassungen aufzuzeigen. Eine größere Bibliographie liegt außerhalb der Konzeption dieses Buches.

Bei der Bearbeitung dieses Bandes habe ich wertvolle und kritische Ratschläge von den Herren Dr. Kenneth M. Rifkind und Dr. James W. Turner, beide Mitdirektoren der Chirurgie am Booth Memorial Hospital, und von Dr. Simon D. Fink erhalten, wofür ich besonders dankbar bin.

Ich möchte meinen Dank auch Dr. Frank C. Spencer, Direktor der Abteilung Chirurgie an der New York University School of Medicine aussprechen für seine fortwährende und anregende Unterstützung, um unsere Erfahrungen als lehrende und praktizierende klinische Chirurgen zu analysieren und weiterzugeben.

Bedanken möchte ich mich ferner bei Mrs. Velinda Badaluco für die Wahrnehmung meiner Verwaltungsverpflichtungen und für die Herstellung des Manuskripts.

Mr. Walter Green und dem Mitarbeiterstab des Springer-Verlags New York schulde ich Dank für die große Hilfe und Unterstützung bei der Ausführung dieses Projekts.
Mit Worten läßt sich die Dankbarkeit meiner Frau Charlotte gegenüber nicht zum Ausdruck bringen. Ohne ihre Unterstützung und ohne ihr Verständnis hätte dieses Werk nicht seine Verwirklichung gefunden.

Jameson L. Chassin, M. D.

Inhaltsverzeichnis

Einleitung

1 Konzeption und Strategie in der chirurgischen Gastroenterologie

Entwicklung eines Operationskonzepts

Erfolgreiche Chirurgie verlangt Studium, genaue Planung, klares Denken und technische Genauigkeit. Die „brillante“ Ausführung einer Operation zum falschen Zeitpunkt kann nur zum Desaster führen. Um aber in jeder chirurgischen Situation gute Ergebnisse zu erzielen, muß der Chirurg ein Konzept entwickeln, das gründliches Literaturstudium, die Kenntnis der Physiologie und die logischen Grundlagen der beabsichtigten Operation zum Inhalt hat. Um ein solches Konzept zu entwickeln, müssen folgende Voraussetzungen erfüllt sein:

- Kenntnis der normalen und der pathologischen Physiologie und Anatomie.
- Kenntnis der jeweiligen alternativen Operationsverfahren.
- Genaue Analyse der Operation, die für das aktuelle Problem angewendet werden soll. Sind genügend solide Daten für die beabsichtigte Operation vorhanden? Ist die Mortalitätsrate für das Operationsverfahren so, daß die Vorteile die Risiken überwiegen?
- Berücksichtigt werden muß auch die mögliche Letalität nach dem beabsichtigten Operationsverfahren. Diese Auswertung ist von größerer Bedeutung, als die Ergebnisse einiger chirurgischer Zentren, an denen nur ein Chirurg große Erfahrungen bei der Durchführung einer speziellen Operation gesammelt haben mag. Unter solchen Umständen erzielte bessere Ergebnisse indizieren nicht überzeugend, daß weniger erfahrene Chirurgen diese ebenso erfolgreich ausführen können.
- Außerdem sind postoperative Komplikationen und schlechte Ergebnisse zu beachten. Wenn eine Komplikation oder ein Todesfall eintritt, muß der Chirurg den Krankheitsfall sorgfältig analysieren und versuchen objektiv festzustellen, was dem Fehlverlauf zugrunde liegt. War die Wahl des Operationsverfahrens falsch? War die Diagnose akkurat? War die Berücksichtigung der Risikofaktoren korrekt? Lag ein technischer Fehler vor? Verfügte der Operateur über ausreichende technische Erfahrungen zur Ausführung der Operation?

Alle Operationen sollten einer Morbiditäts- und Mortalitätsanalyse unterzogen werden. Häufige Auswertungen der Ergebnisse bessern die Daten und Kriterien über die Qualität der Arbeit und der Erfahrung des einzelnen Chirurgen. Das Wissen und die selbstkritische Beurteilung der Arbeit bringen dem Chirurgen Erneuerung und Verbesserung seiner Tätigkeit. Ohne diese lernt er nichts aus seiner Erfahrung.

Realisierung der Operationstaktik

Die Entwicklung einer operativen Strategie – Planung der verschiedenen Operations- und Behandlungsabläufe – ist von vitaler Bedeutung für die Sicherheit und die Effektivität der komplexen chirurgischen Maßnahmen.

Die operative Strategie umfaßt auch die folgenden Überlegungen, die der Chirurg vor der Operation anzustellen hat: Was sind die Gefahrenpunkte? Wie können sie vermieden werden?

Diesem Buch liegt die Auffassung zugrunde, daß – bei Kenntnis dieser Strategie – der Chirurg das Ansteigen operativer Mißerfolge reduzieren und ebenso auch postoperative Komplikationen vermindern kann. Die Berücksichtigung und Analyse möglicher Probleme und Gefahrenpunkte vor einer Operation wird eher zu einem erfolgreichen Ergebnis führen, als unüberlegte Aktivitäten, die Patient und Chirurg in schwere Probleme verwickeln können. Dieses setzt auch die Fähigkeit des Chirurgen voraus, während des Operationsablaufs schnell Entscheidungen treffen zu können.

Strategie schließt auch die Planung des Operationsablaufs mit dem Ziel klarer Darstellung anatomischer bzw. pathologisch-anatomischer Situsbefunde mit ein, um die Verletzung von vitalen Strukturen zu vermeiden. Die Planung einfacher, beherrschbarer Operationsschritte garantiert erst die Effizienz einer Operation. Eine überlegte Fortführung gewährleistet auch die Beherrschung schwieriger Präparationsschritte und Situationen.

Nicht wenige Chirurgen messen dem schnellen Operieren einen hohen Wert bei. Von größerer Bedeutung als Schnelligkeit ist jedoch eine akkurate und subtile Technik, besonders wenn eine gute Anästhesie und entsprechende technische Hilfsmittel zur Verfügung stehen. Das bedeutet nicht die Unterschätzung der Gefahren einer zu langen Operationsdauer. Durch übereilte, riskante Handgriffe wird jedoch keine Reduktion der Operationszeit erreicht. Eine Operation kann - ohne Außerachtlassen der Sicherheit - erleichtert und beschleunigt werden, wenn durchdachte Planung, Vorbereitung und Kenntnis sowie Beachtung anatomischer Besonderheiten mit einer effizienten Ausführung kombiniert werden. Die Beachtung all dieser Gegebenheiten ist die beste Voraussetzung zur Vermeidung eines langen und damit belastenden Operationstraumas.

Die Diskussion des zugrundeliegenden Operationskonzepts und der Operationsstrategie ist nachfolgend der Beschreibung jeder Operationstechnik vorangestellt.

2 Behandlung der infizierten Operationswunde

Die Behandlung einer postoperativen Wundinfektion ist abhängig vom Infektionsgrad. Für die allgemein anerkannte Klassifikation postoperativer Wundinfektion gelten – entsprechend einer Einteilung nach Altemeier et al. – folgende Kriterien:

1. Saubere Wunde. Atraumatische Verhältnisse, keine Entzündungszeichen, kein technischer Fehler, Gastrointestinal- und Urogenitaltrakt ohne Kontaminationszeichen.

2. Saubere bis infizierte Wundverhältnisse. Gastrointestinaltrakt oder Atemwege infiziert, jedoch noch ohne klinisch erkennbare Auswirkungen, Appendektomie ohne Perforation und Peritonealexsudat, Mundrachenhöhle sowie Urogenitalsystem- oder Gallenwege ohne erkennbare Infektion, geringfügige operationstechnische Fehler.

3. Eindeutige Wundinfektion. Größere technische Fehler, Leck im Gastrointestinaltrakt, traumatisiertes Operationsgebiet, frischer Austritt von infiziertem Urin oder Gallenwegsinhalt.

4. Schmutzige und infizierte Operationswunde. Akute, infektiöse Entzündung, noch ohne Eiterbildung. Durchtrennung sauberen Gewebes zur Freilegung eines Abszesses, Austritt von infizierter Flüssigkeit, Verschmutzung der traumatisch bedingten Wunde. ***Tabelle** 2.1* demonstriert den hohen Anstieg einer postoperativen Wundinfektion in guten Hospitälern, in welchen eine akkurate Beobachtung mit Dokumentation vorgenommen wurde. Bei sauberer Operationstechnik und einwandfreier Strategie können diese Infektionen reduziert werden. Diese Methoden der Wundinfektionsverhütung können allgemein für septische Prozesse in der Abdominalchirurgie nach operativer Wundinfektion zur Anwendung kommen.

Die Behandlung sollte immer eine auf ein Minimum reduzierte Wundinfektion und die Steigerung der Gewebeabwehr zum Ziele haben.

***Tabelle** 2.1.* Anstieg der Wundinfektion in Abhängigkeit von der Wundbeschaffenheit

	Foothills Hospital[a]	Fünf Hospitäler[b]	Foothills Hospital [%][a]	Fünf Hospitäler [%][b]
Total	23 649	15 613	4,8	7,4
% Sauber	76,4	74,8	1,8	5,0
% Sauber-kontaminiert	17,5	16,5	8,9	10,8
% Kontaminiert	3,2	4,3	21,5	16,3
% Schmutzig	2,9	3,7	38,0	28,5

[a] Cruse JP, Foord R (1973) Arch Surg 107: 206
[b] Howard JM et al. (1964) Ann Surg 160 (Suppl.): 1

Reduzierung der bakteriellen Infektion

Da es nicht möglich ist, eine peritoneale Kontamination vollständig zu verhindern, z. B. bei Operationen im Bereich der Gallenwege und des Gastrointestinaltrakts, muß der Chirurg darauf bedacht sein, den Austritt von Inhalt aus dem Gastrointestinaltrakt und die bakterielle Infektion der Abdominalwunde, speziell des Subkutangewebes, so minimal wie möglich zu halten. Die Anwendung feuchter Tücher verhindert die Infektion nicht, da infiziertes Sekret oder Flüssigkeit in die Gaze penetrieren. Vor Beginn der Operation in einem infizierten Gebiet sollte die Laparotomiewunde durch eine Plastikringfolie abgedeckt werden ***(Abb.** 2.1, 2.2).* Nach Beendigung des septischen Teiles der Operation werden die Tücher, die Wundfolien und die Wundhaken sofort entfernt. Wenngleich es lange Zeit üblich war, vor Verschluß der Laparotomie mehrere Liter Kochsalzlösung in die Peritonealhöhle einzufüllen, kann durch 5 oder 6 Spülungen mit kleineren Mengen Flüssigkeit während der Operation, die sofort abgesaugt werden, ein besserer Effekt erzielt werden. Zugleich muß darauf geachtet werden, daß die Spülflüssigkeit nach Möglichkeit nicht das Subkutangewebe berührt. Die feuchten Tücher werden gleich nach der Absaugung entfernt.

Zugabe einer Antibiotikalösung verbessert die Spülwirkung. Falls Antibiotikaresistenzbestimmungen nicht zur Verfügung stehen, sollte eine Lösung von 0,1%igem Kanamycin verwendet werden. Bei fortge-

schrittener Sepsis ist eine Lösung von Aminoglykosid und Clindamycin vorzuziehen. Bei Patienten mit Nierenfunktionsstörung müssen diese mit Vorsicht angewendet werden. Noon et al. berichteten, daß die Antibiotikainstillation in die Bauchhöhle den Anstieg der Wundinfektion reduziert. In Situationen mit Infektion durch grampositive Bakterien – speziell bei Operationen mit Verwendung von Plastiknetzen, z. B. bei Hernienverschluß – können 50 000 E Bacitracin einer Lösung von 500 ml von 0,2%igem Kanamycin zugefügt werden. Die Spülung des Subkutangewebes mit 10%iger Povidone-Jodine-Lösung reduziert signifikant die Wundinfektion (nach einer Studie von Sindelar u. Mason).
Mechanische und antibiotische Darmvorbereitung (s. S. 184) reduzieren nach einer randomisierten Studie von Clarke et al. den Anstieg von Wundinfektionen nach Kolonanastomosen. Die gleiche Vorbereitung reduziert auch bei Patienten mit Magenkarzinom und infizierten Tumorzerfallshöhlen die bakterielle Virulenz.
Bei Einlage eines Latexdrains, ausgeleitet aus dem infizierten Gebiet der Abdominalhöhle durch die Bauchdecke, kann eine bakterielle Infektion des Subkutangewebes erfolgen. Diese Kontamination wird reduziert, wie Cruse u. Foord feststellten, wenn das Drain durch eine separate Inzisionswunde ausgeführt wird. Diese Autoren fanden ebenso, daß die alleinige Anwendung einer Hautadhäsivfolie die Wundinfektion nicht reduziert.

Steigerung der Gewebsabwehrlage

Die Gewebeabwehr wird bei schlechter Operationstechnik, wie z. B. traumatisierende Präparation, grobe Blutstillung, Verwendung zu großer Ligaturen, erheblich beeinträchtigt. Alle diese Faktoren redu-

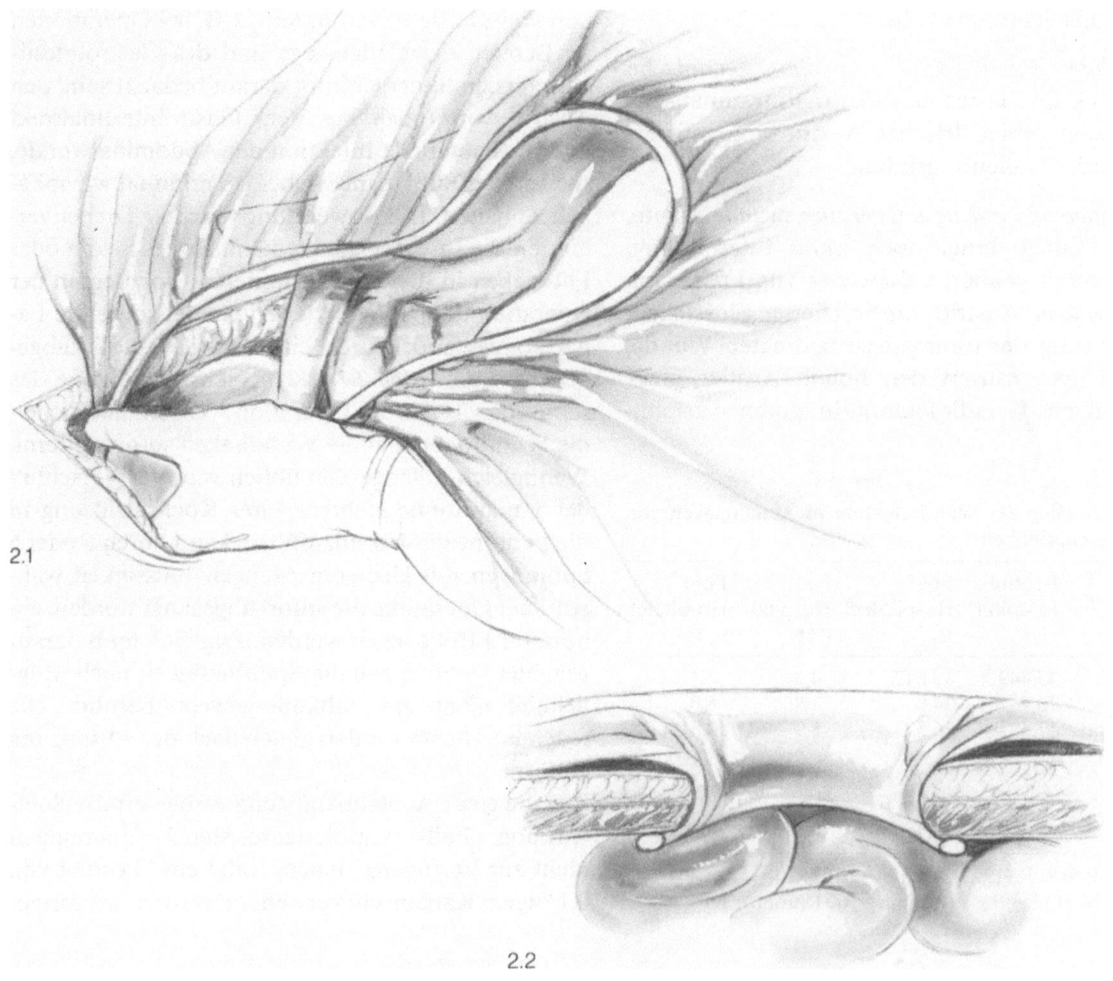

zieren die Gewebeabwehr. In Cruses Studie verdoppelte die Anwendung der Elektrokoagulation die Wundinfektionsrate. Andere Faktoren, die mit einer erheblichen Steigerung der Wundinfektion korrelierten, waren Unterernährung, Adipositas und Diabetes.

Die Verbesserung der Ernährung, einschließlich parenteraler Ernährung, falls erforderlich, steigert die Wiederherstellung der immunologischen Abwehr des erschöpften Patienten. Durch vor der Laparotomie erfolgende perioperative Antibiotikaverabreichung (s. S. 8) erreicht man einen therapeutisch wirksamen Serum- und Gewebsspiegel. Auch bei Hämatombildungen besteht ein positiver therapeutischer Effekt. Polk u. Lopez-Mayor bestätigten in Untersuchungen, daß dadurch Wundinfektionen weniger häufig auftreten.

Effektive Absaugung von Blut, Fibrin und Serum steigert die Phagozytose, die durch die Anwesenheit dieser Substanzen geschwächt wird. Alexander et al. haben festgestellt, daß Infektionen gerade dadurch auch vermieden werden können. Dieses ist von erheblicher Bedeutung für die Wundheilung nach Splenektomie und in der präsakralen Wundhöhle nach tiefer kolorektaler Anastomose. In beiden Fällen genügt die relativ kleine Inokulation von Bakterien in Blut und Serum, um einen Abszeß zu produzieren, während Bakterien bei fehlender Blutansammlung relativ harmlos sind. Bei tiefen Kolorektalanastomosen und postoperativ auftretenden Abszessen, sind diese im allgemeinen die Ursache von Anastomoseninsuffizienzen. Die Studie von Cruse u. Foord zeigt, daß die Anwendung der geschlossenen Saugdrainage nach Cholezystektomie die postoperativen Infektionen auf 0,4% reduziert, im Vergleich zu 9,9% Infektionen bei alleiniger Verwendung einer Penrose-Latex-Drainage.

Eine andere Methode um die Gewebeabwehr postoperativ zu verbessern, ist die intermittierende Instillation einer Antibiotikalösung in die geschlossene Saugdrainage. Die gewählten Antibiotika werden in Abhängigkeit von der jeweiligen bakteriellen Resistenzlage des Hospitals bestimmt. Wir haben gute Ergebnisse mit der Applikation von 0,1%iger Kanamycinlösung in die präsakrale Wundhöhle nach tiefer Kolorektalanastomose und nach totaler Proktektomie erzielt, bevor das Peritoneum verschlossen wurde. Bei sauberen und kontaminierten Abdominalwunden beobachteten McIlrath et al. ausgezeichnete Ergebnisse durch postoperative Injektion von 10 ml Dab-Lösung in die geschlossene Subkutankatheterlösung alle 8 h für 4 Tage. Die Instillation einer Antibiotikalösung hat den zusätzlichen Vorteil, daß eine Serombildung und Verstopfung des Katheters verhindert wird.

Schwab und Kelly bevorzugen die Anwendung einer fortlaufenden Spülung mit Kochsalzlösung (50 ml/h) in den präsakralen Raum nach totaler Proktektomie. Bleiben Haut und subkutanes Gewebe vollständig offen bzw. unverschlossen und der sekundären Wundheilung überlassen, ist dieses ebenfalls eine exzellente Methode, die Wundinfektion zu vermeiden. Um die vollständige Wundheilung ohne Wundnaht zu erreichen, sollte das Abdomen mit einem Nahtmaterial verschlossen werden, das keine chronischen Fadenfisteln erzeugt. Mit Nähten, die mit monofilem Material ausgeführt werden, erreicht man dieses am besten. Die Wundränder sollten für etwa 5–10 Tage durch Einlage einer leichten Wundgaze separiert gehalten werden, der Wechsel der Wundgaze muß mit absolut steriler Technik erfolgen. Wenn die Wunde sauber ist, kann die Sekundärheilung durch Anwendung von Wund-Adhäsiv-Strips begünstigt werden.

Dieser Typ der offenen Wundbehandlung ist besonders bei schwerer Wundkontamination gelegentlich nach Operationen bei fortgeschrittener Peritonitis, gangränöser Appendizitis oder subphrenischem Abszeß angezeigt.

Behandlung der kontaminierten Operationswunde

Im folgenden beschreiben wir unsere Methode zur Behandlung einer kontaminierten Laparotomie am Beispiel einer Operationswunde in Verbindung mit einer offenen Kolonanastomose.

Bevor die Laparotomie verschlossen wird, ist die Bauchhöhle gründlich mit 0,1%iger Kanamycinlösung zu spülen. Die Wunde wird dann mit unterbrochenen Nähten (monofiles, atraumatisches 2-O-Nahtmaterial oder resorbierbarer Faden Nr. 1, Polyglykol) verschlossen (s. Kap. 5). Das Subkutangewebe wird erneut mit einer Antibiotikalösung gespült. Wir bevorzugen ein Silastic-Drain (3–5 mm im äußeren Durchmesser) mit mehreren Drainagelöchern in gleicher Länge wie die Laparotomiewunde. Das Drain wird nahe dem Laparotomierand ausgeleitet, mit einer geschlossenen Saugdrainage verbunden ***(Abb. 2.3)*** und mit einer Extranaht fixiert. Die Hautinzision wird mit einer fortlaufenden Naht verschlossen. Alle 8 h wird eine Lösung nach Dab in

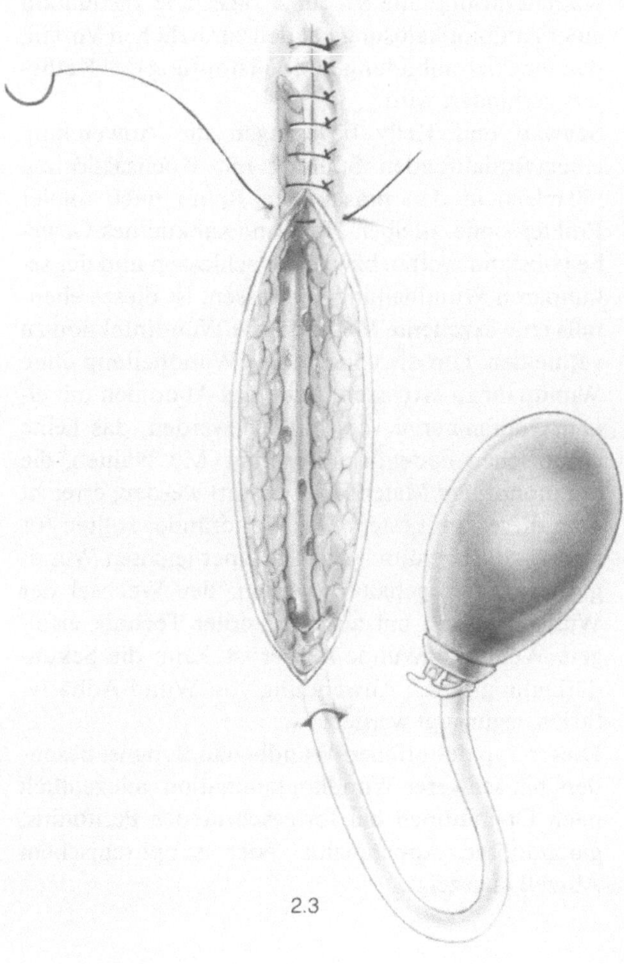

den Subkutankatheter eingeführt und die fortlaufende Absaugung für 20 min unterbrochen. Dieses Prozedere wird etwa 4 Tage lang nach der Operation weitergeführt, auch wenn das Drain schon entfernt ist. Nach 2 Tagen wird die Wundgaze entfernt – bei offenbleibender Inzision. Die Drainage wird dann täglich gekürzt, dabei erfolgt Bestreichung der Drainageinzision mit Povidone-Iodine-Öl.

Die Lösung nach Dab enthält 500 mg Neomycin, 100 mg Polymyxin und 80 mg Gentamycin, aufgelöst in 100 ml Kochsalzlösung. Ähnliche Lösungsmittel können wahrscheinlich gleiche Wirkungen erzielen. Wenn die Wunde während der Operation einer stärkeren Kontamination ausgesetzt ist, bevorzugen wir anstelle der geschlossenen Subkutansaugdrainage die offene Wundbehandlung.

Behandlung der infizierten Operationswunde

Die Infektion der Operationswunde ist an einer lokalen Rötung, Ödembildung, Fieber oder Tachykardie zu erkennen. Bei fehlender Übereinstimmung bzw. Korrelation von Lokalsymptomen, insbesondere Lokalschmerz und Allgemeinintoxikation, sollte immer auch an die Infektion mit Anaerobiern – speziell Clostridien – gedacht werden. Bei geringstem Verdacht auf eine Infektion muß die Laparotomiewunde bis auf die Faszie freigelegt und mit der sofortigen bakteriologischen Untersuchung der Wundabstriche begonnen werden. Falls eine Infektion bestätigt wird, muß die Hautinzision in ganzer Länge eröffnet und sofort gespült werden. Nekrotisches Gewebe wird entfernt. Die Hautränder müssen mit Gaze abgedeckt werden, bei ein- bis zweimaligem Verbandswechsel pro Tag. Das ist die beste Gewähr, die Wunde exakt zu überwachen. Ernsthafte Infektionen, wie nekrotisierende Faszienentzündungen, müssen frühzeitig erkannt und gezielt sowohl antibiotisch als auch chirurgisch behandelt werden.

Perioperative Antibiotikamedikation

Studien von Polk u. Lopez-Mayor und von Altemeier et al. haben gezeigt, daß der Anstieg der Wundinfektion reduziert werden kann, wenn ein adäquater Antibiotikablutspiegel erreicht wird, bevor die Inzision in einem infizierten Operationsgebiet erfolgt. Diese Behandlungsart ist besonders bei Patienten mit Kolonanastomosen, Exploration infizierter Gallenwege, Cholezystektomie bei akuter Cholezystitis oder Gastrektomie bei Karzinom angezeigt. In einigen Kliniken kommen prophylaktisch Antibiotika für die elektive Cholezystektomie beim älteren Patienten über 60 Jahren zur Anwendung, zumal bei Verdacht auf Infektion durch gramnegative oder anaerobe Bakterien in den Gallenwegen.

Antibiotika sollten wie nachstehend aufgeführt verabfolgt werden: intravenös 2 h präoperativ, Wiederholung 4 h postoperativ und dann alle 6 h für 3 Tage. Die prophylaktische Antibiotikagabe 3- bis 4mal postoperativ ist nicht sinnvoll und begünstigt das Risiko der Entwicklung einer Antibiotikaresistenz. Ausnahmen in dieser Regel werden bei Patienten mit Drainagen in der Pleurahöhle oder in den Gallenwegen gemacht. Ob dieses Vorgehen absolut wertvoll ist, kann nach den bisherigen Ergebnissen noch nicht verbindlich gesagt werden.

Welche Antibiotika bei der prophylaktischen Verabfolgung zur Anwendung kommen, hängt von der jeweiligen bakteriellen Resistenzlage im betreffenden Hospital ab. Polk verwendete Cephaloridine. Wir benutzen Cefazolin, bei intravenöser Applikation. Cephalothin sollte intravenös nicht gegeben werden, wegen seiner raschen Ausscheidung nach intravenöser Verabreichung. Die prophylaktische Antibiotikaverabfolgung kurz vor, während und 24 h nach der Operation wird im weiteren Text als „perioperative Antibiotikagabe“ angeführt.

Literatur

Alexander JW et al. (1976) Prevention of wound infections: a case for closed suction drainage to remove wound fluids deficient in opsonic properties. Am J Surg 132: 59

Amer Coll of Surg Subcommittee, Altemeier WA et al. (1976) Manual on control of infection in surgical patients. Lippincott, Philadelphia

Clarke JS et al. (1977) Preoperative oral antibiotics reduce septic complications of colon operations. Ann Surg 186: 251

Cruse PJ, Foord R (1973) A five-year prospective study of 23,649 surgical wounds. Arch Surg 107: 206

McIlrath DC et al. (1976) Closure of abdominal incisions with subcutaneous catheters. Surgery 80: 411

Noon GP et al. (1967) Clinical evaluation of peritoneal irrigation with antibiotic solution. Surgery 62: 73

Polk HC Jr, Lopez-Mayor JF (1967) Postoperative wound infection: a prospective study of determinant factors and prevention. Surgery 66: 97

Schwab PM, Kelly KA (1974) Primary closure of the perineal wound after proctectomy. Mayo Clin Proc 49: 176

Sindelar WF, Mason GR (1979) Irrigation of subcutaneous tissue with povidonedine solution for prevention of surgical wound infections. Surg Gynecol Obstet 148: 227

3 Zweckmäßigkeit und Effektivität von Drainagen

Zweck der Drainagen

Drainagen ermöglichen die Entfernung von Pus, Blut, Serum, Lymphe, Galle, Pankreassaft oder Intestinalinhalt aus dem Körper. Sie formen einen abgegrenzten Passageweg von der Ansammlung des Eiters oder anderen Ansammlungen nach außen. Der Drainageweg muß lange genug und sicher offengehalten werden, damit eine vollständige Entleerung der Ansammlung gewährleistet ist.
Bei diskreter Abszeßbildung sind Anwendung und Zweck der Drainage zweifelhaft und nicht unumstritten. In allen anderen Situationen wirkt das Drain prophylaktisch, um die Ansammlung von unerwünschten Produkten zu verhindern. Da es aber ein Fremdkörper ist, hat das Drain auch paradoxerweise den Effekt einer Infektionsbegünstigung, wie Magee et al. nachgewiesen haben. Wann und wie eine Drainage aus prophylaktischen Gründen angewendet werden soll, ist seit langem Gegenstand unterschiedlicher Auffassungen.

Pro und Kontra der verschiedenen Drainageformen

Latex- und Zigaretten-(Penrose)Drainagen

Wahrscheinlich ist in den USA das am häufigsten angewendete Drainageverfahren bzw. Drainagematerial die weiche Latexdrainage in verschiedenen Durchmessern. Es hat außerdem den Vorteil, nicht teuer zu sein und wirkt sich innerhalb von 10 Tagen günstig auf die Ausbildung eines fibrosierten Kanals aus.
Diesen positiven Aspekten stehen jedoch auch viele Nachteile gegenüber. Wenn das Drain nicht durch eine senkrechte Stichwunde nach außen gebracht wird, können sich Serumansammlungen um die Drainageabknickungen bilden. Nach Drainageentfernung zeigt sich dann bei diesen Patienten innerhalb von 24 h ein Temperaturanstieg. Noch schwerwiegender ist es, wenn die Drainage nicht vollständig entleert. Bei der Latexdrainage handelt es sich um eine einfache Überlaufdrainage aus dem Abdomen nach außen. Sie ist daher nicht absolut und sicher effektiv in der Entleerung von Blut mit Koagelbildung. Dieser Drainagetyp gewährleistet keine vollständige und sichere Entleerung aus tiefen Wundgebieten, wie dies mit einer Tubus- oder Sumpfdrainage erreicht werden kann.
Das wichtigste Argument gegen die Anwendung einer Latexdrainage ergibt sich aus der Tatsache, daß sie eine 1–2 cm weite Stichwunde verlangt. Dies ermöglicht die retrograde Infektion von außen entlang des Drainagekanals mit Staphylokokken, z. B. nach einer unkomplizierten Cholezystektomie, oder die Ausbildung eines subphrenischen Abszesses nach einer aseptischen Splenektomie. Diese Probleme sind von Nora et al. und Cerise et al. beschrieben worden.

Tubusdrainage, Gummi- oder Polyäthylenmaterial

Mit beiden Drainagematerialien lassen sich Wege nach außen herstellen, gleichzeitig können sie aber sowohl Gewebeentzündungen wie auch Verwachsungen verursachen. Sie sind besonders effektiv in der Entleerung von Gasansammlungen und Serombildungen in der Pleura und von Galle aus den Gallenwegen. Infektionen bei Anwendung dieser Drainageformen sind aus den oben dargelegten Gründen selten. Nachteile der Gummi- oder Polyäthylen-Tubusdrainagen sind, daß sie durch Blut- oder Serumkoagulation verstopft werden, es sei denn, daß sie mit großen Perforationslöchern versehen sind. Diese großen Tubusdrainagen sind dann jedoch für die Plazierung in der Abdominalhöhle über mehrere Tage ungeeignet, da die nicht geringe Gefahr besteht, eine Erosion der anliegenden Darmschlingen zu verursachen, woraus dann Intestinalfisteln resultieren.

Tubusdrainagen aus Siliconmaterial

Silicon- oder Silasticdrainagen sind weniger reaktiv als die anderen Drainagetypen. Sie neigen auch weniger zur Verstopfung durch Koagelbildung. Wegen des weichen Materials sind auch Intestinalerosionen selten. Ein Nachteil der Silicondrainagen ist, daß sie teilweise oder stückweise abbrechen bzw. abreißen können. Bei Verwendung einer Silastic-T-Drainage und ihrer Entfernung aus dem Gallengang, kann der Patient so eine gallige Peritonitis entwickeln, zumal, wenn sich noch kein Granulationskanal um das Drain gebildet hat.

Sumpf-Saug-Drainagen

Im allgemeinen aus Polyäthylen-Tubusdrainagen bestehend, sollten diese für die fortlaufende Absaugung einer Infektionsquelle verwendet werden. Sie sind auch effektiv in der Entleerung von Blut und Serum, speziell wenn sie schon bei der Operation angelegt werden, bevor es zu einer Koagulation des Bluts kommt. Zusätzliche Instillation einer Antibiotikalösung ist von Vorteil bei kritischer Indikationsstellung. Bei routinemäßiger Anwendung ist auch eine Kochsalzlösung ausreichend, um eine Verstopfung des Drains zu verhindern. Drainagekanalinfektionen bei Saugdrainagen sind ungewöhnlich, selbst wenn bakterienhaltige Luft in die Tiefe der Drainagehöhle gelangt. Baker u. Borchardt haben dieses Phänomen untersucht und festgestellt, daß die Möglichkeit einer Infektion bei Anwendung einer Saugpumpe mit niedrigem Druck vermindert werden kann. Ein bedeutender Nachteil der Saugdrainage ist, daß der Patient dadurch ans Bett gebunden und dabei relativ immobil bleibt.

Geschlossene Saugdrainage

Dieses Verfahren besteht aus 1 oder 2 mehrfachperforierten Polyäthylenkathetern, verbunden mit einem sterilen Plastikbeutel, welcher die fortlaufende Absaugung, im Sinne eines geschlossenen Systems, gewährleistet. Die Katheter werden durch Punktion der Wunden eingelegt. Morris hat berichtet, daß der Anstieg der Infektionen mit keinem anderen Verfahren so niedrig gehalten werden kann. Der Patient kann sich mit dem angehefteten Plastikbeutel frei bewegen. Die Spülung der tiefen Wundhöhle mit einer Antibiotikalösung ist leicht möglich durch Abnahme des Katheters vom Beutel und Instillation der Antibiotikalösung unter Verwendung einer sterilen Spritze.

Diese geschlossene Drainage sollte nicht länger als 10 Tage in der Abdominalhöhle verbleiben, da bei längerer Lage Saugläsionen am Darm entstehen können oder die Entfernung des verklebten Drains unmöglich und eine Relaparotomie erforderlich ist.

Gazetamponade

Wird eine Gazetamponade in die Abszeßhöhle eingebracht und nach außen geleitet, wirkt diese wie ein Drain. Wird sie jedoch nicht häufig gewechselt, ist die Gefahr für die Entstehung einer Infektion im Fremdkörper, der zudem die Phagozytose behindert, gegeben.

Verhinderung von Drainageinfektionen

Retrograde Bakterienbesiedlung von außen in den Drainagekanal ist eine der Ursachen für die postoperative Sepsis der Bauchhöhle. Wie Nora et al. und Cerise et al. berichtet haben, tritt dieses Problem gelegentlich nach einer aseptischen Elektivoperation, wie der Cholezystektomie und der Splenektomie, auf. Analoge Verhältnisse bestehen bei der Anwendung eines intravenösen Subklaviakatheters für die parenterale Ernährung. Daher war früher der Subklaviakatheter nicht selten die unerkannte Ursache für eine bedrohliche Phlebitis mit nachfolgender Sepsis, trotz steriler Technik bei der Anlage. Zwei Vorsichtsmaßnahmen, deren Notwendigkeit erst später erkannt wurden, helfen diese Infektion verhindern. Sie bestehen in: 1. Fixation des Katheters mit einer Hautnaht, um jegliche Möglichkeit einer Verschiebung zu verhindern und 2. Anwendung einer antiseptischen Hautdesinfektionslösung bei jeder Berührung des Katheteransatzes.

Alle Drainagen müssen ebenso mit einer Hautnaht fixiert werden – bei täglicher Applikation einer Jod-Öl-Lösung als routinemäßige Vorsichtsmaßnahme. Wenn ein Latexdrain durch eine genügend weite Stichinzision der Bauchhöhle nach außen geleitet wird, ergibt sich nicht die Möglichkeit der Verschiebung oder Verlagerung der Drainage und damit der retrograden Bakterieninfektion des Drainagekanals. Konsequenterweise muß daher bei allen Anwendungen von Latex- oder Gazedrainagen – besonders in Fällen von Abszeßentleerungen – sorgfältig das Risiko der retrograden Kontamination bei allen Verbandswechseln beachtet werden.

Behandlung der intraperitonealen Infektion

Bei der Behandlung einer intraperitonealen Sepsis ist zu unterscheiden zwischen einem isolierten bzw. lokalisierten Abszeß – z. B. im Appendixbereich – und multiplen Abszeßbildungen zwischen den Darmschlingen im Gefolge einer diffusen, generalisierten Peritonitis. In der Behandlung dieser postoperativen Abszeßkomplikationen ist die „Dekortikation" – mit Ausräumung des Abszesses und der Fibrinbeläge – die anzustrebende Maßnahme, ähnlich der Dekortikation bei einem Pleuraempyem. Die Anwesenheit von Fibrin und Nekrosegewebe verhindert eine adäquate Phagozytose und unterhält damit häufig die Sepsis. Ist es bereits zu Mehrfachabszessen – auch in Form von Schlingenabszessen – gekommen, muß die Abszeßausräumung mittels der Technik nach Hudspeth erfolgen. Das Vorgehen beginnt am Treitz-Ligament und weiter bis zum terminalen Ileum, um nicht nur die Beseitigung des Infektionsherds, sondern auch adhäsionsbedingte Darmfunktionsstörungen auszuräumen bzw. zu verhindern.

Bei der Behandlung eines Solitärabszesses in der Peripherie der Bauchhöhle, wie im kleinen Becken, subphrenisch oder im Appendixlager, ist diese ausgedehnte, zuvor beschriebene Maßnahme nicht erforderlich. Hat sich um den Abszeß bereits eine dikke Abszeßmembran gebildet, kann es nicht zur Kollabierung bzw. Verkleinerung der Abszeßhöhle kommen. Daher müssen in solchen Fällen größere Drainagen eingelegt werden, um die Effektivität der Drainage zu gewährleisten. In einigen Fällen kann es bis zu 5 Wochen dauern, bis die Abszeßhöhle durch Granulation ausgeheilt ist. Sicherheitshalber kann der Heilungsprozeß der Abszeßhöhle durch zwischenzeitliches Instillieren eines wäßrigen Kontrastmittels röntgenologisch überprüft werden. Vor Retraktion und Verkleinerung ist die Entfernung des Drains nicht ratsam, um einem Rezidiv vorzubeugen. Die Anwendung von mehreren großen Latexdrains – in Verbindung mit einer Saugdrainage – ist ebenso empfehlenswert. Die zusätzliche Plazierung eines Katheters zur Instillation einer Antibiotikalösung bietet sich hierbei an. Ein Drain sollte so lange liegen bleiben, bis die Röntgenkontrolle die Ausheilung der Abszeßhöhle bestätigt. Besondere Sorgfalt ist angezeigt, damit die Drainagen nicht mit der Serosa des Darms oder Magens in Berührung kommen, um die Ausbildung von Arrosionslecks mit nachfolgenden Fistelkomplikationen zu verhindern.

Andere Indikationen und Methoden der Drainage

Abszeßbildung

Bei Abszessen der Extremitäten, des Rumpfs oder der Bauchhöhle – speziell der perirektalen Sakralhöhle – ist die wichtigste Maßnahme die Abszeßentleerung durch eine Kreuzstichinzision, damit sich der Drainagekanal nicht vor der vollständigen Eiterentleerung verschließt. Bei Oberflächenabszessen ist eine normale Entlastungsinzision und jeder Typ einer temporären Drainage ausreichend. Besteht allerdings die Gefahr, daß sich die oberflächliche Wunde vor Ausheilung der Abszeßhöhle verschließt, ist das Einlegen eines Gazestreifens indiziert. Diese muß jedoch öfter ausgewechselt bzw. erneuert werden, um eine Verklebung oder Verstopfung durch Eiteransammlungen zu verhindern.

Blut- und Seromansammlungen

Die Ansammlung von Blut, Serom oder Fibrin in einem sterilen Wundgebiet bedeutet zunächst keine Gefahr für den Patienten. Nach einer größeren Operation ist das Operationsfeld jedoch niemals vollständig steril. Aus diesem Grunde können postoperative Ansammlungen von Blut oder Serom – in Kombination mit einer leichten Bakterienkontamination – leicht in einer Abszeßbildung resultieren, zumal die Massierung roter Blutkörperchen die antibakterielle Abwehr beeinträchtigt, wie Davis u. Yull festgestellt haben. Bei Kolo-Rektal-Anastomosen ist wahrscheinlich die Ansammlung von Blut in der Sakralhöhle zusammen mit einer Infektion und nachfolgenden Abszeßbildung die häufigste Ursache für eine Anastomoseninsuffizienz. Aufgrund dieser Überlegungen sollte bei jeder Abdominaloperation streng darauf geachtet werden, daß es zu einer vollständigen Entleerung von Blutansammlungen kommt. Erfolgt diese durch Drainagen, dann ist die Einlage von 1 oder 2 Rohrdrainagen mit Mehrfachperforationen die ideale Methode. Sie sollen durch eine separate Stichinzision ausgeleitet und an ein geschlossenes Saugsystem angeschlossen werden. Bleiben diese Drainagen länger als 2 oder 3 Tage liegen, wie z. B. bei tiefen Kolo-Rektal-Anastomosen, dann ist eine Tubusgröße von 6 mm Durchmesser, unter zusätzlicher Instillation einer Antibiotikalösung, empfehlenswert. Nach einer radikalen Mastektomie oder einer regionären Lymphknotendissektion am

Hals, in der Axilla oder in der Leiste ist ebenfalls die geschlossene Saugdrainage effektiv (Redondrainage). Hier sind allerdings Drainagen von geringerem Durchmesser ausreichend. Diese Drainagetechnik ist ebenso erfolgreich bei der abdominoperinealen Proktektomie mit primärem Wundverschluß anzuwenden.

Galleansammlung

Die Gallenflüssigkeit mit einer extrem niedrigen Oberflächenspannung hat die Fähigkeit, aus Anastomosen – selbst bei winzigen Undichtigkeiten – oder durch einen Stichkanal zu entweichen. Dieses ist an sich bei freiem Abfluß nach außen harmlos. Daher sollte bei derartigen Eingriffen in jedem Fall eine Saugdrainage mit einem geschlossenen System verwendet werden. Silastic-Rohrdrainagen sind kontraindiziert, da hierbei die Bildung eines fibrösen Drainagenkanals gegeben ist. Dieses ist von besonderer Bedeutung bei der Anwendung einer T-Drainage im Gallengang. Nach einer Leberteilresektion hat sich allgemein durchgesetzt, verschiedene Zigaretten- oder Saugdrainagen zu verwenden, da sie am besten den Leberwunddefekt drainieren.

Pankreassekretionen

Reiner Pankreassaft ist in der Bauchhöhle gefahrlos. Dieses wird deutlich bei Patienten mit pankreatogenem Aszites oder Pankreasfistelbildungen. Aktiviert sich dagegen das Pankreassekret in Gegenwart von Galle oder durch Berührung mit Duodenalsaft oder Eiterflüssigkeit, resultiert aus der Trypsinwirkung eine enzymatisch induzierte Reaktion des Nachbargewebes. Frisch angelegte Anastomosen können dadurch angedaut und gefährdet werden, ebenso ist eine Arrosionsblutung aus den retroperitonealen Gefäßen möglich. Konsequenterweise ist daher die vollständige Entleerung und Ableitung von Galle- und Pankreassekret erforderlich, speziell nach einer Whipple-Operation. Dieses wird durch Einlegen eines langen, dünnen Plastikkatheters in den Pankreasgang erreicht, wobei dieser Katheter durch das zur Anastomose verwendete Jejunumsegment nach außen geleitet werden sollte. Auch bei Lockerung oder Kürzung des Drains wird sich der gesamte Pankreassaft durch den präformierten Drainagekanal aus der Bauchhöhle entleeren. Zusätzlich sollte eine Saugdrainage in die Nähe der Anastomose gelegt werden, mit täglichen Antibiotikaspülungen zur Offenhaltung des Drains, das über mehrere Tage liegenbleiben muß.

Duodenalstumpfdrainage, Duodenalstumpfinsuffizienz

Nach einem schwierigen Duodenalstumpfverschluß besteht immer die Gefahr einer Nahtinsuffizienz. Unter diesen Bedingungen sollte ein 14-Foley-Katheter durch eine laterale Duodenostomie eingelegt werden, um einem Überdruck im Duodenalstumpf vorzubeugen (s. Abb. 15.33, 15.34). Nach einer schwierigen Duodenalresektion bevorzugen es einige Chirurgen – selbst bei sicher erscheinendem Duodenalstumpfverschluß – eine Drainage einzulegen, im Hinblick auf eine Läsion des Pankreaskopfs bzw. postoperative Pankreatitis. Hierbei sind Saug- oder Latexdrainagen nützlich, unter der Voraussetzung, daß sie nicht in direktem Kontakt mit der Naht zu liegen kommen. Im allgemeinen empfiehlt es sich daher, die später beschriebene laterale Duodenostomie anzuwenden.

Im Falle einer Anastomoseninsuffizienz im Bereich des übrigen Gastrointestinaltrakts vermeidet die Einlage einer Drainage nicht mit Sicherheit eine diffuse Peritonitis. Glaubt der Operateur eine Anastomoseninsuffizienz befürchten zu müssen, dann ist es besser, die Anastomose aufzuheben, sie neu anzulegen oder die Anastomosenenden nach außen vorzulagern oder auszuleiten, um sie bei einem Zweiteingriff wieder zu vereinigen. Der Chirurg darf in diesen Fällen nicht dem tragischen Fehler verfallen, eine derartig gefährdete Anastomose zu belassen, anstatt sie neu anzulegen oder entsprechend sicher zu korrigieren. Bei einigen Fällen von Crohn-Erkrankung besteht eine extensive Begleitentzündung. Auch hierbei pflegen einige Chirurgen die Einlage einer Drainage. In Wirklichkeit ist in diesen Fällen die Drainage – ähnlich wie bei Zuständen nach perforiertem Duodenalulkus – nicht von Vorteil. Dieses beruht auf der Erfahrung, daß die gesamte Bauchhöhle nicht befriedigend drainiert werden kann. Die Einlage einer geschlossenen Silicon-Saugdrainage empfiehlt sich auch, wenn die Blutung aus einer Anastomose nicht mit Sicherheit gestillt werden kann. Wiederum unter der Voraussetzung, daß sie nicht in direktem Kontakt mit der Naht zu liegen kommt.

Literatur

Baker BH, Borchardt KA (1974) Sump drains and airborne bacteria as a cause of wound infections. J Surg Res 17: 407
Berliner SD et al. (1964) Use and abuse of intraperitoneal drains in colon surgery. Arch Surg 89: 686
Cerise EJ et al. (1970) Abdominal drains: their role as a source of infection following splenectomy. Ann Surg 171: 764
Davis HJ, Yull AB (1964) A toxic factor in abdominal injury. II. The role of the red cell component. J Trauma 4: 84
Hudspeth AS (1975) Radical surgical debridement in the treatment of advanced bacterial peritonitis. Arch Surg 110: 1233
Magee C et al. (1976) Potentiation of wound infection by surgical drains. Am J Surg 131: 547
Manz CW et al. (1970) The detrimental effects of drains on colonic anastomoses: an experimental study. Dis Colon Rectum 13: 17
Morris AM (1973) A controlled trial of closed wound suction. Br J Surg 60: 357
Nora PF et al. (1972) Prophylactic abdominal drains. Arch Surg 105: 173

4 Chirurgische Nahtinstrumente bei Anastomosen: Prinzipien und Vorsichtsmaßnahmen*

Prinzipien der gastrointestinalen Anastomosen

Erhaltung der Gewebedurchblutung

Die Erhaltung der Gewebsdurchblutung in der Klammernaht und der damit gewährleisteten Heilungsfähigkeit, ist die Voraussetzung für die Anwendung der chirurgischen Klammerinstrumente. Bei geeigneter und korrekter Klammerung ist daher auch der Austritt von Blut durch die Klammerreihe zu beobachten. Sie kommt zustande, da die Klammern eine B-Konfiguration bilden. Dadurch gibt es Gewebeanteile in der Klammerreihe, die von der vollständigen Klammerung ausgeschlossen sind und damit den Blutdurchfluß der Anastomose ermöglichen ***(Abb. 4.1 a, b).*** Wird allerdings zu dickes Gewebe geklammert, resultiert aus der Kompression eine Nekrose. Die Klammertechnik ist damit in solchen Fällen kontraindiziert. Auf der anderen Seite kann das Gewebe zu dünn sein, so daß die Klammerreihe nicht mit Sicherheit die Adaptation der Anastomosenränder herbeiführt, wodurch Blutung und Anastomosenleck die Folge sein können. Unsicherheiten bestehen auch bei Vorliegen von Gewebe unterschiedlicher Dicke. Die bei dem TA-Instrument verwendeten Klammern haben eine Länge von 3,5 mm mit 4,0 mm breiter Klammerbasis. Bei 4,8 mm breiten Klammern sind die Klammerschenkel 4,8 mm lang.

Wenn man das TA-Instrument richtig geschlossen hat, so beträgt der Kompressionsgrad bei Verwendung von 3,5-mm-Klammern annähernd 1,5 mm. Mit der gleichen Technik erreicht die 4,8 mm große Klammer eine Gewebskompression von annähernd 2 mm. Um die Gewebsdicke zu korrigieren, ist die Flügelmutter des TA-55-Instruments so einzustellen, daß der dünne, schwarze Streifen (Markierung) innerhalb des breiteren schwarzen zu liegen kommt.

Mit dem GIA-Instrument können Klammeranastomosen bei unterschiedlicher Dicke vorgenommen werden. Es gibt nur zwei Klammergrößen. Das GIA-Instrument komprimiert das Gewebe zu einer Dicke von annähernd 1,25 mm und 1,75 mm[1].

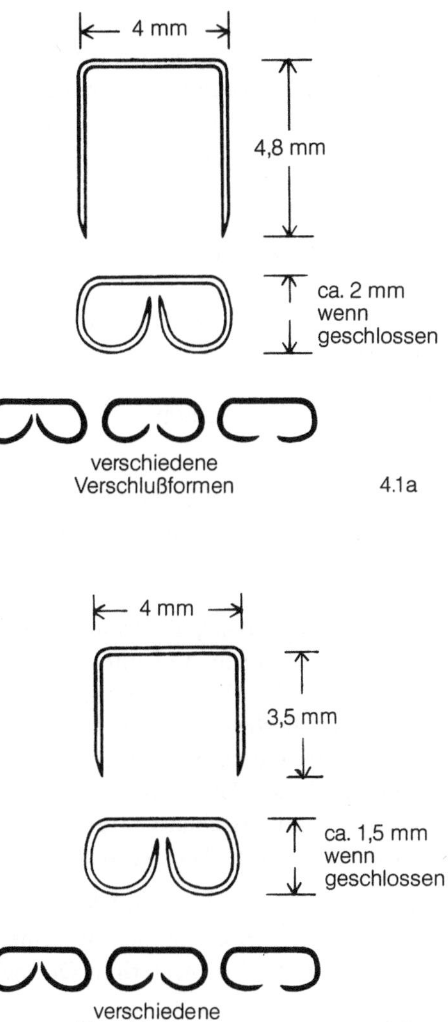

* Auf die Neuentwicklungen und Verbesserungen der Stahlinstrumente bzw. Einweginstrumente mit vereinfachter Handhabung wird hingewiesen (s. Literatur: Thiede et al. sowie Anhang, Kap. D: Instrumentarium)

1 Auf die exakt zu beachtende Bedienungsanweisung der Auto-Suture-Deutschland GmbH wird verwiesen!

Evertierende Klammernaht

Bei evertierten Klammernähten mit exakter Mukosa-Adaptation tritt eine komplikationslose Heilung ein. Ravitch et al. (1966) haben diese Anastomosenheilung am Darm nachgewiesen. Dagegen sind bei einer evertierten Nahtanastomose die Ergebnisse schlechter, im Vergleich zu einer invertierten seromuskulären Nahtanastomose. Auch haben Tierexperimente gezeigt, daß die evertierte Klammeranastomose mit einer geringeren Entzündungsreaktion gut innerhalb der ersten 10–15 Tage heilt, im Vergleich zu einer invertierenden Nahtanastomose. Extensive klinische Erfahrungen, die von Steichen u. Ravitch mitgeteilt worden sind, belegen die Sicherheit der Anastomose bei Anwendung der instrumentellen Klammerung (s. Komplikationen bei Klammer- und Nahtanastomose, S. 18 und 19).

Chirurgische Klammerinstrumente

Technische Vorschriften für die geklammerten Gastrointestinal-Anastomosen

TA-30-, TA-55- und TA-90-Premium (s. Abb. D. 1–D. 3)

Vorbemerkung. Durch die Weiterentwicklung der nachfolgend beschriebenen Instrumente gelten die dabei aufgeführten Bedienungsanweisungen für Neuentwicklungen teilweise nicht mehr.
Die Klammerinstrumente TA-30, TA-55 und TA-90 sind in jeder Beziehung gleich und unterscheiden sich nur durch ihre Größe. Die Funktion, das Zusammensetzen und das Zerlegen sind bei beiden Instrumenten ohne Unterschied. Sie finden Anwendung in der Abdominal- und Thoraxchirurgie, in der gynäkologischen und pädiatrischen Chirurgie, ganz allgemein bei Resektionen und Transsektionen.

Wirkungsweise. Mittels Druckplatte und Klammermagazin (beide Teile werden zusammen mit einem Gewebestift als Einwegladeeinheit, steril in Doppelpackung geliefert) setzen diese Instrumente eine versetzte Doppelreihe bioinerter Edelstahlklammern. Die Klammern werden aus dem Magazin durch das Gewebe gegen die Druckplatte gedrückt und dabei geformt. Die Größe der Klammern wird durch die Wahl der Ladeeinheit bestimmt. Dies erlaubt eine Annäherung z. B. der Magenwand oder des Dünndarms bei der evertierenden Technik. Sie findet auch Anwendung z. B. zum Verschluß des Duodenalstumpfs, des Magenstumpfs, bei der Magenresektion und bei der Seit-zu-End-Anastomose im Kolon. Das TA-30-Instrument findet spezielle Anwendung in der Lungen- sowie Gefäß- bzw. Nierenstielchirurgie mit einem speziellen Klammermagazin, das das Gewebe auf 1 mm komprimiert (weißes Magazin).

Warnung. Die Backen des Instruments stets so weit schließen, bis das schmale, schwarze Markierungsband auf dem Innenrahmen komplett innerhalb des breiteren schwarzen Markierungsbands auf dem Außenrahmen liegt. Werden die Markierungsränder nicht ausreichend in Deckung gebracht, können sich die Klammern nicht oder nur teilweise schließen.[1] Der Handgriff muß fest und soweit wie möglich geschlossen werden. Bevor das Instrument von der Nahtreihe abgenommen wird, sollte die untere Kante des Magazins als Führung für das Skalpell dienen. Die so entstehende Nahtlippe hat dann den richtigen Abstand zur Klammernahtreihe.

GIA (s. Abb. D. 4)

Das GIA-Instrument stellt eine Klammeranastomose vom Inversionstyp her. Dieses Instrument wird besonders in der Abdominal- und Thoraxchirurgie und bei pädiatrischen und gynäkologischen Operationen zur Bildung von Anastomosen und zur Durchführung von Resektionen und Transsektionen verwendet.

Wirkungsweise. Mittels einer Druckplatte, eines Klammermagazins und einer Messer-Schieber-Garnitur (Einwegladeeinheit), setzt das Instrument zwei Doppelnahtreihen aus versetzt angeordneten Klammern. Ein mitgeführtes Messer kann simultan das Gewebe zwischen den beiden Klammernahtreihen durchtrennen. Die Klammergröße und ob der Trennschnitt zwischen den 2 Doppelklammernahtreihen gemacht wird, hängt von der Auswahl der Ladeeinheit ab. Das Instrument wird für die Seit-zu-Seit-Anastomose, z. B. bei der Gastrojejunostomie oder bei funktionellen End-zu-End-Anastomosen am Darm, verwendet. Für kinderchirurgische Eingriffe steht ein Spezialmagazin zur Verfügung. Zur Ligatur von Ösophagusvarizen im Magenfundusbereich, bietet sich das Magazin S-GIA (schwarz) an. Dieses Klammermagazin arbeitet ohne Messer.

---

1 Bei Premiuminstrument nicht erforderlich, da Gewebeautomatik

Warnung. Der Sitz der Druckplatte muß exakt überprüft werden. Die Sperre an der Druckplatte muß in eine der beiden Aussparungen in der Druckplattenbacke eingerastet sein. Bei Anwendung im Abdomen muß sichergestellt sein, daß keine Gefäße des Netzes oder des Mesenteriums während der Klammerung zwischen den Backen liegen. Bei der Betätigung der Klammerinstruments muß der Plastikgriff der Messer-Schieber-Garnitur soweit wie möglich vorgeschoben werden, bis er an die Sicherheitsführung stößt. Danach wird die Messer-Schieber-Garnitur zurückgezogen und vor dem Öffnen des Instruments entfernt. Wird das Instrument für die Bildung einer Anastomose verwendet, werden die beiden Instrumentenbacken in die Lumina eingeführt und die Geweberänder gleich weit ausgerichtet. Nach Entfernung des Instruments muß die Klammernaht stets auf Blutstillung überprüft werden.

EEA-Klammerinstrument (s. Abb. D. 7 a, b)

Dieses Klammerinstrument findet bei kolorektalen, intestinalen und ösophagealen Operationen zur Herstellung von End-zu-End-, End-zu-Seit- und Seit-zu-End-Anastomosen Anwendung.

Wirkungsweise. Mittels einer runden Druckplatte und eines runden Klammermagazins setzt dieses EEA-Instrument eine versetzte Doppelreihe von Klammern zur Verbindung schlauchförmiger Gewebestrukturen. Ein eingebautes rundes Messer durchtrennt gleichzeitig überstehendes Randgewebe. Die Andruckplatte und das Klammermagazin (mit dem Messer) werden auf das Instrument gesetzt. Ausgelöst werden das Instrument und die Klammerung durch Zusammendrücken der Handgriffe.
Bei transanaler Anwendung eignet sich das Instrument gut für die tiefe kolorektale Anastomose.
Bei Lumendifferenzen am Ösophagus, Duodenum, Rektum kommt eines von drei Magazinformaten zur Anwendung (EEA 31, 28, 25).[1] Diese EEA-Instrumente haben sich auch bei der Herstellung der Billroth-I-Gastroduodenostomie als nützlich erwiesen.

Warnung. Tabaksbeutel-Haltenähte sollten nicht mehr als 2,5 mm von den Geweberändern entfernt angelegt werden, um eine Überfüllung des Innenraums zwischen Magazin und Druckplatte zu vermeiden. Der Darm darf nicht zu weit skelettiert werden, da sonst das verbleibende Gewebe bei schlechter Durchblutung nicht heilen kann. Immer muß geprüft werden, daß die zu klammernden Gewebeteile von Metallklips, Metallklammern oder Nähten frei sind. Das Instrument darf nur angewendet werden, wenn genügend Gewebe vorhanden ist, um richtiges Eindrehen der Geweberänder und das sichere Halten der Klammern zu gewährleisten. Auch muß sichergestellt sein, daß die Öffnung zwischen Magazin und Druckplatte richtig geschlossen und das Gewebe richtig komprimiert ist. Vor Auslösung des Instruments muß die schmalere Markierungslinie vollständig innerhalb der breiteren Markierungslinie liegen. Um die Vollendung des Klammervorgangs zu gewährleisten, müssen Markierungen mit Markierungsstreifen übereinstimmen. Nach Entfernung des Klammerinstruments ist exakt auf Blutstillung zu achten.

1 Neuerdings gebogenes EEA mit anatomischem Winkel, in den Größen 31, 28, 25, 21

Andere Klammergeräte (s. Abb. D. 5, D. 6)

LDS (Ligatur-Durchtrennungsinstrument)

Dieses Klammerinstrument eignet sich bei abdominalen, thorakalen oder gynäkologischen Operationen zur Herstellung von Ligaturen mit nachfolgender Durchtrennung.

Wirkungsweise. Eine LDS-Einwegladeeinheit wird in das Instrument eingesetzt und durch Drücken der Instrumentengriffe ausgelöst. Schlauchförmiges Gewebe, zwischen die Backen der Einwegladeeinheit gelegt, wird mit zwei Klammern ligiert, ein Messer durchtrennt gleichzeitig das Gewebe zwischen den zwei geschlossenen Klammern. Die Größe der Ladeeinheitsöffnung und die entsprechend großen Klammern werden durch die Wahl der Ladeeinheit bestimmt.

Warnung. Das Magazin muß fest im Instrumentenkopf sitzen, ohne daß zu viel Gewebe in die Magazinbacken gebracht wird. Die Handgriffe werden bis zum Anschlag eingedrückt, um komplettes Formen der Klammern zu erreichen. Auch muß beachtet werden, daß das Instrument beim Zusammendrükken der Handgriffe nicht hochgezogen wird, um Geweberisse zu vermeiden. Wird das Instrument probeweise betätigt, muß darauf geachtet werden, daß die geschlossenen Klammern aus den Magazinbakken entfernt werden, da sich sonst nachfolgende Klammern nicht formen können.

Hautklammerung: SFS (Haut-Faszien-Verschlußinstrument) – s. Abb. D. 12, D. 13

Die Hautklammern schließen die Hautränder sicher und schnell, mit gutem kosmetischen Ergebnis. Ihr Hauptnachteil ist, daß die Klammern teurer sind als konventionelles Nahtmaterial. Dies ist aber auch eine Frage der Wahl des konventionellen Nahtmaterials. Neben den guten kosmetischen Ergebnissen ist das schnelle Setzen der einzelnen Klammern sowie das für den Patienten praktisch schmerzlose Entfernen der Klammern besonders vorteilhaft.
Der Verschluß der Faszie mit Klammern beinhaltet noch andere Vorteile: die Sicherheit der Einzelknopfnaht, die Schnelligkeit der fortlaufenden Naht und die Festigkeit des Stahldrahts. (Können im Falle einer Relaparotomie mittels einer Klemme schnell und sicher wieder entfernt werden.)

Auto-Suture-Tabaksbeutelnahtinstrument (s. Abb. D. 7 a)

Indikationen. Das Instrument findet Anwendung bei intestinalen, kolorektalen und ösophagealen Operationen für Anlegung von Tabaksbeutelnähten.

Wirkungsweise. Das Instrument mit Backen und Handgriffen wird quer über Gewebestrukturen gelegt, wo eine Tabaksbeutelnaht nötig ist. Durch das Schließen des Instruments wird Gewebe in die versetzten Vertiefungen in den Backen gedrückt. Mit einer geraden Nadel wird ein Faden durch die Längsrillen in beiden Backen geführt, wobei die Nadel das Gewebe abwechselnd in jeder Vertiefung durchdringt und somit eine Reihe gleichmäßig verteilter Stiche in bekannter Tabaksbeutelnahtform quer über das Gewebe anlegt.

Warnungen: 1. Das Gewebe ausreichend mobilisieren, daß die Nadel in beiden Richtungen eingeführt werden kann. 2. Das Gewebe muß dick genug sein, um die Vertiefungen in den Backen zu füllen. 3. Nach Entfernung des Instruments Lumen auf eventuelle Querstiche prüfen. 4. Das Instrument muß regelmäßig auf Abnützung oder Fehlfunktion geprüft werden.

Kontraindikationen: Das Auto-Suture-Tabaksbeutelnahtinstrument darf nicht bei ödematösen oder Narbengeweben verwendet werden.

Indikationen und Kontraindikationen für die Anastomosenklammerung

Klammeranastomosen sind bei exakter Technik nicht besser und nicht schlechter als die konventionell genähten Anastomosen. Unbestritten ist der Vorteil der schnelleren Herstellung einer Klammernaht, im allgemeinen 2–5 min.
Dieses bietet einen erheblichen Vorzug gerade beim Risikopatienten, der einer großen Notfalloperation unterzogen werden muß. Selbst bei den Möglichkeiten der modernen Anästhesie profitiert der Patient im schlechten Allgemeinzustand ganz besonders von einer rasch und kurz durchgeführten Operation. Der Einwand, Klammeranastomosen seien teurer als Nahtanastomosen, muß unter Berücksichtigung der Kosten des verbesserten, modernen Nahtmaterials überwiegend in der resorbierbaren Form betrachtet werden und ist damit alles in allem, insbesondere was die Verkürzung der Operationszeit und damit auch die Wirtschaftlichkeit betrifft, ein nicht zu unterschätzender Fortschritt moderner Operationstechnik.
Rein technisch gesehen ist die Anastomosenklammerung besonders attraktiv bei der Durchführung von Ösophagus- wie tiefen Rektumkontinenzresektionen. Auch wenn es manche Möglichkeiten und Gefahrenmomente bei der Anwendung des EEA-Instruments gibt, scheint die meisterhafte Anwendung der Klammertechnik der genähten Anastomose in diesem Bereich überlegen zu sein.
Die Anwendung der Klammertechnik ist unter denselben Bedingungen kontraindiziert, in denen eine genähte Anastomose risikoreich erscheint. Es gibt z. B. keinen Hinweis dafür, daß die Klammernähte im Falle einer Peritonitis sicherer als die Nahtanastomosen sind. Eine andere Kontraindikation besteht – wie bereits oben beschrieben – bei dickem oder zu dünnem Gewebe. Es gibt gelegentlich, wenn auch selten, Situationen, in denen es nicht möglich ist, das Klammergerät in die Körperhöhle einzubringen. In diesen Fällen ist es verkehrt, eine Klammeranastomose zu erzwingen.

Ursachen von Fehlern und Komplikationen bei Klammeranastomosen

Qualität des Gewebes

Die Blutversorgung des Darms, der z. B. anastomosiert werden soll, muß sicher gewährleistet sein. Ein für eine Nahtanastomose ungeeigneter Darm ist ebenso nicht für die Herstellung einer Klammeranastomose geeignet. Wenn das GIA-Instrument bei der Herstellung einer gastrojejunalen Anastomose angewendet wird (s. Abb. 15.47), sollte wenigstens 2,0–2,5 cm Resektionsrand zwischen den GIA-Klammerreihen und dem geschlossenen Ende des Magenstumpfs überstehen. Andernfalls kann sich eine Ischämie mit Anastomoseninsuffizienz entwikkeln. Die Klammertechnik verlangt, daß der Darm nach der Kompression durch die Klammerung gut durchblutet und ernährungsfähig bleibt.

Weist z. B. bei einer Magenausgangsstenose die Magenwand eine Hypertrophie von 6–8 mm auf, so bewirkt die Kompression mit dem TA-90-Instrument auf 2,0–2,4 mm einen linearen Einriß der benachbarten Serosa. Bei einem derartigen Zustand sollte der Operateur die Klammernaht mit einer seromuskulären Überdeckungsnaht versehen. Im anderen Falle muß die Klammerreihe exzidiert und der Verschluß mit zusätzlichen Nähten vervollständigt bzw. abgesichert werden. Obwohl die Gewebedicke nur selten eine Kontraindikation für die Anwendung der Klammerinstrumente darstellt, kann die Fehleinschätzung des Gewebes durch den Operateur in solchen Fällen zu ernsthaften Komplikationen führen. Die Klammertechnik sollte daher unterbleiben.[1]

Eine Längsspannung kann erfahrungsgemäß auf jede Anastomose katastrophale Auswirkungen haben. Bei der Klammeranastomose ist dieses negative Spannungsmoment noch mehr zu vermeiden. Man muß stets beachten, daß der feine Draht in der Klammer das Gewebe noch leichter durchschneidet als die Naht und dabei schnell ein Anastomosenleck entsteht. Dies ist eine klinische Erfahrung ohne belegbare Daten. Wir haben aber eine postoperative Nahtinsuffizienz nach Kolostomieverschluß mit Klammertechnik aufgrund fehlerhafter Anwendung beobachtet. Die Ursache lag darin, daß der Operateur Adhäsionen zwischen Bauchwand und Darm, die zu einer Spannung der Anastomose führten, nicht beseitigt hatte. Andere Komplikationsmöglichkeiten werden nachfolgend noch aufgeführt.

Instrumentell bedingte Fehler

Eine Fehlfunktion des GIA-Instruments kann speziell dann auftreten, wenn dieses unabhängig von der Operation auf einen harten Gegenstand, z. B. den Steinboden im Operationssaal, gefallen ist und die zwei Gabeln des Instruments nicht mehr Parallelhalterung zeigen. Hierdurch kommt es zu einem zu großen Abstand zwischen Magazin und Amboß, wodurch ein exakter Klammerschluß nicht mehr gewährleistet ist. Aus diesem Grunde muß vor der Durchführung jeder Klammeranastomose das Instrument genau daraufhin überprüft werden. Zusätzlich empfiehlt es sich, zumal wenn das Instrument häufiger benutzt wurde, einmal im Monat eine Prüfanastomose an einem Latexdrain oder an einem anderen Plastikmaterial durchzuführen. Ein Versagen des Messers im GIA-Apparat tritt dagegen nur ganz selten auf. In diesem Fall kommt es zu einer nur inkompletten Inzision zwischen den beiden Klammernähten bei der Anastomose. Wird dieses bei der sorgfältigen Inspektion der Anastomose nicht erkannt, bleibt das Anastomosenlumen zu klein.

Auch ein vollständiges Versagen des ganzen Klammervorgangs ist beschrieben worden. Einem unaufmerksam operierenden Operateur wird dies entgehen, da die oberflächliche Klammerung zunächst eine exakte Anastomose vortäuscht.

Das Klammermagazin muß auch dann fehlfunktionieren, wenn es einmal verwendet und nicht durch ein neues Magazin ersetzt worden ist, vor erneuter Anwendung des Instruments. Wenn keine exakte Klammerung zustande kommt, trotz exakter Position der beiden schwarzen Streifen, dann muß die Ursache im maschinellen Mechanismus selbst gesucht und das Klammerinstrument zur Reparatur gegeben werden. Die beste Sicherheit, eine Fehlfunktion zu vermeiden, gibt die regelmäßige – oben beschriebene – Überprüfung.

Fehlerhafte Handhabung der Klammerapparate

Werden im Operationssaal mehrere GIA-Instrumente verwendet, muß darauf geachtet werden, daß die beiden Hauptbestandteile nicht ausgewechselt bzw. ausgetauscht werden. Auf die exakte Übereinstimmung der Serien-Nummer ist besonders zu achten! Auch muß die exakte Einsetzung des Messers im jeweiligen Messerkanal beachtet werden. Ein Unerfahrener begeht leicht den Fehler, das GIA-Instrument bei Versagen zweimal zu verwenden. Hierbei kann es jedoch zum Abstoßen einzelner Klammern ins Anastomosenlumen kommen. Wenn der Gewebestift des TA-55-Instruments nicht genau

1 Mit den neuen Premiuminstrumenten werden unterschiedliche Gewebestärken durch die Gewebeautomatik ausgeglichen

in das seitliche Amboßloch paßt, kann keine exakte Klammerung zustandekommen, weil die entsprechende exakte Justierung nicht gewährleistet ist. Beim TA-90-Instrument besteht der Gewebestift aus einer fest installierten Schraube, die den gleichen Zweck erfüllen soll. (Spezialprospekt im Handbuch für das Auto-Suture-Instrumentarium beachten!)
Niemals darf die Überprüfung unterlassen werden. Wenn bei einer Magenoperation der Magen hypertrophiert und damit für eine einmalige Applikation des TA-90-Instruments, zu sehr ausgeweitet ist, kann eine zweimalige, nacheinander erfolgende Klammerung vorgenommen werden, in Verlängerung zur ersten.
Unmittelbar nach jeder Anwendung sollte das Instrument wieder auseinandergenommen werden. Dies vermeidet das versehentliche, erneute Anwenden des GIA's, ohne neues Klammermagazin. Wenn das TA-Instrument durch Drehen der Flügelmutter nicht geschlossen werden kann, dann ist der Abstand zwischen Druckplatte und Klammer zu weit, die Klammernaht ist nicht sicher genug und muß vor jedem Klammerungsvorgang überprüft werden.[1]
Bei der Verwendung des EEA-Instruments ist streng darauf zu achten, daß die Flügelmutter an der Spitze der Druckplatte fest ist. Hiermit wird ein zu weiter Abstand und damit eine zu unsichere Klammerung vermieden.

Allgemeine Irrtumsmöglichkeiten

Eine Klammernaht darf nicht bis in Mesenterium des Darms verlaufen. Geschieht dieses, sind intramurale Hämatome möglich, die ihrerseits wiederum die Anastomosenheilung beeinträchtigen. Ebenso darf nicht mesenteriales Fett zwischen die Anastomosenlager geraten. Wird das GIA-Instrument am Magen verwendet, muß die Klammernaht besonders sorgfältig auf Blutung überprüft und diese gegebenenfalls mit einer Umstechungsligatur gestillt werden. Bei stärkeren Blutungen empfehlen sich intraluminäre, zusätzliche Umstechungsligaturen mit resorbierbarem Fadenmaterial, ebenso gegebenenfalls zusätzliche Übernähungen. Die Ligaturen dürfen jedoch nicht zu fest angezogen werden. Starke Blutungen bei Verwendung der Klammerinstrumente haben wir nur am Magen beobachtet. Kleinere Blutungen können auch mit vorsichtiger Elektrokoagulation gestillt werden. Bei sehr dicken Gewebeverhältnissen kann eine unvollständige Durchtrennung mit dem Anastomosenmesser auftreten. Daher muß jede DIA-Klammernaht nach Entfernung des Instruments genau inspiziert werden. Bei unvollständiger Durchtrennung kann diese mit einer Schere vervollständigt werden. Wenn auch nur selten auftretend, muß dies immer beachtet werden, zumal beim Anlegen einer Gastrostomie.
Mehrere Allis-Klemmen bieten sich beim Anlegen einer TA-Klammernaht an. Sie verhindern die Retraktion des Darms aus dem Klammerinstrument. Bei zu enger Anastomose mit dem Klammerinstrument darf man sich nicht darauf verlassen, daß sich diese Anastomose im Gegensatz zu der konventionellen, genähten Anastomose später aufweitet.
Schließlich muß darauf geachtet werden, daß das GIA-Instrument nicht in eine intramurale Via falsa gerät. Auch ist ein wichtiger Gesichtspunkt, daß bei der Herstellung einer Anastomose am Ösophagus vollständige Relaxation besteht, wenn das Instrument angelegt wird.

Spezielle Vorsichtsmaßnahmen

1. Nach Beendigung einer Klammeranastomose sollten immer soweit wie möglich die inneren Anastomosenverhältnisse überprüft werden, insbesondere darauf, daß der Klammermechanismus exakt abgelaufen ist. Insbesondere muß das Anastomosenlumen durch Invagination mit dem Finger auf genügende Weite überprüft werden. Desgleichen verlangt die Serosa eine Überprüfung, um mögliche Einrisse nicht zu übersehen. Wenn nur der geringste Zweifel an der Sicherheit der Anastomose besteht, sollte diese mit zusätzlichen seromuskulären, atraumatischen Einzelknopfnähten versorgt werden. Bei Zeitnot kann auch eine fortlaufende Naht zur Anwendung kommen. Wenn diese Situation in der Hand des Erfahrenen auch nur sehr selten auftritt, sollte man im Zweifelsfall von diesen Zusatznähten Gebrauch machen.

2. Bei der Herstellung einer funktionellen End-zu-End-Anastomose kann die zuvor angelegte Inzision mit dem TA-55-Instrument rasch wieder verschlossen werden. Wenn die zwei GIA-Nahtreihen ***(Abb. 4.2)*** komplett aneinanderliegen, können sich die Klammerreihen an einem Punkt überlagern. Wir

1 Entfällt bei Premiuminstrumenten, da die Gewebeautomatik reguliert!

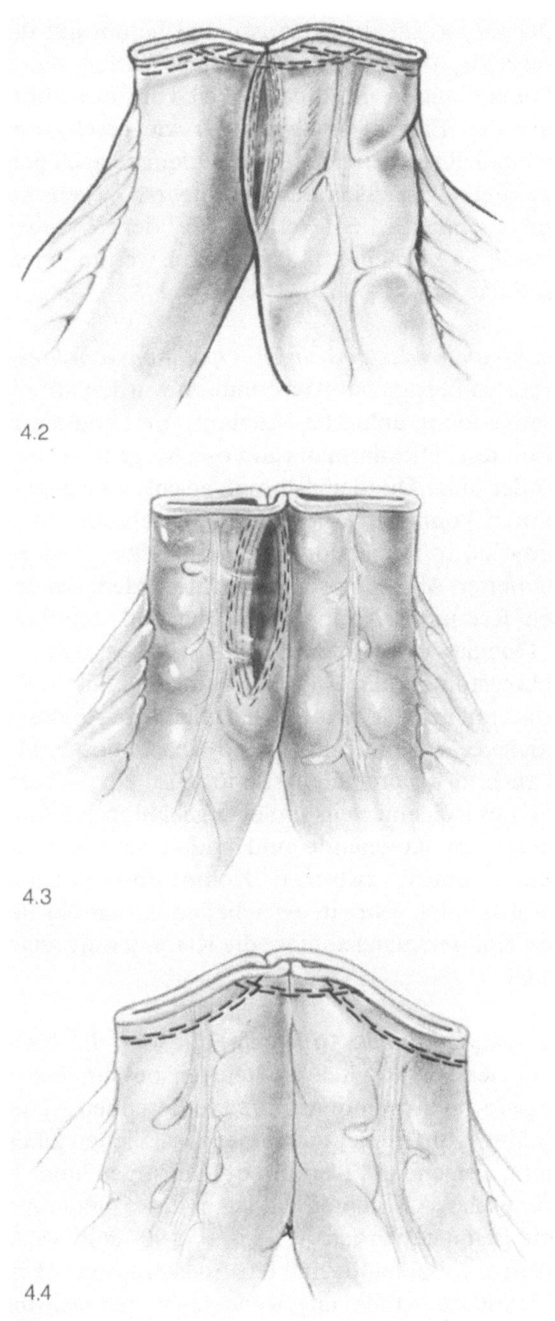
4.2

4.3

4.4

glauben, daß dieser Faktor ein Unsicherheitsmoment ist und die Entwicklung von Anastomosenlecks begünstigt. Bei sorgfältiger Inspektion schon während der Operation, kann dieses entdeckt und entsprechend berücksichtigt werden. Um diesen Unsicherheitsfaktor zu vermeiden, haben wir die Technik dahingehend geändert, daß sich die beiden Nahtreihen nicht überkreuzen. Wie es die ***Abb. 4.3 bzw. 4.4*** illustrieren, kann man dadurch größere Sicherheit erzielen.

Ein anderer Weg, um dieses Problem zu umgehen, ist die Modifikation der End-zu-End-Anastomose, wie in den Abb. 28.33–28.36 dargestellt.

3. Bei Verwendung des EEA-Instruments für eine kolorektale Anastomose erleichtert dieses die Technik sehr, wie in Kap. 30 beschrieben. Ein grundsätzliches Problem bei Verwendung des EEA-Instruments am Kolon oder am Ösophagus bestand früher, wenn das Lumen für die Verwendung des 31-mm-Instruments zu eng war. Dies kann bei einem Spasmus der Muskulatur der Fall sein, wahrscheinlich auch in Abhängigkeit von Narkose und Verwendung von Fentanyl. Eine zu starke Dilatation des Darms führt leicht ein Zerreißen der seromuskulären Schicht herbei. Daher glauben wir, daß das kleine EEA-Instrument für die Anastomosierung am Ösophagus oder Rektum nur bedingt verwendet werden kann.

Neuerdings stehen jedoch zusätzlich Magazingrößen und Meßstäbe zur Verfügung. (Meßstäbe des Auto-Suture-Sets beachten!)

Komplikationen bei Klammeranastomosen im Vergleich zu Nahtanastomosen

(s. Literatur: Chassin et al. 1978)

Obwohl die ersten klinisch verwendbaren Klammerinstrumente 1927 von Petz bereits beschrieben wurden, bedurfte es weiterer Untersuchungen bis 1960 vom „Institut für experimentelle Apparate Moskau“ mehrere derartige Instrumente zur Anwendung am Gastrointestinaltrakt entwickelt wurden. Sie erlangten jedoch noch nicht weltweite Bedeutung. Ravitch et al. berichteten später über Studien an Tieren und über Anwendung im klinischen Bereich und beschrieben ihre Technik der Klammerinstrumente bei der Gastrektomie sowie bei Anastomosen am Dünn- und Dickdarm.

Bis zum jetzigen Zeitpunkt sind weltweit etwa 3 Mio. Operationen mit Auto-Suture-Instrumenten durchgeführt worden. Gritsman, einer der Pioniere in der Entwicklung der russischen Klammerapparate, berichtete 1966 in einer Sammelstudie über 1663 Magenresektionen, die von russischen Chirurgen vorgenommen wurden, bei einer Mortalitätsrate von 2%. Er verglich diese mit einer anderen Serie aus der Weltliteratur. Bei 52886 Magenresektionen kamen

Nahtanastomosen zur Anwendung, von 62 Chirurgen ausgeführt. Hierbei war eine Mortalität von 4,5% festzustellen. Steichen u. Ravitch berichteten über 147 ihrer eigenen geklammerten Gastrointestinalanastomosen mit 11 Komplikationen. Latimer et al. hatten bei Anwendung der Klammeranastomose in 112 Fällen eine Komplikationsrate von 1,9%. Lawson et al. berichteten über 122 Operationen am Gastrointestinaltrakt, die mit dem Klammerinstrument vorgenommen wurden, wobei sie 4% Komplikationen feststellten. Keine Studie liegt allerdings vor, in der Klammeranastomosen und Nahtanastomosen vom gleichen Chirurgenteam vorgenommen wurden. Aus diesem Grunde wird zur Beurteilung der beiden Methoden der nachfolgende Bericht anhand von 812 gastrointestinalen Operationen mitgeteilt.

Material und Methodik

Unter Auswertung der Operationen des Booth Memorial Medical Centers vom 1. Juli 1973 bis 30. Juni 1977 wurden alle hierbei festgestellten Operationstechniken der Anastomose und jede Komplikation ausgewertet.

Klassifikation der Komplikationen. Sie wurden in 3 Kategorien eingeteilt:

1. Das Auftreten einer Enterokutanfistel, Blutung oder Obstruktion in der Nachbarschaft der Anastomose. Sie wurden als verzögerte Anastomosenkomplikation eingestuft. Eingeschlossen wurden ebenfalls Fälle von Abszeßbildungen in der Nachbarschaft der Anastomosen und die generalisierte Peritonitis.
2. Entwickelte der Patient einen subphrenischen oder einen Beckenbodenabszeß, so wurden diese Komplikationen als mögliche und verspätete bewertet, insofern, als die Entwicklung einer Passagestörung mehr durch Adhäsionen als durch die Anastomosenkomplikation bedingt schien.
3. Anastomosenkomplikationen wurden als unabhängig von der Anastomosentechnik bezeichnet, wenn der Patient direkt operationsunabhängige Allgemeinkomplikationen, wie Herzinfarkt, Lungenatelektasen, zerebrovaskuläre Insuffizienz oder eine Lungenembolie entwickelte. Wundinfektionen wurden in diese Studie nicht einbezogen, obwohl die Anastomosenkomplikation eine Infektion der Laparotomie herbeiführen kann. Der Grund für diesen Ausschluß beruht auf der Tatsache, daß die Laparotomieinfektion durch Kontamination in Abhängigkeit vom intraabdominellen Eingriff sowohl offen wie geschlossen behandelt wurden oder durch Drainage nach dem jeweiligen Ermessen des Operateurs. Wegen dieser uneinheitlichen Verhältnisse der Wundbehandlung kam eine statistische Auswertung nicht in Frage.

Klassifikation des jeweiligen Operationsverfahrens. Die gastrointestinalen Anastomosen wurden auf die jeweilige topographische Situation, wie Dünndarmanastomose, Dickdarmanastomose, Magenresektion mit oder ohne Duodenalstumpfverschluß eingeteilt. Dadurch konnte in etwa die operationsabhängige Morbidität in Beziehung zu den genähten und geklammerten Anastomosen gebracht werden. Bei den tiefen Rektumresektionen in Höhe und unterhalb der Douglas-Umschlagsfalte, handelte es sich um Nahtanastomosen, da keine Klammertechnik in die Studie einbezogen wurde. Bei allen Anastomosen handelte es sich um End-zu-End-Anastomosen. Die Seit-zu-End-Kolorektalanastomose ist ein Sonderfall, da es sich einerseits um eine geklammerte Anastomose am Kolonende und andererseits um die Nahtanastomose zwischen Kolon und Rektumstumpf handelt. Nur in zwei Fällen wurde bei der tiefen Kolorektalanastomose die Klammerung angewendet.

Chirurgische Technik. In jedem Falle kam die Technik in der von Ravitch u. Steichen beschriebenen Methode zur Anwendung. Die evertierenden Klammernähte wurden nicht mit einer zusätzlichen Übernähung versehen. 12 erfahrene Chirurgen und 12 chirurgische Assistenten bildeten das Operationsteam. Benutzt wurden TA-55-, TA-90- und GIA-Instrument. Bei handgenähten Anastomosen wurde die Standardtechnik angewendet. In den meisten Fällen erfolgte sowohl am Dünn- als auch am Dickdarm die offene Anastomosennaht bei Verwendung von feinem Catgut für die Mukosa und von nichtresorbierbarem Nahtmaterial für die seromuskulären Einzelnähte, obwohl gelegentlich auch die einschichtige Nahttechnik zur Anwendung kam.

Fallselektion. Alle gastrointestinalen Anastomosen wurden während der angegebenen Zeitperiode untersucht. 6 Patienten wurden von der Studie ausgeschlossen, da ihre Todesursache in keinem unmittelbaren Zusammenhang mit dem Eingriff stand wie: Herzinfarkt, Apoplex oder vorbestehende Sepsis. Ob die Klammer- oder Nahtanastomose zur Anwendung kam, war der jeweiligen Entscheidung des Operateurs und seiner Erfahrung überlassen.

Technisches Training. Alle Operateure hatten nach einem Einführungslehrgang an der Universität von Pittsburgh noch ein zusätzliches Informationstraining durch die Herstellerfirma erhalten[1].

Erschwerende Faktoren für die Analyse der Fallstudie. Da es sich um eine retrospektive Studie handelt, ist es möglich, daß eine unverhältnismäßig große Anzahl von Patienten einbezogen sind, deren Allgemeinkondition sich ungünstig auf die Anastomosenheilung auswirkte. 7 diesbezügliche Faktoren wurden besonders berücksichtigt:

1. Notfall- oder nicht – Notfalleingriff
2. Peritonitis, gastrointestinale Perforation oder intraabdomineller Abszeß
3. Darmgangrän
4. Magen- oder Darmobstruktion
5. Crohn-Erkrankung
6. lokalisiertes Malignom
7. inoperables Karzinom mit Lebermetastasen oder Peritonealkarzinomatose

Die meisten Chirurgen werden nach ihren eigenen Erfahrungen die Auffassung vertreten, daß alle diese Faktoren einen nachteiligen Effekt auf die Anastomosenheilung haben können und daß die statistische Auswertung in dem von Schrock et al. angegebenen Bericht daher fraglich ist. Die Krankengeschichten der in der Studie ausgewerteten Krankheitsverläufe wurden auf die oben genannten Faktoren hin untersucht und in Beziehung zu der jeweilig zur Anwendung gekommenen Klammer- oder Nahtanastomose gebracht. Dieser Selektion mit den Negativfaktoren wurden nicht die geschlossenen Kolostomieanastomosen und die anterioren Resektionen unterzogen, da es sich in allen diesen Fällen um Wahleingriffe und in einer kleinen Anzahl um rein operativ bedingte Faktoren handelte.

1 Kann bei Auto-Suture Deutschland GmbH (s. Anhang, Kap. D: Instrumentarium) erfragt werden

Ergebnisse

Das mittlere Überlebensalter aller Patienten mit Nahtanastomosen betrug 62,5 Jahre, das der Patienten mit geklammerten Anastomosen 63,3 Jahre. Die differenzierte Analyse ergab keine relevanten Bezüge im Hinblick auf die angewendete Anastomosentechnik. ***Tabelle 4.1*** faßt die Häufigkeit der Faktoren zusammen, die sich ungünstig auf die Anastomosenheilung ausgewirkt haben. Es ist offensichtlich – ausgenommen die Crohn-Erkrankung –, daß vorbestehende Negativfaktoren mehr in der Gruppe der Patienten mit geklammerten Anastomosen vorhanden sind. So wurden z. B. 24% von 438 Klammeranastomosen bei Notfalleingriffen vorgenommen, im Vergleich zu 9% in der Gruppe der genähten Anastomosen. Karzinomatose, Magen- oder Darmobstruktion, Darmgangrän und Infektionen waren in der Gruppe mit den Klammeranastomosen mehr vorbestehend. Die Komplikationen sowohl bei den Nahtanastomosen wie bei den Klammeranastomosen sind in der ***Tabelle 4.2*** dargestellt. Hierbei zeigt sich statistisch keine signifikante Differenz hinsichtlich der Komplikationen. (Getestet mit der Chi-square-Methode 3% vs 2,8%). Dasselbe gilt für die Häufigkeit der möglicherweise für die Anastomosenkomplikationen in Frage kommenden Faktoren in beiden Gruppen (1,4% bzw. 1,3%). Interessant ist es, daß 27 der in der Tabelle 4.1 angeführten Komplikationen 22mal bei Patienten mit ungünstigen, vorbelastenden Faktoren auftraten. Alle Komplikationen sind in den ***Tabellen 4.3–4.10*** zusammenfassend dargestellt.

Bei genauer Durchsicht dieser Tabellen läßt sich nur sehr schwer exakt eruieren, ob die Komplikation direkt anastomosenbedingt oder ein unvermeidbares Ergebnis die zugrundeliegende Krankheitsursache war, die die Operation erforderlich machte. In ungeklärten Fällen wurden diese Komplikationen in der Statistik mit „möglicherweise anastomosenbedingt" eingeordnet.

Tabelle 4.1. Anastomosenkomplikationen in Abhängigkeit vom Grundleiden

	n	Notfall-operationen [%]	Perforationen [%]	Gangrän [%]	Ileus [%]	M. Crohn [%]	Karzinom [%]	Inoperable(s) Karzinom oder Metastasen [%]
Gastrojejunal-anastomosen								
genäht	32	19	3	0	26	0	29	23
geklammert	111	22	5	0	18	1	35	24
Duodenalstumpf-verschluß								
genäht	31	13	0	0	–	0	13	3
geklammert	68	28	6	0	–	0	29	3
Ileokolische Anastomosen								
genäht	57	7	7	5	7	14	67	9
geklammert	85	21	20	6	15	11	71	12
Kolokolische Anastomosen								
genäht	71	6	8	4	1	1	54	8
geklammert	61	8	8	0	2	2	63	33
Dünndarmanastomosen								
genäht	30	30	6	3	10	0	30	30
geklammert	106	39	18	20	24	3	42	27
Ösophagogastrische Anastomosen								
genäht	4	0	0	0	0	0	100	25
geklammert	6	0	0	0	0	0	100	33
Gesamtzahl								
genäht	224	9	6	3	7	4	46	13
geklammert	438	24	11	6	14	3	47	21

Tabelle 4.2 s. S. 25

Tabelle 4.3. Komplikationen nach Gastrojejunostomie

Genähte Anastomosen (32)
Direkter Zusammenhang: 0.
Möglicher Zusammenhang: 1mal:
- Subhepatischer Abszeß nach Gastrektomie bei stenosierendem Ulkus: Relaparotomie.

Geklammerte Anastomosen (111)
Sicherer Zusammenhang: 1mal:
- Postoperative Blutung (3 Konserven), keine Relaparotomie erforderlich (Ursache technisch bedingt).

Möglicher Zusammenhang: 3mal:
- Subhepatischer Abszeß nach Gastrektomie bei Karzinom: Relaparotomie.
- Subhepatischer Abszeß bei belassenem Magenstumpf: Relaparotomie.
- Anastomosenstenose nach Gastrojejunostomie bei Morbus Crohn im Duodenum: Relaparotomie.

Tabelle 4.4. Komplikationen nach Duodenalstumpfverschluß

Verschluß durch Naht (31)
Wahrscheinlicher Zusammenhang: 2mal:
- Duodenalfistel nach Magenresektion bei Karzinom. Heilung ohne Relaparotomie.
- Duodenalinsuffizienz und Peritonitis nach Duodenostomie mit Drainage, Notfalloperation bei massiver Blutung (tödlicher Ausgang).

Geklammerter Duodenalstumpfverschluß (68)
Wahrscheinlicher Zusammenhang: 3mal:
- Duodenalfistel mit Spontanheilung nach 4 Wochen ohne Relaparotomie.
- Duodenalfistel entlang des Drainagekanals nach Magenresektion bei Karzinom. Spontanheilung nach 3 Wochen ohne Relaparotomie.
- Duodenalinsuffizienz: Reoperation am 4. postoperativen Tag mit Einlegen einer Stumpfdrainage. Spontanheilung nach 2 Wochen. Ursache technischer Fehler: Klammertechnik kontraindiziert bei zu entzündlich verdicktem Gewebe.

Tabelle 4.2. Komplikationen nach genähter und geklammerter Anastomose

	n	Komplikationen	
		Sicherer Zusammenhang	Möglicher Zusammenhang
Gastrojejunostomie			
genäht	32	0	1(3%)
geklammert	111	1(1%)	3(3%)
Duodenalstumpfverschluß			
genäht	31	2(6%)	0
geklammert	68	3(4%)	0
Ileokolische Anastomose			
genäht	57	3(5%)	2(4%)
geklammert	85	3(4%)	2(2%)
Kolokolische Anastomose			
genäht	71	0	1(1%)
geklammert	61	0	0
Dünndarmanastomose			
genäht	30	1(3%)	0
geklammert	105	4(4%)	1(1%)
Kolostomieverschluß			
genäht	33	0	0
geklammert	33	2(6%)	0
Ösophagogastrische Anastomose			
genäht	4	0	0
geklammert	6	0	0
Anteriore Resektion			
genäht	38	3(8%)	0
Baker-Operation	44	0	0
geklammert	2	0	0
Gesamtzahl			
genäht	296	9(3,0%)	4(1,4%)
geklammert	472	13(2,8%)	6(1,3%)
Baker-Operation	44	0	0
Gesamtzahl	812		

Tabelle 4.5. Komplikationen nach Ileozökalresektion und Ileokolostomie

Genähte Anastomosen (57)

Sicherer Zusammenhang in 3 Fällen:

- Lokalabszeß nach palliativer rechtzeitiger Hemikolektomie beim alten Patienten mit Peritonealkarzinose. Relaparotomie am 10. postoperativen Tag.
- Kolonileus, Anastomosenentzündung, Relaparotomie, Bypassoperation am 15. postoperativen Tag.
- Todesfall am 11. postoperativen Tag bei einem 90jährigen Patienten nach Kolonresektion und Jejunozökostomie bei Ileumgangrän. Keine Obduktion, wahrscheinlich Anastomosenleck.

Möglicher Zusammenhang mit der Anastomose in 2 Fällen:

- Rezidivierender Unterbauchabszeß nach perforiertem M. Crohn im Ileum, Relaparotomie am 11. postoperativen Tag.
- Rezidivierender Dünndarmileus bei Peritonealkarzinose.

Geklammerte Anastomosen (85)

Sicherer Zusammenhang in 3 Fällen:

- Anastomoseninsuffizienz mit Peritonitis nach subtotaler Kolektomie bei Ileocolitis Crohn.
- Subhepatischer Abszeß in der Nähe der Anastomose, Relaparotomie am 26. postoperativen Tag.
- Adhäsionsileus und Schlingenabszeß bei einem 90 Jahre alten Patienten, wahrscheinlich Anastomosenleck, Relaparotomie am 9. postoperativen Tag.

Möglicher Zusammenhang in 2 Fällen:

- Abszeß im kleinen Becken bei Relaparotomie und Begleitileus, am 15. postoperativen Tag Relaparotomie mit subtotaler Kolektomie und Ileosigmoidostomie nach Resektion bei Karzinom der linken Flexur.
- Intraabdomineller Abszeß und infizierter Aszites nach Hemikolektomie rechts bei nekrotisierendem Tumor mit Peritonealkarzinose. Relaparotomie am 3. postoperativen Tag. Tödlicher Ausgang durch Lungenembolie am 12. postoperativen Tag.

Tabelle 4.6. Komplikationen nach Kolonresektion und kolokolischer Anastomose

Genähte Anastomosen (71)

Sicherer Zusammenhang: keiner.

Möglicher Zusammenhang: keiner.

- Postoperativer Dünndarmileus, erfolgreich durch innere Sondenschienung behandelt.

Geklammerte Anastomosen (61)

Keine Anastomosenkomplikationen.

Tabelle 4.7. Komplikationen nach Dünndarmanastomosen

Genähte Anastomosen (30)
Direkter Zusammenhang: 1mal:
- Enterokutane Fistel nach Seit-zu-Seit-Ileosigmoidostomie bei Kolonileus. Peritonealkarzinose.

Geklammerte Anastomosen (105)
Zusammenhang in 4 Fällen wahrscheinlich:
- Operation bei Strangulationsileus, Klammerung erfolgte durch die enge Bruchlücke, Relaparotomie nach 7 Tagen. Einwandfrei technischer Fehler und Fehlindikation der Klammertechnik.
- Enterokutane Fistel nach Resektion und Anastomose bei Mehrfachgangrän des Dünndarms durch Strangulation auf Grund von Verwachsungen. 10 Tage nach Hysterektomie Heilung unter gleichzeitiger intravenöser Intensivtherapie.
- Enterokutane Fistel nach 2maliger Dünndarmresektion, Sigmaresektion und Drainage von Abszessen bei Enterocolitis Crohn und Peritonitis. Tödlicher Ausgang im septischen Zustandsbild.
- Enterokutane Fistel nach Dünndarmresektion und Aufhebung einer enterovesikalen Fistel bei einem 71jährigen Patienten mit Peritonealkarzinose und Darmileus. Tod im Sepsisbild.
- Möglicher Zusammenhang mit der Anastomose: 1mal. Relaparotomie, Adhäsiolyse des Dünndarms 30 Tage postoperativ. Keine Anastomoseninsuffizienz.

Tabelle 4.8. Komplikationen nach Kolostomieverschluß

Genähter Stomaverschluß (Kolostomie) (33)
Ohne Anastomosenkomplikation.

Geklammerter Stomaverschluß (33)
Zusammenhang in 2 Fällen wahrscheinlich:
- Ileus, Entzündung im Bereich der Anastomose, Relaparotomie und Nachresektion am 4. postoperativen Tag.
- Fäkalfistel: Technischer Fehler, Klammeranastomose wurde unter Spannung angelegt.

Tabelle 4.9. Komplikationen nach Ösophagogastrostomie

Genähte Anastomosen (4)
Keine Anastomosenkomplikation.

Geklammerte Anastomosen (5)
Keine Anastomosenkomplikation.

Tabelle 4.10. Komplikationen nach tiefer Rektumresektion

Genähte Anastomosen (38)
- Zusammenhang mit Anastomosentechnik (5).
- Anastomosenabszeß, transrektale Drainage, Fäkalfistel, konservative Behandlung ohne Relaparotomie.
- Lokalisiertes Anastomosenleck bei einem Patienten mit Sakraltamponade, keine Relaparotomie.

Genähte und geklammerte Seit-zu-End-Anastomosen (44)
Keine Komplikationen.

Geklammerte Anastomosen (2)
Keine Anastomosenkomplikationen.

Diskussion

Die Häufigkeit der Anastomosenkomplikationen nach Klammer- oder Nahtanastomosen war nahezu identisch. Die genaue Durchsicht der Daten in Tabelle 4.2 zeigt deutlich – bei kritischer Auswertung dieser retrospektiven Studie –, daß nur schwer Vorteile für die Nahtanastomose erkennbar sind. Der größere Teil der Akutpatienten mit Notfalloperationen wurde zur Verkürzung der Operationszeit der Klammernahttechnik unterzogen. Patienten mit Abdominalabszessen, Peritonitis, Darmgangrän, Ileus und Peritonealkarzinomatose wurden mehr mit Klammeranastomosen als mit genähten Anastomosen versorgt. In der Gruppe der 28 Patienten mit Dünndarmileus wurden 25 der Klammernahttechnik, in der Gruppe der 22 Patienten mit Strangulationsileus wurden 21 der Klammeranastomosennahttechnik unterzogen. Es ist beachtenswert, daß 69% aller 32 Anastomosenkomplikationen bei Patienten mit ungünstigen Begleitfaktoren festzustellen waren.

Schrock et al. haben aufgezeigt, daß ein deutlicher Anstieg von klinisch erkennbaren Anastomoseninsuffizienzen nach Hemikolektomie rechts und Kolonresektionen bei den Patienten, die notfallmäßig operiert wurden, und in solchen Fällen mit Kontomination während der Anastomosenversorgung, intraoperativer Blutung oder Schockzustand auftraten. So waren in den Fällen mit schon zum Zeitpunkt der Operation bestehender Peritonitis, Abszeß- oder Fistelbildung bei 10,5% Insuffizienzen der Anastomosen festzustellen im Vergleich zu nur 3,7% ohne diese örtlichen intraoperativen Lokalkomplikationen. Notoperationen zeigten in 8,2% aller Fälle eine Anastomoseninsuffizienz. Auch bei Vorliegen von Malignomprozessen resultiert eine doppelte Komplikationsrate im Vergleich zu Operationen bei gutartiger Erkrankung. Unsere Studie dokumentiert für beide Anastomosentechniken gleich gute Gründe. Die Crohn-Erkrankung wird in unserer Serie mit zu den sich nachteilig auswirkenden Begleitumständen gezählt, zumal in diesen Fällen immer schon örtliche Komplikationen festzustellen waren.

Obwohl die Hemikolektomie rechts mit primärer Anastomose gute Heilungschancen auch bei Vorliegen ungünstiger Begleitumstände zeigt, demonstriert Tabelle 4.5, daß eine gewisse Zahl von Anastomosenkomplikationen nach Hemikolektomie bei Vorliegen einer Karzinomatose, Darmnekrose, Peritonitis oder Abszeßbildung auftrat. Welch u. Donaldson vermerkten eine hohe Mortalität von 18%, wenn die rechtsseitige Kolektomie bei Ileus durchgeführt wurde, während Dutton et al. fanden, daß 36% ihrer Patienten nach notfallmäßiger Resektion im rechtsseitigen Ileusdarm starben. Bei einem Patienten trat ein pelviner Abszeß nach subtotaler Kolektomie und Ileosigmoidklammeranastomose bei zugrundeliegendem Karzinom der linken Kolonflexur mit Ileusauswirkung auf. Diesen Fall betrachten wir als ungünstigen einseitigen Primäreingriff im Vergleich zu dem risikoärmeren mehrzeitigen Vorgehen mit Entlastungskolostomie (Welch u. Donaldson 1974, Dutton et al. 1976). In unserer Serie hatten wir keine Todesfälle und nur in 3% Anastomosenkomplikationen bei Verschluß der Kolostomie zu verzeichnen.

3 Fälle mit subhepatischem oder subphrenischem Abszeß traten nach Gastrektomie bei Karzinom oder Ileus auf (Tabelle 4.1–4.3) In allen diesen Fällen ist es höchst unwahrscheinlich, daß die Infektion aus einer Anastomoseninsuffizienz bei Gastrojejunostomie entstand. Wahrscheinlich kam die Kontamination der Bauchhöhle durch virulente Erreger aus dem Mageninneren zustande.

Postoperative Magenblutungen nach Klammeranastomosen müssen auf technische Fehler in der Anwendung der Klammerinstrumente zurückgeführt werden. Bei erkennbaren Anastomosenblutungen werden diese am besten durch sofortige Elektrokoagulation oder durch zusätzliche Nahtligatur gestillt. Bei einem Vergleich der Duodenalstumpfkomplikationen ist erkennbar, daß 2 von 5 Insuffizienzen bei Patienten mit Magenkarzinom, bei denen der Duodenalstumpf karzinomfrei erschien, auftraten. Die einzige schwerwiegende Duodenalkomplikation betraf einen Patienten im Schockzustand nach notfallmäßiger Gastrektomie bei massiver Blutung aufgrund eines penetrierenden Duodenalulkus, bei dem vorsichtshalber eine Duodenostomiedrainage zur Anwendung kam. Dennoch ließ sich eine Duodenalfistel und Peritonitis nicht verhindern. In 2 Fällen von geklammerten Duodenalstumpfverschlüssen traten kleine Insuffizienzen entlang des Drainagekanals auf. Bei einem Patienten, der geheilt die stationäre Behandlung verließ, trat die Duodenalfistel 21 Tage nach der Operation auf. Ein anderer Patient mußte am 4. Tag nach Klammernaht einer Reoperation unterzogen werden. Eine größere Insuffizienz konnte nicht festgestellt werden. Nach Drainage bestand die Fistel für 3 Wochen. Diese Komplikationen müssen insofern technischen Fehlern zugeschrieben werden, als der entzündungsbedingte zu dicke Duodenalstumpf für die Klammertechnik nicht geeignet ist, da dabei aufgrund der Klammerkompression Nekrosen auftreten können. Außerdem ist in diesen Fällen eine Klammernaht nicht so sicher wie die Nahtanastomose mit blutstillender Ligatur. Kurzfristige leichte Blutungen können bei der Klammerung immer auftreten und beobachtet werden. Daher muß die Indikation für die Klammertechnik sehr kritisch gestellt und nochmals darauf hingewiesen werden, daß in solchen Fällen – wenn überhaupt – die 4,8-mm-Klammer angewendet werden sollte.

Bei einem Patienten mit Strangulationsileus in einer Inguinalhernie trat eine Komplikation nach Klammernaht auf. Resektion und Anastomose wurden durch die Inguinalinzision vorgenommen, mit nachfolgender Rückverlagerung in die Bauchhöhle durch die zu enge Bruchpforte. Bei dieser Manipulation ist es wahrscheinlich zu einer ungünstigen Auswirkung auf die Anastomose gekommen. Eine andere ebenfalls technisch bedingte Komplikation in Form einer Kolonkotfistel – nach Klammeranastomose einer Kolostomie – trat wahrscheinlich infolge einer zu kleinen Inzision mit inadäquater Mobilisation des Kolons und Ablösen vorbestehender Adhäsionen auf. Hieraus resultierte eine Spannung der Anastomose mit nachfolgender Insuffizienz. Es erübrigt sich festzustellen, daß noch in anderen ähnlichen Fällen Korrekturen an der Klammeranastomose vorgenommen werden mußten. Diese können natürlich auch bei der Nahttechnik auftreten, jedoch mit dem einen Unterschied, daß die Chirurgen im allgemeinen mit der Nahttechnik mehr Erfahrung haben und die Fehler- und Gefahrenquellen hierbei mehr bekannt sind. Im Gegensatz dazu wird die Klammertechnik zu häufig bei zu geringer Erfahrung angewendet. Aus diesem Grunde ist der Chirurg, der die Klammertechnik bevorzugt, zur exakten Überprüfung der Anastomose verpflichtet. Insbesondere bei der geklammerten gastrojejunalen Anastomose muß besonders sorgfältig die Möglichkeit einer Blutung beachtet werden. In der Frühphase unserer Erfahrungen mit der Klammertechnik bei Dünndarmanastomosen konnten wir feststellen, daß die evertierende Klammernaht eher zu postoperativen Verwachsungen neigt. In der nachfolgenden 4-Jahresperiode haben wir in unserer Studie keine ähnlichen Komplikationen mehr festgestellt. Da der Beobachtungszeitraum jedoch noch zu kurz ist, möchten wir für jeden Zweifelsfall empfehlen, nach

Ausführung einer evertierenden Naht, diese – wenn möglich – mit serosierenden Zusatznähten oder einer Netzmanschette zu versehen.

Unter den 32 Komplikationen im Zusammenhang mit gestörter Anastomosenheilung (Tabelle 4.3–4.10) wurden nur 4 Fälle mit fataler Sepsis beobachtet. Diese relativ niedrige Rate führen wir darauf zurück, daß in allen diesen Fällen bei nur geringstem Verdacht auf eine Anastomoseninsuffizienz frühzeitig relaparotomiert wurde. Hierbei haben wir die Anastomose generell aufgehoben und das aborale und orale Segment separat in die Bauchwand eingenäht (Tabelle 4.5).

Diese insgesamt zufriedenstellenden Ergebnisse nach Klammeranastomose beziehen sich auf die Tätigkeit mehrerer Chirurgen und nicht eines Einzeloperateurs. Darüber hinaus war eine größere Gruppe von Assistenten beteiligt. Es muß darauf hingewiesen werden, daß Erfahrung und sorgfältiger Umgang mit diesen Instrumenten durch eine entsprechende Ausbildung gewährleistet waren. Kein unerfahrener Operateur durfte die Klammeranastomosentechnik ausführen. Es ist aber dennoch offensichtlich, daß bei der Klammertechnik mehr Fehlermöglichkeiten als bei der Nahttechnik beachtet werden müssen. Wird die Klammertechnik einmal beherrscht, dann gibt es keine Unterschiede in den Heilungsergebnissen bei der geklammerten oder genähten Anastomose. Da der Vorteil der Klammeranastomose in der Kürze ihrer Durchführung (3–4 min) besteht, ist die zunehmende Popularität ihrer Anwendung naheliegend. Gegenwärtig werden wahrscheinlich 60% aller Anastomosen mittels Klammertechnik vorgenommen. Sie bietet sich besonders bei allen Risikopatienten, bei denen die Abkürzung der Operations- und Narkosezeit von vitaler Bedeutung ist, an (Tabelle 4.6–4.10).

Zusammenfassend darf festgestellt werden, daß die Studie keine Unterschiede im Hinblick auf Komplikationen nach Klammer- und Nahttechnik bei Anastomosen im Gastrointestinaltrakt aufweist.

Literatur

Chassin JL et al. (1978) The stapled gastrointestinal tract anastomosis: Incidence of postoperative complications compared with the sutured anastomosis. Ann Surg 188

DePetz AA (1927) Aseptic technique of stomach resection. Ann Surg 86: 388

Dutton JW et al. (1976) Mortality and prognosis of obstructing carcinoma of the large bowel. Am J Surg 131: 36

Gritsman JJ (1966) Mechanical suture by Soviet apparatus in gastric resection: use in 4,000 operations. Surgery 59: 663

Hamelmann H, Thiele A (Hrsg) (1982) Maschinelle Nahttechniken in der Abdominalchirurgie. Thieme, Stuttgart New York

Hollender LF et al. (1981) Mechanische Nähapparate. In: Allgöwer M et al. (Hrsg) Chirurgische Gastroenterologie, Bd I. Springer, Berlin Heidelberg New York

Latimer RG et al. (1975) Automatic staple suturing for gastrointestinal surgery. Am J Surg 130: 766

Lawson WR et al. (1977) Mechanical suture methods in thoracic and abdominal surgery. Br J Surg 64: 115

Ravitch MM et al. (1959) Experimental and clinical use of the Soviet bronchus stapling instruments. Surgery 46: 1, 97

Ravitch MM et al. (1966) Closure of duodenal, gastric and intestinal stumps with wire staples: experimental and clinical studies. Ann Surg 163: 573

Ravitch MM, Rivarola A (1966) Enteroanastomosis with an automatic stapling instrument. Surgery 59: 270

Ravitch MM, Steichen FM (1972) Techniques of staple suturing in gastrointestinal tract. Ann Surg 175: 815

Schrock TR et al. (1973) Factors contributing to leakage of colonic anastomoses. Ann Surg 177: 513

Steichen FM, Ravitch MM (1973) Mechanical sutures in surgery. Br J Surg 70: 191

Thiede A et al. (1982) Nähinstrumente in der gastroenterologischen Chirurgie. Taktik und Technik. In: Breitner B (Hrsg) Chirurgische Operationslehre, Bd I. Urban & Schwarzenberg, München

Welch JP, Donaldson GA (1974) Management of severe obstruction of the large bowel due to malignant disease. Am J Surg 127: 492

5 Laparotomie, Zugangswege, Exploration, Laparotomieverschluß

Zugangswege

Viele operationsbedingte Komplikationen beruhen darauf, daß die Freilegung des Operationsgebiets inadäquat – aufgrund einer nicht gut überlegten und nicht ausreichend langen Inzision – erfolgte.
Wichtige Voraussetzung für eine optimale Exposition ist, daß der Dünndarm sorgfältig aus dem Operationsgebiet ferngehalten wird. Bei einem größeren Eingriff in der Bauchhöhle mit ausgedehnter Freilegung, wie z. B. bei der Hemikolektomie links oder bei der Exzision eines abdominellen Aortenaneurysmas, muß der gesamte Dünndarm in einen feuchten Plastikbeutel verpackt und vorsichtig vor die Bauchwand gelagert werden.
Darüber hinaus sollte eine einwandfreie Retraktion der Wundränder erfolgen. Diese kann durch die Verwendung entsprechender Retraktoren nach Richardson oder nach Harrington erreicht werden. In besonderen Fällen – besonders bei langen Inzisionen – ist ein selbsthaltender Retraktor nach Balfour nützlich. Bei einer thorako-abdominalen Inzision erreicht man mit dem Finochietto-Retraktor eine ausgezeichnete Retraktion der Rippen. Der Nachteil dieser mechanischen Selbsthalterretraktoren besteht darin, daß eine Druckschädigung – z. B. der Rektusmuskulatur – entstehen kann. Dies läßt sich jedoch reduzieren, wenn die Wundränder mit feuchten Tüchern umlegt werden. Der Balfour-Retraktor sollte nur zur Anwendung kommen, wenn er unbedingt erforderlich ist, da sich ein über eine längere Zeit bestehender Druck zu einer Ischämie und Traumatisierung der Muskulatur auswirken und damit wieder die Disposition für eine Wundinfektion darstellen kann.
Der „Kettenretraktor“ ***(Abb. 5.1)*** an der Alabama-Universität entwickelt und von Aldrete et al. publiziert, besteht aus einem ausgehöhlten Wundhaken, der am Unterrand des Sternums oder unterhalb des Rippenbogens eingesetzt wird. Er ist mit einer gewöhnlichen Kette verbunden und nach oben an einem galgenförmigen Bügel entsprechend der jeweils gewünschten Länge und Anhebung eingehakt. Der Rippenbogen kann damit bis zu 8–10 cm angehoben und der Brustraum entsprechend erweitert werden. Dieser Retraktor eignet sich ideal für Operationen am unteren Ösophagus, wie z. B. bei der Vagotomie oder zum Hiatushernienverschluß. Er kann, falls erforderlich, auch schon nach begonnener Operation eingesetzt werden und ist besonders hilfreich, um die linke Kolonflexur freizuhalten. Der Retraktor muß dabei so eingesetzt werden, daß der linke Rippenbogenrand extrem zur Seite gezogen und hochgehoben wird. Auch bei schwierigen Operationen an den Gallenwegen ist die Verwendung des Kettenretraktors am rechten Rippenbogenrand von großem Vorteil.
Ein anderes Retraktormodell, mit dem man eine gute Freilegung des Oberbauchs erreichen kann, ist der Handretraktor nach Lally ***(Abb. 5.2)***. Er besteht aus einem quer über den oberen Teil des Operationstisches verlaufenden Stahlbügel. An diesen kann noch ein zweiter Haken armiert werden, der dann wie der Kettenretraktor am unteren Sternum zu liegen kommt. Der zweite Haken, mit Anhebung des rechten Rippenbogenrandes, bietet sich bei Gallenwegsoperationen an. Dadurch spart man sich einen zusätzlichen Assistenten. Der Hauptgrund für die Verwendung der Retraktoren ist jedoch nicht die Zahl der Assistenten bei der Operation zu verkleinern, sondern die Tatsache, daß kein handgehaltener Haken eine gleich gute Exposition erbringen kann.
Obwohl viele Chirurgen lange Zeit geglaubt haben, daß die Querschnitte von einer geringeren Dehiszenzgefahr als mediane Laparotomien belastet sind, muß diese Annahme heute als falsch betrachtet werden (vgl. nachfolgenden Abschnitt). Als erstes Argument wird angeführt, daß der Oberbauchquerschnitt weniger respiratorische Komplikationen als die mediane Laparotomie mit sich bringt. Vom klinischen Standpunkt aus gesehen, ist dieses jedoch nicht von so gravierender Bedeutung. Eine lange mediane Laparotomie gibt exzellente Freilegungsmöglichkeiten für das gesamte Abdomen. Bei zusätzlicher Verwendung der Retraktoren können Hiatusoperationen, Vagotomie, Pankreatektomien und Gallenwegseingriffe leichter ausgeführt werden. Er-

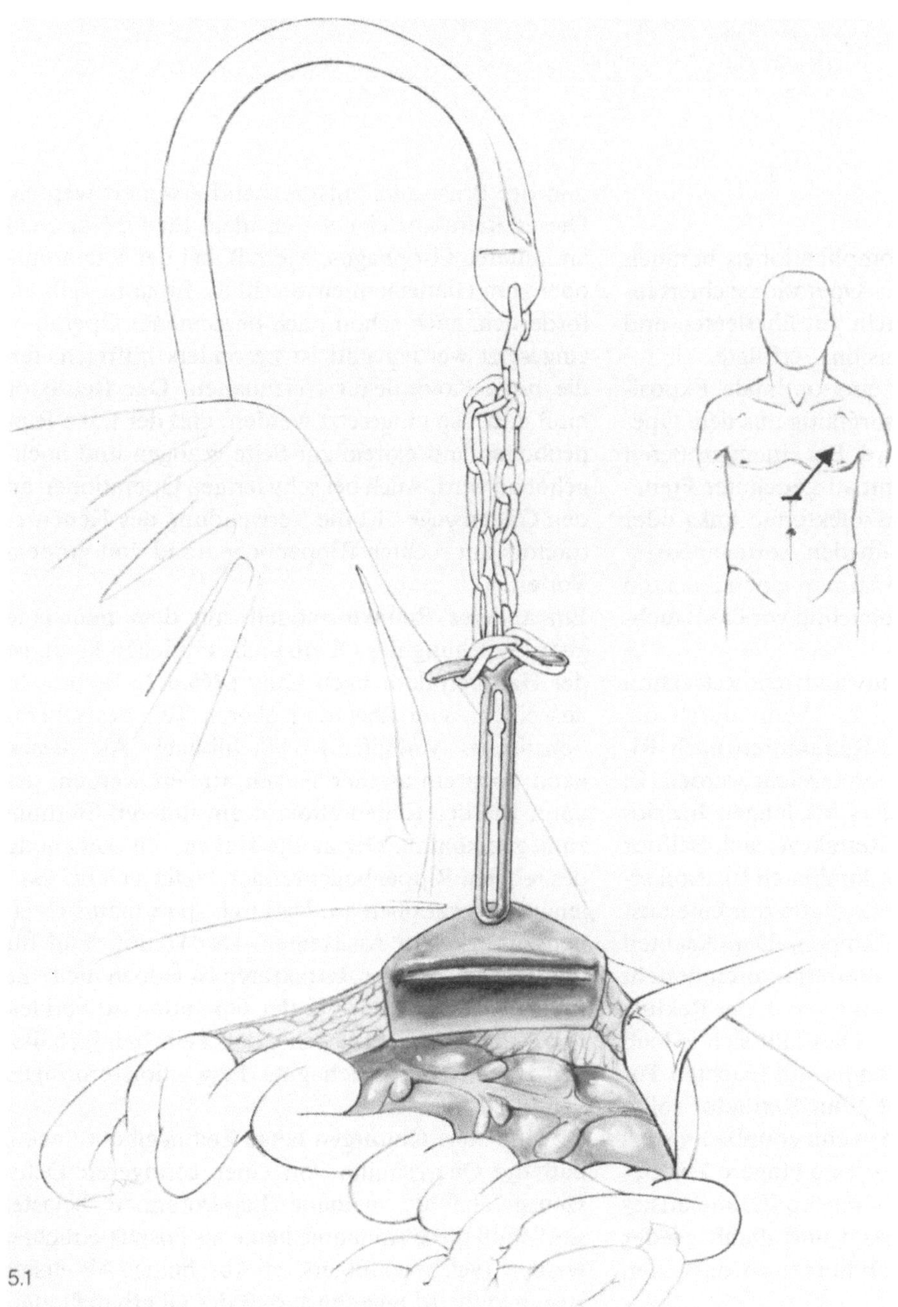

5.1

scheint in einem besonderen Fall diese Technik als nicht adäquat, kann auf einfache Art und Weise die mediane Inzision durch eine rechte oder linke thorako-abdominale Inzision mit Durchtrennung des knorpeligen Rippenbogenrands und der Interkostalmuskel erweitert werden.
Der besondere Vorteil der medianen Laparotomie besteht darüber hinaus in der leichten und schnellen Handhabung sowohl bei der Eröffnung als auch beim Verschluß. Bei der routinemäßigen Cholezystektomie wenden wir trotz dieser Vorteile nicht selten den Rippenbogenrandschnitt rechts an, weil er eine geringere Inzision und die bessere Darstellung der Gallenblase erlaubt. Bei Sekundäreingriffen nach Cholezystektomie mit Gallenwegsexploration oder bei der Pankreatikoduodenoektomie be-

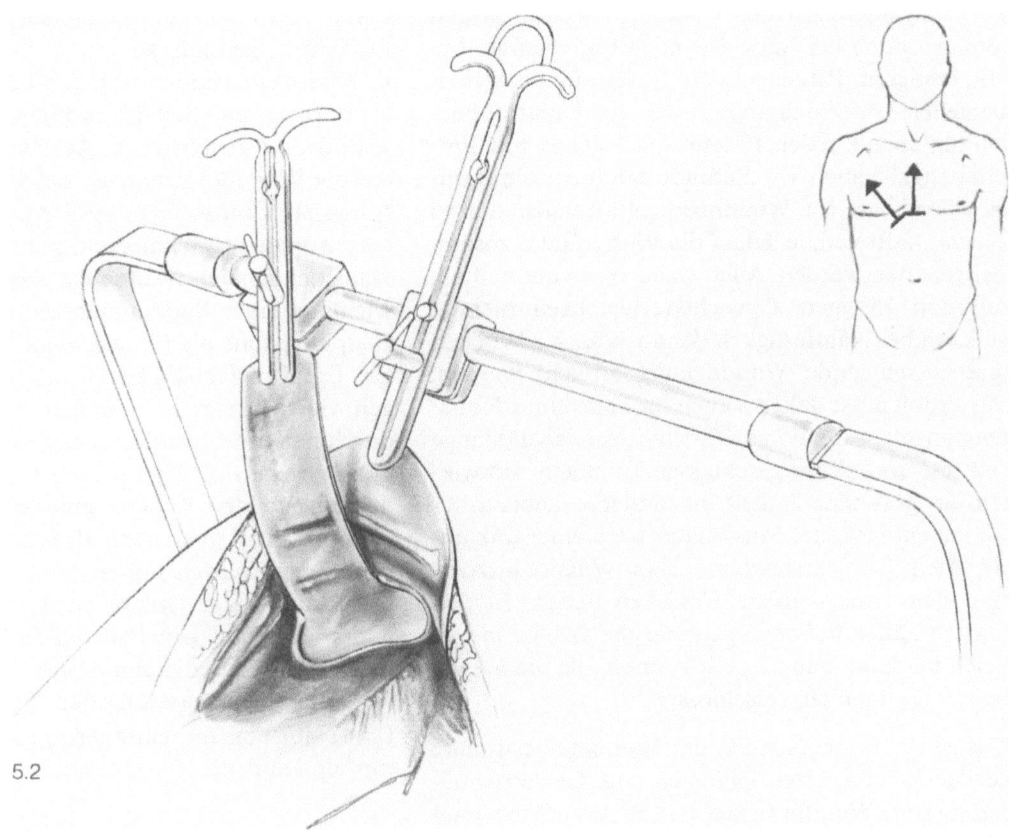

5.2

vorzugen wir die Ausdehnung der medianen Oberbauchlaparotomie bis 6–8 cm unterhalb des Nabels als exzellenten Zugangsweg.

Für die routinemäßige Appendektomie ist die traditionelle McBurney-Inzision die geläufigste, da sie eine feste Nahtbildung und ein gutes kosmetisches Ergebnis ergibt. Um dasselbe mit einem Längsschnitt zu erzielen, müßte dieser mit einer langen medianen oder paramedianen Inzision erfolgen, wobei mindestens zwei Interkostalnerven mit einer nicht selten nachfolgenden Schwäche der Bauchwandinnervation durchtrennt werden.

Vermeidung von Wunddehiszenz und Hernienbildung

Obwohl nach zahlreichen Literaturangaben die Wunddehiszenz unter 1,2% liegt, geht aus einer Mitteilung von Efron und einer Publikation in *Lancet* hervor, daß in der gesamten Weltliteratur die abdominellen Wundrupturen bei routinemäßig ausgeführten Operationen mit 3–5% angegeben werden. Kürzlich erst haben Goligher et al. in einer kontrollierten Studie nachweisen können, daß 10% von 107 operierten Patienten Wunddehiszenzen aufwiesen, bei denen unter Verwendung von Chromcatgut die Laparotomie mehrschichtig verschlossen wurde. Da Wundheilungsstörungen nach Laparotomie eine Mortalitätsrate von über 35% aufweisen, sollte dieses Problem sorgfältig beachtet werden.

Die Hauptursachen für eine Wundruptur nach Laparotomie sind: inadäquates Nahtmaterial, zu schnelle Resorption des Nahtmaterials, z. B. bei Verwendung von Catgut, Knotenlösung – speziell bei Verwendung von monofilem Nahtmaterial (Nylon oder Prolene) –, Durchschneiden der Naht im Gewebe.

Alle diese Ursachen mit Ausnahme der letzten, sind immer in Beziehung zum Operateur zu setzen. Die Bedingungen und Voraussetzungen für eine Nahtfestigkeit werden von der Mehrheit der Chirurgen immer noch falsch verstanden. Eine Naht schneidet leicht durch, wenn sie zu fest angezogen oder zu wenig Gewebe gefaßt hat. Dies trifft nicht nur bei Patienten zu, die eine verminderte Gewebsstärke und Wundheilung zeigen, speziell alte und mit reduziertem Allgemeinzustand, sondern Wundrupturen kommen auch bei sonst gesunden und weniger beeinträchtigten Patienten vor. Aufgrund tierexperimenteller Untersuchungen über die Laparotomieheilung an normalen Ratten und solchen mit Proteinmangel haben wir Befunde erhalten, die dafür sprechen, daß die Wundheilungsstörungen um so seltener auftreten, je länger die Wundränder zusammengehalten werden. Auch wenn die Wundheilung aufgrund 25%igem Gewichtsverlust beeinträchtigt ist, kann bei Nahtfestigkeit dennoch nach 3 Wochen eine ausreichende Wundheilung erreicht werden. Das Problem ist daher – auch im Falle eines Kollagenmangels –, die Wunde für eine ausreichend lange Zeit fest und sicher geschlossen zu halten. Entwikkelt ein gesunder Patient im mittleren Lebensalter mit gut entwickelter Muskulatur nach einer unkomplizierten Cholezystektomie eine Wunddehiszenz, muß diese mechanische Ursachen haben. In den meisten Fällen hat der Operateur die Wunde mit zu vielen inadäquat angelegten Nähten, die die Gewebe durchschneiden, verschlossen.

Was ist die beste Technik, um über eine bestimmte Zeit beim reduzierten Patienten eine Gewebsannäherung und Wundfestigkeit zu erzielen? Wir haben adäquate Daten erarbeiten können, die aussagen, unter welchen Bedingungen die Rate der Wundheilungsstörung unter 1% gebracht werden kann, speziell beim Risikopatienten:

1. Jones et al., Sanders et al., Jenkins sowie Spencer et al. haben nachgewiesen, daß zunächst ausreichend festes und gut durchblutetes Gewebe die Voraussetzung für eine einwandfreie Nahttechnik ist.
2. Nach Sanders et al., Jenkins sowie Martyak u. Curtis dürfen die Nähte aber nicht zu fest angelegt und nur so weit angezogen werden, bis eine Annäherung der Gewebsränder erreicht ist.

Obwohl Jones eine Stichreihe mit monofilem Draht verwendete und bei 197 Fällen nur einmal eine Wunddehiszenz beobachtete, scheinen seine Beobachtungen auch darzulegen, daß nicht mehr als 1 cm Gewebsabstand bei der Naht bestehen darf. Spencer wiederum verwendet einen Nahtabstand von 3 cm mit einem 1 cm breiten Faszienrand beiderseits der Linea alba. Er beobachtete bei 293 Patienten nur eine Wundruptur. Nach Tera u. Alberg waren Nähte bei medianer Inzision 3fach stärker als bei paramedianen Inzisionen und 1,7fach besser als bei Querschnittinzisionen. Diese Untersuchungen wurden an Leichen vorgenommen.

In klinischen Untersuchungen konnten Goligher et al. nachweisen, daß bei schichtweisem Wundverschluß und zusätzlichen Allschichtentlastungsnähten die Wunddehiszenzrate bei 1% liegt. Die Entlastungsnähte müssen jedoch 2 Wochen belassen bleiben, woraus oft Schmerzen und Infektionen in den Hautstichkanälen resultieren. Auch ist bei der Entwicklung eines Subkutanabszesses oder einer Faszienphlegmone die Einlage einer Drainage schwieriger. Die Entwicklung von Fasziennekrosen ist dagegen viel geringer bei offenem Verschluß, der bei durchgreifenden Entlastungsnähten jedoch wieder nicht gegeben ist. Hieraus wird ersichtlich, daß die durchgreifenden Laparotomieverschlußnähte nicht unbedingt und auch nicht als Einzelknopfnähte vorgenommen werden sollten, ganz gleich ob mit oder ohne Stahldraht. Jenkins sowie Martyak u. Curtis haben aufgrund von Fallstudien berichtet, daß bei großen, durchgreifenden Allschichtnähten und Verwendung einer fortlaufenden Nylonnaht Nr. 2 der Linea alba eine nur ganz geringe Anzahl von Wundrupturen auftritt.

Modifizierter Smead-Jones-Drahtverschluß bei medianer Laparotomie

Seit 1961 haben wir alle abdominalchirurgischen Eingriffe durch mediane Laparotomie – in Form der modifizierten Smead-Jones-Technik, die nachfolgend beschrieben wird – vorgenommen (Appendektomien erfolgten durch McBurney-Wechselschnitt, sie sind in dieser Serie nicht berücksichtigt). Alle Cholezystektomien wurden mit Hilfe eines Rippenbogenrandschnitts durchgeführt. Von 1961–1970 haben wir in der falschen Annahme, daß der Querschnitt zu besseren Ergebnissen führt, 478 dieser Rippenbogenrandinzisionen mit fortlaufender Catgutnaht des Peritoneums und Faszieneinzelnähten vorgenommen. Hierbei wurden 5 Rupturen festgestellt, das entspricht einer Dehiszenzrate von ca. 1%. Seit 1970 jedoch werden alle Rippenbogenrandschnitte in der modifizierten Smead-Jones-Technik vorgenommen, ohne daß eine Dehiszenz bemerkt wurde. Eine Retrospektivstudie liegt über etwa 1500 mediane Laparotomien und 300 Rippenbogenrandschnitte vor, die vom Autor oder den Assistenten unter Verwendung eines monofilen Fadens in der beschriebenen Nahttechnik vorgenommen wurden.

Die vorläufigen Ergebnisse dieser Studie zeigen, daß 30% der Patienten Karzinomträger waren und hiervon 30% einer Kolonresektion bzw. Kolonanastomose unterzogen wurden. Das Durchschnittsalter der Patienten lag zwischen 60 und 70 Jahren. Viele der Patienten erhielten, da sie unterernährt waren, eine parenterale Infusionstherapie. Ein Teil dieser Krankheitsfälle war bereits durch vorhandene Infektionen kompliziert. Inzisionen nach Voroperationen wurden von der Studie ausgeschlossen. Bei diesen 1800 Fällen konnte nur eine Wundruptur festgestellt werden. Es handelte sich dabei um einen 83 Jahre alten Patienten mit reduziertem Allgemeinzustand bei Karzinomatose. Die Wundruptur war technisch bedingt, da der Wundverschluß inadäquat erfolgte. Obwohl bei der Zusammenstellung dieser Studie befürchtet werden mußte, daß die Stahlnaht ungünstige intraabdominelle Auswirkungen auf den Darm haben würde, konnte kein Fall einer Darmfistel oder einer Darmverletzung festgestellt werden. Bei den 1800 Abdominalverschlüssen mit Verwendung von etwa 16000 Nähten wurden nur 3 Nahtfisteln beobachtet. In 6 Fällen war durch Drahtbruch eine Hautverletzung ohne erkennbare Entzündung entstanden. Diese Komplikation wurde nur bei sehr abgemagerten Patienten festgestellt, 2mal bestand eine deutliche Induration im Faszienbereich. Die genaue Revision ergab ein Granulom im Sinne einer Fremdkörperreaktion.

Trotz der oben beschriebenen Vorteile der Drahtnaht, hat diese einen erheblichen Nachteil, der in der größeren Schmerzbelastung für den Patienten besteht. 2–4% aller Patienten mußten daher auch in Lokalanästhesie von der Drahtnaht befreit werden, 6mal war eine Allgemeinnarkose dafür erforderlich. In einem Fall, in dem die Schmerzen noch 6–12 Monate nach der Operation bestanden, handelte es sich um einen Drahtbruch, der durch Röntgenuntersuchung festgestellt wurde. Es ist nach unserer Erfahrung jedoch bemerkenswert, daß keiner dieser gebrochenen Drahtnähte irgendeine besondere intraabdominelle Komplikation verursachte. 2 der genannten 6 Patienten waren allerdings auch nach der Entfernung der Drahtnaht nicht schmerzfrei.

Obwohl die Komplikationsrate – wie aufgezeigt – bei Verwendung einer Drahtnaht sehr gering ist, bleibt für den Patienten wie für den Chirurgen der nicht zufriedenstellende Schmerzfaktor. Konsequenterweise müssen auch andere Nahtmaterialien für den Laparotomieverschluß untersucht werden. So ergab der Prolene-O-Faden in der gleichen Technik eine ungewöhnlich große Zahl von Fadenfisteln mit ebenfalls Wundschmerz, wahrscheinlich aufgrund der zahlreichen Knoten. Martyak u. Curtis haben über eine Serie von 280 Laparotomieverschlüssen berichtet, bei Verwendung von Nylon-2-Faden. Eine Studie des Booth-Memorial-Hospital über 250 Laparotomieverschlüsse bei Verwendung von resorbierbarem Faden, Stärke Nr. 1, ergab ebenfalls keine Wundrupturen, allerdings entwickelte ein Patient eine Narbenhernie im Bereich einer Kolostomie. In unserer Serie mit 1800 Drahtnahtverschlüssen konnten wir keine Hernienbildung beobachten, mit Ausnahme eines Patienten, der eine nekrotisierende Faszienentzündung entwickelte. Sehr häufig trat die Narbenhernie in der Umgebung des Nabels auf, daher sollte gerade an dieser Stelle der Wundverschluß besonders sorgfältig erfolgen. Da sich die Art des Nahtmaterials in der Zukunft wahrscheinlich verändern wird, sollte das Hauptaugenmerk darauf verwendet werden, daß der Verschluß mit nicht zu fest angezogenen Nähten erfolgt. Der resorbierbare Faden sollte länger als 3 Wochen – etwa bis zu 2 Monate – verbleiben, um als ideales Nahtmaterial für den Laparotomieverschluß angesehen werden zu können.

Technik der Mittellinieninzision

Anlage der Inzision

Mit einem weichen Tuch in der linken Hand und Lateralzug der Haut durch den Operateur spannt der Assistent die kontralaterale Hautseite an. Der Schnitt mit dem Skalpell erfolgt zügig entsprechend ***Abb. 5.3.*** Der Schnitt soll primär bis in das Subkutangewebe erfolgen. Danach wird das Tuch entfernt und der Schnitt bis zur Linea alba weitergeführt, mit so wenig wie möglich Einzelschnitten. Die Orientierung für die Mittellinie erfolgt durch Abtastung des Xiphoids. Das Skalpell muß nach der Hautinzision nicht unbedingt gegen ein neues zur Vermeidung einer tieferen bakteriellen Kontamination ausgewechselt werden, wie Untersuchungen von Jacobs gezeigt haben. Auch die Verwendung einer Hautabdeckfolie garantiert nicht die Vermeidung einer Infektion. Da andererseits jedoch das subkutane Fettgewebe der Hauptnährboden für eine Infektion zu sein scheint, sollte diese Gewebeschicht so wenig wie möglich traumatisiert und so wenig wie möglich mit Ligaturen versehen werden. Die meisten Blutungen

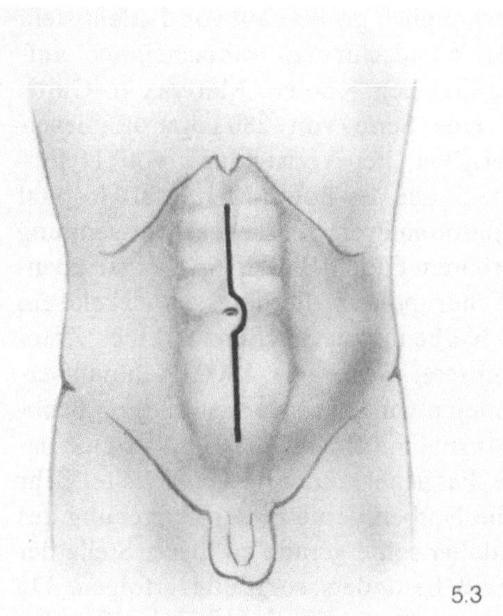
5.3

kommen spontan zum Stillstand. Im anderen Falle sollten nur kleine Ligaturen angewendet werden. Elektrokoagulation verursacht ausgedehnte Nekrosen, die eine Wundinfektion begünstigen, daher sollte sie gerade in der subkutanen Fettschicht unterbleiben.

Nun erfolgt bei weiterem Lateralzug die Durchtrennung der Linea alba mit dem Skalpell. Wenn die Inzision über den Nabel hinaus fortgesetzt werden soll, muß ein 5–8 mm weiter Saum der Linea alba überstehen, um diesen für den späteren Verschluß zur Verfügung zu haben. Im anderen Falle kann bei nicht sicherem Nahtverschluß hieraus eine Hernie entstehen.

Wie Martyak u. Curtis vorgeschlagen haben, erfolgt die Inzision des Peritoneums am besten links vom Ligamentum falciforme hepatis. Wird das Peritoneum dicht am Rand des linken Rektusmuskels durchtrennt, tritt im allgemeinen keine Blutung auf. Vorteilhafterweise setzt man 2 Klemmen oberhalb und links vom Nabel an und durchtrennt zwischen diesen das Peritoneum so weit wie erforderlich. Jetzt auftretende Blutungen können durch Elektrokoagulation oder Ligaturen gestillt werden. Bei Eröffnung des Peritoneums im Unterbauch muß darauf geachtet werden, daß es nicht zu einer Blasenverletzung bei der Inzision des prävesikalen Fetts kommt. Wenn irgendein Zweifel hinsichtlich der Lokalisation des Oberrands der Blase besteht, legt man am besten einen Blasenkatheter (Foley-Katheter) zur Orientierung ein. Nicht erforderlich ist es, das Peritoneum bis in das prävesikale Fettgewebe zu inzidieren. Andererseits ist in bestimmten Fällen die Weiterführung der Inzision nach distal über den M. pyramidalis hinaus für die Freilegung der tieferen Loge des kleinen Beckens notwendig und vorteilhaft.

Verschluß der Mittellinieninzision

Wir haben unsere Mittellinieninzision in einer modifizierten Form der Smead-Jones-Technik vorgenommen, in Anlehnung an die von Sanders et al. und Jenkins mitgeteilten Daten. Sie besagen, daß die lokkeren aber großzügig durchgreifenden Allschichtnähte eine Wunddehiszenz am ehesten verhindern. Es ist nicht notwendig, im oberen Abdomen das Peritoneum in die Naht mit einzubeziehen. Unterhalb des Nabels ist dagegen die Rektusmuskulatur ohne eine feste Linea alba, daher ist hier das Peritoneum in die Naht miteinzubeziehen. Dabei werden 2 Kocher-Klemmen an die Inzisionsränder angesetzt. Unterhalb des Nabels sollte eine Kocher-Klemme das Peritoneum und die Faszie mitfassen. Mit atraumatischem, monofilem 2-0-Nahtmaterial wird in etwa 3 cm Abstand die Naht beiderseits der Linea alba vorgenommen. Hieraus resultiert die in ***Abb. 5.4*** dargestellte Nahtfolge. Diese Nahttechnik bewirkt insbesondere eine Anhebung der Faszienränder. Der Abstand der Einstiche sollte nicht mehr als 2 cm betragen. Um die Drahtnaht exakt anzuziehen, darf der Draht keine Abknickungen aufweisen. Die beiden Drahtenden werden in entgegengesetzter Richtung angezogen, bis die richtige Annäherung des Gewebes erfolgt ist, aber ohne extremen Zug. Die Drahtenden müssen in 2maliger Folge nach seitwärts und nach vorn in die endgültige Lage gebracht werden. Der Assistent trägt durch Zug nach oben dazu bei, daß keine oberflächlichen Darmanteile mitgestochen werden. Nachdem die halbe Länge der Inzision so verschlossen worden ist, wird am anderen Ende in der gleichen Weise begonnen und der vollständige Verschluß herbeigeführt ***(Abb. 5.4).*** Dabei werden die letzten paar Nähte noch nicht angezogen, um genügend Raum für die Inspektion der Darmanteile unter der Naht zu ermöglichen. In keinem Fall darf die Naht ohne genaue digitale Kontrolle der Nadelspitzenführung erfolgen. Die Drahtknoten werden kurz abgeschnitten, damit die überstehenden Drahtenden nicht zu einer Verletzung des Gewebes führen ***(Abb. 5.5).*** Der Hautverschluß erfolgt durch fortlaufende Intrakutannaht oder mit

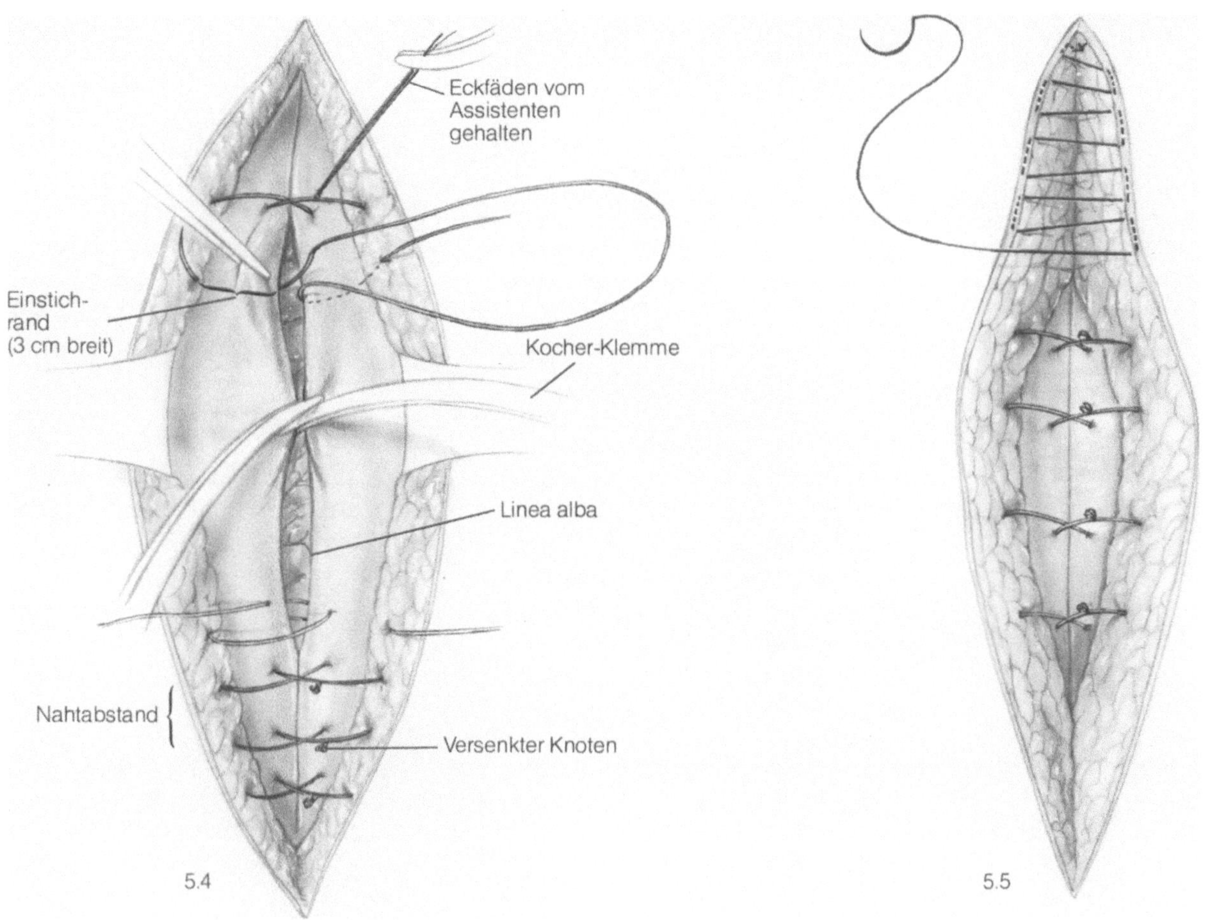

Klammern. Der Verschluß der McBurney-Inzision ist in Kap. 24 beschrieben, der der Pfannenstielinzision in Kap. 42. Der Rippenbogenrandschnitt rechts ist im Kapitel Cholezystektomie – Band II dieses Werkes – abgehandelt.

Literatur

Aldrete JS et al. (1977) Scientific exhibit at Clinical Congress Am Coll Surgeons. Dallas TX

Efron G (1965) Abdominal wound disruption. Lancet 1: 1287

Goligher JC et al. (1975) A controlled clinical trial of three methods of closure of laparotomy wounds. Br J Surg 62: 823

Jacobs HB (1974) Skin knife-deep knife: The ritual and practice of skin incisions. Ann Surg 179: 102

Jenkins TPN (1976) The burst abdominal wound – a mechanical approach. Br J Surg 63: 873

Jones TE et al. (1941) The use of alloy steel wire in the closure of abdominal wounds. Surg Gynecol Obstet 72: 1056

Lally JJ (1967) New exposure instrument for the upper abdomen. Int Surg 47: 396

Lancet Editorial (1977) Burst abdomen. Lancet 1: 28

Malt RA (1977) Abdominal incisions, sutures and sacrilege. N Engl J Med 297: 722

Martyak SN, Curtis LE (1976) Abdominal incision and closure. Am J Surg 131: 476

Sanders RJ et al. (1977) Principles of abdominal wound closure – I. Animal studies. Arch Surg 112: 1184

Spencer FC et al. (1963) Experiences with wire closure of abdominal incisions in 293 selected patients. Surg Gynecol Obstet 117: 235

Tera H, Aberg C (1976) Tissue strength of structures involved in musculo-aponeurotic layer sutures in laparotomy incisions. Acta Chir Scand 142: 349

Ösophagus

6 Ösophagusresektionen, Ösophagusersatz – Interposition, Ösophagus-Bypass-Operationen

Operationswahl bei Karzinom im Kardiabereich

Viele Chirurgen sind der Meinung, daß die Resektion des unteren Ösophagus und des proximalen Magens nach Ösophagogastrostomie eine Operation mit hoher Mortalitätsrate und häufiger Refluxösophagitis ist. Einige behaupten sogar, daß diese Operation hinsichtlich der Ernährungsqualität nicht besser sei, als die Gastrektomie mit Ösophagojejunostomie. Unsere Erfahrung ist genau anders. Nach totaler Magenresektion tritt häufig ein Dumping-Syndrom auf, und die Ernährung ist oft nicht unproblematisch und schwierig. Auf der anderen Seite haben wir beobachtet, daß nur wenige Patienten an einer Refluxösophagitis nach Ösophagogastrektomie mit End-zu-Seit-Anastomose leiden. In 44 Folgebeobachtungen bei Patienten über 70 Jahren konnten wir keine Anastomoseninsuffizienzen und keinen Todesfall verzeichnen.
Hat ein Tumor den Magenfundus in größerer Ausdehnung befallen, dann sollte die totale Magenresektion erfolgen, denn der verbleibende Magenrest ist zu klein, um eine exakte End-zu-Seit-Ösophagogastrostomie herzustellen. Die End-zu-End-Anastomose führt in vielen Fällen sowohl zur galligen Refluxösophagitis als auch zu Anastomoseninsuffizienzen. Andererseits ist die exakt ausgeführte Ösophagogastrektomie eine sichere Operationsmethode mit guten postoperativen Ernährungsmöglichkeiten. Es liegen auch keine überzeugenden Verlaufsbeobachtungen vor, die dafür sprechen, daß die totale Magenresektion bessere Ergebnisse als die Ösophagogastrostomie – insbesondere hinsichtlich der Überlebenszeit bei Patienten mit Kardia- oder Funduskarzinom – zeigt. Bei Ösophaguskarzinom im unteren Abschnitt (10–15 cm oberhalb der Kardia) haben wir die linksseitige thorakoabdominale Inzision mit Ösophagogastrostomie als die günstigste befunden. Wenn der Tumor noch weiter den Ösophagus befallen hat, muß der Ösophagus weiter nach oben mobilisiert und eine supraaortale Anastomose vorgenommen werden.

Selektion des Operationsverfahrens bei Befall des mittleren und oberen Ösophagus

Bei diesen pathologisch-anatomischen Befunden ist die Operationsmethode der Wahl die subtotale Resektion durch eine rechtsseitige Thorakotomie bei Mobilisierung des Magens durch eine mediane Laparotomie. Die Kontinuität wird wiederhergestellt durch End-zu-Seit-Ösophagogastrostomie im oberen rechten Thorax oder im Halsbereich. Bei adäquater präoperativer Vorbereitung kann diese Operation sicher mit einer guten postoperativen Ernährungsfunktion ausgeführt werden.
Einige Kliniken empfehlen eine präoperative Röntgenvorbestrahlung. Überzeugende Daten über den Nutzen dieser Vorbehandlung liegen jedoch noch nicht vor. Als Alternative ist bei Karzinombefall im mittleren Ösophagus auch das Prinzip des mehrzeitigen Vorgehens vorgeschlagen worden. Hierbei wird beim Ersteingriff des Kolonsegment zwischen zervikalem Ösophagus und Magen durch einen substernalen Tunnel interponiert. Danach erfolgt die Bestrahlung und dann die Entfernung des tumortragenden Ösophagus. Da die Mehrzahl der Patienten mit Malignom im mittleren Ösophagus aufgrund des histologischen Typs nur eine limitierte Lebenserwartung hat und weil andererseits die einzeitige Ösophagogastrektomie mit einer relativ geringen Mortalität ausgeführt werden kann, ist dies der Eingriff der Wahl.
Bei Patienten mit Karzinomlokalisation im Hals- oder oberen Thoraxabschnitt ist das Wahlverfahren die Interposition des linken Kolons zwischen Halsabschnitt und Magen oder die ösophagogastrische Anastomose im Halsbereich. Bei Verwendung von Klammeranastomosen ist es vorteilhaft, in einer Sitzung den Ösophagus zu resezieren, mit anschließender Koloninterposition. Jedoch muß zugegeben werden, daß zufriedenstellende Ergebnisse auch mit der zervikalen Ösophagogastrostomie erzielt werden können.
Patienten mit erosiver Ösophagitis, die eine totale Ösophagusentfernung oder einen kompletten Ösophagusbypass erforderlich macht, werden wahr-

scheinlich am besten mit der Interposition des isoperistaltischen linken Kolons zwischen zervikalem Ösophagus und Magen behandelt. Hierüber haben Belsey sowie Glasgow et al. berichtet. Ähnlich kann bei Patienten mit nicht mehr resezierbarem Karzinom im mittleren Ösophagus ein Kolonbypass zur Anwendung kommen, obwohl auch die von Heimlich beschriebene Mageninterposition einige begeisterte Anhänger hat. In jedem Fall ist es vorteilhaft, bei entsprechender Behandlung des Kolons oder des Magens die proximale Anastomose im Halsabschnitt anzulegen, wegen der möglichen, wenn auch geringen, Gefahr einer Anastomoseninsuffizienz. Eine in solchen Fällen auftretende ösophagokutane Fistel ist dann weit weniger bedrohlich als eine Insuffizienz im thorakalen Abschnitt.

Kolon- oder Jejunuminterposition nach Resektion des unteren Ösophagus bei Refluxösophagitis

Fast alle Fälle einer Striktur infolge Refluxösophagitis können durch Dilatation der Ösophagusstriktur, Verlängerung des Ösophagus in Form einer Collis-Gastroplastik oder durch die verschiedenen Formen der Fundoplikatio mit Beseitigung des Refluxes behandelt werden. Gelegentlich kommt es allerdings bei der Dilatation zur Ösophagusruptur, so daß die Resektion erforderlich wird. Weil hypothetisch die ösophagogastrische Resektion mit End-zu-Seit-Anastomose unter Hinzufügung einer Fundoplikatio nach Nissen als besonders günstig diskutiert wird, gibt es hierüber auch widersprüchliche Berichte und Untersuchungen. Andererseits haben Belsey sowie Glasgow et al. und andere dargelegt, daß die Interposition des Kolons zwischen Ösophagus und Magen eine Refluxösophagitis erfolgreich verhindert. Die von Merendino beschriebene Jejunuminterposition hat weniger Popularität erlangt als die Koloninterposition, da die Mobilisierung eines sicher durchbluteten Jejunumsegments als schwieriger wie die Interposition des Kolons erachtet wird. Konsequenterweise erscheint damit die Interposition des linken Kolons nach Resektion des Ösophagus bei Refluxösophagitis vorteilhafter. Die Anastomose zwischen Ösophagus und Kolon sollte als End-zu-End-, die Anastomose zwischen Magen und Kolon als End-zu-Seit-Anastomose erfolgen. Eine modifizierte Fundoplikatio kann der Anastomose zwischen Kolon und Magen zugefügt werden. (Die Operationen zur Behandlung der Refluxösophagitis und ihrer Komplikationen sollen in Band II dieses Werks beschrieben werden.)

Literatur

Belsey R (1965) Reconstruction of the esophagus with left colon. J Thorac Cardiovasc Surg 49: 33
Chassin JL (1978) Esophagogastrectomy: data favoring end-to-side anastomosis. Ann Surg 188: 22
Glasgow JC et al. (1979) Colon interposition for benign esophageal disease. Am J Surg 137: 175
Heimlich HJ (1972) Esophagoplasty with reversed gastric tube. Am J Surg 123: 80
Merendino KA, Dillard DH (1955) The concept of sphincter substitution by an interposed jejunal segment for anatomic and physiologic abnormalities at the esophagogastric junction with special reference to reflux esophagitis, cardiospasm and esophageal varices. Ann Surg 142: 486

7 Ösophagektomie: Rechtsseitige Thorakotomie und Laparotomie

Indikationen

Die Ösophagusentfernung durch eine rechtsseitige Thorakotomie ist bei Karzinombefall des Ösophagus, ausgenommen Tumoren in den unteren 10–15 cm des Ösophagus, angezeigt.

Präoperative Vorbereitung

Parenterale Hyperalimentation, entweder intravenös oder durch Nasen-Magen-Sonde (empfiehlt sich bei allen Patienten mit größerem Gewichtsverlust); die Mortalitätsrate kann dadurch erheblich reduziert werden. Voraussetzung ist in jedem Fall die präoperative Ösophagoskopie mit Biopsie. Erforderlichenfalls ist die Mund-Zahn-Hygiene zu verbessern. Der Raucherpatient muß unbedingt zur Abstinzenz angehalten werden. Die Lungenfunktionsprüfung ist eine unerläßliche Zusatzuntersuchung. Über den Wert der präoperativen Röntgenbestrahlung bestehen unterschiedliche Auffassungen. Dagegen ist die präoperative Bronchoskopie bei den Patienten angezeigt, deren Tumor unter Umständen den linken Bronchus oder die Trachea mitbefallen hat. Gegebenenfalls kann die Computertomographie zusätzlich wertvolle Befunde zur Beurteilung der Operabilität bringen. Unmittelbar vor der Operation muß eine Magensonde eingelegt werden. Die perioperative Antibiotikaprophylaxe ist empfehlenswert.

Fehler und Gefahrenpunkte

Blutung durch intraoperative Verletzung der Aorta, Perforation der Trachea oder des Bronchus, Anastomoseninsuffizienz, Anastomosenstenose, insuffiziente Gefäßversorgung der großen Kurvatur des Magens.

Operationstaktik

Hat ein Ösophagustumor enge Beziehungen zum Aortenbogen, ist extreme Vorsicht geboten. Kommt es bei der Tumorentfernung zu einer Aortenverletzung, ist es extrem schwierig, den Patienten zu retten. Insbesondere bei Tumorinfiltration der Aorta ist die Blutstillung unmöglich. Darum ist es zweifelhaft, ob jede heroische Maßnahme, den Tumor durch Resektion zu entfernen, für den Patienten das bessere Vorgehen ist, anstelle eines Palliativverfahrens in Form der Bypassoperation. Dasselbe gilt wahrscheinlich auch für Tumoren, die den rechten Bronchus befallen haben. Langzeitbeobachtungen nach Resektion von Tumoren im mittleren Ösophagus gibt es praktisch nur von Fällen ohne Tumorausbreitung. Bei günstigen Fällen dieses Typs haben Logan u. Skinner die Radikaloperation einschließlich Exzision der rechten und linken Pleura mediastinalis, ausgedehnter mediastinaler Lymphknotendissektion und des Ductus thoracicus ausgeführt. Die Mortalitätsrate lag hierbei über 20%. Es darf angenommen werden, daß die moderne postoperative Intensivbehandlung diese Ergebnisse verbessern kann. Daher sind die bisherigen Angaben noch unzureichend, um dieses Verfahren als effektiv zu bewerten.

Anastomoseninsuffizienz und postoperative Anastomosenstenose konnten durch verschiedene technische Maßnahmen reduziert werden. Offensichtlich ist eine gute Blutversorgung des Magens von Bedeutung. Dies setzt eine sorgfältige Beachtung und Erhaltung der Gefäßarkade an der großen Kurvatur voraus. Außerdem muß der Ösophagushiatus so erweitert werden, daß jede Möglichkeit einer venösen Kompression und damit einer venösen Zirkulationsstörung verhindert wird, da sie ebenso verhängnisvoll wie die arterielle Ischämie ist. Auch die End-zu-Seit-Ösophagogastrostomie reduziert entscheidend die Gefahr einer Anastomoseninsuffizienz, wie eigene Beobachtungen gezeigt haben (s. Kap. 8).

Da die submuköse Ausbreitung des Tumors bei Ösophaguskarzinom durch mikroskopische Untersuchungen nachgewiesen ist, muß der Resektions-

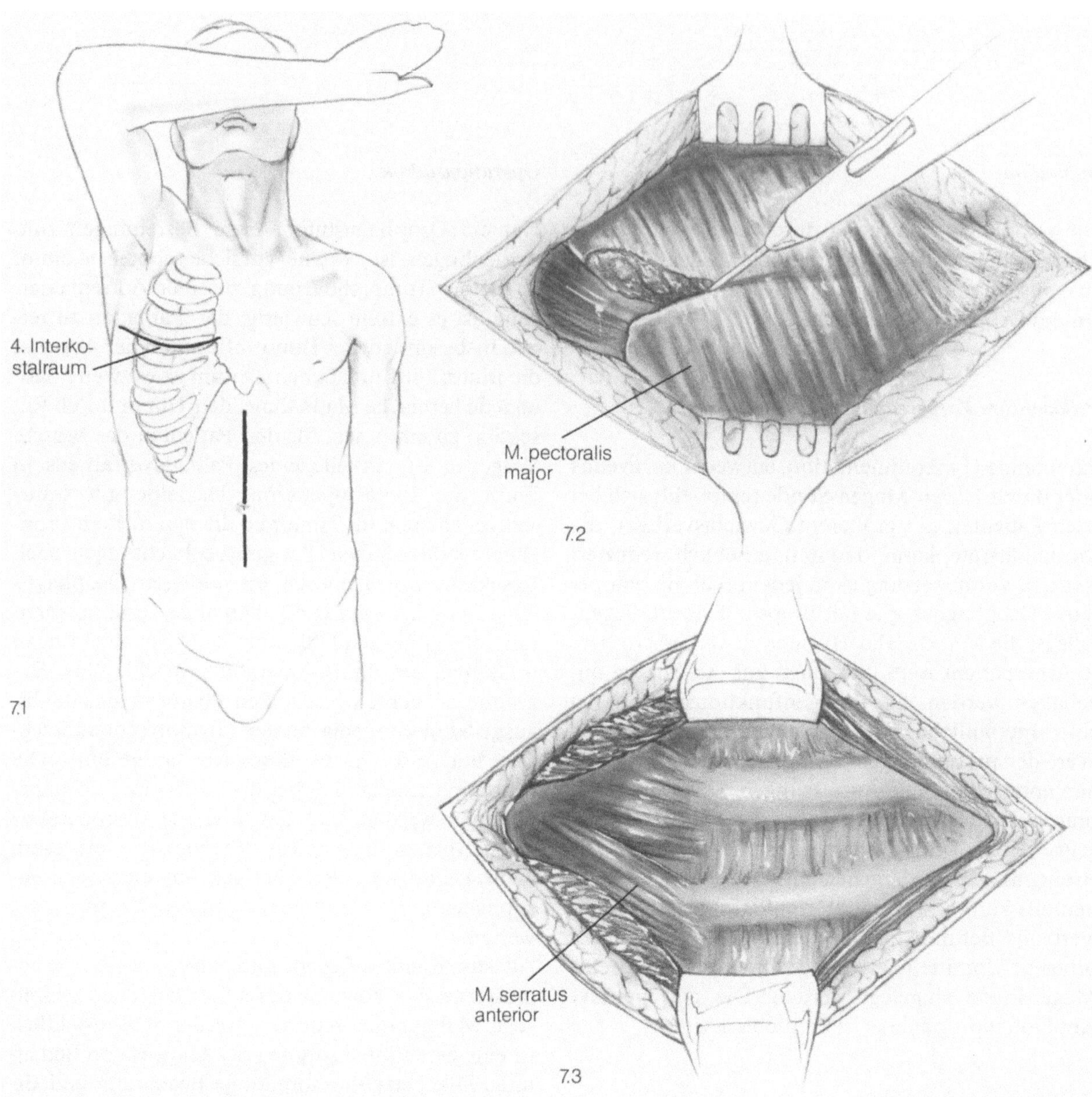

abstand vom Tumor mindestens 10 cm betragen. Die Resektionsgrenzen müssen intraoperativ durch Schnellschnittuntersuchungen überprüft werden.

Operationstechnik

Lagerung und Zugangsweg

Bei Rechtslagerung wird der Thorax durch Unterlage eines Sandsacks angehoben. Der Kopf des Patienten ist zur linken Seite gedreht, da die rechte Halsregion für die obere Anastomose frei zugängig sein muß. Der Operationstisch wird so eingestellt, daß Bauchoberfläche und Thoraxvorderwand in einer Ebene liegen ***(Abb. 7.1–7.3)***. Die Interkostalmuskulatur wird am Oberrand der 5. Rippe elektrochirurgisch inzidiert. Die A. mammaria interna nahe am Sternumrand muß exakt dargestellt und ligiert, die Pleura durch den 4. Interkostalraum freigelegt werden. Daraufhin erfolgt die Durchtrennung des knorpeligen Anteils der 4. Rippe, nahe der Verbindung mit dem Sternum ***(Abb. 7.4)***. Das neurovaskuläre Gefäßband wird nun gefaßt und mit 2-0-Seide ligiert ***(Abb. 7.5)***. Nach Einlage von feuchten Tüchern in den Zwischenrippenraum wird ein Retraktor eingesetzt. Ist eine zusätzliche Rippenresektion erforderlich, sollte diese mit aller Vorsicht vorgenommen werden. Hierauf erfolgt die Abstopfung der Lunge mit feuchten Tüchern. Von einigen Autoren wird auch die erweiterte Inzision bis zu den paraspinalen Muskeln angegeben. Wir selbst bevorzugen jedoch die oben beschriebenen Inzision, die den Zugang zum Abdomen, Thorax und sogar, falls erforderlich, bis zum Halsbereich erlaubt.

Ösophagusmobilisierung

Zunächst erfolgt die Inzision der mediastinalen Pleura. Die V. azygos muß exakt identifiziert, skelettiert und sicher mit 2-0-Seide ligiert werden ***(Abb. 7.6)***. Der Ösophagus wird daraufhin mit dem Zeigefinger peripher vom Tumor unterfahren und mobilisiert. Dabei müssen einige kleine Arterienäste zum Ösophagus dargestellt und ligiert werden.

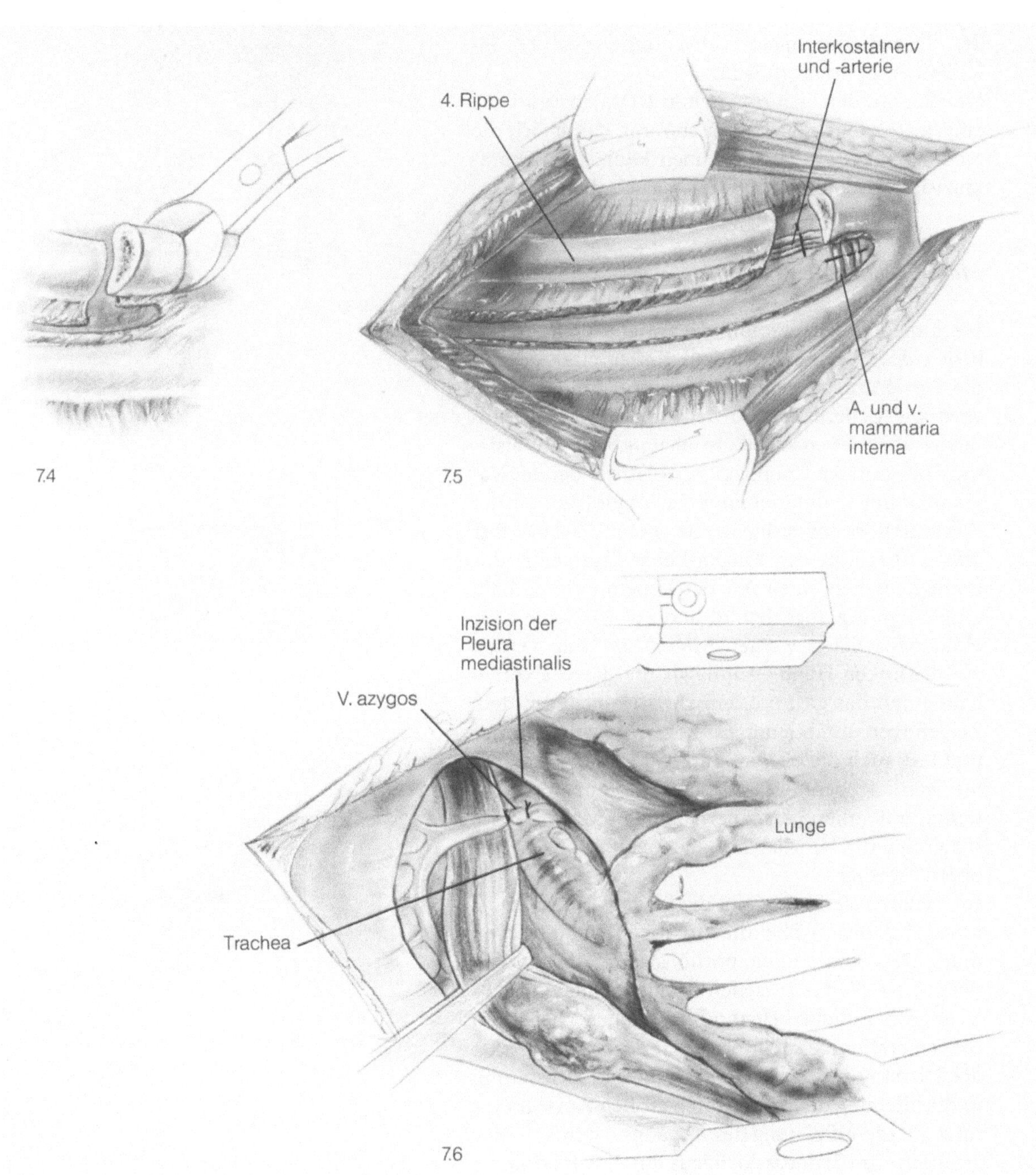

7.4

7.5

7.6

Die Gefäße werden zwischen 2 Hämoclips gefaßt. Wenn Beziehungen zwischen Perikard oder Pleura mit dem Tumor bestehen, müssen diese Strukturen exzidiert werden. Das gleiche gilt für adhärente Lymphknoten im Mediastinum. Der Ösophagus wird im weiteren Verlauf vom Zwerchfell freipräpariert. Dies erfordert auch die Darstellung und die Durchtrennung der oberen Vagusäste. Um die Gefahr der intraluminalen Tumorverschleppung so gering wie möglich zu halten, sollte proximal und distal vom Tumor die Ligatur bzw. die Durchtrennung des Ösophagus unter Verwendung des TA-55-Klammerapparats erfolgen.

Danach werden der Harrington-Retraktor und die eingelegten feuchten Tücher entfernt, damit sich die rechte Lunge wieder ausdehnen kann. Die Thoraxinzision wird mit einem sterilen Tuch abgedeckt.

Magenmobilisierung

Nach medialer Laparotomie empfiehlt sich das Anheben des Sternums mit dem Kettenretraktor und die Elevierung des linken Leberlappens mit entsprechenden Leberhaken sowie Inzision des Peritoneums über dem distalen Ösophagus. Die Mobilisierung des unteren Ösophagus erfolgt wie bei der Vagotomie mit Durchtrennung der Vagusäste und der Zwerchfellösophagusligamente ***(Abb. 7.7–7.9).*** Der obere Abschnitt des Magen-Leber-Ligaments, das im allgemeinen einen Ast der Leberarterie enthält, muß sorgfältig abgeklemmt und mit 2-0-Seide oder Hämoclips ligiert werden ***(Abb. 7.10).*** Nun werden mit der linken Hand Ösophagus und Kardia vorgehalten und das gastrophrenische Ligament auf dem Zeigefinger durchtrennt ***(Abb. 7.11).*** Diese Präparation legt auch die oberen, kurzen Magengefäße frei. Sie werden ebenfalls zwischen 2 Klemmen durchtrennt und entlang der zu erhaltenden Magenarterie sicher ligiert. Die Milz muß nicht entfernt bzw. „geopfert" werden.

Im weiteren Verlauf erfolgt die Ligatur der linken A. gastroepiploica, wobei die Arkade erhalten werden muß. Dies wird durch portionsweise Abtrennung des großen Netzes zwischen Klemmen mit einem 3–5 cm großen Sicherheitsrand des großen Netzes am Magen erreicht. 6–8 cm proximal des Pylorus endet die Dissektion ***(Abb. 7.12 a, b).*** Nach Mobilisierung und Anhebung der präparierten großen Kurvatur erfolgt die Identifizierung des Abgangs der linken Magenarterie am Truncus coeliacus durch Palpation.

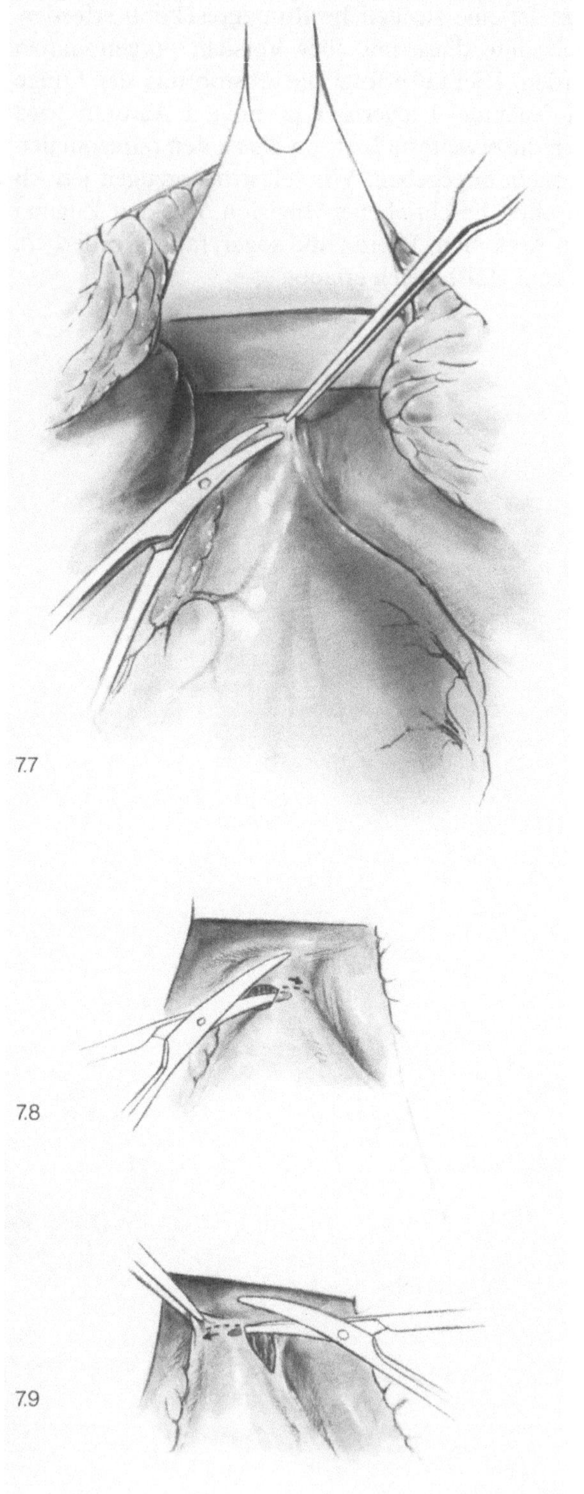

7.7

7.8

7.9

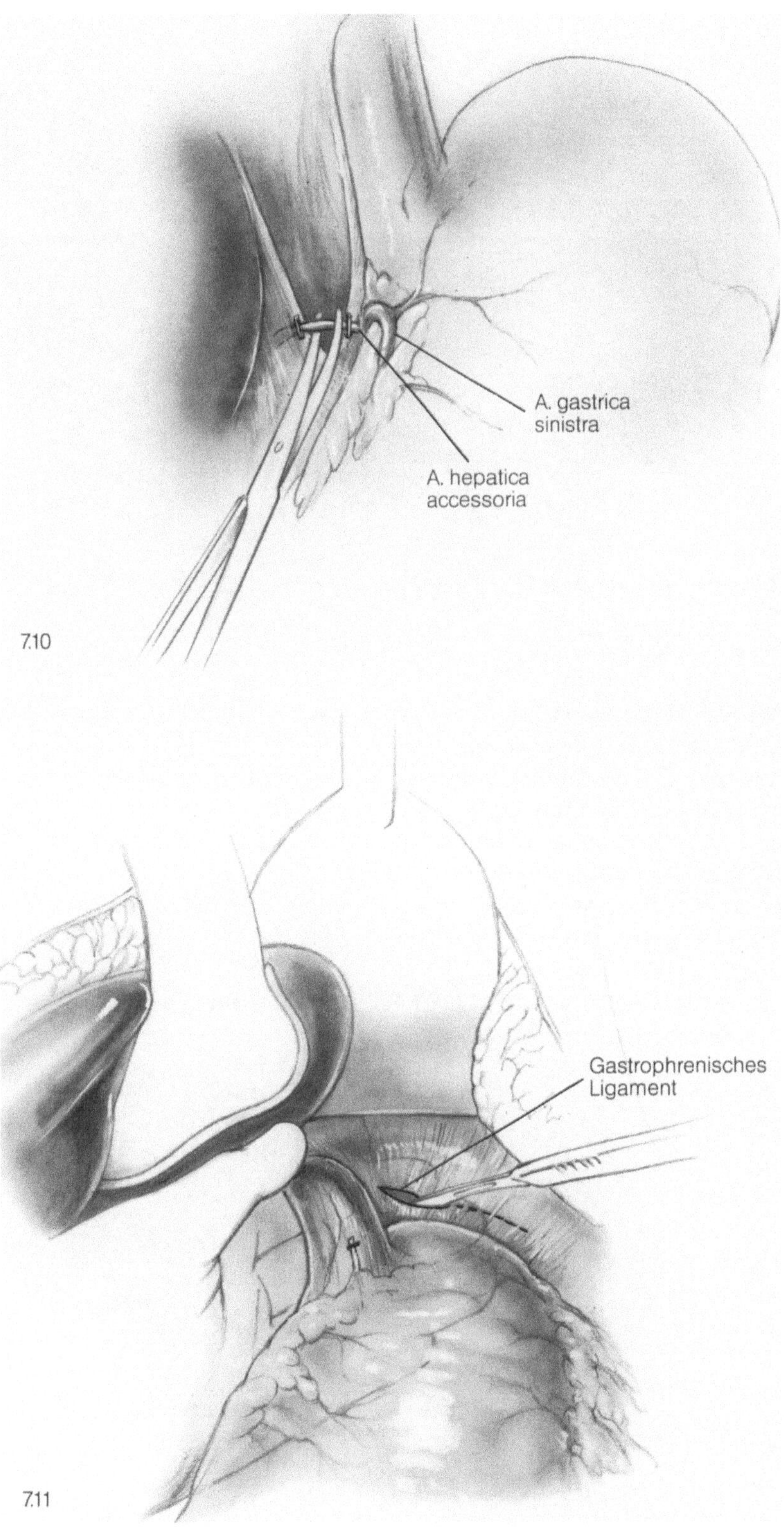
A. gastrica
sinistra
A. hepatica
accessoria
7.10
Gastrophrenisches
Ligament
7.11

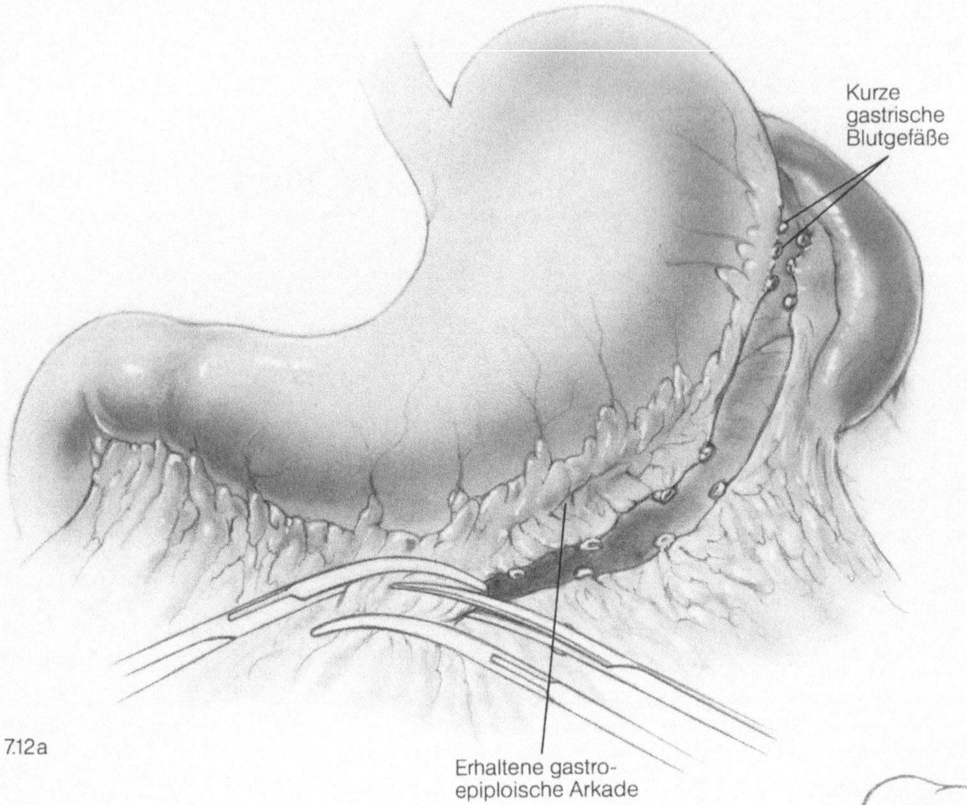

7.12a

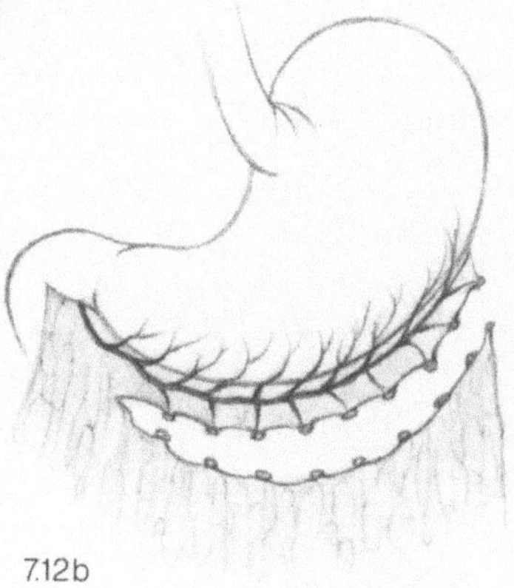

7.12b

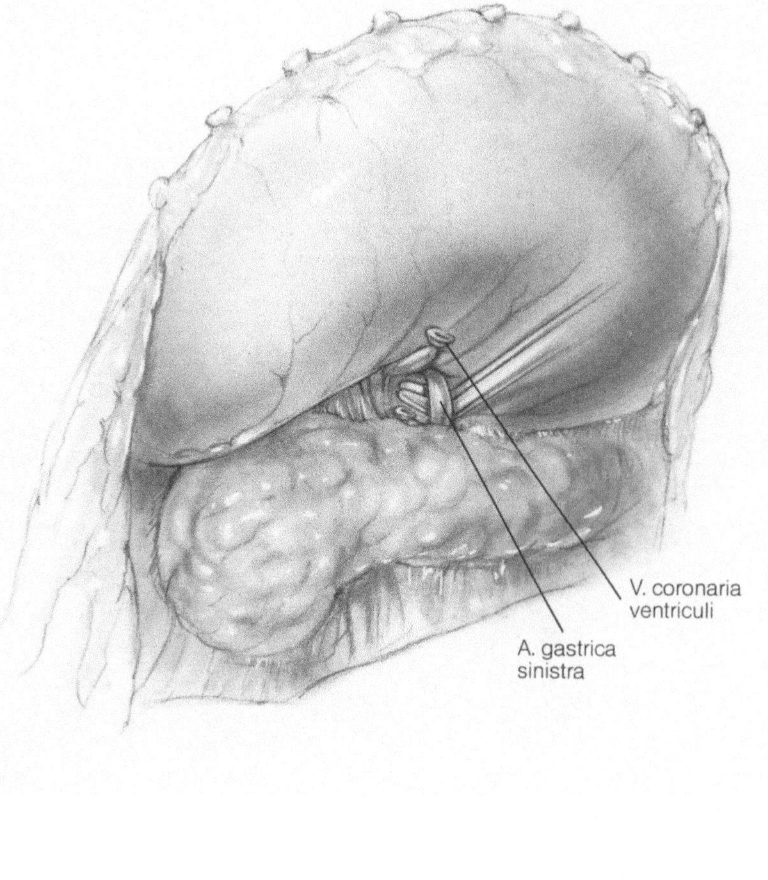

7.13

Die Koronarvene verläuft genau unterhalb der Arterie. Auch sie muß exakt dargestellt und daraufhin sicher mit zwei Seidennähten ligiert werden. Die linke Magenarterie ***(Abb. 7.13)*** wird nach zwei proximalen und einer distalen Ligatur durchtrennt, danach kann die ausgedehnte Kocher-Mobilisierung erfolgen.

Kocher-Mobilisierungs-Manöver

Lateral vom Duodenum wird das Peritoneum inzidiert ***(Abb. 7.14)***. Der linke Zeigefinger unterfährt das Peritoneum, mobilisiert und trennt zwischen Zeigefinger und Daumen die retroperitonealen Gefäße und das Fettgewebe. Das Peritoneum wird auf dem Zeigefinger so weit inzidiert, bis der dritte Duodenalabschnitt mit dem unteren Duodenalknie erreicht ist. Die alleinige Inzision des Peritoneums genügt nicht für die Mobilisierung des Duodenums, da ligamentartige Strukturen stehenbleiben können, die den distalen Duodenalabschnitt auf der Gerota-Faszie festhalten können. Diese Strukturen können leicht durch Einführen des linken Zeigefingers hinter das Pankreas dargestellt und getrennt werden. Der Finger wird danach nach lateral gehalten und darüber das laterale Duodenalligament hinter dem absteigenden Duodenum durchtrennt ***(Abb. 7.15)***. Diese Mobilisierung wird vorsichtig auf den zweiten und dritten Duodenalabschnitt ausgedehnt. An diesem Punkt kreuzt die obere Mesenterialvene das Duodenum. Hier ist äußerste Vorsicht geboten, da eine zu ausgedehnte Anhebung mit dem Zeigefinger diese Gefäßäste einreißen kann. Bei der ösophagogastrischen Resektion muß das Kocher-Manöver nicht über das untere Duodenalknie fortgesetzt werden. Der Pankreaskopf wird dabei unter vorsichtiger digitaler Dissektion von der Nierenkapsel, ebenso von der V. cava und der Aorta, abgehoben ***(Abb. 7.16)***. Dies ermöglicht, den distalen Magen-Pylorus-Abschnitt 8–10 cm kranialwärts zum Ösophagus hin zu mobilisieren, wodurch der Magenfundus ohne Spannung in den Thorax verlagert werden kann.

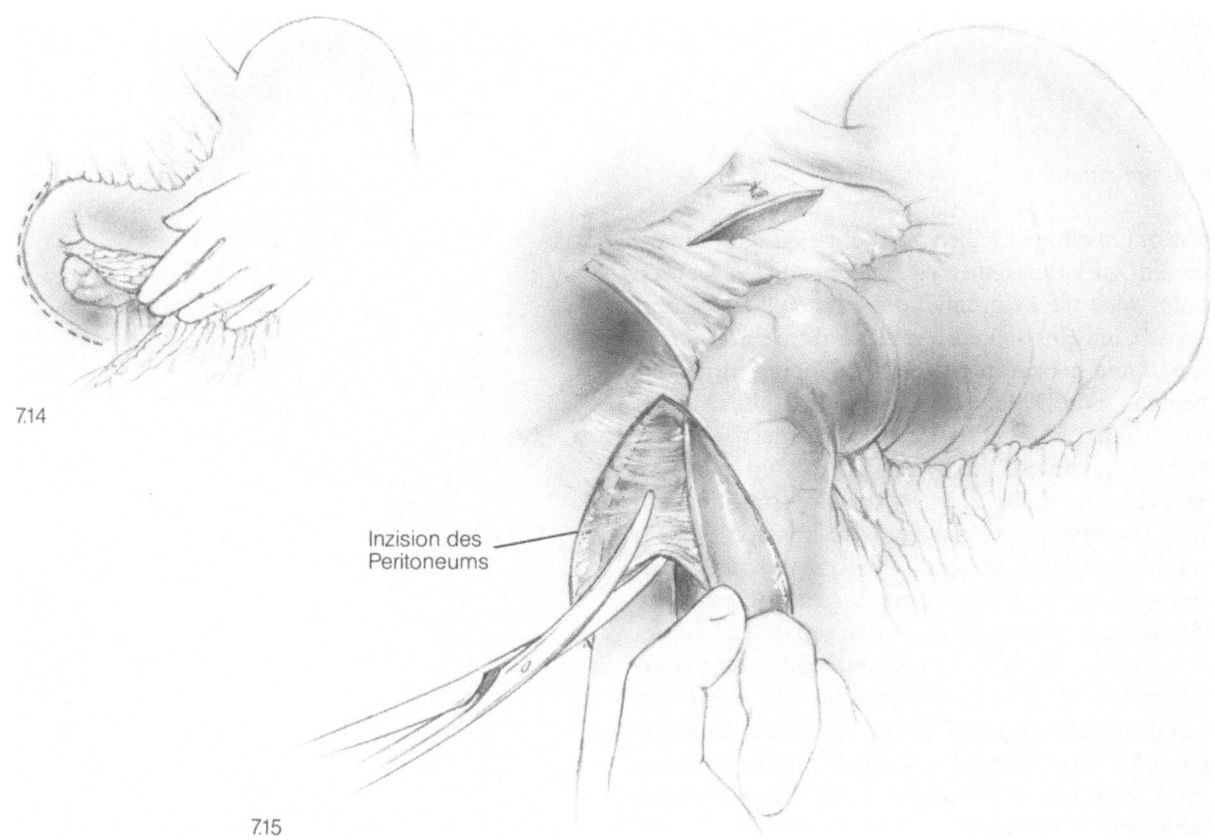

7.14

7.15

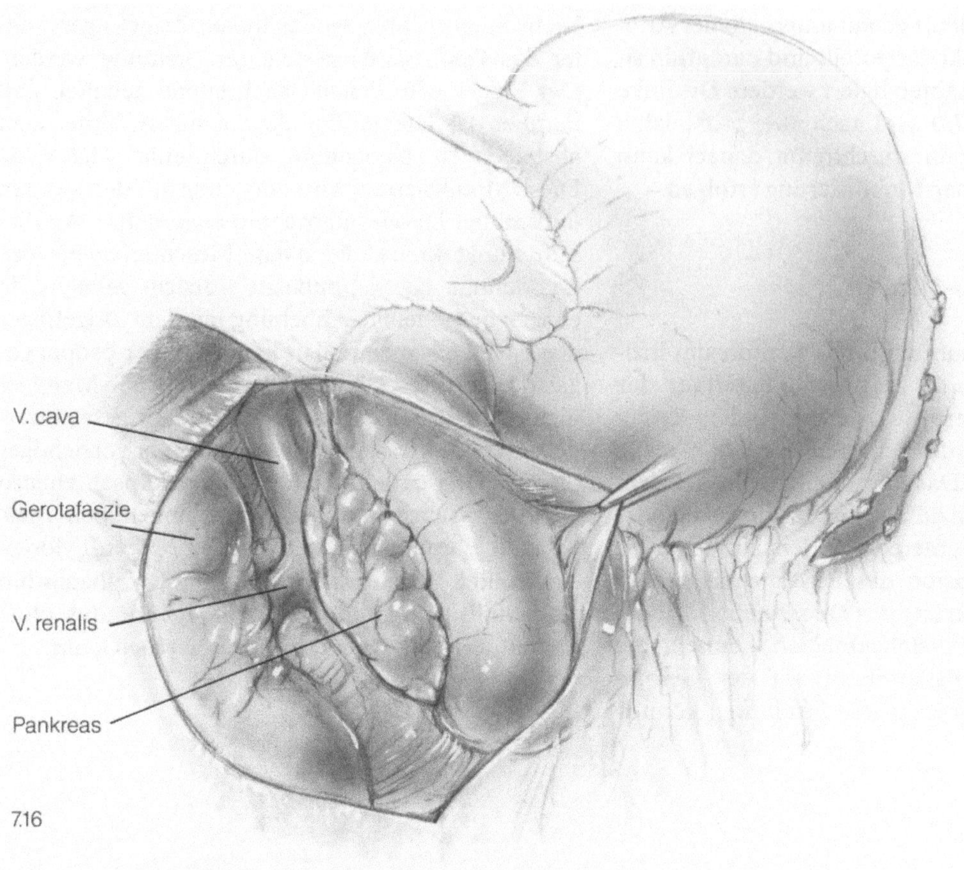

7.16

Pyloromyotomie

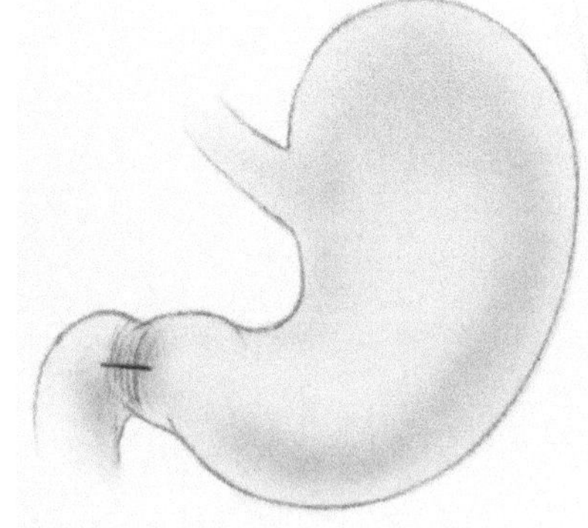

7.17

Obwohl in einigen Fällen auch ohne diese Maßnahme ein zufriedenstellendes Ergebnis erzielt werden kann, sollte die Pyloromyotomie generell ausgeführt werden, um eine spätere exzessive antrale Stase nach Vagotomie mit erforderlichem Zweiteingriff zu vermeiden. Die Pyloromyotomie wird durch eine 1,5–2,0 cm Längsinzision an der Vorderfläche des Pylorus hergestellt ***(Abb. 7.17–7.19)***. Während diese Prozedur im Falle einer Pylorushypertrophie einfach ist, verlangt die gleiche Maßnahme bei einem normalen Pylorus größte Sorgfalt, insbesondere bei der Spaltung bzw. Spreizung der tiefen zirkulären Muskulatur. Die stumpfe Muskelseparation erfolgt so weit, bis die sich vorwölbende Schleimhaut erkennbar wird. Diese Präparation wird erleichtert durch Invagination des Antrums mit dem Zeigefinger in den Pyloruskanal. Die sorgfältige Präparation lohnt sich zur Vermeidung einer unerwünschten Schleimhautverletzung.

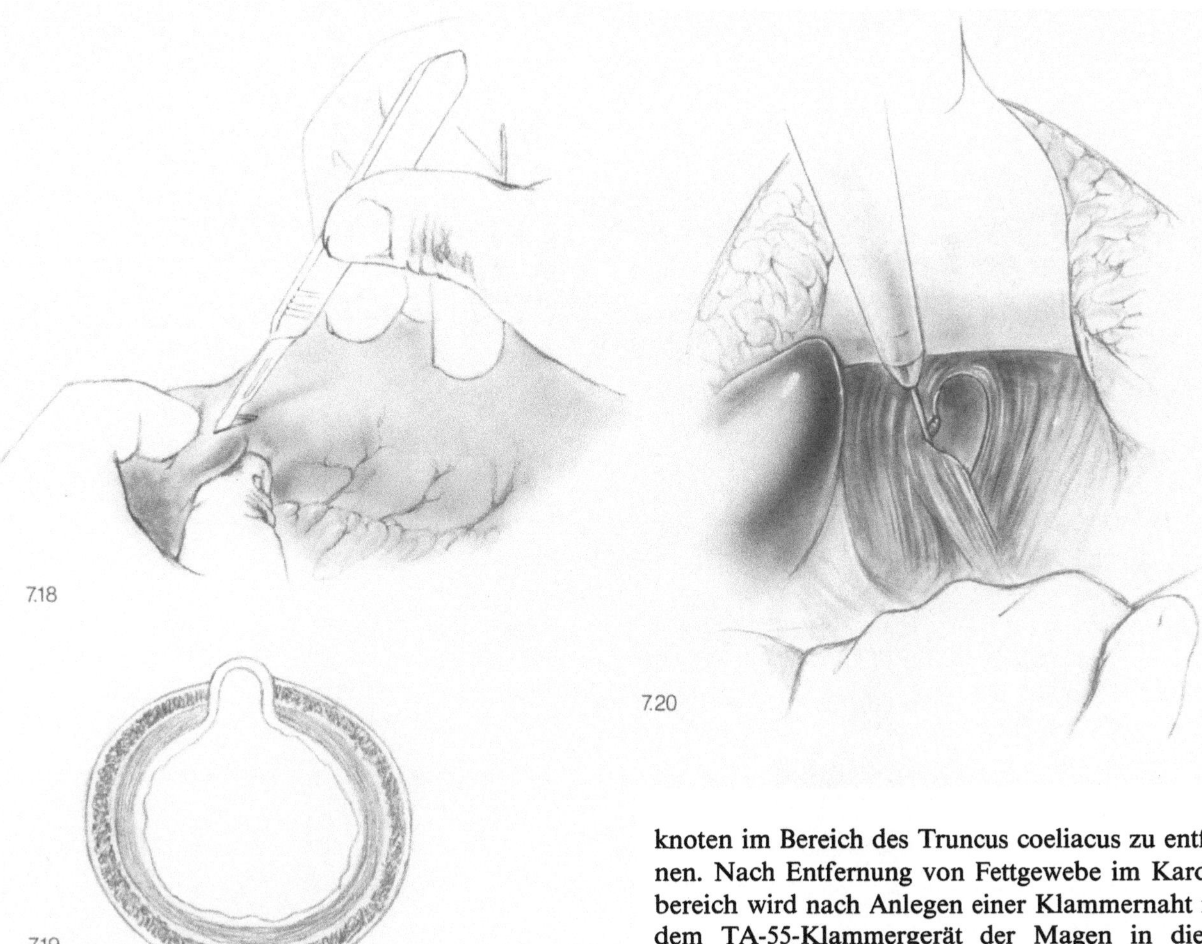

7.18

7.19

7.20

Verlagerung des Magens in den rechten Thorax

Elektrochirurgisch wird der rechte Zwerchfellschenkel am Hiatus durchtrennt und danach der Hiatus weiter manuell stumpf erweitert ***(Abb. 7.20).*** Erneut wird der Rippenretraktor eingesetzt und danach übersichtlich der Magen in den rechten Thorax verlagert. Sorgfältig muß beachtet werden, daß keine Durchblutungsstörung durch Venenverziehung im Hiatusbereich entsteht. Der Magen wird mit Einzelknopfnähten mittels 3-0-Seide im Abstand von 2 cm im Hiatus fixiert, um eine postoperative Hernienbildung zu vermeiden. Nach abgestopfter rechter Lunge erfolgt die Verlagerung in die rechte Thoraxhöhle. Bei Lokalisation des Karzinoms im mittleren oder oberen Ösophagusabschnitt ist es nicht erforderlich, die kleine Magenkurvatur und die Lymphknoten im Bereich des Truncus coeliacus zu entfernen. Nach Entfernung von Fettgewebe im Kardiabereich wird nach Anlegen einer Klammernaht mit dem TA-55-Klammergerät der Magen in dieser Höhe durchtrennt und abgesetzt. Eine Allen-Klemme wird an den proximalen Ösophagus gesetzt und dieser nach Klammerung mit dem TA-55-Apparat durchtrennt. Der distale Ösophagusresektionsrand wird mit einem zirkulär fixierten Gummihandschuh überzogen. Die Stillung eventueller Schleimhautblutungen erfolgt am besten elektrochirurgisch ***(Abb. 7.21).*** Es ist nicht erforderlich, die Klammernahtreihe noch zusätzlich zu übernähen. Der Magenfundus muß – wie bereits betont – spannungslos im oberen Thorax zu liegen kommen, und es ist sorgfältig darauf zu achten, daß keinerlei Magenverdrehung erfolgt.

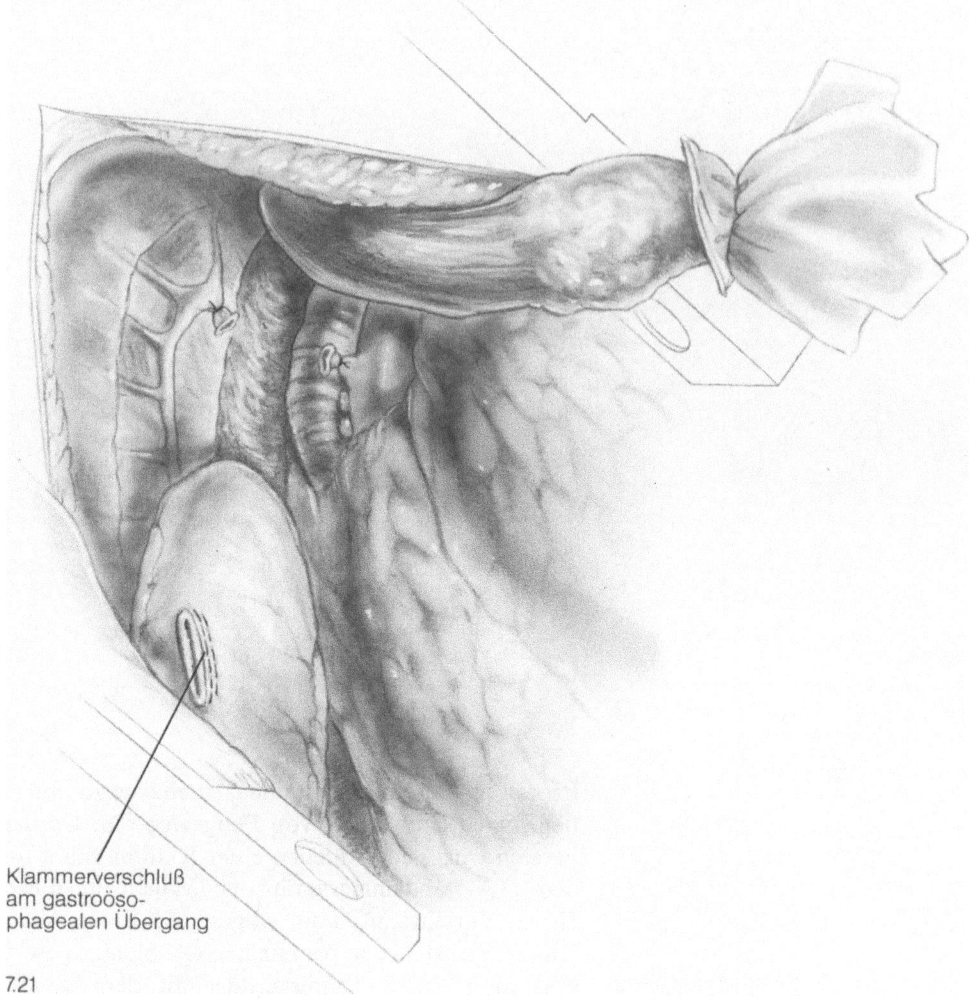

7.21

Ösophagogastrische Anastomosen

Vor Entfernung des Tumors werden 10 cm proximal atraumatische Einzelknopfnähte an der Hinterwand des Ösophagus angelegt, um diesen an die Vorderwand des Magens – 6–7 cm distal der Magenfundusresektion – zu bringen ***(Abb. 7.22).*** Die hintere Nahtreihe sollte aus etwa 5 atraumatischen Einzelknopfnähten mit 4-0-Seide bestehen. Die Naht erfolgt bis auf die Submukosa. Die Verwendung eines entsprechend handlichen Nadelhalters erleichtert die Anlage dieser Nähte. Danach wird die Hinterwand des Ösophagus mit dem Skalpell etwa 6 mm oberhalb der ersten Nahtreihe inzidiert und eröffnet. Die einwandfreie Situation läßt sich durch das Erkennen der eingelegten Ösophagus-Magen-Sonde leicht überblicken. Danach erfolgt die Querinzision am Magen mit exakter Blutstillung. Diese Inzision muß im Durchmesser ein wenig größer bzw. breiter als die am Ösophagus sein ***(Abb. 7.22).*** Die hinteren Schleimhautränder werden durch Anlegen von atraumatischen 4-0-Knopfnähten aneinandergebracht, mit innenwärts liegenden Knoten ***(Abb. 7.23).*** Danach wird die im Ösophagus liegende Sondenspitze über die hintere Anastomosenreihe weiter nach distal in den Magen vorgeschoben.

Entsprechend einem Vorschlag von Fisher et al. wird der Ösophagus an der Vorderwand fischmaulartig inzidiert, damit 1 cm mehr als an der Hinterwand übersteht ***(Abb. 7.24).*** Hierdurch wird auch eine Erweiterung der Anastomose – wenn die Mageninzision groß genug ist – erreicht, um so ein entsprechend großes, ellipsenförmiges Anastomosenlumen zu erhalten.

Klammerreihe zum Ösophagusverschluß
Proximaler Ösophagus
Inzision der Ösophagus-hinterwand
Cushing-Einzel-knopfnähte
Inzision der Ösophagus-vorderwand

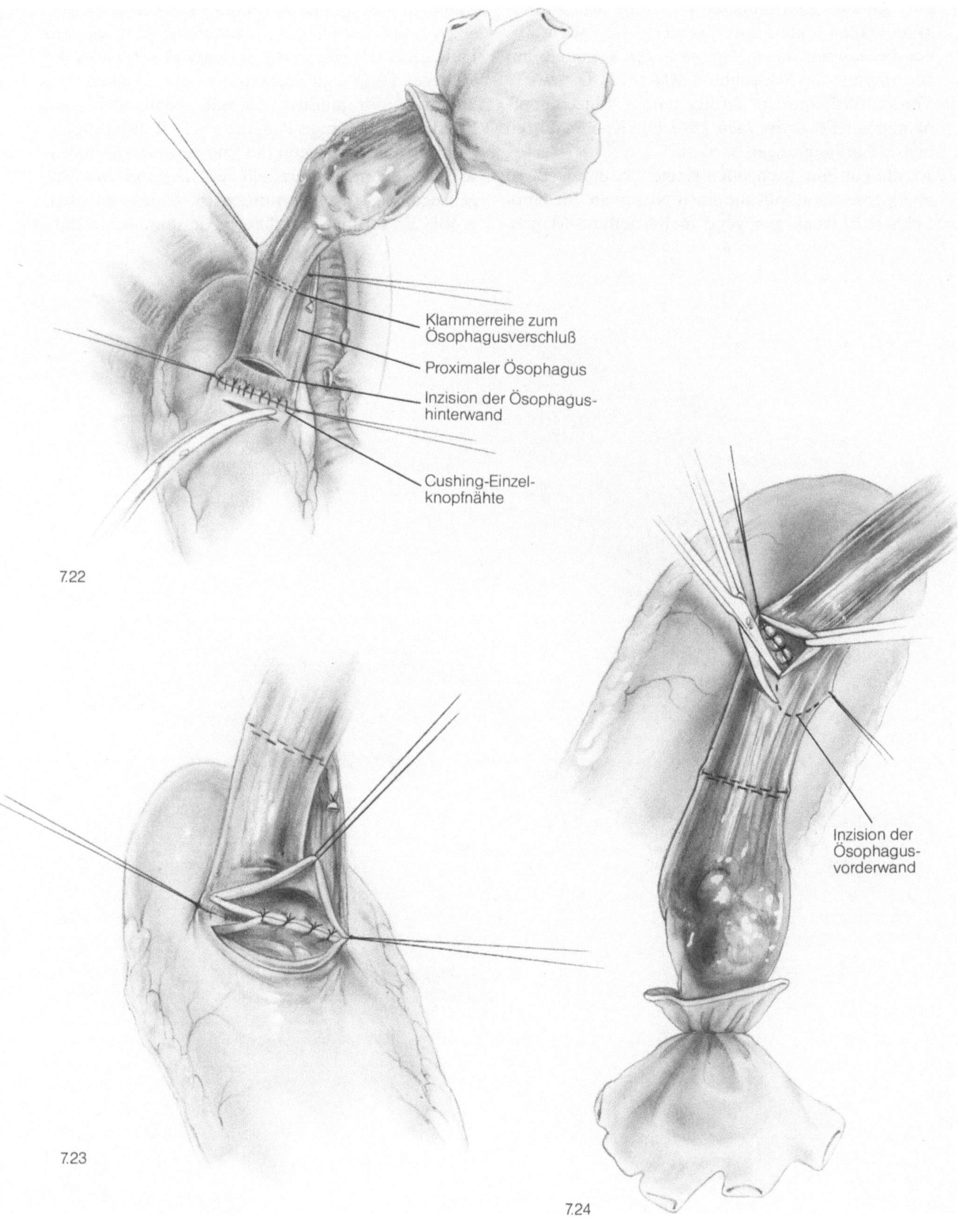

7.22

7.23

7.24

Die vordere Schleimhautnaht erfolgt mit Einzelknopfnähten mittels resorbierbarem 4-0-Faden, wobei die Knoten innenwärts zu liegen kommen, mit Invertierung der Schleimhaut *(Abb. 7.25)*. Die zweite Vorderwandnahtreihe erfolgt mittels Einzelknopfnähten mit 4-0-Zwirn *(Abb. 7.26)*. Die Knoten dürfen nicht scharf angezogen werden.

An diesem Punkt schließen einige Chirurgen (Boyd et al.) eine Fundoplikatio nach Nissen an. Sie empfiehlt sich, wenn genügend mobilisierbare Magenwand zur Verfügung steht, um die Plikatur ohne Einengung des Ösophagus vorzunehmen. Im anderen Falle sollte nur eine partielle Fundoplikatio über die vordere Ösophagusanastomose zur Anwendung kommen. Wir mußten feststellen, daß auch trotz Fundoplikatio einige Patienten eine Refluxösophagitis entwickelten, wenn die End-zu-Seit-Anastomose 6 cm oder mehr unterhalb des Oberrands des Magensegments angelegt worden ist. Chirurgen ohne große Erfahrung mit dieser Anastomosentechnik

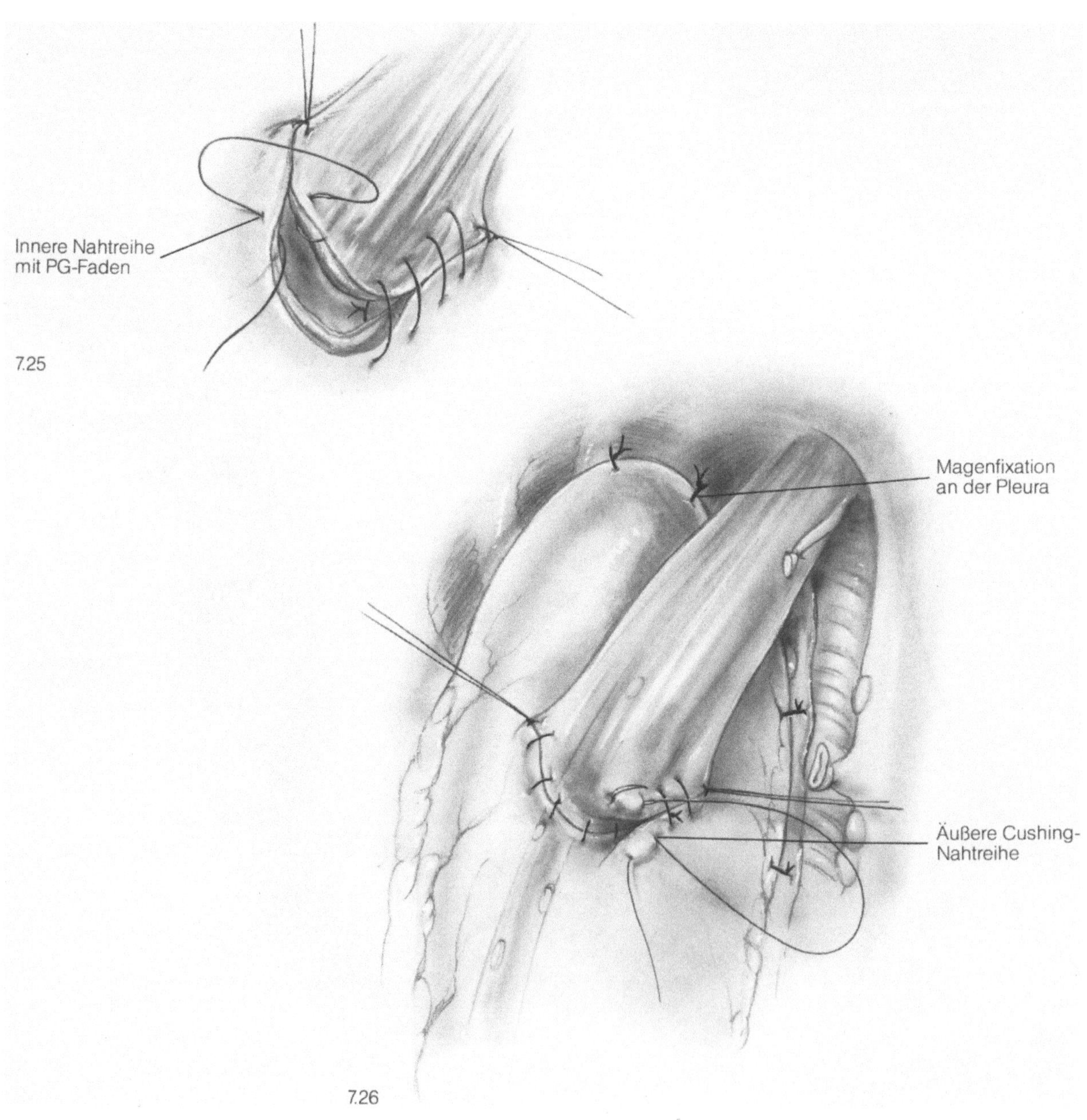

können die Dichtigkeit der Anastomosen durch Einfüllen einer Methylenblaulösung über die liegende Magensonde prüfen. Schließlich kann zur Vermeidung einer Anastomosenspannung der Magenfundus auf der prävertebralen Faszie und an der mediastinalen Pleura mit 3-0-Zwirn-Einzelknopfnähten fixiert werden (Abb. 7.26). Um eine Magen-Pleura-Fistel zu vermeiden, dürfen diese Nähte die Schleimhaut nicht durchstechen. Sobald der Tumor entfernt ist, sollten die Resektionsränder durch Schnellschnittuntersuchung auf Tumorausbreitung überprüft werden. Ist dies der Fall, muß die Nachresektion erfolgen.

Ösophagus-Magen-Anastomose mit Klammertechnik

Die hierfür von Chassin entwickelte Technik ist in Kap. 8 beschrieben.

Ösophagus-Magen-Anastomosen im Halsabschnitt

Bei der Behandlung des Ösophaguskarzinoms im mittleren Abschnitt ist es oft erforderlich, den vollständigen thorakalen Ösophagus zu entfernen, um einen ausreichenden Sicherheitsabstand der Resektionsenden zu erreichen. Dies macht die Rekonstruktion zwischen Ösophagus und Magen im Halsabschnitt erforderlich.

Der Kopf des Patienten wird leicht nach links gedreht, mit anschließender Schräginzision entlang der Vorderseite des rechten M. sternomastoideus ***(Abb. 7.27)***. Nach Durchtrennung des Platysmas wird der M. omohyoideus durchtrennt ***(Abb. 7.28)***. Der M. sternomastoideus wird mit der Karotis zur Seite gezogen, die vor der Schilddrüse gelegenen Muskelzüge zur Mitte hin, wodurch die Schilddrüse freiliegt ***(Abb. 7.29)***.

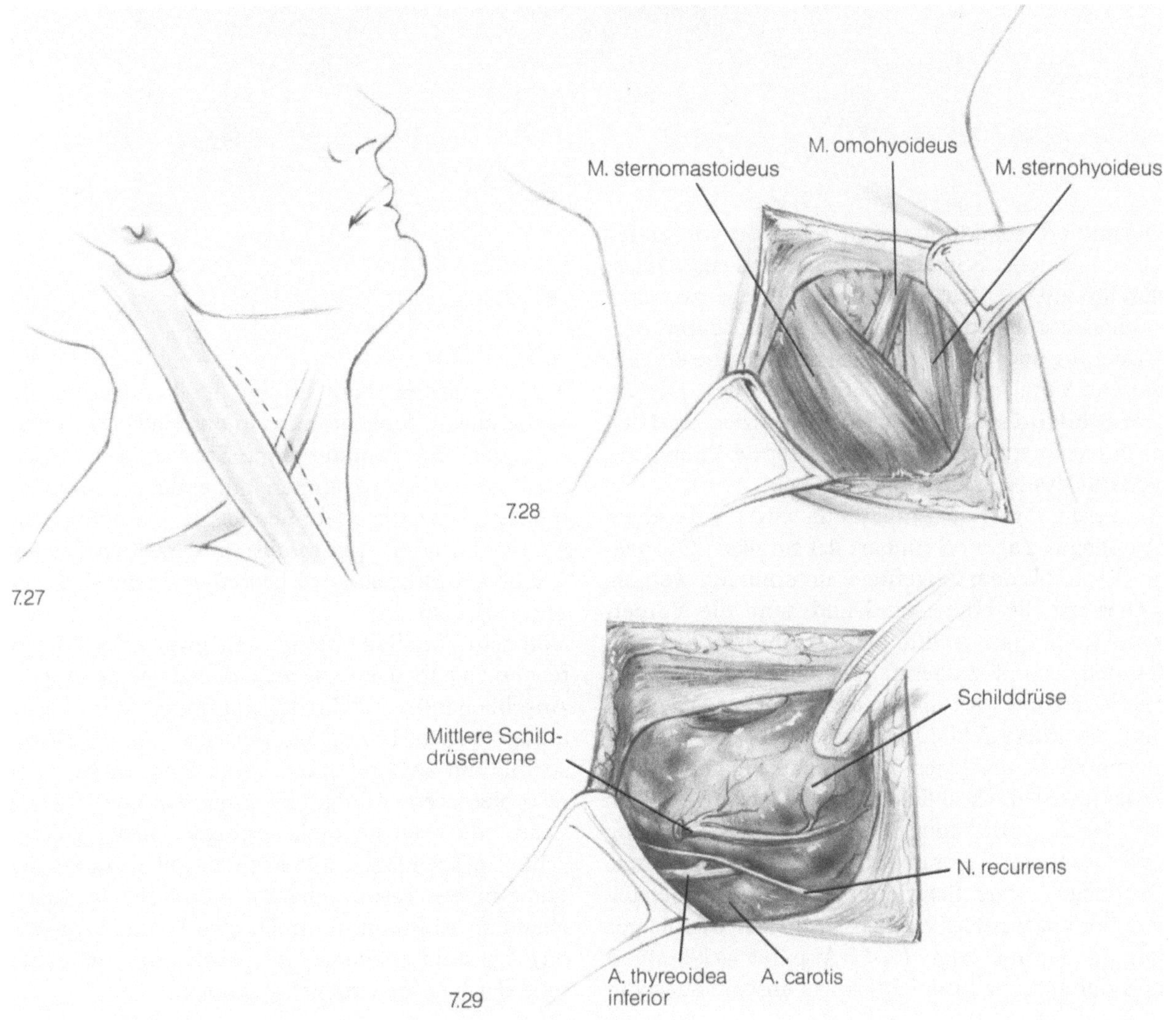

7.27

7.28

7.29

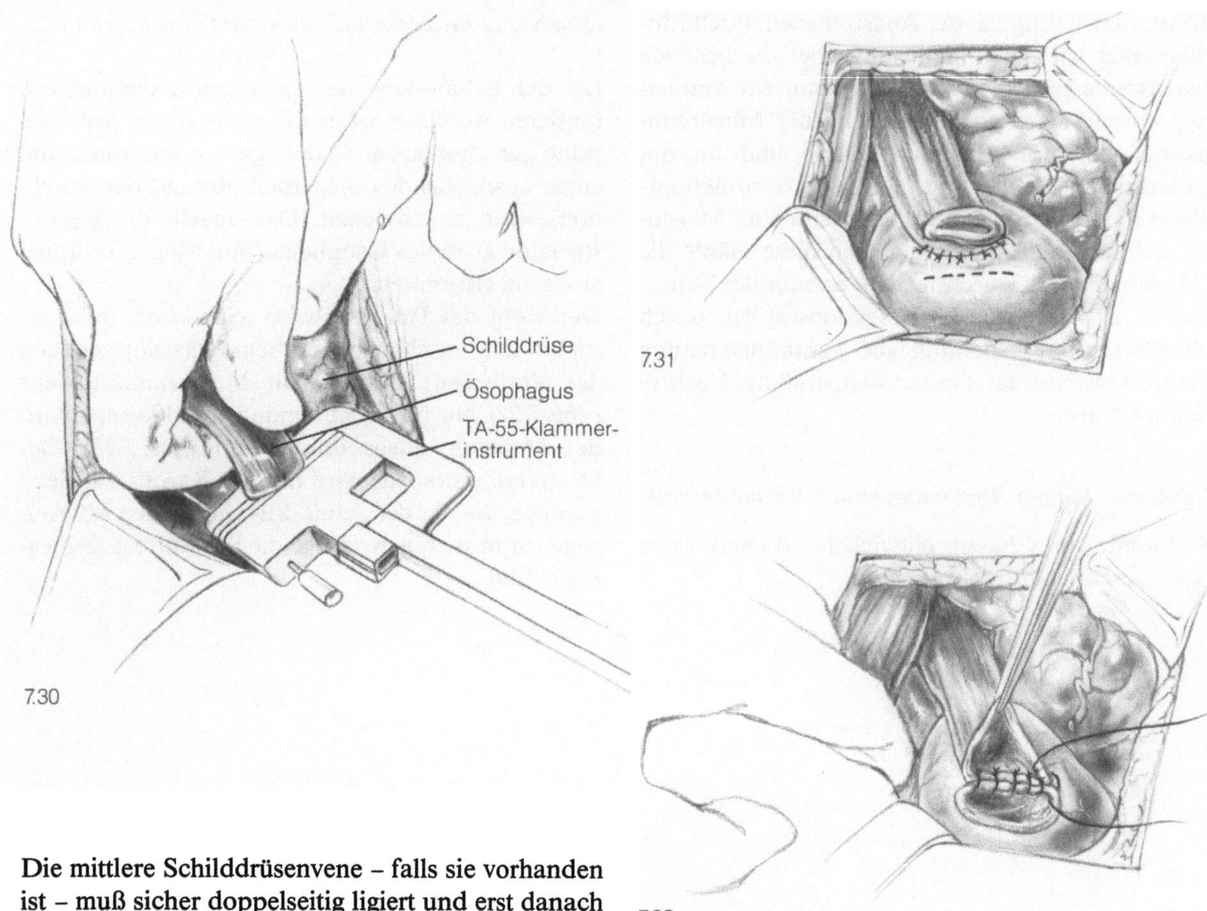

7.30

7.31

7.32

Die mittlere Schilddrüsenvene – falls sie vorhanden ist – muß sicher doppelseitig ligiert und erst danach durchtrennt werden. Restliches Gewebe zwischen Schilddrüse und dem Karotislager wird durch Mobilisierung und Verlagerung der Schilddrüse erkennbar und kann so leicht durchtrennt werden. Die untere Schilddrüsenarterie muß identifiziert und danach skelettiert werden, unter exakter Beachtung des Verlaufs des N. recurrens (Abb. 7.29).

An diesem Punkt der Präparation wird das Tracheа-Ösophagus-Lager erkennbar; der zervikale Ösophagus kann mit dem Zeigefinger unterminiert werden, wobei erst die Hinterwand und dann dic Vorderwand freipräpariert wird. Der Finger bleibt dicht am Ösophagusrand. Andernfalls besteht die Gefahr einer Verletzung des linken N. recurrens. Allgemein muß die untere Schilddrüsenarterie vor der Ösophagusmobilisierung ligiert werden; in einigen Fällen verläuft sie jedoch so tief, daß dies nicht erforderlich ist. Nach vollständiger Ösophagusmobilisierung und Ösophagusfreipräparation kann der proximale Ösophagus ohne Schwierigkeiten im Halsbereich durchtrennt werden. Zunächst wird der Ösophagus tumornahe mit dem TA-55-Apparat geklammert und durchtrennt ***(Abb. 7.30)*** sowie anschließend der Tumor entfernt. Nun erfolgt die Verlagerung des vorbereiteten Magenfundus in das Halslager. Dabei muß der Magenfundus ohne Spannung im Hypopharynx zu liegen kommen, mit einigen Fixierungsnähten an der prävertebralen Faszie. Daraufhin wird eine End-zu-Seit-Anastomose in derselben Technik wie oben beschrieben vorgenommen ***(Abb. 7.31, 7.32*** und 7.25, 7.26).

Von dem Vorteil der hierfür angegebenen Klammertechniken haben wir uns nicht überzeugen können. Anschließend wird das Operationsgebiet mit einer antibiotischen Lösung gespült und der Wundverschluß mit invertierenden Einzelknopfnähten mit resorbierbarem 4-0-Faden vorgenommen. Sodann kann eine Platysmanaht erfolgen. Der Hautverschluß geschieht im allgemeinen mit fortlaufender Naht mittels resorbierbarem 4-0-Faden in ausreichendem Abstand, um noch eine Latexdrainage in das Anastomosengebiet mit Ausleitung am Unterrand der Inzision einlegen zu können.

Thorakotomieverschluß

Durch eine Stichinzision im 9. Interkostalraum wird zunächst ein mehrfach perforiertes Plastikdrain mit Fixierung durch 4-0-Catgutfaden an die obere Pleurahinterwand nach außen geleitet. Nach nochmaliger Spülung der Thorax- und oberen Bauchhöhle werden die Rippen mit 4 oder 5 Perikostalnähten (PG, Dexon oder Vicryl) adaptiert und anschließend die Serratus- und Pektoralismuskulatur schichtweise fortlaufend mit atraumatischem 2-0-Nahtmaterial (wiederum PG, Dexon oder Vicryl) verschlossen ***(Abb. 7.33, 7.34)***. Der Hautverschluß erfolgt mit fortlaufendem 3-0-Nylonfaden oder Intrakutannähten mit 4-0-PG (Dexon oder Vicryl).
Der Verschluß der Laparotomie erfolgt schichtweise mit 2-0-Drahteinzelknopfnähten.

Postoperative Behandlung

Die Nasen-Magen-Sonde bleibt 4–5 Tage ohne orale Ernährung des Patienten liegen. Dann erfolgt eine Kontrolle der Anastomose am 7. postoperativen Tag mit wasserlöslichem Kontrastmittel(!), um die Dichtigkeit der Anastomose zu überprüfen. Bei intakter Anastomose kann der Patient Flüssigkeit zu sich nehmen und 3–5 Tage später mit normaler Ernährung beginnen. Die Thoraxdrainage wird für 4–5 Tage an eine Saugdrainage angeschlossen. Routinemäßig erfolgen Laboruntersuchungen zur Kontrolle des Säure-Basen-Haushalts, der harnpflichtigen Substanzen und der Elektrolyte sowie der übrigen zur intensivmedizinischen Überwachung erforderlichen Laborparameter. Die Trachealabsaugung muß vorsichtig vorgenommen werden, um nicht unnötig

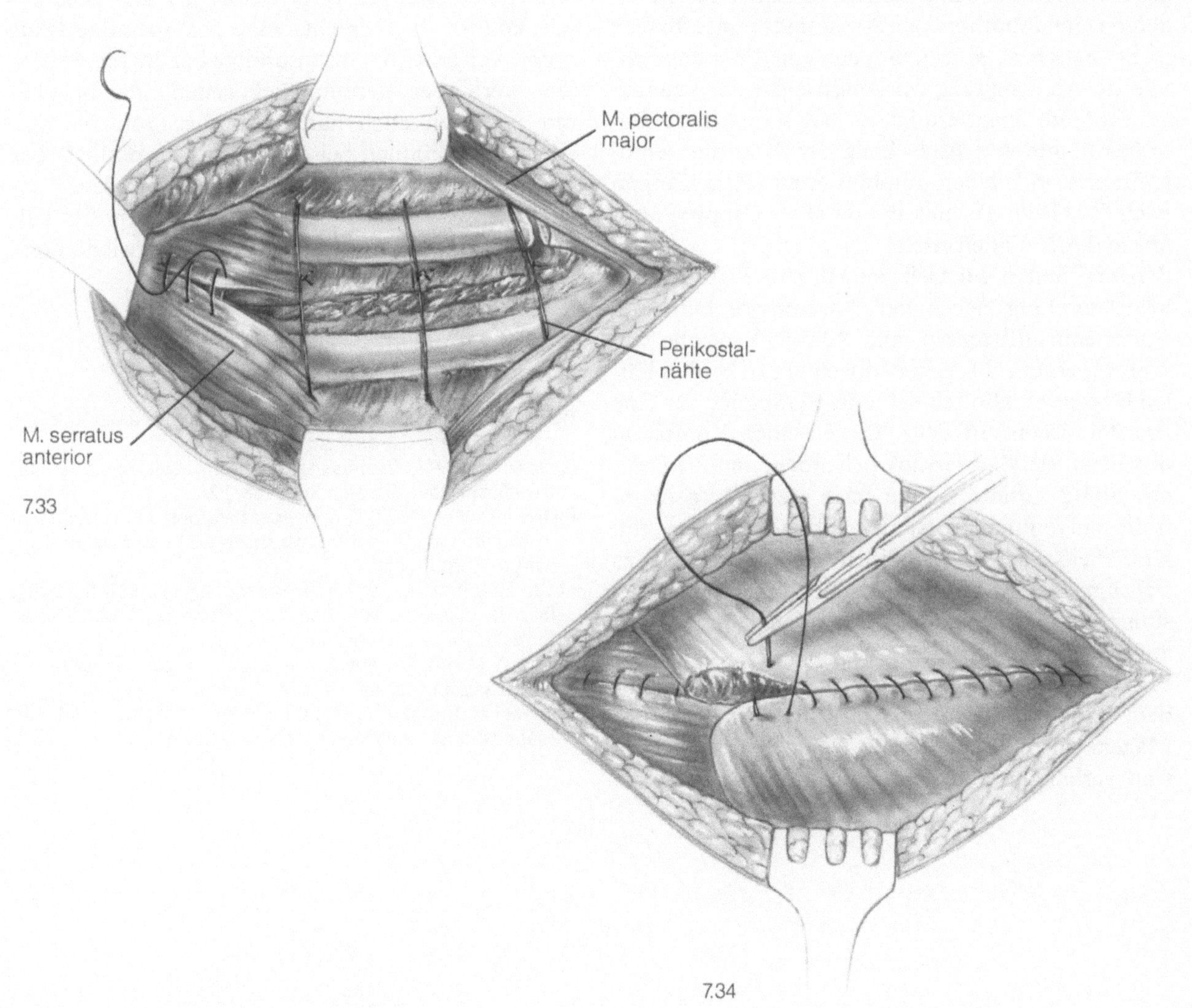

7.33

7.34

die Ösophagusanastomose zu tangieren. Gegebenenfalls ist assistierte Atmung in Erwägung zu ziehen. Die prophylaktische Antibiotikaverabfolgung wird bis zur Entfernung der Thoraxdrainage fortgesetzt. Intravenöse, vollbilanzierte Ernährung kommt bei unterernährten Patienten nach Bedarf und solange wie nötig zur Anwendung.

Komplikationen

Anastomoseninsuffizienzen sind bei weitem die schwerwiegendste Komplikation dieser Operation. Sie können jedoch bei vorsichtiger und korrekter Operationstechnik vermieden werden. Bei über der Hälfte der Patienten, die eine Anastomoseninsuffizienz entwickeln, zeigt sich - in Übereinstimmung mit Literaturberichten - ein tödlicher Verlauf. Triggiani u. Belsey haben berichtet, daß die meisten Patienten eine intrathorakale Anastomoseninsuffizienz nicht überleben, es sei denn, daß eine Ösophagostomie zur Ausschaltung der Anastomose mit adäquater Thoraxdrainage erfolgt. Es mag sein, daß die Rethorakotomie und Abdeckung der Anastomoseninsuffizienz mit einem mobilisierten Pleuralappen nach der Grillo-Technik die zervikale Ösophagostomie in diesen Fällen ersetzt.

Zweimal hatten wir Gelegenheit, eine Kontrastmittelansammlung neben der Anastomose bei Anastomoseninsuffizienzen mit Röntgenkontrolle am 7. postoperativen Tag zu beobachten. In beiden Fällen bestanden klinisch keinerlei Symptome für eine Anastomoseninsuffizienz. Diese beiden Komplikationen wurden konservativ behandelt, und die Oralernährung konnte 5 Tage nach der Röntgenkontrolle aufgenommen werden, ohne Auftreten von Krankheitszeichen. In beiden Fällen handelte es sich um eine End-zu-End-Ösophagus-Magen-Anastomose, die wir seitdem, wenn möglich, nicht mehr angewendet haben.

Fisher et al. haben über Magen-Pleura-Fisteln auf dem Boden von Fadenfisteln durch Fixierung des Magens an die mediastinale Pleura berichtet. Dies sind verhängnisvolle Zustandsbilder. Konsiliarisch haben wir einen ähnlichen Fall auf dem Boden einer Fistel zwischen Magen und Hiatus gesehen. Bei diesem Patienten trat eine gallig gefärbte Flüssigkeit aus der Thoraxdrainage am 2. postoperativen Tag auf. Die Fistel konnte durch Instillation von Blaulösung über die Magensonde nachgewiesen werden. Das Problem ließ sich durch die sofortige Rethorakotomie und Übernähung des Defekts mit einigen invertierenden seromuskulären 4-0-Zwirnnähten beherrschen.

Nach Operation und Entfernung eines ulzerierten bzw. nekrotisch zerfallenen Tumors kann ein subphrenischer oder subhepatischer Abszeß auftreten. Die Häufigkeit dieser Komplikationen läßt sich durch antibiotische Spülbehandlung während der Operation und die prophylaktische präoperative Antibiotikaverabfolgung reduzieren. Im übrigen muß die klassische Abszeßdrainierung erfolgen.

Die früher häufigen respiratorischen Komplikationen können durch rechtzeitige postoperative Beatmung weitgehend - insbesondere bei älteren Patienten - verhindert werden. Nicht selten treten bei älteren Patienten auch kardiologische Probleme auf. Auch diese können bei sorgfältiger kardiologischer Überwachung weitgehend beherrscht werden. Anastomosenstenosen haben wir in keinem unserer Fälle beobachtet. Treten sie auf, ist die wiederholte Bougierung angezeigt.

Literatur

Boyd AD et al. (1975) Esophagogastrostomy: analysis of 55 cases. J Thorac Cardiovasc Surg 70: 817

Chassin JL (1978) Esophagogastrectomy: data favoring end-to-side anastomosis. Ann Surg 188: 22

Fisher RD et al. (1972) Esophagogastrostomy in the treatment of carcinoma of the distal two-thirds of the esophagus. Ann Thorac Surg 14: 658

Grillo HC, Wilkins EW Jr (1975) Esophageal repair following late diagnosis of intrathoracic perforations. Ann Thorac Surg 20: 387

Logan A (1963) The surgical treatment of carcinoma of the esophagus and cardia. J Thorac Cardiovasc Surg 46: 150

Triggiani E, Belsey R (1977) Oesophageal trauma: incidence, diagnosis and management. Thorax. 32: 241

8 Ösophagogastrektomie: Linksseitiger thorakoabdominaler Zugang

Indikationen

Die Ösophagogastrektomie durch linksseitig thorakoabdominales Vorgehen ist bei Malignomen im mittleren bis distalen Ösophagus, im Kardiabereich und bei Magenfunduslokalisation indiziert.

Präoperative Vorbereitung

Der präoperativen parenteralen Ernährung und Rehabilitation des Patienten kommt in diesen Fällen neben absolutem Rauchverbot, Untersuchung der Lungenfunktion, Ösophagogastroskopie mit Biopsie, perioperativer Antibiotikabehandlung und nasogastraler Sondenbehandlung große Bedeutung zu.

Fehler und Gefahrenpunkte

- Anastomosendefekt.
- Störung der Magenstumpfdurchblutung, daher genaueste Beachtung der Durchblutungsverhältnisse an der großen Kurvatur und an der Vene entlang der kleinen Magenkurvatur.
- Blutungsgefahr. Gelegentlich ist die linke Magenarterie in den Tumor selbst oder in den Lymphknotenbefall einbezogen. Bei der Präparation dieses Gefäßes kann es bei derartigen Befunden zu schwierig zu stillenden Blutungen kommen.
- Die Traumatisierung des Pankreas – insbesondere des Pankreaskörpers, gelegentlich der Skelettierung – kann zu einer postoperativen Pankreatitis führen.
- Sepsis. Einige Tumoren, gerade im proximalen Magenabschnitt, sind häufig oberflächlich ulzeriert, mit virulenter Bakterienbesiedlung. Dies kann postoperativ durch Kontamination des Operationsgebiets zur Ausbildung von subhepatischen oder subphrenischen Abszessen führen, ohne Vorliegen einer Anastomoseninsuffizienz.
- Inadäquate bzw. unzureichende Radikalität. Wegen der bekannten submukösen Tumorausbreitung müssen die Resektionsränder intraoperativ durch Schnellschnittuntersuchung auf Nichtbefall untersucht werden.
- Zwerchfell-Lähmung durch Verletzung des N. phrenicus.

Operationstaktik

Radikalitätskriterien

Zur radikalen Entfernung des Tumors ist ein proximaler wie distaler Resektionsabstand von 6–10 cm erforderlich. Auch wenn der Magen makroskopisch bei Lokalisation des Malignoms im unteren Ösophagus nicht befallen ist, muß die proximale kleine Kurvatur bzw. die linke Magenarterie, einschließlich der benachbarten Lymphknoten, entfernt werden. Auch empfiehlt sich die Splenektomie mit Lymphknotendissektion bei allen Tumorlokalisationen im unteren Ösophagus- und proximalen Magenabschnitt. Jeder nur geringste Verdacht auf Lymphknotenbefall in der Nähe des Pankreas muß überprüft werden und bei positivem Befund zu entsprechenden Konsequenzen führen.

Thorakoabdominale Inzision mit Schonung des Phrenikusnerven

Wenn ein Magenkarzinom die Kardia überschreitet, ist die Entfernung des Tumors durch alleinige Laparotomie aus verschiedenen Gründen kontraindiziert. Der erste Grund ist die unzureichende Freilegung und der erschwerte Zugang bei Anlegung der Anastomose, die dadurch zu einer Anastomoseninsuffizienz disponiert. Darüber hinaus sind bei alleiniger Laparotomie Präparation und Resektion des distalen Ösophagus äußerst erschwert, zumal die eigene Erfahrung auch lehrt, daß sich Tumoren bis 10 cm über die Kardia hinaus ausdehnen können. Die linksseitige thorakoabdominale Inzision dagegen ist sowohl sicherer wie auch effektiver. Auch ältere Patienten tolerieren diesen Eingriff bei adäquater postoperativer Behandlung.

Das Zwerchfell sollte nicht radiär vom Rippenbogenrand zum Hiatus inzidiert werden, da hierbei der Phrenikusnerv verletzt werden kann. Daher muß gerade bei älteren Patienten mit eingeschränkter Lungenfunktion und möglicher Atelektasengefahr eine periphere Inzision des Zwerchfells mit Schonung des N. phrenicus erfolgen. Der postoperative Schmerz wird häufig als Nachteil der thorakoabdominalen Inzision angegeben. Nach unserer Erfahrung ist dies jedoch bei sorgfältigem, schichtweisem Wundverschluß weitgehend zu reduzieren. Der postoperative Schmerz war für uns in diesen Fällen kein Problem.

Anastomoseninsuffizienz

Penible Nahttechnik und adäquate Lagerung sind wichtige Faktoren für die Vermeidung einer Anastomoseninsuffizienz. Bei Ausdehnung des Tumors über den distalen Ösophagus hinaus, sollte die Ösophagogastrische Anastomose nicht in Höhe des Aortenbogens zu liegen kommen. Stattdessen empfiehlt sich die erweiterte Rippenresektion, wonach der Ösophagus hinter dem Aortenbogen sorgfältig mobilisiert und die Anastomose oberhalb des Aortenbogens ohne wesentliche Traumatisierung angelegt werden kann. Auch ist hierbei die Ausführung der Anastomose durch erleichterte Nadelführung sicherer möglich.

End-zu-End- oder End-zu-Seit-Anastomose

In einer Publikation in den *Annals of Surgery* haben wir nachgewiesen, daß die End-zu-End-Anastomose eine höhere Anastomoseninsuffizienz mit entsprechend höherer Mortalitätsrate als bei End-zu-Seit-Anastomose mit sich bringt. Die Gründe hierfür sind leicht ausfindig zu machen: Es ist erforderlich einen Teil des Magenstumpfs einzuengen, um die Lumendifferenz mit dem Ösophagus anzugleichen. Dies erhöht die Schwierigkeiten bei der Durchführung der End-zu-End-Anastomose ***(Abb. 8.1 a, b).***

Die Blutversorgung ist bei der End-zu-End-Anastomose geringer als bei der Seit-zu-End-Anastomose.

Bei der Anlage der hinteren Nahtreihe am Ösophagus verursachen Spannungen eine erschwerte Anastomosendurchführung. Wie ***Abb. 8.2 a*** darstellt, kommt die Verhütung der hinteren Nahtinsuffizienz bei der End-zu-Seit-Anastomose durch den überstehenden Magenstumpf bei dieser Anastomosenform zustande, während dies bei der End-zu-End-Anastomose wegfällt.

Auch wenn die Anlage der Nahtreihe an der vorderen Anastomose bei jeder Anastomosentechnik leichter ist, bietet dennoch auch hierbei die End-zu-Seit-Anastomose Vorteile.

Abb. 8.2 b illustriert, wie die invaginierte Ösophagusvorderwand von selbst einen Schutzeffekt erbringt.

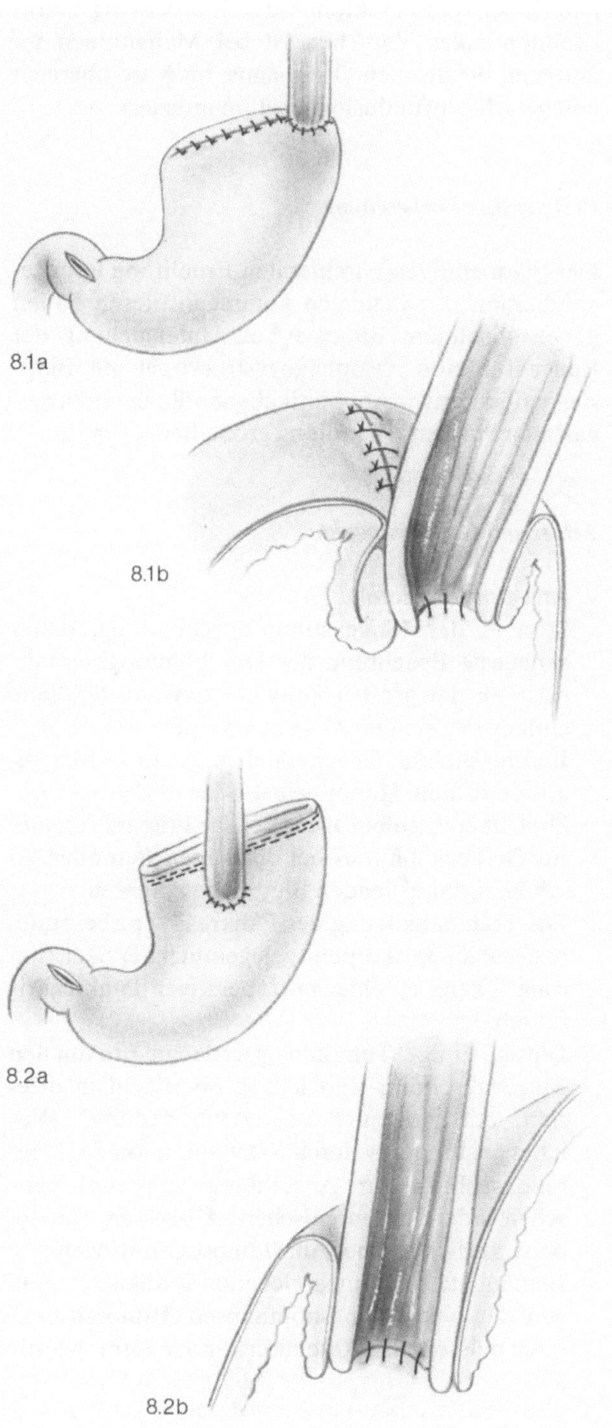

Bei der End-zu-End-Anastomose dagegen disponiert die große Manschette leicht zu einer Stenose der Anastomose *(Abb. 8.1 b)*.
Eine prophylaktische Schutzmaßnahme für den Fall einer Anastomoseninsuffizienz an der Vorderseite bei der End-zu-Seit-Anastomose ist die Herstellung einer Fundoplikatio nach Nissen. Im günstigen Fall kann diese auch einen gastroösophagealen Reflux verhindern, vorausgesetzt, daß ein nicht zu großer Magenstumpf besteht.

Verhütung der postoperativen Refluxösophagitis

Ein anderer großer Nachteil der End-zu-End-Anastomose ist das Auftreten der Refluxösophagitis bei Patienten mit längeren Überlebenszeiten. Dieses läßt sich durch die oben schon erwähnte Anastomosierung etwa 6 cm unterhalb des Magenstumpfrands verhindern. Diese Konstruktion funktioniert wie eine Klappe, wahrscheinlich weil Gasansammlung im Magenstumpf hinter dem distalen Ösophagus diesen komprimiert. Dies ist von Vorteil, zumal nur in seltenen Fällen genügend Magenrest vorhanden ist, um eine adäquate Fundoplikatio nach Fundusresektion auszuführen.
Bei Herstellung der Anastomose mit dem Klammerapparat, wie nachfolgend beschrieben, muß ein Abstand von 8 cm zwischen dem proximalen Magenstumpfrand und dem darüberliegenden Ösophagusende vorhanden sein, da für die Klammeranastomose eine etwas breitere Magenvorderwand als für die Nahttechnik benötigt wird.

Vorteile der Klammertechnik bei der Herstellung der ösophagogastrischen Anastomose

Im *American Journal of Surgery* haben wir die Klammertechnik für die End-zu-Seit-Ösophagogastrostomie beschrieben, unter Auswertung von 21 Anastomosenfällen ohne Insuffizienz bei klinischer oder röntgenologischer Kontrolle der Anastomose am 7. postoperativen Tag. Die Klammeranastomose kann schnell nach einer oft langen und schwierigen Präparation vorgenommen werden, sie benötigt lediglich 2–3 min Zeit, ein Vorteil gerade für den Risikopatienten.
Die Benutzung des kürzlich eingeführten EEA-Klammerapparats bringt den Chirurgen in ein gewisses Dilemma. Der EEA-Klammerapparat kommt in kleiner und großer Ausführung zur Auslieferung. Der große Apparat hat einen äußeren Durchmesser von über 3 cm, welcher für den Ösophagusdurchmesser zu groß ist. Bei Verwendung des kleineren Modells ist der Durchmesser der resultierenden Anastomose wiederum für die Passage normaler Ernährung zu eng. Auch ist im allgemeinen die hierbei auftretende Stenose der Anastomose nur schwierig zu bougieren. Bis mehr überzeugende Befunde über die Effektivität des kleinen EEA-Apparats vorliegen, ist er kontraindiziert. Der Durchmesser des größeren EEA-Klammerkranzes beträgt nur 2,2 cm und ist damit fraglich akzeptabel.
Ein anderer Nachteil der Klammertechnik hierbei ist, daß eine 3 cm weite Inzision benötigt wird, um den Apparat in den Magen einzuführen. Diese Inzision wiederum muß später verschlossen werden, was unter Umständen die Blutversorgung gefährdet. Die allgemeine Anwendung der EEA-Technik bei der Ösophagusanastomose verlangt daher noch weitere Beobachtungsdaten. Bis diese vorliegen, verwenden wir weiterhin unsere eigene Klammertechnik.[1]
(Eine konkurrierende Alternative zu dieser in den USA gebräuchlichen ist ein Jejunuminterponat als Ersatzmagen.)

Postoperative Infektionskomplikationen

Zur Vermeidung einer postoperativen Infektion muß nach Möglichkeit der Austritt von Mageninhalt, der zur Infektion des Operationsgebiets disponiert, vermieden werden. Jedes Instrument, das mit dem Mageninnern in Berührung gekommen ist, wird sofort entfernt. Während der Operation muß das Operationsgebiet fortlaufend mit einer Antibiotikalösung gespült werden.

Operationstechnik

Inzision und Lagerung

Nach Unterlegung des Rückens mit Sandsäcken und Abdeckung des Operationsgebiets mit einer Hautfolie wird der linke Oberkörper des Patienten um 60 Grad angehoben, mit entsprechender Hochlagerung des linken Armes *(Abb. 8.3)*.

---

1 Durch die Entwicklung eines speziellen Ösophagusmagazins von 25 mm Ø ist der Einsatzbereich bei hohen Anastomosen einfacher und die Gefahr einer Stenose geringer geworden, zumal für diese anatomisch schwierigen Situationen inzwischen gebogene Instrumente entwickelt wurden (Abb. D. 14)

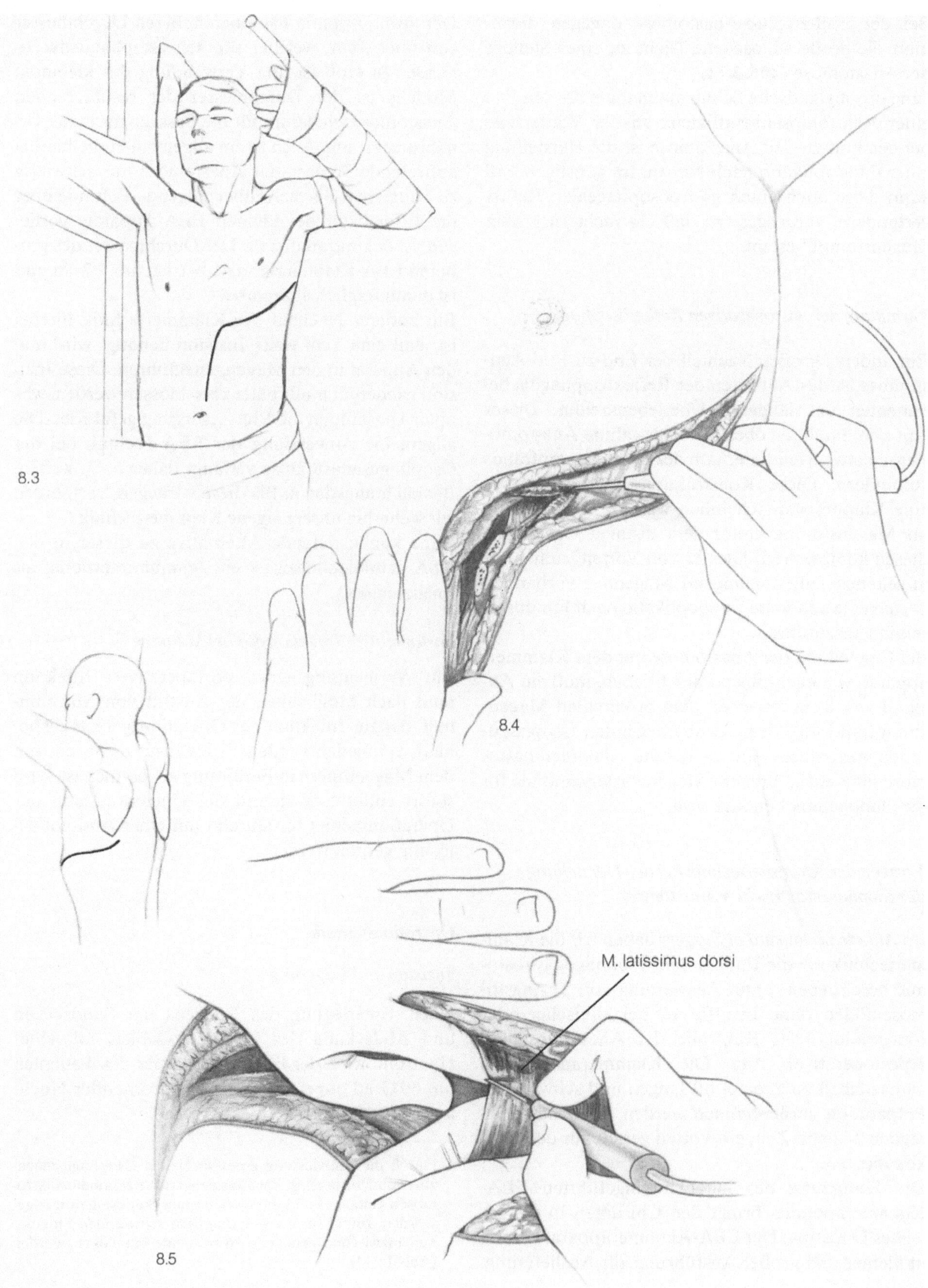

8.3

8.4

8.5

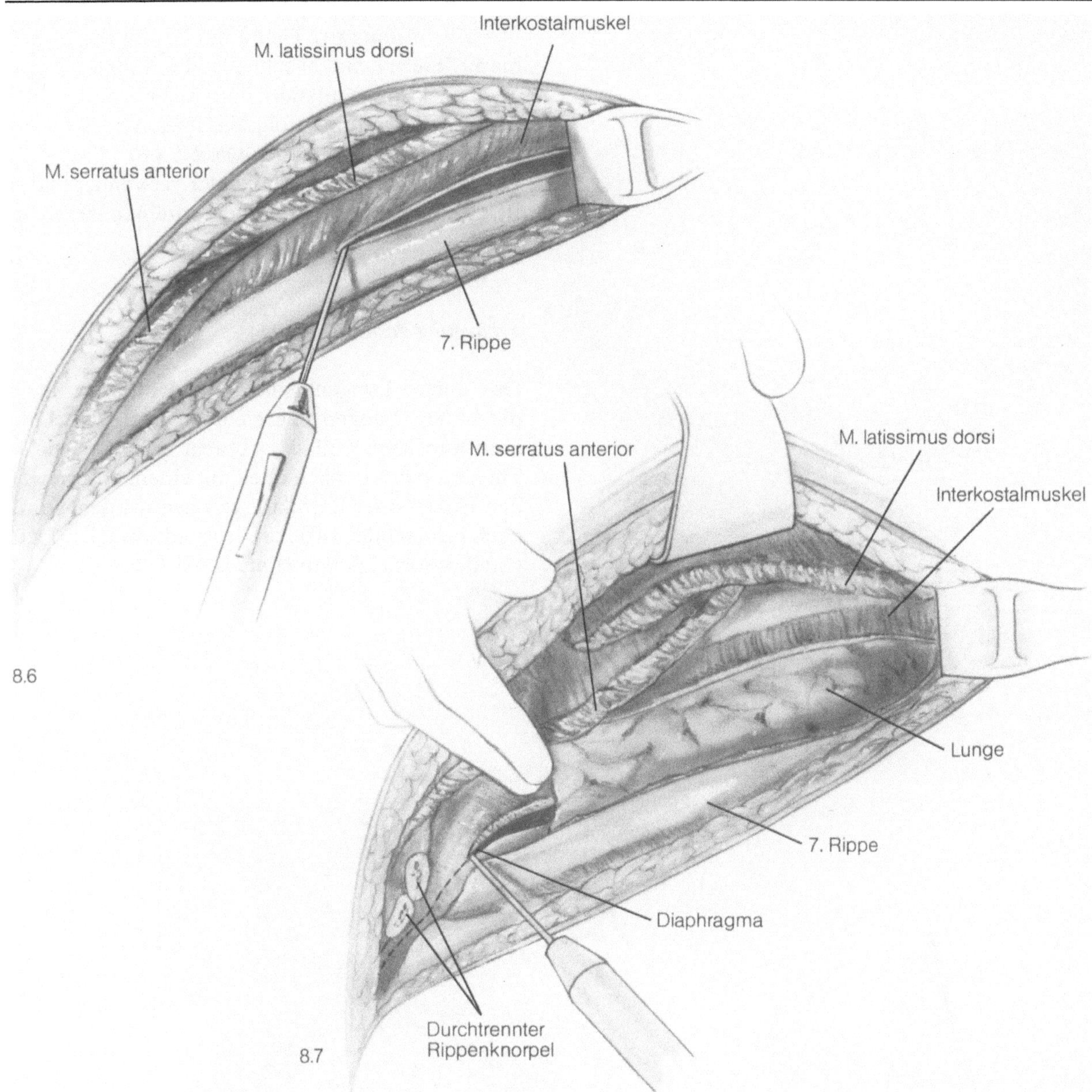

Die Inzision beginnt man am Nabel bis hinauf zur Mitte zwischen Xiphoid und Nabel. Danach wird das Abdomen exploriert. Das Vorhandensein von lokalen oder generalisierten Lymphknotenmetastasen stellt eine absolute Kontraindikation für die Resektion dar. Daraufhin wird die Inzision nach links in Richtung Rippenbogenrand bis zum 6. Interkostalraum und bis unterhalb der Schulterblattspitze fortgesetzt *(Abb. 8.4)*. Die Durchtrennung der Thoraxmuskulatur erfolgt elektrochirurgisch.

Die Zeigefinger des Operateurs und des ersten Assistenten spreizen den Latissimusmuskel *(Abb. 8.5)*. In gleicher Weise wird der hintere Serratusmuskel durchtrennt. Eine weitere und tiefere Muskelinzision erübrigt sich im allgemeinen. Als nächstes folgt die Anhebung des Schulterblatts mit Lokalisation des 6. Zwischenrippenraums, danach wiederum elektrochirurgisch die Durchtrennung der Interkostalmuskulatur oberhalb der 7. Rippe *(Abb. 8.6)*.

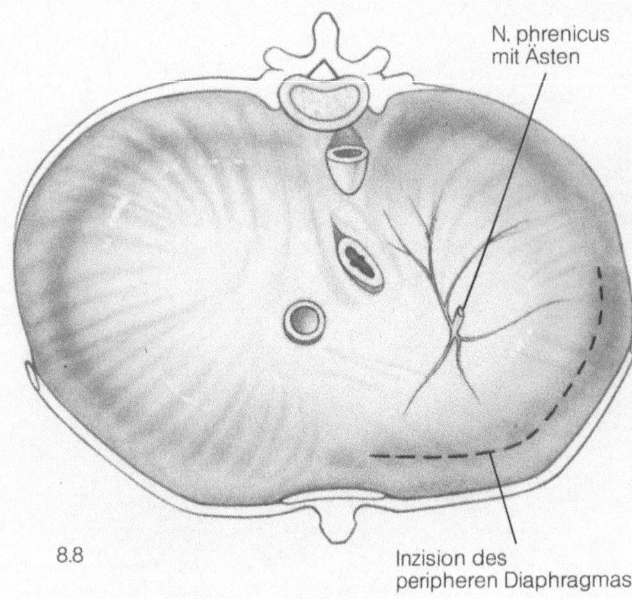

8.8

Nach Eröffnung der Pleura muß exakt die A. mammaria interna mit anschließender exakter Ligatur oder Elektrokoagulation dargestellt werden (Abb. 8.6, 8.7). Daraufhin erfolgt die Inzision des Zwerchfells an der Zirkumferenz ***(Abb. 8.7, 8.8).***
Hierbei sollte der Thermokauter verwendet und die Rippen mit einem Retraktor auseinandergehalten werden.

Freilegung des Ösophagus

Das untere Lungenligament wird durchtrennt, bis die untere Lungenvene sichtbar wird. Die Lunge muß nun zum Kollaps gebracht und mit feuchten Tüchern bedeckt nach oben mit einem entsprechenden Haken oder Retraktor gezogen werden, mit danach erfolgender Inzision der mediastinalen Pleura von der Aorta bis zum Hiatus ***(Abb. 8.9).***

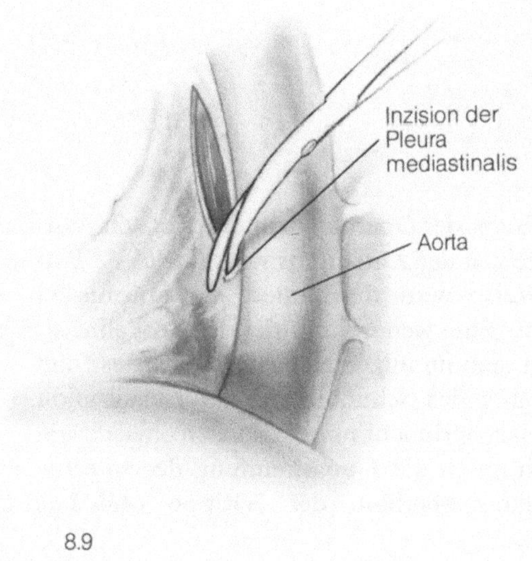

Inzision der
Pleura
mediastinalis
Aorta

8.9

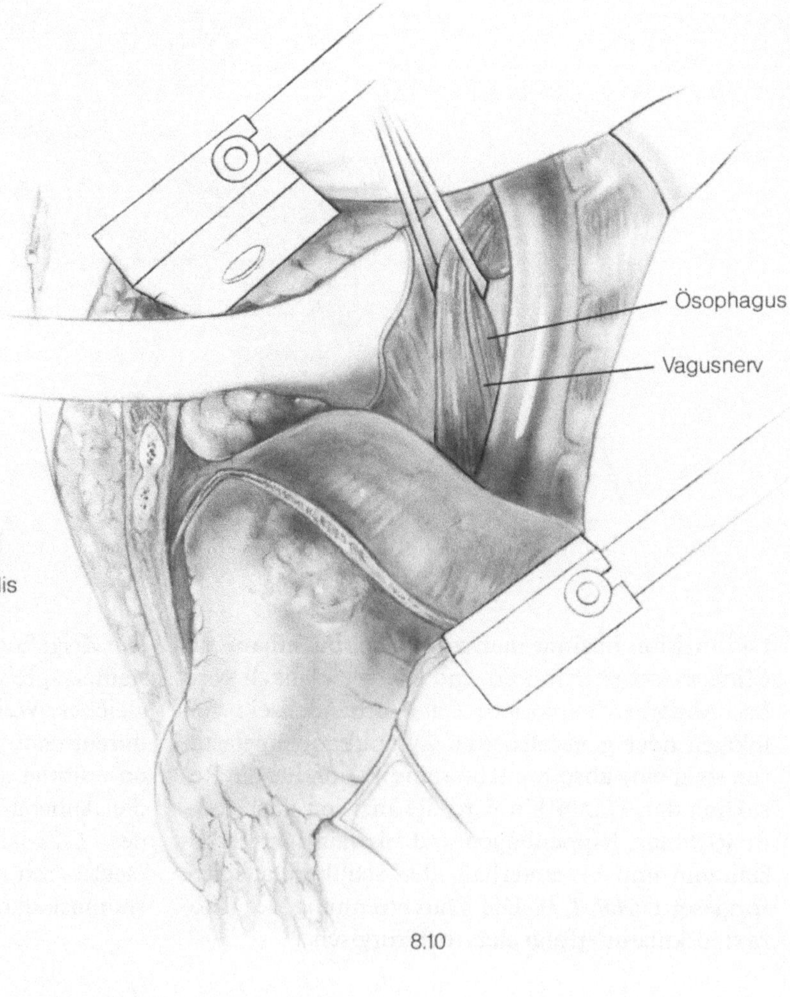

Ösophagus
Vagusnerv

8.10

Der distale Ösophagus wird zunächst mit dem Zeigefinger umfahren und danach mit einem Latexdrain angeschlungen ***(Abb. 8.10)***. Sorgfältig wird der Vagusverlauf vom Lungenhilus zum Ösophagus verfolgt, Tumor und Vagusnerven vom Mediastinum gelöst. Ist die Pleura oder die rechte Thoraxhöhle vom Tumor befallen, müßten die benachbarten Strukturen mitreseziert und der Ösophagus vollständig vom Aortenbogen bis zum Hiatus befreit werden. Abgehende Arterienäste können mit Hämoclips verschlossen und danach durchtrennt werden. Der Ösophagusverschluß kann wiederum mit dem Klammerapparat oder mit einer entsprechenden Ligatur erfolgen, um die Verschleppung von Tumorzellen im Ösophaguslumen zu vermeiden ***(Abb. 8.11)***. Dies sollte jedoch nicht vor Mobilisierung des Magens vorgenommen werden.

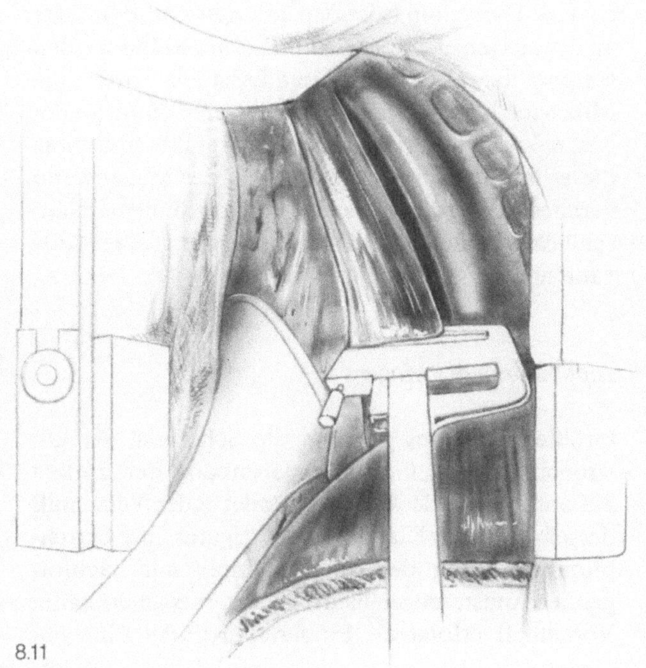

8.11

Splenektomie

Die Milz wird zur Mitte gezogen, hierauf erfolgt die Durchtrennung des unteren Milzligaments ***(Abb. 8.12)***, danach weiter vorsichtiges Anheben der Milz und des Pankreas aus dem retroperitonealen Lager mittels Fingerpräparation und Darstellung und Durchtrennung des lienokolischen Ligaments mit

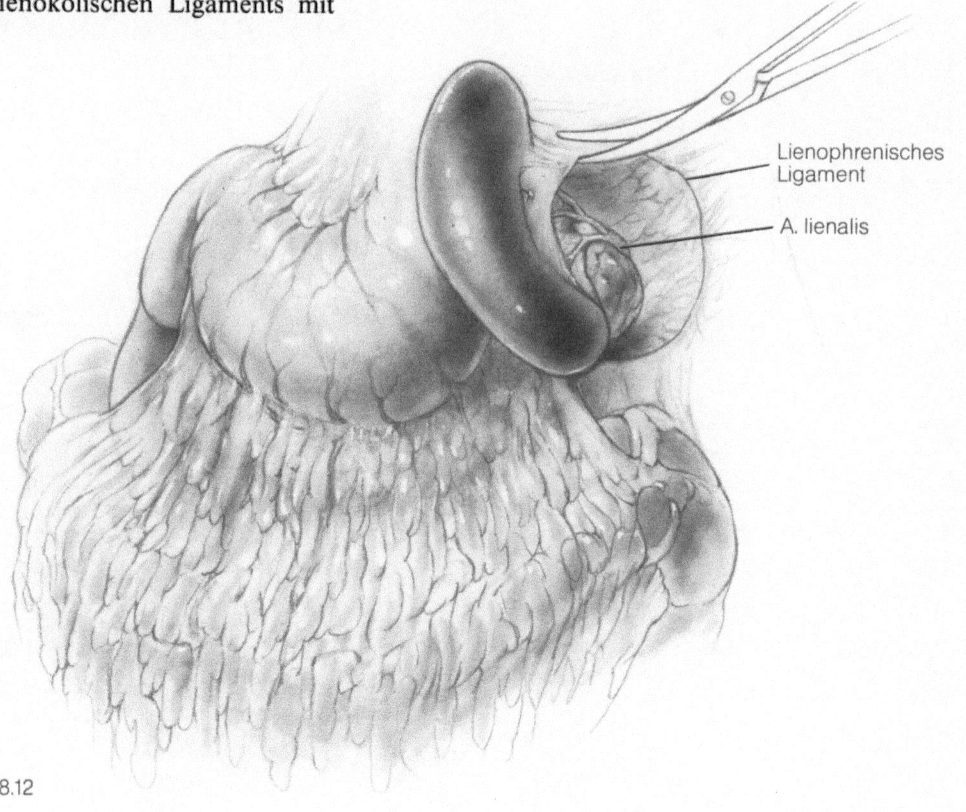

8.12

exakter Darstellung der Milzarterien und der Vene an der Hinterseite des Milzhilus. Die Gefäße werden getrennt dargestellt und ligiert. Es ist von Vorteil, die Milz nach Durchtrennung der kurzen Gefäße an der Magenkurvatur zu entfernen. Sorgfältig muß bei dieser Präparation eine Verletzung der Magenwand vermieden werden. Aus Sicherheitsgründen ist anschließend eine genaue Inspektion der großen Kurvatur angezeigt.

Mobilisation des Magens

Größte Beachtung verlangt die Schonung der gastroepiploischen Gefäßarkade entlang der großen Kurvatur, da jede Verletzung oder jeder Verschluß derselben durch Klammer oder Ligatur eine Durchblutungsstörung des Magenstumpfs mit nachfolgender Anastomoseninsuffizienz verursachen kann. Vorteilhaft erfolgt die Präparation durch Einlegen des Zeigefingers hinter das gastrokolische Ligament mit einem Netzrand von 3–4 cm an der Magenkurvatur. Die Skelettierung endet 6–8 cm vor dem Pylorus ***(Abb. 8.13 a, b)***. Nach Lösung letzter Verwachsungen mit der Pankreasoberfläche ist der Magen ausreichend mobilisiert. Nun wird der Truncus coeliacus exakt identifiziert, durch Palpation der Abgänge der A. lienalis, hepatica und gastrica sinistra. Daraufhin erfolgt die exakte Dissektion der Lymphknoten in diesem Bereich mit nachfolgender Skelettierung und Ligatur der Koronarvene. Unmittelbar oberhalb ihres Verlaufs ist die linke Magenarterie zu finden. Sie muß zuverlässig doppelt ligiert werden ***(Abb. 8.14 a, b)***. Hieran schließt sich die Inzision des gastrohepatischen Ligaments nahe der Leber an ***(Abb. 8.15)***. Gelegentlich findet sich im oberen Abschnitt eine akzessorische Leberarterie. Auch diese sollte dann exakt skelettiert und mit dem restlichen Peritonealüberzug am distalen Ösophagus ligiert werden.

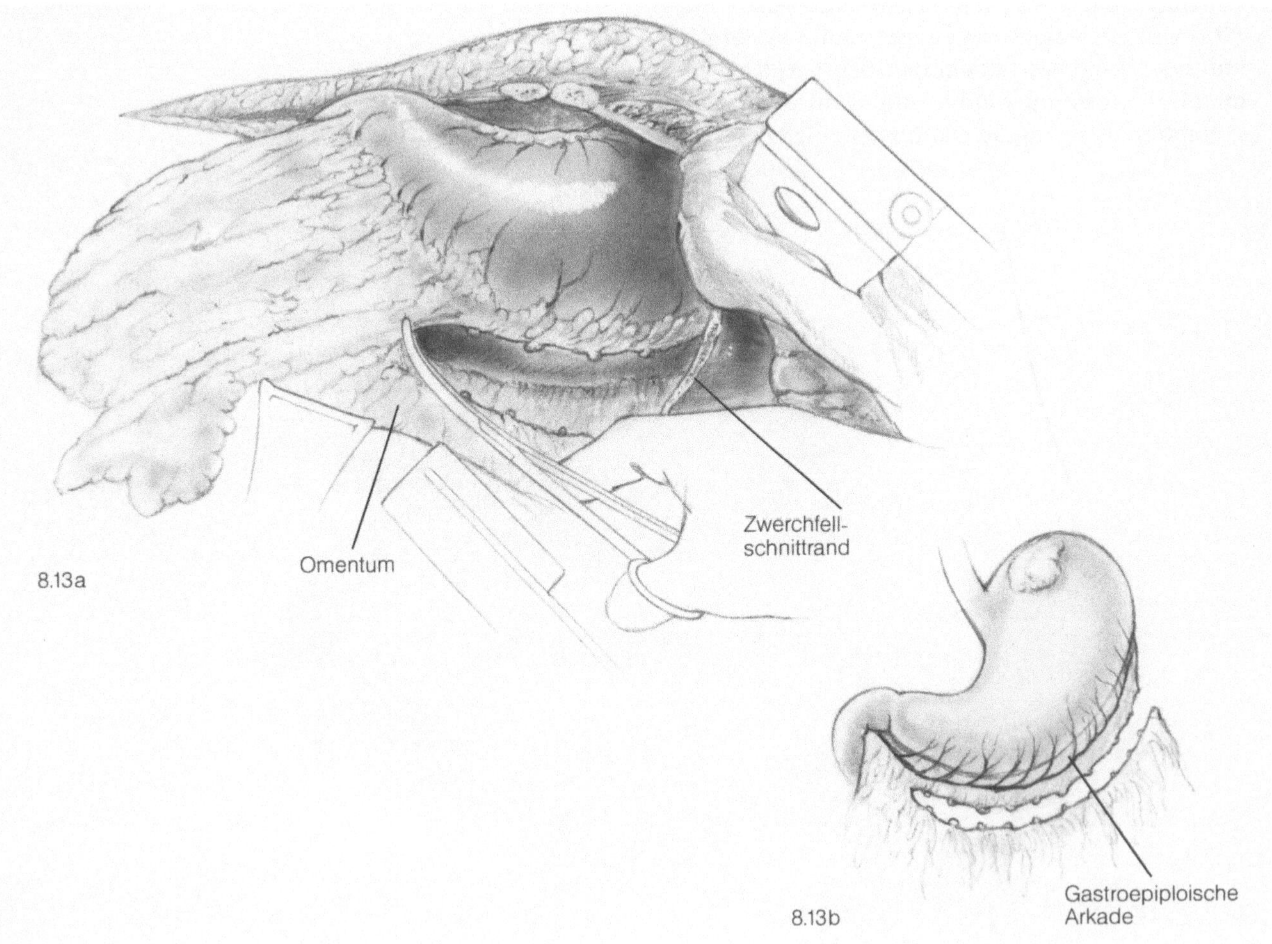

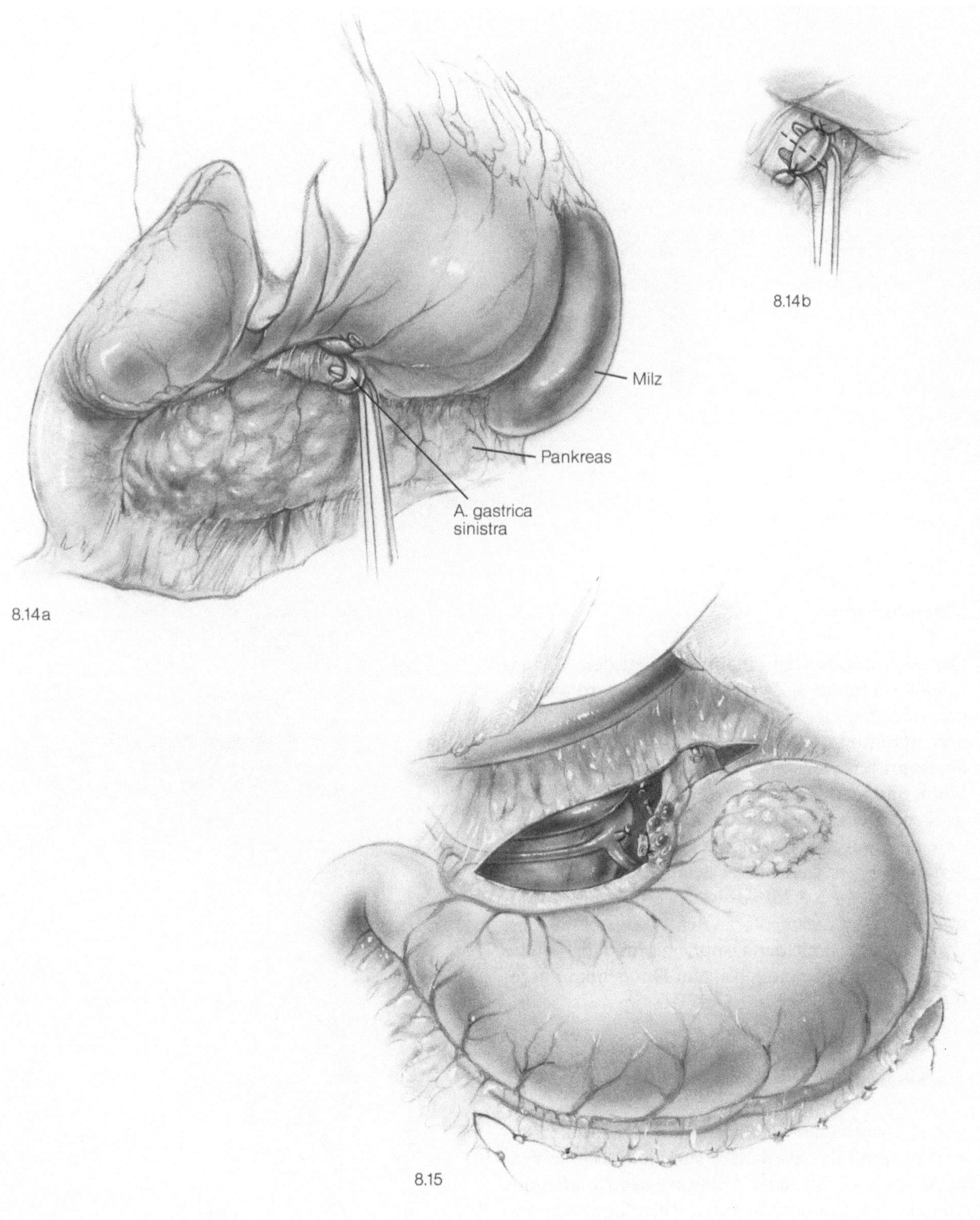

8.14b

8.14a

8.15

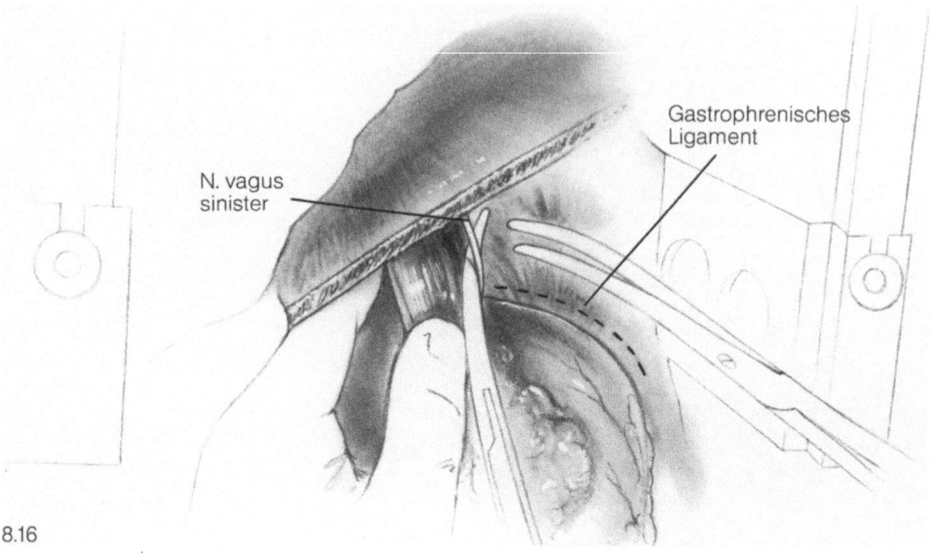

8.16

Hiatusdissektion

Das gastrophrenische Ligament fixiert den Magenfundus am hinteren Zwerchfell. Dieses wird wiederum mit digitaler Präparationstechnik aufgesucht und durchtrennt. Hat der Tumor auf den Hiatus übergegriffen, müssen die Hiatusschenkel durchtrennt und vom Zwerchfell elektrochirurgisch gelöst werden. Hierbei ist fast immer auch die Ligatur der unteren Zwerchfellarterie notwendig. Danach werden die Vagusstämme nahe dem Hiatus isoliert und durchtrennt ***(Abb. 8.16)***. Als letztes erfolgt die Durchtrennung des Ligaments zwischen Zwerchfell und Ösophagus, womit der Ösophagus und der obere Magenanteil vollständig bis zum Duodenum ausgelöst sind.

Kocher-Manöver

Um eine optimale Mobilisierung des Magens zu erreichen, muß das avaskuläre laterale Duodenalligament mit nachfolgender Ablösung des Duodenums und des Pankreaskopfs durch Zeigefingerpräparation inzidiert werden ***(Abb. 8.17, 8.18)***. Falls erforderlich kann dieses Manöver weiter nach unten über das untere Duodenalknie bis zur oberen Mesenterialvene fortgesetzt werden (s. Abb. 7.15, 7.16).

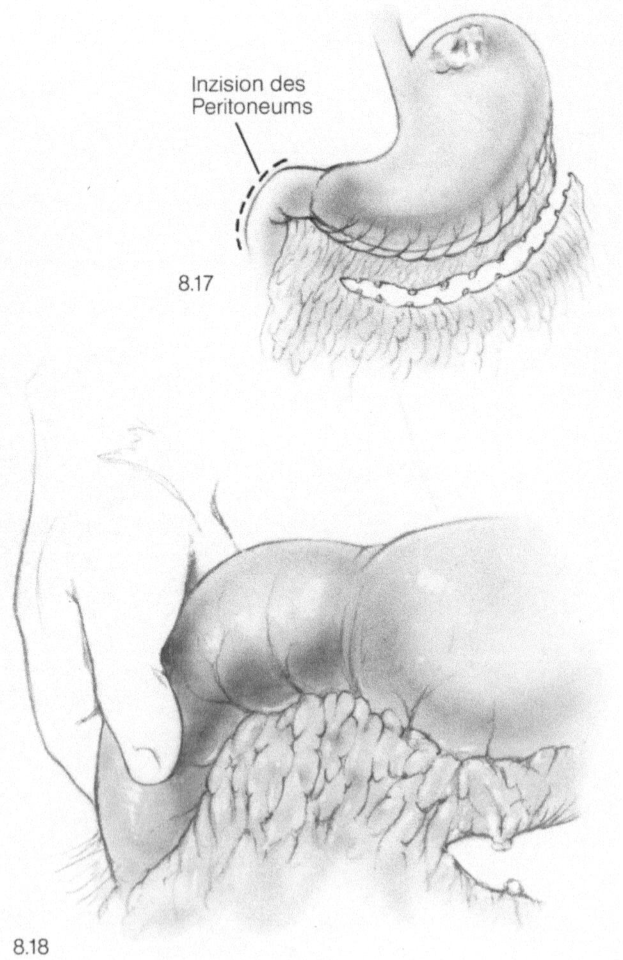

8.17

8.18

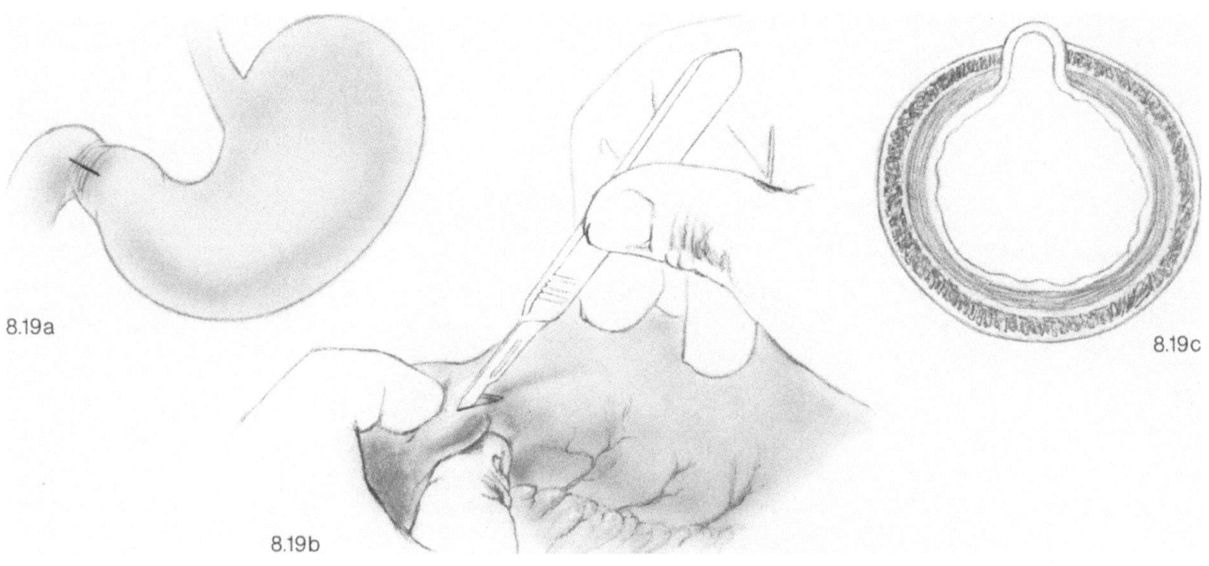

Pyloromyotomie

Sie erfolgt durch Anlegen einer Längsinzision von 1,5–2 cm Länge an der Vorderwand des Pylorus, danach vorsichtige, tiefe Inzision durch Verwendung des Skalpells mit seiner scharfen und stumpfen Seite, bis die Mukosa vorfällt ***(Abb. 8.19a–c)***. Ist der Pylorussphinkter nicht hypertrophiert, wie bei der kindlichen Pylorushypertrophie, kann die Mukosa leicht verletzt werden. Die größte Gefahr der Perforation besteht am distalen Ende der Pyloromyotomie. Eine kleine Mukosaverletzung kann durch Übernähung mit 5-0-Nähten und zusätzlicher Netzplastik versorgt werden. Bei einer größeren Mukosaverletzung empfiehlt sich jedoch die Korrektur, indem die Pyloromyotomie in eine Heineke-Mikulicz-Pyloroplastik erweitert wird. Die Pyroloplastik ist allerdings weniger wünschenswert als die Pyloromyotomie, da durch letztere die Durchblutung weniger unterbrochen bzw. beeinträchtigt wird. Fisher et al. haben die wünschenswerte Pylorusdilatation durch Invagination des Antrums mit dem Zeigefinger von außen in den Pyloruskanal vorgeschlagen und versprechen sich hiervon Vorteile. In einigen Fällen sind wir dieser Empfehlung auch gefolgt.

Durchtrennung des Magens und des Ösophagus

Bei der primären Tumorabtragung im unteren Ösophagus wird der TA-90-Klammerapparat verwendet, mit schrägem Ansatz in ähnlicher Weise wie zur Freilegung der linken Magenarterie und des Truncus coeliacus ***(Abb. 8.20a, b)***. Bei der Entfernung von Tumoren im oberen Magenabschnitt kommt das gleiche Vorgehen wie zuvor beschrieben in Frage.
Der obere Magenanteil wird zwischen 2 TA-90-Klammernähten durchtrennt. Stehen 2 Klammerapparate nicht zur Verfügung, müssen die Klammerreihen nacheinander im 1-cm-Abstand angelegt werden. Die Sterilisierung der Resektionsränder erfolgt durch leichte oberflächliche Elektrokoagulation der Mukosa. Vor der Abtragung muß daran gedacht werden, daß die Magensonde vorher zurückgezogen wird, da ein Zurückziehen der mitgefaßten Sonde bei der Klammerung später eine Verletzung der Klammerreihe mit nachfolgender Insuffizienzgefahr verursachen kann. Vor dem Absetzen des Magens wird der proximale Ösophagus ebenfalls nach erfolgter Klammerung durchtrennt ***(Abb. 8.21, 8.22)***. Eine Probeexzision aus dem proximalen und distalen Resektionsrand wird zur histologischen Schnellschnittuntersuchung verwendet.

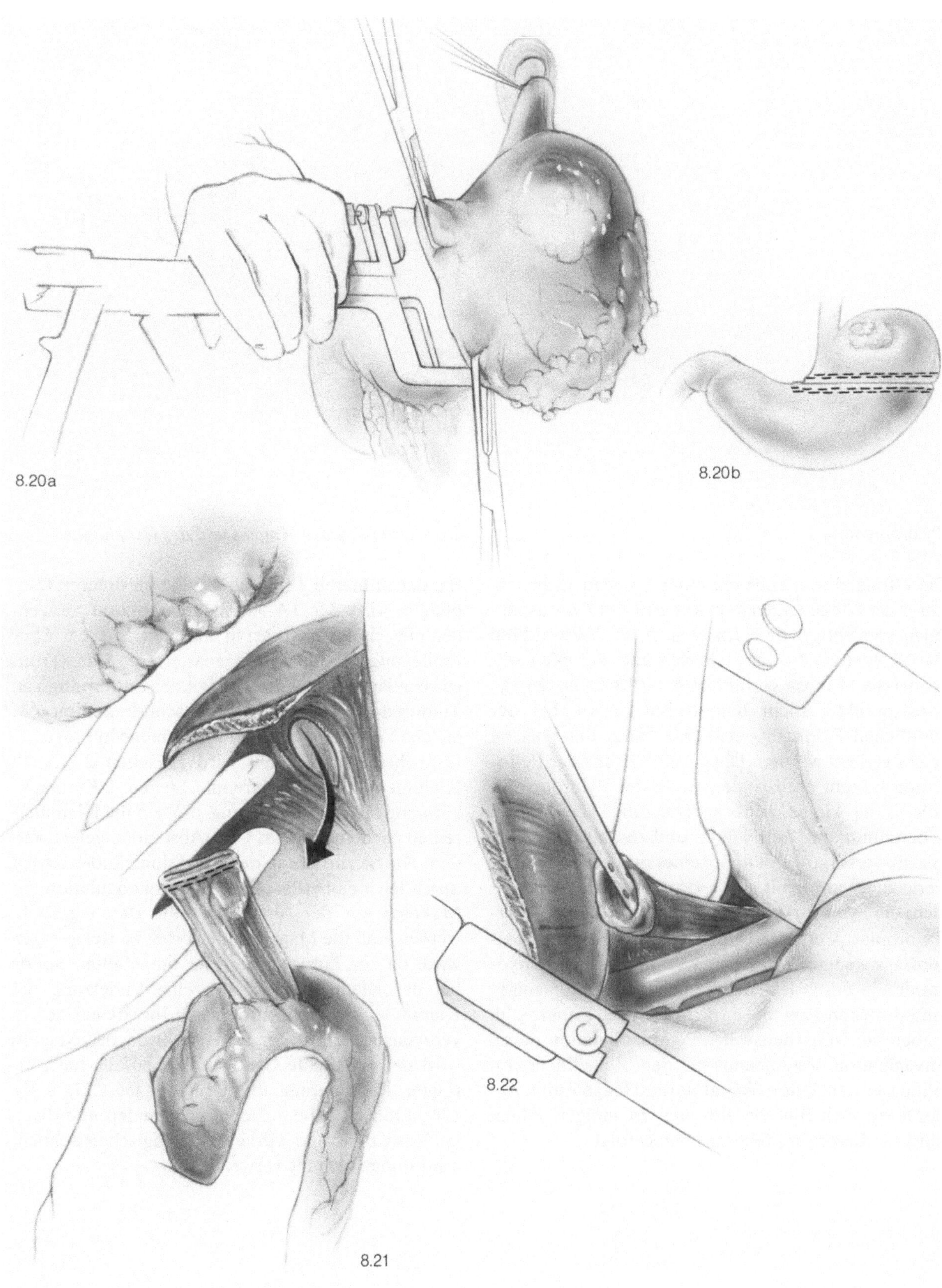

8.20a

8.20b

8.21

8.22

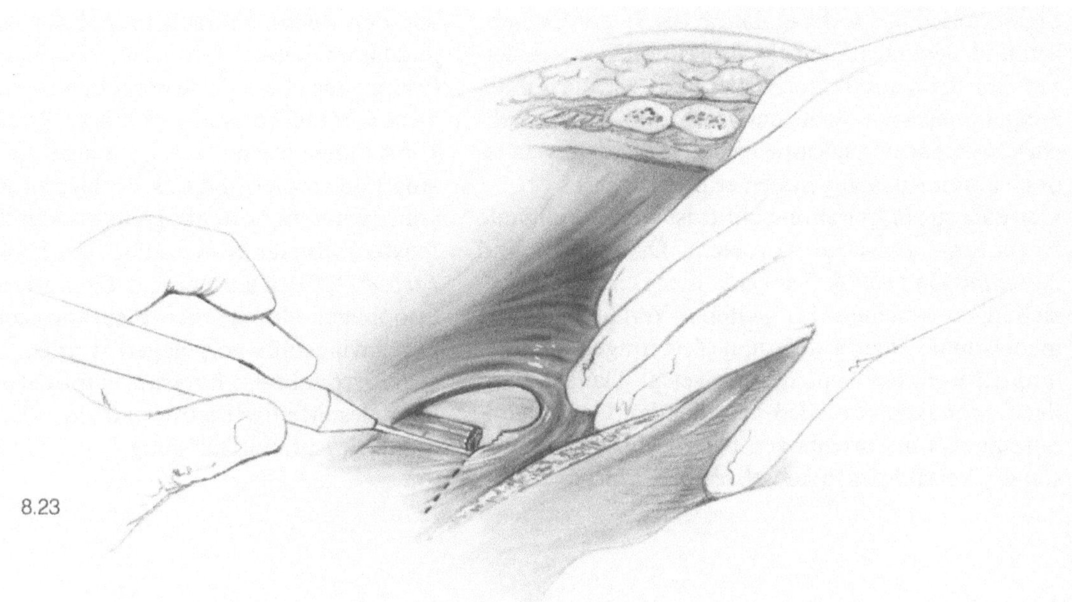
8.23

Erweiterung des Hiatus

Die elektrochirurgische Querinzision im linken Zwerchfellschenkel ***(Abb. 8.23)*** muß groß genug sein, damit der Magen ohne spätere Konstriktion und Einengung der Blutzirkulation in das Mediastinum verlagert werden kann.

Erweiterung der Thorakotomie bei Verlagerung der Anastomose oberhalb des Aortenbogens

Eine exakt angelegte End-zu-Seit-Anastomose zwischen Ösophagus und Magen verlangt einen mindestens 6–8 cm langen Ösophagusrest unterhalb des Aortenbogens. Ist dies nicht der Fall, darf nicht gezögert werden, die Thorakotomie zu erweitern, damit der Ösophagus hinter dem Aortenbogen ausgelöst und vor diesen in eine supraaortale Position gebracht werden kann. Hierdurch wird die anschließende Anastomose wesentlich leichter und sicherer und erfordert nur einige Minuten mehr Zeitaufwand.
Nun erfolgt die Umlagerung für die Erweiterung der Thorakotomie mit weiterer Inzision der Haut und durch Trennung des M. rhomboidus und M. trapecius von der Spitze des Schulterblatts nach oben zwischen Skapularand und Wirbelsäule. Die Skapula wird nach oben gezogen, unter Resektion eines 1 cm langen Segments der 6., gelegentlich auch der 5. Rippe mit Periostentfernung ***(Abb. 8.24)***, nachfolgender

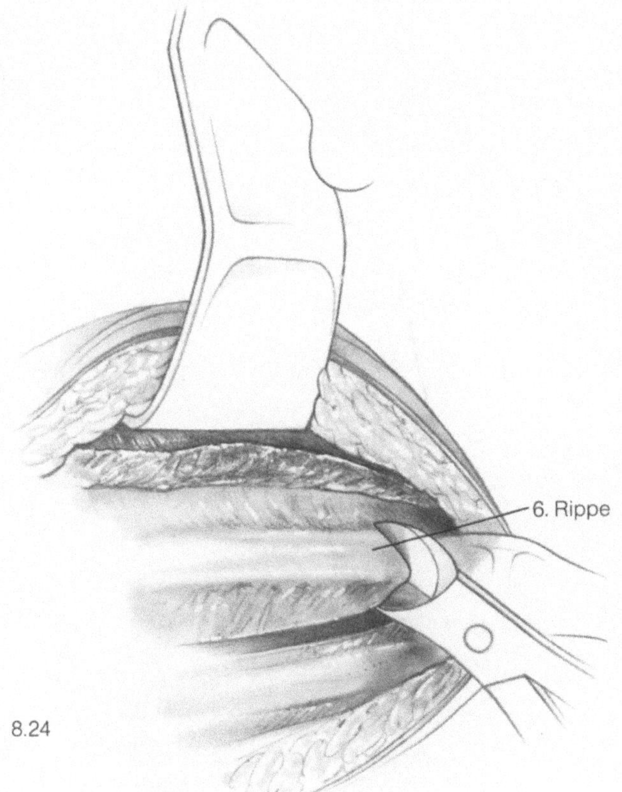

8.24

Ligatur oder Elektrokoagulation der Interkostalnerven und Begleitgefäße *(Abb. 8.25)* und Wiedereinsetzen des Rippenretraktors *(Abb. 8.26)*. Ist die Freilegung immer noch nicht genügend, kann ein zusätzliches Segment der 4. Rippe exzidiert werden, was jedoch nur in Ausnahmefällen erforderlich ist.

Der nächste Präparationsschritt ist nun die digitale Austastung zwischen vorderem Ösophagus und Aortenbogen *(Abb. 8.27 a–c)*, da hier keine Gefäßbeziehungen bestehen. Im weiteren Verlauf wird die mediastinale Pleura auf dem Zeigefinger inzidiert und der weitere Ösophagus freigelegt. Danach wird der Ösophagus von allen bestehenden Gewebsumhüllungen am Aortenbogen befreit. Sorgfältig müssen der Verlauf des linken N. recurrens laryngeus sowie der Ductus thoracicus und der linksseitige Vagusstamm beachtet werden, der hier medial vom Ösophagus über den Aortenbogen verläuft. Ein oder zwei Gefäße können bei dieser Präparation unter Umständen durch Hämoclips ligiert werden.

Anschließend erfolgt das Vorlagern des Ösophagus vom hinteren Aortenbogenlager durch das Pleurafenster zwischen Karotis und den Subklaviagefäßen *(Abb. 8.28)*. Bei zu kleinem Pleurafenster kann der Ösophagus durch eine Pleurainzision lateral der Subclaviagefäße vorgelagert werden. Schon zu diesem Zeitpunkt des Eingriffs empfiehlt sich eine Spülung des Mediastinums und des Ösophaguslagers mit einer Antibiotikalösung.

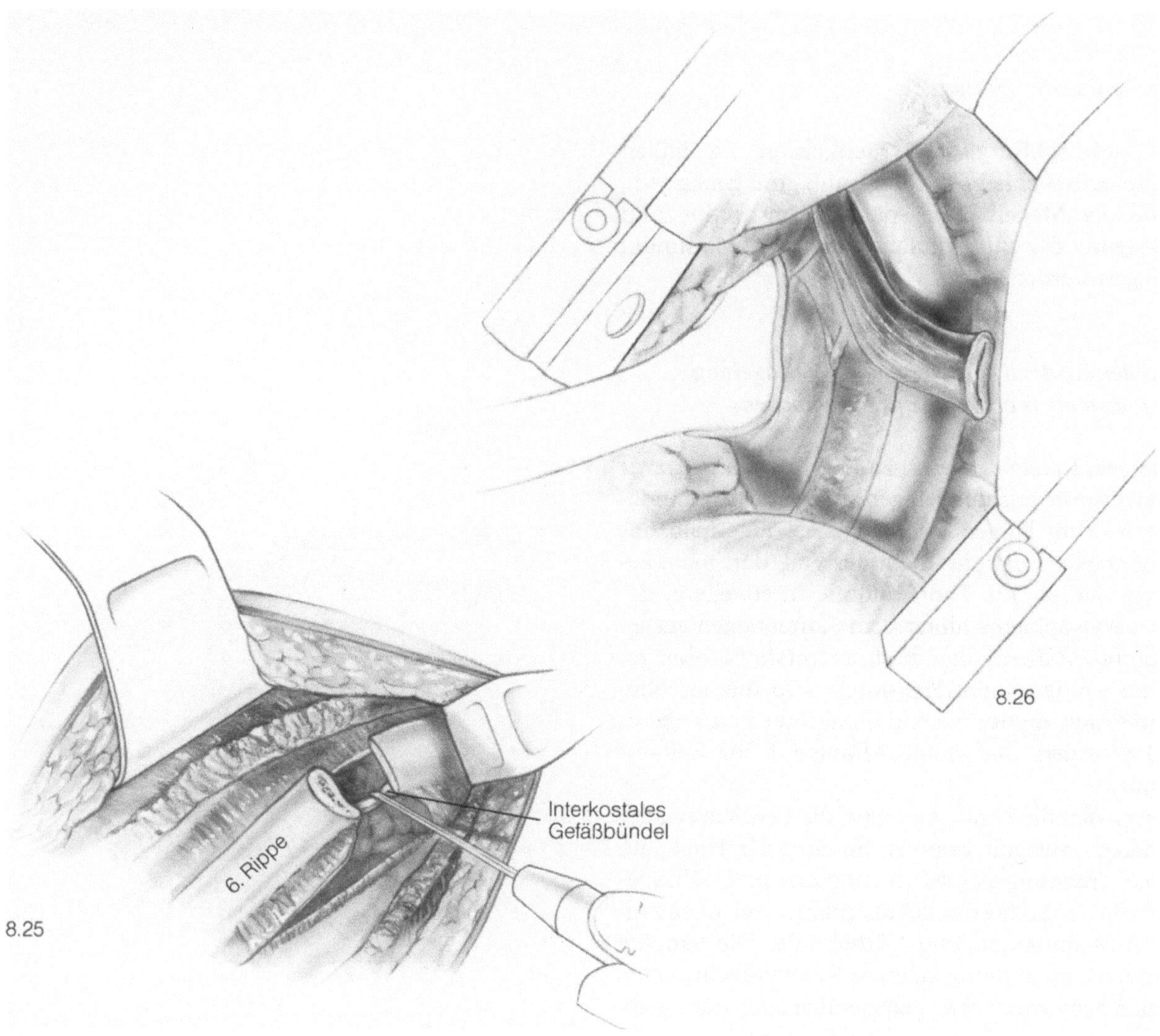

8.26

8.25

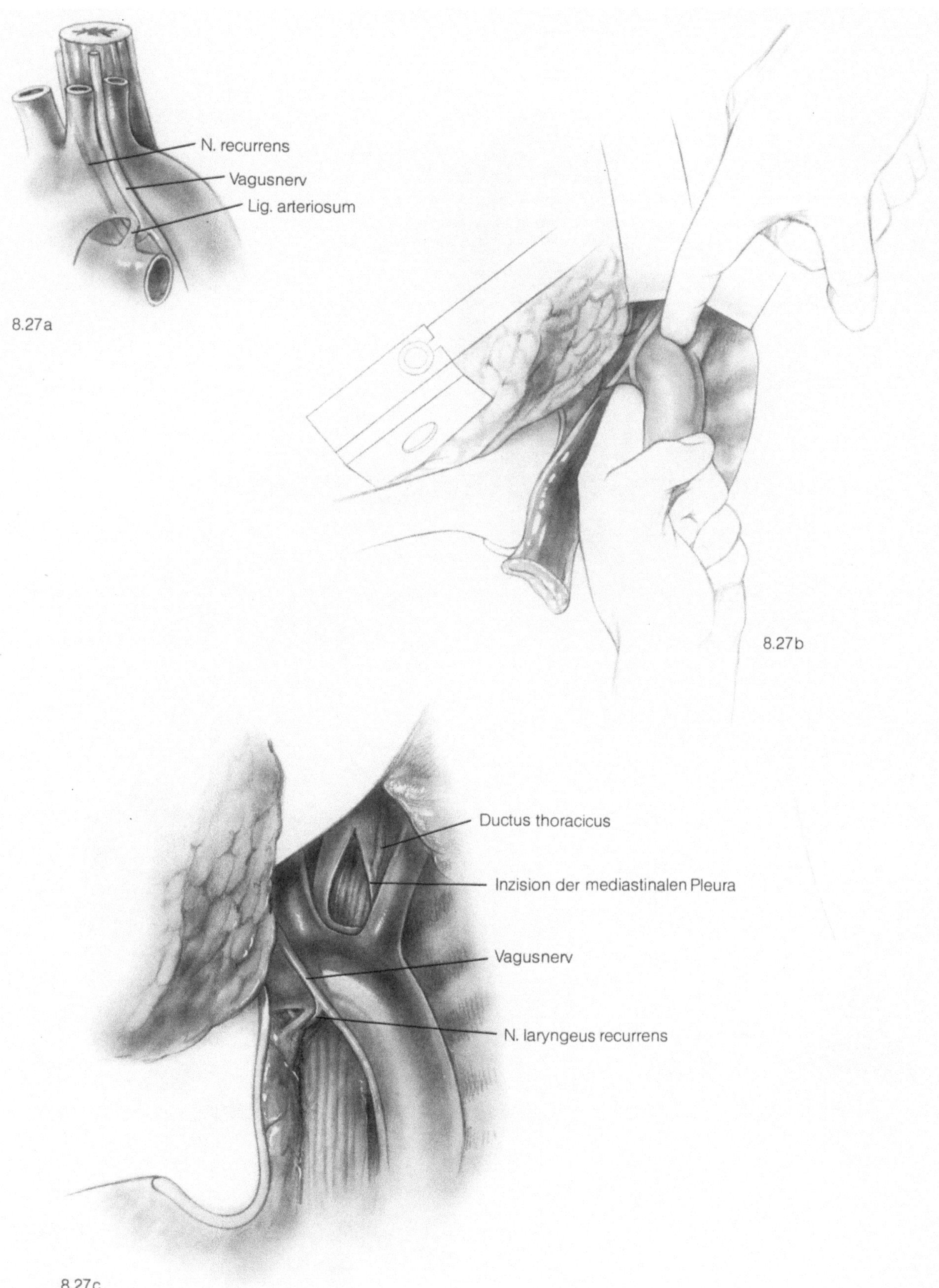
N. recurrens
Vagusnerv
Lig. arteriosum
8.27a
8.27b
Ductus thoracicus
Inzision der mediastinalen Pleura
Vagusnerv
N. laryngeus recurrens
8.27c

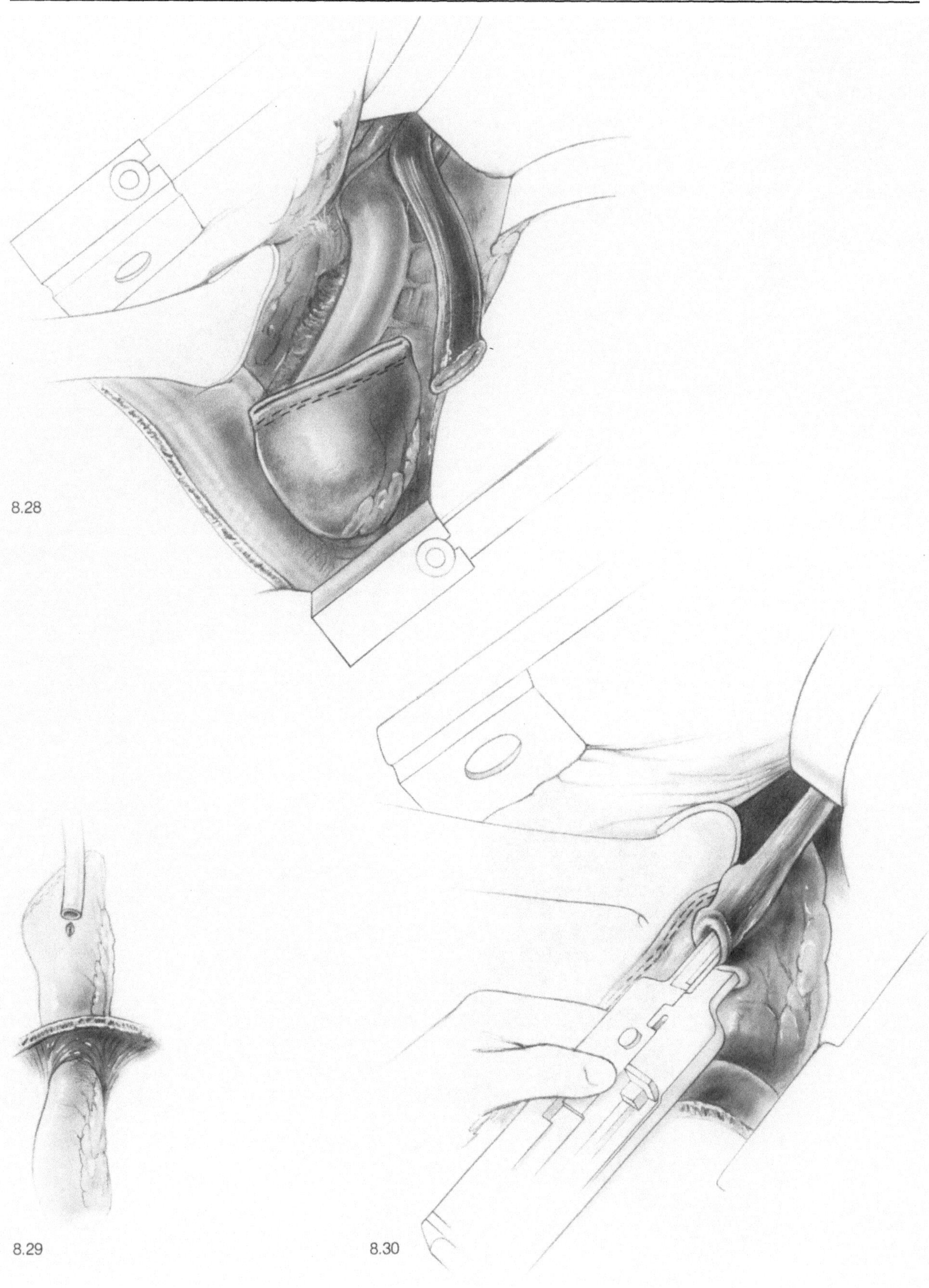

8.28

8.29

8.30

Die nachfolgend beschriebene ösophagogastrische Anastomose sollte in anterio-lateraler Position zum Aortenbogen erfolgen, dies ist hierfür die optimale Lokalisation. Anschließend erfolgt die Anastomosierung des Ösophagus mit der Vorderwand des Magenstumpfs, wie oben beschrieben. Konnte die Ösophaguspräparation schonend erfolgen, wird das Ösophagussegment eine genügende Durchblutung haben, auch wenn 10 cm aus dem Mediastinum ausgelöst wurden.

Ösophagogastrische Anastomose durch Handnaht

Die hierfür in Frage kommende Nahttechnik ist in Kap. 7 beschrieben und illustriert.

Ösophagogastrische Anastomose mit Klammertechnik

Auch die Anastomose mit Klammertechnik verlangt die Annäherung der Ösophagushinterwand an die Magenvorderwand mit allerdings etwas längerem Überstand des Magenstumpfrands von etwa 7–8 cm. Ist dieses nicht möglich, muß die Klammertechnik unterbleiben.

An der Magenvorderwand erfolgt eine 1,5 cm lange Stichinzision (Abb. 8.29). Die eine Gabel des GIA-Apparats wird hier, die andere in den darüberliegenden Ösophagus eingeführt ***(Abb. 8.29, 8.30)***. Der GIA-Apparat wird etwa 4 cm eingeführt und nach Klammerung wieder entfernt. Die Anastomose wird dreieckförmig evertierend vervollständigt, indem der TA-55-Apparat zweimal angesetzt wird ***(Abb. 8.31)***. Die Herstellung der Anastomose kann durch Anlegen von Haltefäden ***(Abb. 8.32)*** und die Annäherung des Ösophagus an die Magenvorderwand durch das Anlegen von Allis-Klemmen erleichtert werden. Sie ermöglichen das exakte Anlegen des TA-55-Apparats für die Klammernaht ***(Abb. 8.33)***.

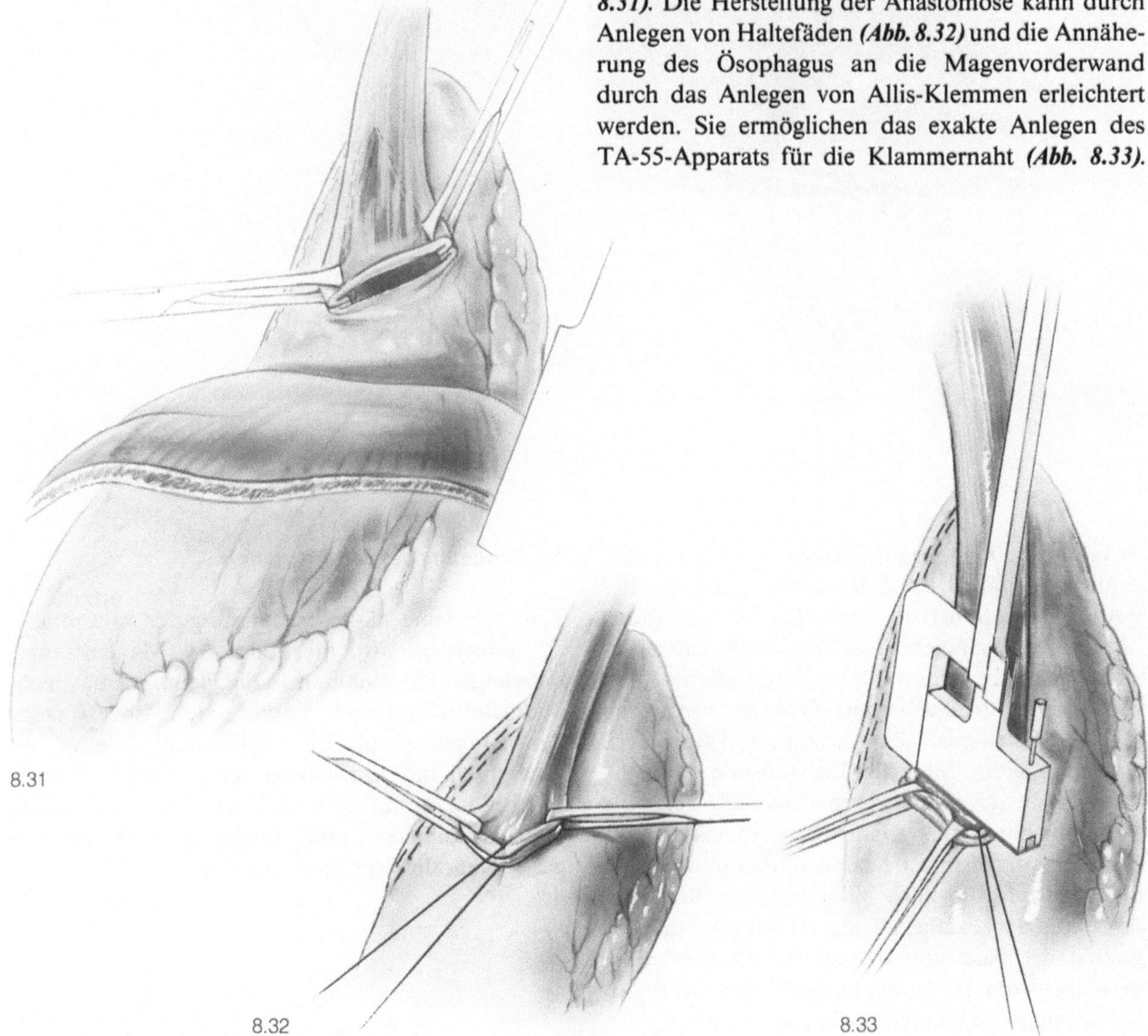

8.31

8.32

8.33

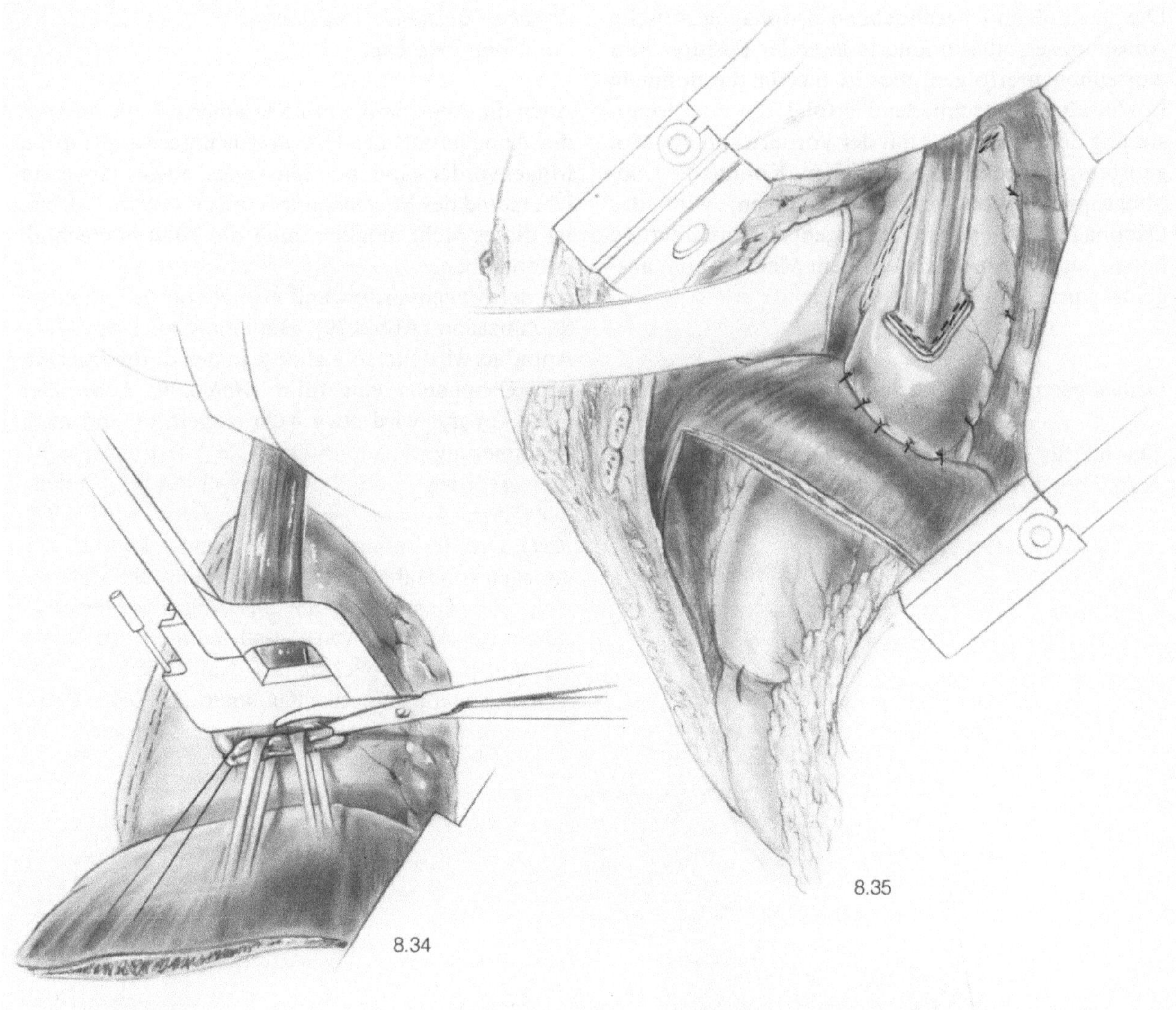
8.34

8.35

Überstehende Ösophagus-Magenschleimhaut wird exzidiert ***(Abb. 8.34)***. Es ist darauf zu achten, daß der gesamte Resektionsrand oberhalb der Haltefäden vollständig geklammert wird. Auch ist für eine exakte Klammernaht Voraussetzung, daß jegliche Interposition von benachbartem Gewebe vermieden wird. Die Dichtigkeit der Anastomose kann durch Instillation einer Methylen-Blau-Lösung über die Magensonde überprüft werden. ***Abb. 8.35*** zeigt die vollständig hergestellte Klammeranastomose.

Ob nach fertiggestellter Klammeranastomose noch eine Fundoplikatio nach Nissen hinzugefügt wird, hängt von der Erfahrung des Chirurgen und der Qualität der Anastomose bzw. der Durchblutung des Magenstumpfs ab. In einigen Fällen bietet sich auch die partielle Fundoplikatio an.

Stabilisierung des Magenstumpfs

Um irgendeine stärkere Spannung der Anastomose zu vermeiden, wird die Spitze des Magenstumpfs mit einigen Einzelnähten an die Pleura mediastinalis oder die prävertebrale Faszie fixiert. Ebenso sollte der Magenstumpf im erweiterten Hiatus am Zwerchfell mit Einzelknopfnähten fixiert werden. Hierbei ist darauf zu achten, daß beim Durchstich die Magenmukosa nicht mitgefaßt wird, um eine gastropleurale Fistel zu vermeiden.

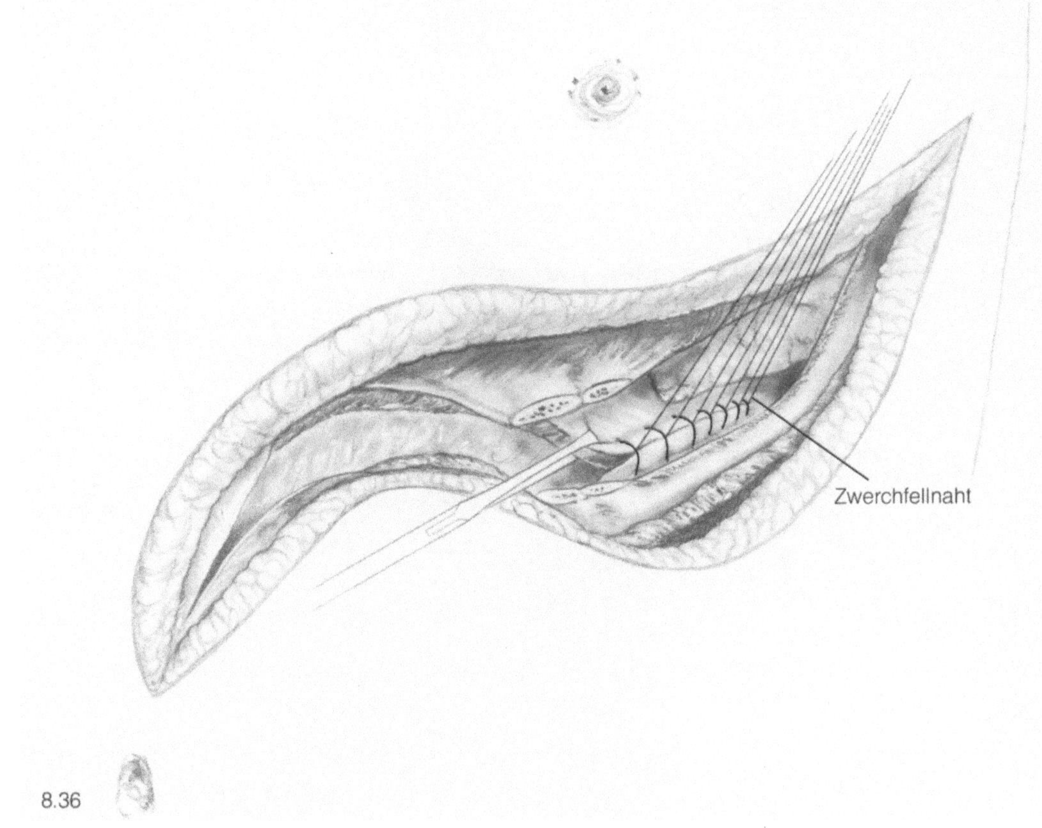

8.36

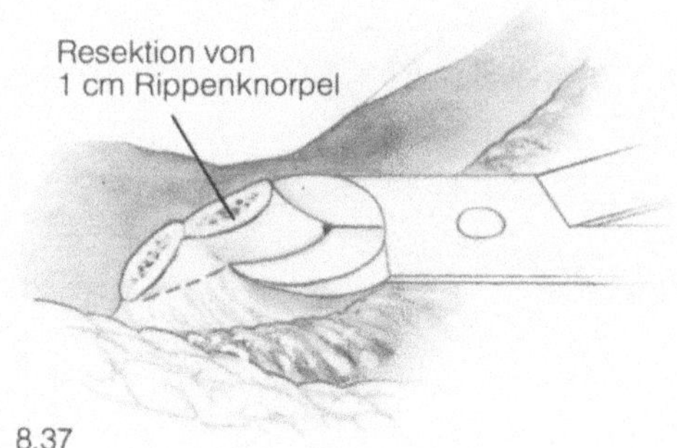

8.37

Wundverschluß

Nach Absaugen der mit einer Antibiotikalösung gespülten Thorax- und Abdominalhöhle wird die Zwerchfellinzision mit Einzelknopfnähten verschlossen ***(Abb. 8.36)***. Der Nahtabstand darf nicht größer als 1 cm sein, um jede Möglichkeit einer Hernienbildung zu vermeiden. Nach Resektion von 1 cm knorpeligem Rippenrand schließt sich der Verschluß der thorakalen Inzision mit Stahldrähten und mit zusätzlichen 4 oder 5 Perikostalnähten zur Adaption der 6. und 7. Rippe an ***(Abb. 8.37–8.39)***. Durch den 9. Interkostalraum wird ein Plastikrohrdrain in der vorderen Axillarlinie eingebracht, mit der Spitze des Drains in der Nähe der Anastomose. Das Drain wird mit 4-0-Catgut an der parietalen Pleura hinter der Aorta fixiert und die Lunge wieder aufgebläht, um Atelektasebildungen vorzubeugen. Sind kleine Lungenlecks bemerkbar, muß eine zweite Thoraxdrainage zwischen Lungenoberfläche und Pleuraspalt eingelegt werden. Danach erfolgt das Anziehen der perikostalen Nähte und die weitere schichtweise Naht der Thoraxmuskulatur ***(Abb. 8.40, 8.41)***. Die Laparotomie wird mit Draht-Einzelknopfnähten, wie in Kap. 5 beschrieben, verschlossen.

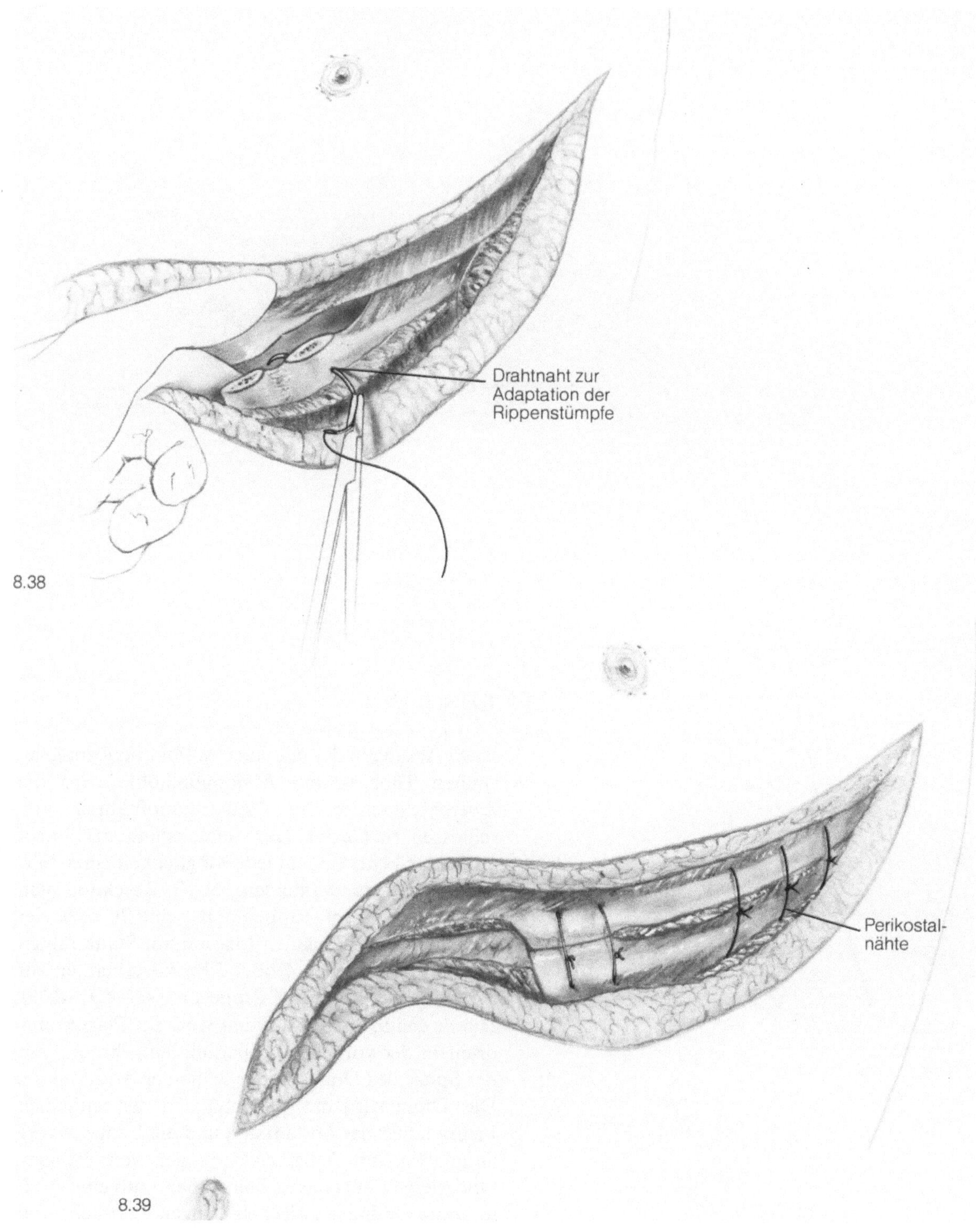
Drahtnaht zur
Adaptation der
Rippenstümpfe
8.38
Perikostal-
nähte
8.39

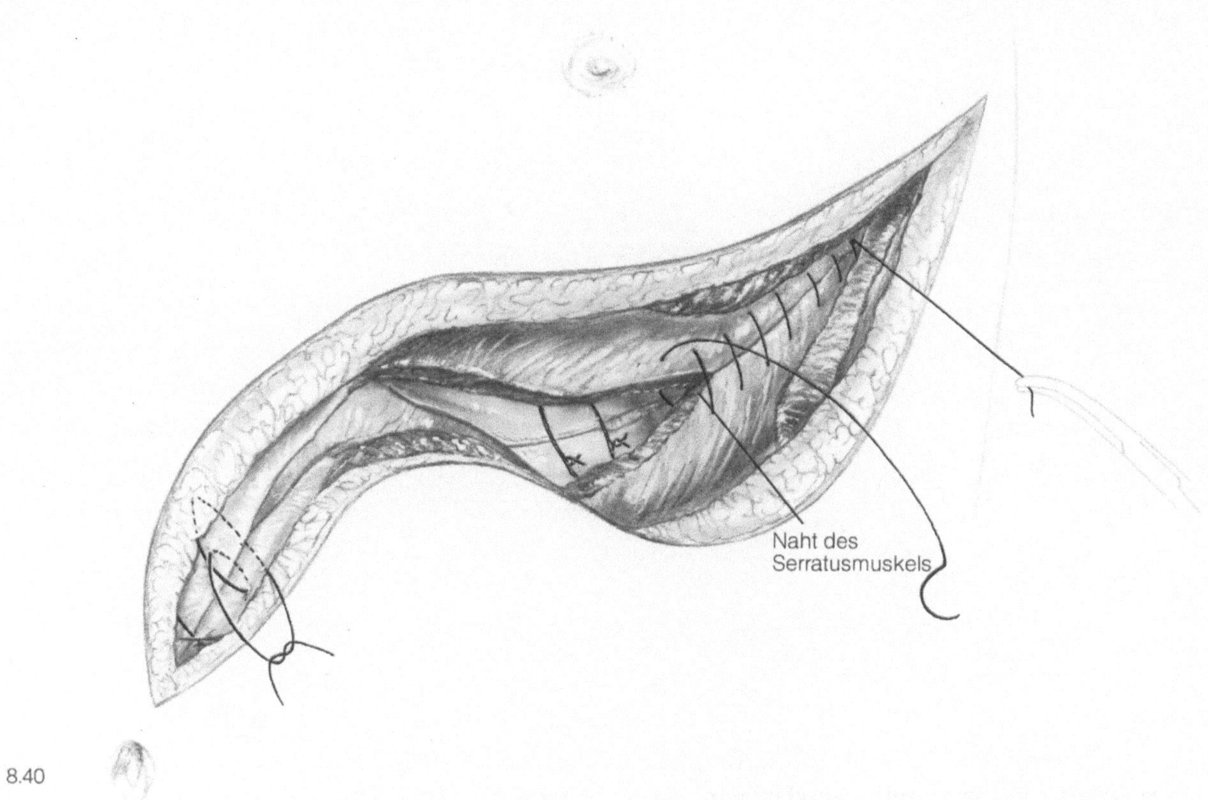

8.40

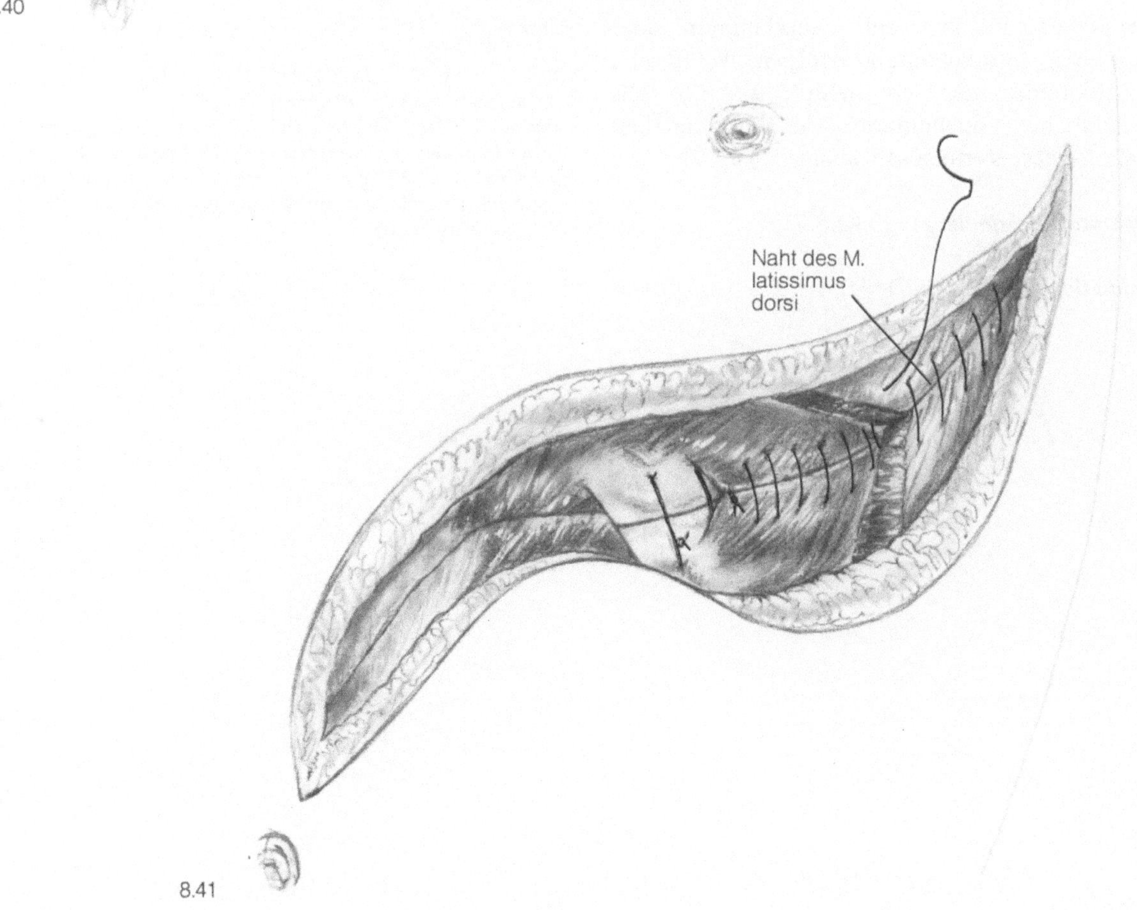

8.41

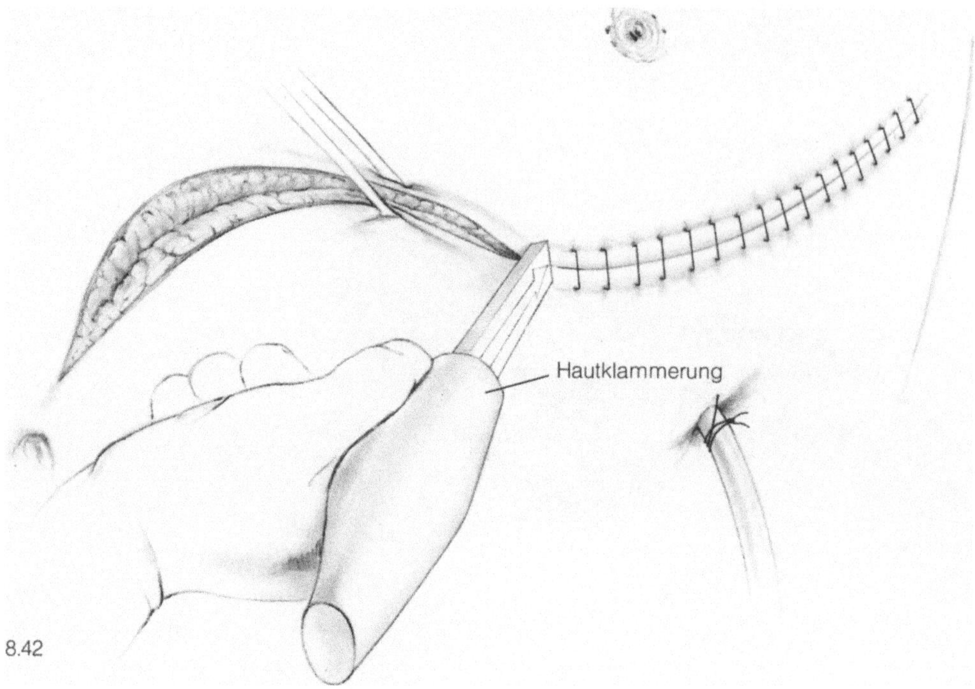

Der Hautverschluß kann mit Hautklammern oder fortlaufender Intrakutannaht erfolgen, wobei sich eine Subkutandrainage empfiehlt *(Abb. 8.42)*, falls eine mögliche Kontamination des abdominellen Operationsgebiets erfolgt sein sollte (s. Kap. 2).

Postoperative Behandlung (vgl. Kap. 7)

Komplikationen (vgl. Kap. 7)

Literatur

Chassin JL (1978) Esophagogastrectomy: Data favoring end-to-side anastomosis. Ann Surg 188: 22

Chassin JL (1978) Stapling technic for esophagogastrostomy after esophagogastric resection. Am J Surg 136: 399

Fisher RD et al. (1972) Esophagogastrostomy in the treatment of carcinoma of the distal two-thirds of the esophagus. Ann Thorac Surg 14: 658

Magen

9 Operationen bei peptischem Ulkusleiden

Auswahl des Operationsverfahrens bei Duodenalulkus

Jedes Peptische Ulkus wird verursacht durch die Wirkung freier Säure; die Reduzierung der Magen-Säure-Sekretion heilt das Ulkus. Dies kann chirurgisch durch die Magenresektion mit Beseitigung eines Großteils der säurebildenden Parietalzellen erreicht werden. Unglücklicherweise sind diese Operationen aber von sehr vielen unerwünschten postoperativen Folgezuständen belastet. Mit der Entwicklung der Vagotomie jedoch sind ausgedehnte Resektionen des Magens überflüssig geworden. Daher sollte heutzutage die Vagotomie routinemäßig als chirurgische Behandlung des Duodenalulkus zur Anwendung kommen. Welche Vagotomieform und welcher Typ der Resektion oder der Drainageoperation angezeigt ist, darüber bestehen noch unterschiedliche Auffassungen.

Antrektomie und Vagotomie

Wird die Resektion des Antrums mit irgendeiner Form der gastralen Vagotomie kombiniert, kann die postoperative Säuresekretion bis auf ein Minimum reduziert werden. Die Gefahr eines postoperativen peptischen Rezidivulkus liegt bei 0–2%. Diese günstigen Erfahrungen erhalten ihr Gegengewicht durch Untersuchungen von Goligher et al. (1979) und Herrington et al. die eine Mortalitätsrate von nur 0–2% bei Patienten nachwiesen, die von erfahrenen Operateuren behandelt wurden; die Rate der unbefriedigenden Ergebnisse wird mit 3–6% angegeben. Postoperativ fatale Komplikationen beruhen auf einer Insuffizienz der Duodenalnaht oder auf lokalen wie allgemeinen Auswirkungen der akuten nekrotisierenden Pankreatitis. Operationstechniken, die diese bedrohlichen Komplikationen nach Möglichkeit verhindern sollen, sind in Kap. 15 abgehandelt.

Drainageverfahren und Vagotomie

Nach Goligher et al. (1979) sind die Langzeitergebnisse im Hinblick auf das Rezidiv beim peptischen Ulkus nach Pyloroplastik in Kombination mit trunkulärer Vagotomie in etwa 10% der Fälle in Form von Dumping oder galliger Gastritis vorhanden, wie sie in ähnlicher Weise nach Antrumresektion auftreten (duodeno-gastrischer Gallereflux). Auf der anderen Seite betrug die Mortalitätsrate nach Vagotomie und Drainageoperation als Wahleingriff in etwa 0,5%. Wegen der „einfachen“ Durchführung wird dieses Operationsverfahren häufig bei Risikopatienten angewendet, speziell auch in Fällen von massiver Blutung bei Duodenalulkus. Die Resektion ist in solchen Fällen nicht selten schwierig, und die Operationsmortalität ist hoch, es sei denn der Eingriff wird von einem Experten ausgeführt.

Trunkuläre oder selektive Vagotomie

Ziel der selektiven Vagotomie ist es, die zum Magen verlaufenden Vagusfasern zu unterbrechen, unter gleichzeitiger Erhaltung der antralen und der zur Leber und zum Ganglion coeliacum verlaufenden Vagusäste. Diese Präparationsmethode wurde in der Hoffnung angegeben, daß damit die unvermeidbaren Postvagotomiefolgen – insbesondere die Diarrhö – vermieden werden. Folgestudien an der Vanderbilt University von Sawyers et al. lassen vermuten, daß die selektive Vagotomie die Häufigkeit einer inkompletten Magenvagotomie reduziert. Da eine schwerwiegende Postvagotomiediarrhö nur selten auftritt und da andererseits die selektive Vagotomie einschließlich der Devaskulierung der kleinen Magenkurvatur eine beachtliche Operationszeit in Anspruch nimmt, hat auch dieses Verfahren nicht weltweites Interesse gefunden. Wenn für die selektive Vagotomie die hierfür erforderliche zusätzliche Dissektion der kleinen Magenkurvatur durchgeführt wird, sollte der Chirurg sich für die proximale Vagotomie ohne Drainage entscheiden. In jedem Fall muß der Operateur in dieser Operationstechnik erfahren sein und sie vollständig – mit entsprechenden Überprüfungsverfahren – vornehmen.

Wahl des Drainageverfahrens

Auch wenn eine Entzündung des Bulbus duodeni mit Verwachsungen besteht, ist die Pyloroplastik einfacher als eine Gastrojejunostomie. Die Pyloroplastik nach Mikulicz, die einfachste Form eines Drainageverfahrens, kann in 90% der Fälle zur Anwendung kommen. Bei stark fibrotisch verändertem Pylorus ist die Pyloroplastik nach Finney angezeigt, da ab einem bestimmten Grad von Vernarbungen die Mikulicz-Technik unanwendbar ist. Einige Chirurgen sind der Auffassung, daß die Finney-Pyloroplastik mit großem Stoma die Operationsmethode der Wahl ist. Es ist interessant, daß die Gruppe um Goligher (1979) weniger unerwünschte Langzeitergebnisse nach Vagotomie und Gastrojejunostomie fand, als nach Vagotomie mit Pyloroplastik. Da es sich jedoch nicht um eine randomisierte Studie handelt, ist ihr Überzeugungswert nicht eindeutig. Auch die Jaboulay-Pyloroplastik in Form der Jaboulay-Gastroduodenostomie zeigt keine überzeugenden Vorteile.

Billroth-I- oder Billroth-II-Magenresektion

Die mittlerweile vorliegenden umfangreichen klinischen Beobachtungen demonstrieren, daß die Billroth-I-Operation – in Kombination mit einer adäquaten Vagotomie – die Rückbildung des Duodenalulkus ebenso sicher gewährleistet, wie die konventionelle Billroth-II-Resektion. Die Billroth-I-Resektion hat zudem den Vorteil der Eliminierung von Komplikationen, die gelegentlich nach Gastrojejunostomie nach Billroth II folgen können. Herrington, der die größte Erfahrung mit dieser Form der Magenresektion hat, ist der Meinung, daß die gastroduodenale Anastomose für die Mehrzahl der Patienten auch bei schwerer Ulcus-duodeni-Erkrankung sicher genug ist. White konnte nachweisen, daß die postoperative Steatorrhö nach Billroth-I-seltener als nach Billroth-II-Operationen auftritt.

Proximale gastrale Vagotomie ohne Drainageoperation

Die Geschichte lehrt uns, daß die schnell auftretende Begeisterung für eine neue Operationsmethode in der Behandlung des Duodenalulkus oft von späteren Enttäuschungen gefolgt wird. Konsequenterweise sollte man bei der Beurteilung einer neuen Methode wenigstens Folgestudien von über 10–20 Jahren Beobachtungszeit abwarten. Nichtsdestoweniger hat die proximale gastrale Vagotomie ihre verlockenden Vorteile. Als erstes imponiert die geringe Mortalität von 0,3%. Sie beruht in erster Linie darauf, daß anatomisch der Gastrointestinaltrakt und die Ulkusregion unberührt bleiben. Die Rezidivquote wird von Autor zu Autor mit 2–20% angegeben. Unzweifelhaft ist, daß die Ausdehnung der selektiven Vagotomie auf den unteren Ösophagus die Erfolgsrate verbessert hat. Die einzig bisher berichtete fatale Operationskomplikation ist die Nekrose der kleinen Magenkurvatur. Sie scheint in weniger als 1 pro 1000 Operationsfälle aufzutreten. Hieraus darf man wahrscheinlich schließen, daß sie in erster Linie durch eine vermeidbare – weil operationsbedingte – Traumatisierung oder durch ein Hämatom bedingt ist. Von allen bisher angewendeten Operationsverfahren zur Behandlung des Duodenalulkus ist die proximale gastrale Vagotomie diejenige mit den geringsten postoperativen Verdauungsstörungen. Der andere, attraktive Aspekt dieses Operationsverfahrens ist, daß bei Rezidivulkus die sekundär durchgeführte Antrumresektion mit weniger Schwierigkeiten durchzuführen ist, es sei denn, daß eine Splenektomie vorausging. In diesen Fällen ist die Blutversorgung des Magens nach Antrumresektion und proximal gastraler Vagotomie gefährdet (s. Abb. 15.1); daher sollte in diesen Fällen eines der anderen Alternativverfahren in Frage kommen.

Zusammenfassung

Wenn sorgfältig und von einem erfahrenen Operateur ausgeführt, ist die Vagotomie mit Antrumresektion von einer geringen Mortalität belastet – bei einer Langzeitheilung des Duodenalulkus in 99% der operierten Patienten. Weniger erfahrene Chirurgen sollten Golighers (1979) Rat befolgen, nämlich die Antrumresektion beim tiefen, penetrierenden Hinterwandulkus zu unterlassen, da die Vagotomie mit Gastroenterostomie fast ebenso gute Ergebnisse zeigt wie die Resektion. Auch ist es besser, ein Rezidivulkus - mit der Chance einer eventuellen Spontanheilung - durch Nachoperation zu behandeln, als auch nur einen postoperativen Todesfall durch die erzwungene Magenresektion zu riskieren. Dieselbe Feststellung gilt wahrscheinlich für die proximale gastrale Vagotomie, wenn sie in der Hand eines erfahrenen Chirurgen ausgeführt wird. Auch hierfür gilt, daß erst nach Vorliegen von Beobachtungen von 10–20 Jahren über einen Zeitraum die proximale gastrale Vagotomie als Methode der Wahl empfohlen werden kann.

Man ist beeindruckt von der von Goligher et al. mitgeteilten 0% Hospitalmortalität bei 375 Operationsfällen: Gastrektomie 117, Vagotomie und Antrumresektion 132 und Vagotomie mit Gastrojejunostomie 126. Die Autoren erklären diese guten Behandlungsergebnisse bei den 249 Patienten mit Magenresektion durch den Umstand, daß alle präparatorisch schwierigen Fälle nicht der Resektion, sondern stattdessen der Vagotomie mit Gastroenterostomie unterzogen wurden, ohne postoperative Mortalität.

Auswahl des Operationsverfahrens bei Ulcus ventriculi

Viele Patienten mit Duodenalulkus haben einen erhöhten Säurespiegel, während ein Ulcus ventriculi häufig von einer reduzierten Säuresekretion begleitet ist. Die Ätiologie des Magenulkus ist auf eine Magenstase mit verlängertem Kontakt der Säure mit der Mukosa zurückzuführen. Diese Situation besteht bei Patienten mit einem chronischen Duodenalulkus und sekundärer Pylorusstenose, woraus sich sekundär das Magenulkus entwickelt hat. Eine andere Hypothese für die Pathogenese des Magenulkus ist die verminderte Resistenz der Magenschleimhaut gegenüber der Magensäure mit einer unterschiedlichen Diffusion der Säure, die zur Schleimhautdestruktion führt. Patienten, die sowohl ein Duodenal- als auch ein Magenulkus haben, sollten daher mit einer Operationsmethode behandelt werden, die das Duodenalulkus zur Ausheilung bringt. Das gleiche gilt für Patienten mit einem Ulkus im Pyloruskanal oder in der präpylorischen Region.

Patienten mit Magenulkus und reduzierter Magensäure haben gute Heilungschancen nach eingeschränkter Resektion von etwa 40% des Magens, mit Gastroduodenostomie ohne Vagotomie. Die Rezidivhäufigkeit nach dieser Operation liegt nach Berichten von Davis et al. aus der Mayo-Klinik bei 1%. Es gibt keine überzeugenden Hinweise, nach denen eine zusätzliche Vagotomie erforderlich ist. Tanner berichtete von einem Fall mit Rezidivulkus unter 1000 Antrumresektionen bei Magenulkus. Bei fehlender Malignität ist die Billroth-I-Methode vorzuziehen. Da jedoch immer die Möglichkeit einer Malignität bei chronischem Magenulkus besteht, sollte das Ulkus in jedem Fall mitreseziert werden. Intraoperative Schnellschnittuntersuchungen müssen die Resektionslinien überprüfen, im Hinblick auf die bei Malignität größere Resektionsausdehnung.

Gelegentlich sind tief penetrierende Magenulzera subkardial an der kleinen Kurvatur lokalisiert. Bei noch nicht befallener Kardia ist die Shoemaker-Hoffmeister-Resektion die bevorzugte Operationsmethode. Bei großem Ulkus mit Begleitödem sollten Mehrfachbiopsien durch die Gastrostomie entnommen werden. Bei histologisch negativem Ergebnis genügt eine 40%ige Magenresektion einschließlich Antrum und Pylorus ohne weitere Tangierung des Ulkus. Das als benigne angenommene Ulkus muß 6 Wochen postoperativ röntgenologisch und gastroskopisch kontrolliert werden. Einige Chirurgen verlangen zur definitiven Behandlung des Magenulkus bei Benignität die Vagotomie und Pyloroplastik. Auch wenn hierüber gute postoperative Ergebnisse mitgeteilt worden sind, und trotz des Vorteils dieser Operationsmethode für den Risikopatienten, sollte auch die partielle Magenresektion mit in Erwägung gezogen werden. Beim Magenulkus ist die Antrumresektion eine ebenso sichere Methode wie die Vagotomie mit Pyloroplastik, die von einer ungewöhnlich hohen Rezidivquote innerhalb der 5–10-Jahresfolgeperiode belastet ist. Noch ungeklärt und nicht abgeschlossen ist die Beurteilung der Behandlungsergebnisse des gutartigen Magenulkus durch die proximale gastrale Vagotomie in Kombination mit lokaler Exzision. Es ist noch zu früh, um über den Wert dieser Methode schon ein Urteil abgeben zu können.

Indikationen

1. Massive oder rezidivierende Blutung trotz stationärer Behandlung.

2. Ulkusperforation. Beim perforierten Duodenalulkus ist - bis auf einige Ausnahmen - die Übernähung die Methode der Wahl. Patienten mit langer

Ulkusanamnese und nur kurz zurückliegender Perforation und noch nicht massiver lokaler Peritonitis können auch der sofortigen definitiven Operation unterzogen werden. Im Falle eines Magenulkus ist die Perforation eher größer oder an der Magenhinterwand lokalisiert, wodurch die Übernähung mit Netzmanschette nicht sicher vorgenommen werden kann. Unter diesen Bedingungen ist im Zweifelsfall die Notfallresektion in Erwägung zu ziehen, da die Reperforationen nicht selten sind und dann oft letal enden. Wegen der hohen Rezidivhäufigkeit des Magenulkus stehen viele Chirurgen grundsätzlich auf dem Standpunkt, daß die Perforation des Magenulkus durch Resektion behandelt werden sollte.

3. Magenstenose. Die definitive chirurgische Behandlung sollte hierbei erst nach einer vorausgehenden Behandlung durch Magenabsaugung, um das Ödem und die Wandhypertrophie zu reduzieren, erwogen werden. Andererseits hat eine vorübergehende Magenobstruktion ohne lange Anamnese durchaus auch die Chance der Heilung durch medikamentöse Behandlung.

4. Erfolglose konservative Therapie. Medikamentöse Behandlung (Antacida und Cimetidine) mit häufigen kleinen Mahlzeiten hat sich bei 90% der Patienten mit Duodenalulkus als erfolgreich erwiesen. Hat ein Patient mit langer Anamnese jedoch 4–5 Ulkusrezidive, dann ist die Operation indiziert. Die Rezidivrate bei Magenulkus nach zunächst erfolgreicher medikamentöser Behandlung ist notorisch hoch. Littmann berichtet, daß in 42% Patienten mit Magenulkus innerhalb von 2 Jahren ein Rezidiv nach zunächst erfolgreicher medikamentöser Therapie aufwiesen. Die postoperativen Komplikationen nach Eingriffen zur Behandlung des Magenulkus sind beträchtlich geringer als die bei Duodenalulkus. Aus diesem Grunde sollte die definitive Chirurgie des Magenulkus spätestens nach ein oder zwei Rezidivbeobachtungen erfolgen.

Präoperative Vorbereitung

1. Nasen-Magen-Sonde zur Absaugung bei Patienten mit Pylorusstenose, in den anderen Fällen Einlegen der Magensonde vor der Operation.
2. Gastroskopie mit Biopsie bei Magenulkus.
3. Genaue Untersuchung und Analyse der Magensekretion.
4. Serumgastrin-Bestimmungen bei Patienten mit Verdacht auf Vorliegen eines MEA-Syndroms.

Literatur

Davis Z et al. (1977) The surgically treated chronic gastric ulcer: an extended followup. Ann Surg 185: 205

Goligher JC et al. (1964) Controlled trial of vagotomy and gastro-enterostomy, vagotomy and antrectomy and subtotal gastrectomy in elective treatment of duodenal ulcer: interim report. Br Med J 1: 455

Goligher JC et al. (1979) Several standard elective operations for duodenal ulcer: ten to 16 year clinical results. Ann Surg 189: 18

Herrington JL Jr et al. (1973) A 25 year experience with vagotomy-antrectomy. Arch Surg 106: 469

Littman A (ed) (1971) Veterans Administration cooperative study on gastric ulcer: healing, recurrence, cancer. Gastroenterology 61: 567

Sawyers JL et al. (1968) Comparative studies of the clinical effects of truncal and selective gastric vagotomy. Am J Surg 115: 165

Tanner NC (1962) in Harkins HN, Nyhus LM, Surgery of the stomach and duodenum. Little, Brown, Boston p. 433

White TT, Harrison RC (1973) Reoperative gastrointestinal surgery. Little, Brown, Boston

10 Trunkuläre Vagotomie

Indikationen

Patienten mit Duodenalulkus sollten neben der Resektion immer auch einer Vagotomie im Sinne des Kombinationsverfahrens unterzogen werden (vgl. Kap. 9).

Präoperative Vorbereitung (vgl. Kap. 9)

Fehler und Gefahrenpunkte

Ösophagusverletzung, Milzverletzung, inadäquate Vagotomie, Hiatusinsuffizienz mit postoperativer Hiatushernie und gastroösophagealer Reflux.

Operationstaktik

Ösophagusverletzung

Der beste Weg, um eine Verletzung des Ösophagus zu vermeiden, ist die Präparation am Ösophagus unter direkter Sicht. Grobe, blinde Fingerpräparation ist gefährlich. Nach Inzision des den Ösophagus überziehenden Peritoneums ***(Abb. 10.1–10.3)*** werden die Hiatusschenkel exakt dargestellt. Der nächste entscheidende Präparationsschritt ist die beiderseits vorsichtige Freilegung am Ösophagus. Dies muß wiederum unter direkter Sicht erfolgen, unter Verwendung eines Präpariertupfers ***(Abb. 10.4).*** Erst wenn die vorderen ⅔ des Ösophagus freipräpariert sind, ist es möglich, ohne Verletzungsgefahr mit dem Zeigefinger den Ösophagus zu umfahren.

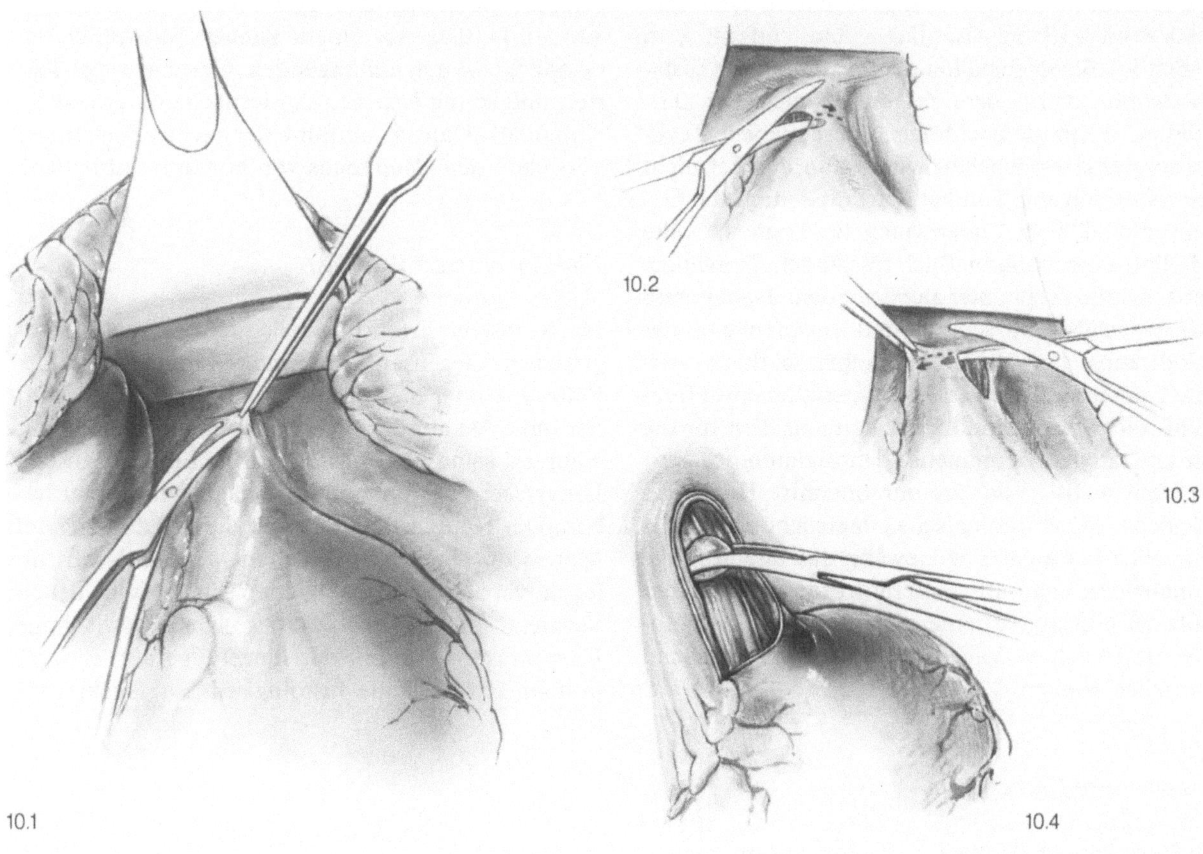

10.1 10.2 10.3 10.4

Milzverletzung

Die Milzverletzung läßt sich verhindern, wenn jeglicher Zug an der Milz und damit am Magen zur rechten Seite unterbleibt. Hierdurch wird die Milzkapsel – wegen ihrer engen Beziehungen zum großen Netz – geschont. Folgerichtig sollte der Magen nur an der kleinen Kurvatur angespannt und nach unten gezogen werden. Kleinere Milzrisse verlangen nicht unbedingt die Splenektomie und können durch atraumatische Naht mit unterlegten blutstillenden Gazestreifen zufriedenstellend beherrscht werden.

Inkomplette Vagotomie

In der Mehrzahl der Fälle mit Rezidivulkus liegt die Ursache in der nicht vollständigen Durchtrennung bzw. Separierung des hinteren Vagusastes, da dieser die größeren Schwierigkeiten bei der Vagotomieoperation macht. Die fehlerhafte Lokalisation des hinteren Vagus beruht im allgemeinen auf dem ungenügenden Wissen über die Anatomie des hinteren Vagus. Der rechte (hintere) Vagus ist häufig 2 cm oder mehr vom rechten Ösophagusrand entfernt und kommt im allgemeinen bei der Auslösung des distalen Ösophagus mit dem Zeigefinger nicht zur Darstellung. Wenn die nachfolgend beschriebene Technik sorgfältig eingehalten wird, kann der Ast nicht übersehen werden. Um bei der Präparation die Gewebsqualität sicher überprüfen zu können, sollte jede Portion von mutmaßlich reseziertem Nervengewebe histologisch untersucht werden. Dabei muß jede Gewebsprobe separat und entsprechend der Lokalisation der Gewebsentnahme markiert werden. Der einige Tage nach der Operation eintreffende histologische Befund dient dann als Test für die intraoperativ angenommene Identifikation des Nerven, falls nicht schon eine intraoperative Histologie möglich ist. Die histologische Untersuchung ist zwar hilfreich, aber nicht eine Gewähr, daß alle in Frage kommenden Vagusäste entfernt worden sind. Daher muß der Chirurg für eine exakte selektive Vagotomie die einzelnen Vagusäste topographisch genau beurteilen können.

Postoperative Hiatushernie

Auch wenn nur in etwa 1–2% eine postoperative Hiatushernie festgestellt wird, kann diese Komplikation wahrscheinlich reduziert werden, wenn der Operateur jeden kleinsten Defekt, den er nach der selektiven Vagotomie feststellt, korrigiert, zumal der untere Ösophagussphinkter besser bei einer anatomisch intakten Struktur der Hiatusschenkel funktioniert. Dies trifft insbesondere für den hinteren Hiatusrand zu (s. Abb. 10.4).

Operationstechnik

Inzision und Freilegung

Nach medianer Laparotomie vom Xiphoid bis 5 cm unterhalb des Nabels wird der Sternalrand mit einem Sternumretraktor angehoben. Der obere Operationstisch wird um etwa 10 Grad angehoben, der linke Leberlappen mit einem weichen Leberhaken nach oben gehalten. In seltenen Fällen muß das Ligamentum triangulare inzidiert werden, um den linken Leberlappen gut zurückhalten zu können. Unter Verwendung von DeBakey-Pinzetten und langen Metzenbaum-Scheren wird das den unteren Ösophagus überlagernde Peritoneum inzidiert (s. Abb. 10.1–10.3), mit einem kleinen Stieltupfer der Ösophagus vom anhängenden Gewebe freipräpariert und so mit ⅔ seiner Vorderfläche dargestellt (s. Abb. 10.4). Danach umfährt der rechte Zeigefinger vorsichtig den Ösophagus von hinten (s. Abb. 10.6).

Linker (vorderer) Vagusast

Nach unserer Erfahrung teilt sich der vordere Vagusast im Gegensatz zum hinteren in etwa 50% der Fälle in 2 oder mehr Äste. Im allgemeinen verläuft der linke Ast auf dem vorderen unteren Ösophagus, während seine Nebenäste enge Verbindung zu den Längsfasern der unteren Ösophagusmuskulatur haben. Der Hauptast kann besser durch Längszug am Magen zur Darstellung gebracht werden. Nach Anlegen vom Hämoclips werden die verschiedenen Segmente durchtrennt ***(Abb. 10.5)***. Jede verdächtige Nervenfaser sollte mit der Pinzette gefaßt, entfernt und im Zweifelsfalle histologisch untersucht werden.

Identifikation des rechten (hinteren) Vagusastes

Der hintere Vagusast ist häufig 2 oder 3 cm lateral und posterior von der rechten Ösophaguswand lokalisiert. Konsequenterweise verlangt seine Identifizierung, daß der rechte Zeigefinger hinter dem Ösophagus über die Aorta geschoben wird. Der gebeugte Zeigefinger wird dann weiter nach rechts unten geführt. Dabei berührt der Fingernagel den rechten Hiatusschenkel. Nach Vervollständigung dieses Manövers ist der rechte Vagusstamm mit einer Dicke von etwa 2–3 mm rechts vom Zeigefinger zu tasten ***(Abb. 10.6)***. Die genaue Identifizierung des Vagusstamms kann auf zweifache Art erfolgen: Als erstes muß man nachsehen, ob ein Nervenast zum Ganglion coeliacun verläuft. Als zweites erfolgt die Abtastung der linken A. gastrica nahe der kleinen Kurvatur; ihr Zug nach unten spannt den hinteren Vagus an, er ist wie eine angespannte Saite zu tasten. Gelegentlich teilt sich der rechte Vagusast oberhalb der Kardia. Erneut wird nach Anlegen von Hämoclips der Nervenast in einer Ausdehnung von 2–3 cm mit nachfolgender histologischer Untersuchung durchtrennt. Durch Rotation wird der untere Ösophagus besonders an der Hinterwand genau inspiziert. Die letzten distalen 5 cm des Ösophagus müssen vollständig von allen Nervenfasern befreit werden. Die unversehrte Längsmuskulatur des Ösophagus muß genau überschaubar sein ***(Abb. 10.7)***.

Naht des Hiatus

Bei diesem Präparationsstand ist der Hiatus für 2 oder mehr Finger hinter dem Ösophagus eingängig. Er sollte daher entsprechend verschlossen werden. Eine Fundoplikatio oder eine andere refluxverhütende Maßnahme ist nicht erforderlich, es sei denn beim Patienten zeigten sich vor der Operation Hinweise auf einen Ösophagusreflux mit Refluxösophagitis. In jedem Fall muß auch eine exakte Blutstillung – insbesondere bei erfolgter Resektion oder Drainageoperation – erfolgen.

Postoperative Behandlung (s. Kap. 12 und 13)

Komplikationen

Operative Verletzungen des Ösophagus müssen sorgfältig mit zweireihigen atraumatischen Einzelknopfnähten verschlossen werden. Wird eine zusätzliche Freilegung erforderlich, darf man nicht zögern, die Laparotomie in den 7. oder 6. Interkostalraum zu erweitern. Als zusätzliche Sicherheitsmaßnahmen kann, falls eine Verletzung am unteren Ösophagus vorliegt, eine Fundoplikatio angefügt werden. Eine weitere Komplikation ist die postoperative Magenstase.

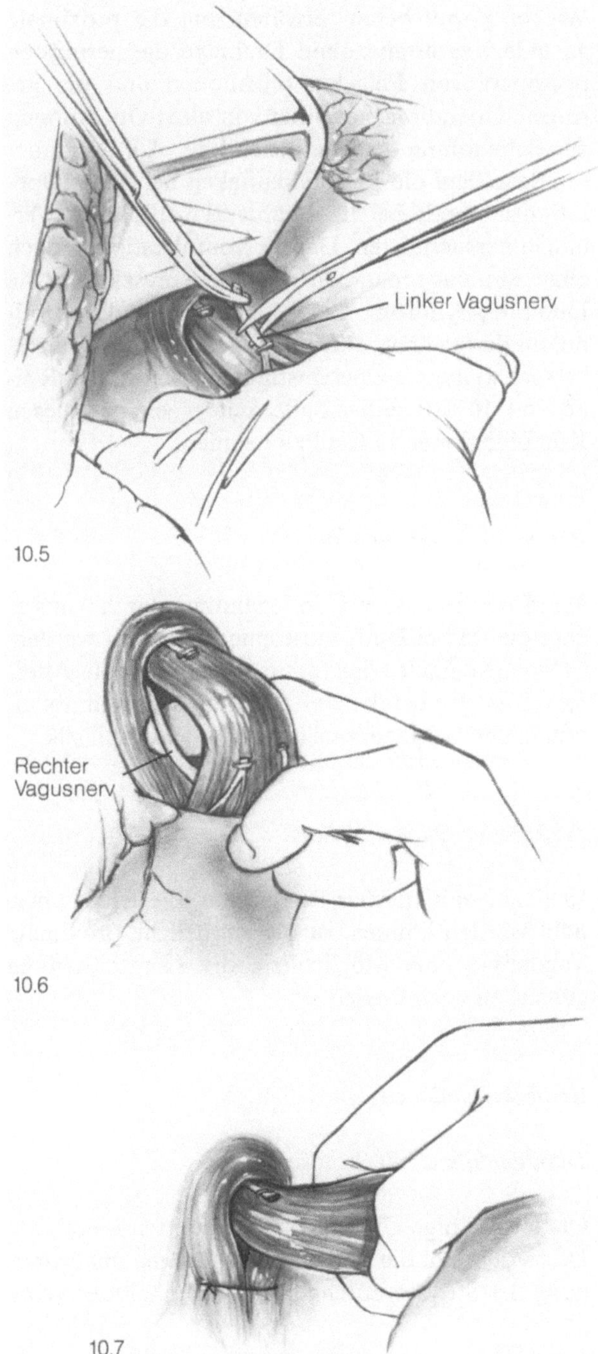

11 Proximale gastrale Vagotomie

Indikationen

Therapierefraktäres Duodenalulkus

Wie in Kap. 9 bereits erwähnt, hat die proximale gastrale Vagotomie ohne Drainage die geringsten postoperativen Folgekomplikationen und die geringste Operationsmortalität von allen Operationen zur Behandlung des Duodenalulkus. Auf der anderen Seite liegt die Rezidivhäufigkeit bei dieser Operationsmethode bei 10% während 5–10 Jahren Verlaufsuntersuchungen. Da die Komplikationen nach einer Drainageoperation und Magenresektion, wie Dumping-Syndrom, Gewichtsverlust, Malabsorption, für den Patienten sehr unangenehm sein können, besteht weltweite Übereinstimmung darin, das Risiko von 10% Rezidivmöglichkeit gegenüber diesen Komplikationen in Kauf zu nehmen.

Blutendes Duodenalulkus

Kann ein blutendes Duodenalulkus durch Umstechungsnaht bei Duodenostomie beherrscht werden, ist die proximale Vagotomie eine akzeptable Alternative zu der trunkulären Vagotomie in Kombination mit einer Magenresektion oder Pyloroplastik.

Perforiertes Duodenalulkus

In Fällen mit frischer Perforation, die leicht übernäht werden können, ist die zusätzliche proximale Vagotomie eine Möglichkeit, die Langzeitheilung günstig zu beeinflussen.

Kontraindikationen

Duodenalulkus mit Stenose

Obgleich einige Chirurgen auch bei stenosierenden Ulcus duodeni die proximale Vagotomie mit Sprengung der Stenose durchgeführt haben, gibt es keine überzeugenden Daten, die diese Maßnahme bestätigen.

Präoperative Untersuchungen

Exakte Röntgenuntersuchung, Magensaftanalyse, Gastroskopie, präoperative Magensonde.

Fehler und Gefahrenpunkte

Hämatom im gastrohepatischen Ligament, inkomplette Vagotomie, Verletzung des Pylorus und der Milz.

Operationstaktik

Die genaue Einstellung und Beurteilung des unteren Ösophagus wird wesentlich durch Verwendung des Sternumretraktors erleichtert.

Vermeidung einer Blutung und Verletzung im Bereich der kleinen Magenkurvatur

Eine Hämatombildung im Bereich des Ligamentum gastrohepaticum entlang der kleinen Kurvatur erschwert die Darstellung der terminalen Äste des Latarjet-Vagusnerven. Nur eine subtile, schonende Präparation verhindert die Verletzung der kleinen Kurvatur mit nachfolgender Nekrosemöglichkeit. Auch wenn dies nur in weniger als 0,3% der beobachteten Fälle festzustellen war, muß darauf hingewiesen werden, daß diese Komplikation oft zu fatalen Auswirkungen führen kann. Exakte Übernähung und Reserosierung der kleinen Kurvatur sind hierbei unerläßlich.

Erhaltung der Antrum-Innervation

Der hintere und vordere Latarjet-Nerv bildet einen sog. Krähenfuß. Dieses Nervenareal gewährleistet die ausreichende Innervation des Antrums und Pylorus und damit die adäquate Magenentleerung.

Adäquate proximale Vagotomie

Hallenbeck et al. haben nachgewiesen, daß die postoperative Rezidivhäufigkeit ganz entscheidend reduziert werden kann, wenn die exakte Präparation des unteren Ösophagus mit kompletter Beseitigung der Vagusinnervation erfolgt. Dies erfordert eine sorgältige, schonende Entfernung aller Nervenäste in diesem Abschnitt und im oberen Magenanteil. Grassi nennt als einen Grund der inkompletten Vagotomie, daß der Operateur Nervenverbindungen zwischen dem vorderen und hinteren Vagusast im oberen Magenabschnitt übersieht. Er bezeichnet diesen Befund folgerichtig als „kriminellen" Nerven. Dies kann durch Entfernung aller im unteren Ösophagus und oberen Magenabschnitt verlaufenden Nervenfasern verhindert werden.

Postoperative Refluxösophagitis

Sanker et al. und Temple u. McFarland haben beobachtet, daß der untere Ösophagussphinkter postoperativ nach proximaler Vagotomie funktionell durch die extensive Präparation gestört sein kann. Um eine postoperative Refluxösophagitis zu vermeiden, hat Sanker daher gefordert, daß die Vagotomie durch eine Gastropexie ergänzt wird. Obwohl wir dies routinemäßig nicht vorgenommen haben, möchten wir meinen, daß diese Maßnahme sicher bei solchen Patienten angezeigt ist, die schon präoperativ Zeichen für einen Ösophagusreflux aufweisen. Ob die Gastropexie oder die Fundoplikatio erfolgt, sollte vom jeweiligen Operationsbefund und der Erfahrung des Operateurs abhängig gemacht werden.

Operationstechnik

Inzision und Freilegung

Der obere Operationstisch wird um 10–15 Grad angehoben, bei medianer Oberbauchlaparotomie nach distal bis 5 cm unterhalb des Nabels und bei Einlegen eines Retraktors zum Anheben des Sternums. Zusätzliches Einsetzen eines Seitretraktors ohne starken Zug ist möglich. In Abhängigkeit von der körperlichen Beschaffenheit des Patienten wird ein kleiner bis großer Leberhaken eingesetzt, um den linken Leberlappen nach oben über den Hiatus zu halten. In einigen Fällen ist die Durchtrennung des Ligamentum triangulare erforderlich.

Identifizierung des rechten und linken Vagusastes

Über dem Ösophagus erfolgt die Inzision des Peritoneums, Anheben der Ränder mit Pinzetten und Erweiterung des Inzision, um den Ösophagus und Hiatus freizulegen (s. Abb. 10.1–10.4). Danach gelingt das Anheben des Ösophagus mit dem rechten Zeigefinger. Da der rechte Vagusast häufig 2 cm oder mehr neben dem Ösophagus verläuft, ist hierbei ein spezielles Manöver erforderlich, damit der Zeigefinger diesen Vagusast tasten kann. Der Zeigefinger wird vor der Aorta rechts neben dem Ösophagusrand vorbei am rechten Hiatusschenkel vorgeführt. Am Ende dieses Vorgehens tastet der Zeigefinger dann den angespannten Vagusast. Im allgemeinen ist der rechte Vagusast beträchtlich größer bzw. dikker als der linke und fast immer singulär ausgebildet. Der linke (vordere) Vagusast kann normalerweise an seinem Verlauf an der Vorderfläche des unteren Ösophagus erkannt werden.

Identifizierung des „Krähenfußes"

Der linke Zeige- und Mittelfinger werden durch eine Lücke des Netzansatzes hinter das Antrum geführt. Dadurch können Nerven und Blutgefäße der kleinen Kurvatur angespannt und besser erkannt werden. Der vordere Latarjet-Nerv, die Endfasern des linken Vagusastes zur Innervierung der vorderen Magenwand, können durch das transparente Peritoneum an der kleinen Kurvatur gesehen werden. Sie haben enge Beziehung zur linken Magenarterie, welche ebenfalls zur kleinen Kurvatur verläuft. Am Ende seines Verlaufs bildet der Latarjet-Nerv den Krähenfuß. Diese Endfasern innervieren die distalen 6–7 cm des Antrum und Pylorus. Sie müssen unbedingt geschont werden ***(Abb. 11.1, 11.2a)***.

Dissektion des vorderen Latarjet-Nerven

Nach Identifizierung des Krähenfußes werden zunächst eine angewinkelte Klemme an den nächsten proximalen Nerven und an das begleitende Blutgefäß angesetzt ***(Abb. 11.2b, c)*** und nach Anlegen einer zweiten Klemme die Gefäßstrukturen durchtrennt und sorgfältig ligiert. Alternativ kann jede Faser vor ihrer Durchtrennung doppelt ligiert werden. Das Manöver wird nun Schritt für Schritt entlang der kleinen Kurvatur wiederholt, wobei jeweils immer

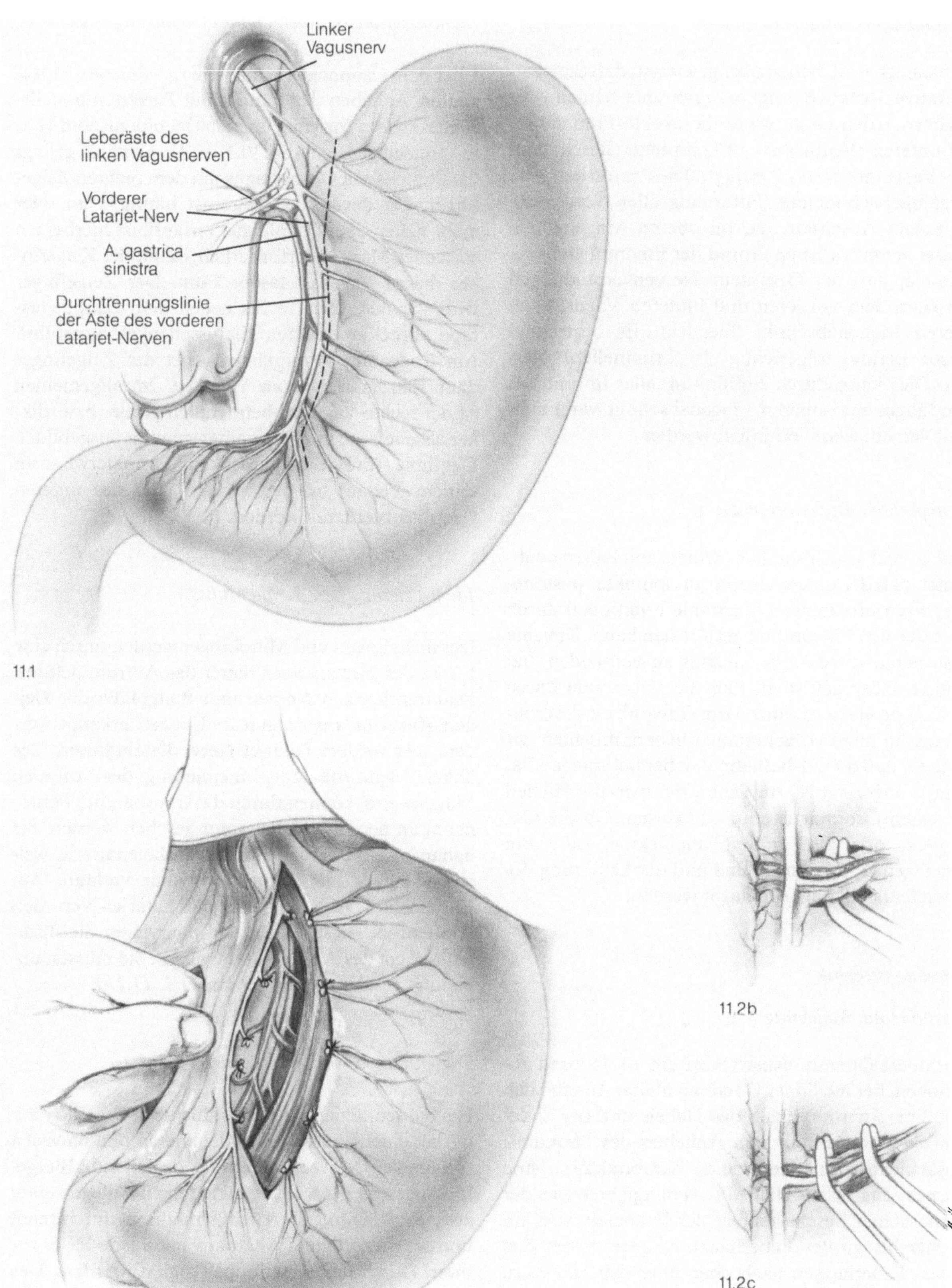

11.1

11.2b

11.2c

11.2a

nur ein Gefäß bzw. ein Ast gefaßt wird. Um die intakte Innervierung des Antrums zu gewährleisten, muß die Blutstillung dicht am Magenrand erfolgen, damit nicht der Hauptast für die Antruminnervation erfaßt wird (s. Abb. 11.2 a).
Große Sorgfalt muß auf die Blutstillung verwendet werden, da die kleinen Gefäßstümpfe zur Retraktion und Hämatombildung neigen und das Operationsfeld unübersichtlich gestalten. Dies ist besonders leicht bei adipösen Patienten der Fall. Eine Verletzung der Magenwand ist zu vermeiden, da die kleine Kurvatur keinen Serosaüberzug hat.
Ist der linke Vagusstamm erreicht, wird dieser mit einem Stieltupfer nach rechts gehalten. Am Ende der Präparation muß der linke Vagusast vollständig vom distalen Ösophagus in einer Länge von 6–7 cm oberhalb der Kardia separiert sein. Jeder kleinste Vagusast im Ösophagusbereich muß sorgfältig isoliert und dargestellt werden. In gleicher Weise werden alle Fasern des linken Nerven mit Ausnahme der zum Antrum und Pylorus ziehenden durchtrennt. Sorgfältig müssen alle Leberäste geschont werden.

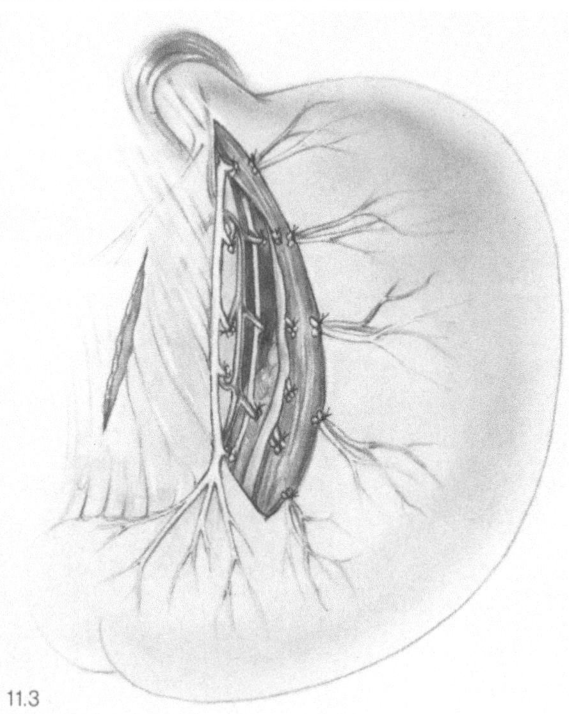
11.3

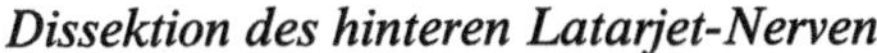

Dissektion des hinteren Latarjet-Nerven

Hierfür wird das hintere Blatt des Ligamentum gastrohepaticum dargestellt. Wiederum muß der Krähenfuß identifiziert und geschont werden. Jeder Ast der linken Magenarterie und Vene – zusammen mit jedem Ast des hinteren Latarjet-Nerven – wird isoliert und nach doppelter Ligatur durchtrennt ***(Abb. 11.3)***. Die Präparation muß dicht am Magenrand erfolgen, um den Hauptstamm des Latarjet-Nerven zu schonen und wird fortgesetzt, bis der rechte Vagus neben dem distalen ösophagus erkennbar wird. Wenn die Dissektion sorgfältig vorgenommen wurde, liegen der rechte Vagusast und das gastrohepatische Ligament vollständig separiert von der kleinen Kurvatur. Danach wird der hintere Ösophagusanteil vom hinteren Vagusnerven in einer Ausdehnung von 7 cm Länge oberhalb der Kardia frei präpariert, so daß kein Ast dieses Nerven weder den distalen Ösophagus noch den oberen Magenanteil erreichen kann. Besondere Beachtung verlangt der von Grassi beschriebene sog. „kriminelle" Ast des hinteren Vagus, der hinter dem Ösophagus zur hinteren Kardia verläuft.
Wenn die linke Hand des Operateurs zwischen den befreiten Vagusästen, dem distalen Ösophagus sowie dem Magenfundus durchgeschoben werden kann, ist dies ein Zeichen für die adäquate Präparation. Nochmals muß sorgfältig die Längsmuskulatur des distalen Ösophagus auf eine mögliche Verletzung überprüft werden und jede auch kleinste Nervenfaser vom Ösophagus in einer Zirkumferenz von etwa 7 cm des unteren Ösophagus entfernt werden ***(Abb. 11.4 a, b)***.

Intraoperative Vollständigkeitskontrolle

Über Erfahrungen mit der intraoperativen Vollständigkeitskontrolle nach Burge u. Grassi, deren Propagierung in Europa und insbesondere im deutschsprachigen Raum uns wohl bekannt ist, verfügen wir nicht. Diese Methode haben wir nicht verwendet und möchten uns daher auch kein Urteil über Nutzen und Vorteil des im Prinzip möglichen Verfahrens erlauben.

Übernähung der kleinen Kurvatur

Die deserosierte kleine Kurvatur muß durch Naht des vorderen und hinteren Peritoneums der Magenwand versorgt werden ***(Abb. 11.5)***. Die Laparotomie wird in üblicher Weise ohne Drainage verschlossen.

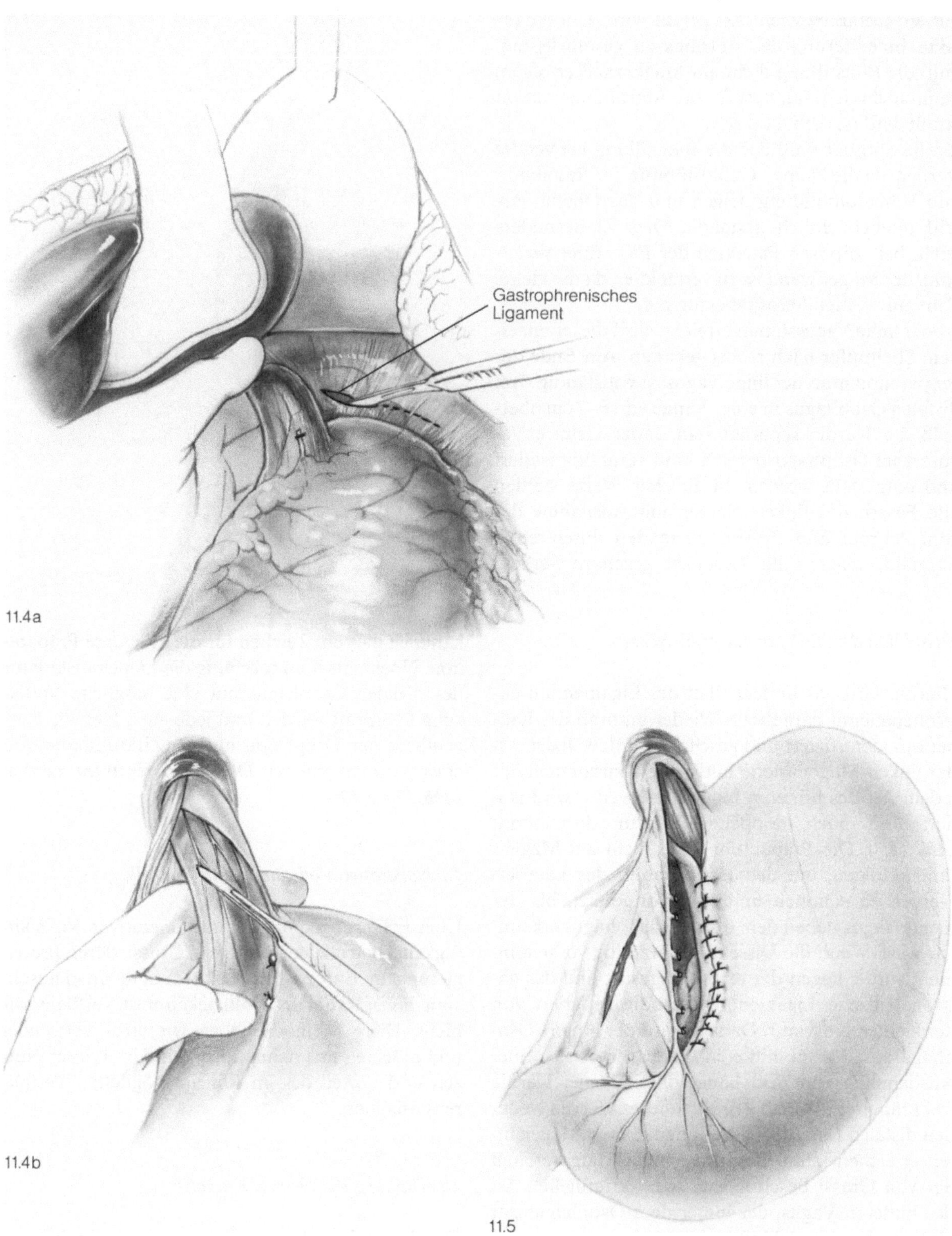

11.4a

11.4b

11.5

Postoperative Behandlung

Für 48 h werden die Nasen-Magen-Sonde und die intravenöse Infusion aufrechterhalten. Danach ist der Patient im allgemeinen in der Lage, wieder mit vorsichtiger – zunächst flüssiger – Ernährung zu beginnen. Im allgemeinen ist der postoperative Verlauf ohne Beschwerden und insbesondere frei von Dumping-Syndromen.

Komplikationen

Eine Komplikation scheint für die proximale gastrale Vagotomie typisch zu sein, nämlich die Möglichkeit einer Nekrose der kleinen Kurvatur. Auch wenn dies nur in 0,3% der Fall ist, kann der Verlauf bei Auftreten dieser Komplikation fatal sein. Sehr wahrscheinlich beruht sie auf einer Traumatisierung oder Hämatombildung in der Magenwand bei fehlender Serosa. Dies läßt sich am besten durch akkurate Präparation und Reperitonealisierung der kleinen Kurvatur vermeiden. Im Falle ihres Auftretens ist die Frühdiagnose und sofortige Resektion die entscheidende Maßnahme.

Literatur

Burge H (1964) Vagotomy. Edward Arnold, London

Grassi G (1977) in Nyhus LM, Wastell C Surgery of the stomach and duodenum. Little Brown, Boston, p. 61

Hallenbeck GA et al. (1976) Proximal gastric vagotomy: effects of two operative techniques on clinical and gastric secretory results. Ann Surg 184: 435

Hollender LF, Marrie A (1978) Die selektive proximale Vagotomie. Springer, Berlin Heidelberg New York

Sanker MY et al. (1976) The advantages of combining posterior gastropexy with proximal gastrectomy. Chir Gastroent (Surg Gastroent) 10: 389

Siewert JR, Müller C (1981) Operative Therapie des unkomplizierten Ulcus duodeni. In: Allgöwer M et al. (Hrsg) Chirurgische Gastroenterologie, Bd I. Springer, Berlin Heidelberg New York

Temple MB, McFarland J (1975) Gastroesophageal reflux complicating highly selective vagotomy. Br J Surg 2: 186

12 Pyloroplastik nach Heineke-Mikulicz

Indikationen

Diese Operationsmethode wird im allgemeinen für die chirurgische Behandlung des Ulcus duodeni bei Risikopatienten speziell im Falle einer massiven Blutung angewendet (vgl. Kap. 9).

Präoperative Vorbereitung (vgl. Kap. 9)

Fehler und Gefahrenpunkte

Nahtinsuffizienz und inadäquate Anastomosenweite

Operationstaktik

Trotz Fibrose und Begleitentzündung im Duodenum ist in den meisten Fällen beim Ulcus duodeni eine Heineke-Mikulicz-Pyloroplastik möglich. Ist das Duodenum allerdings zu sehr verwachsen und nur schwer mobilisierbar, sollte die Pyloroplastik nach Finney oder die Gastrojejunostomie gewählt werden. Diese nachfolgend beschriebenen Operationsverfahren gewährleisten, auch wenn sie etwas schwieriger als die Heineke-Mikulicz-Methode sind, eine höhere Sicherheit in der Herstellung eines genügend großen Lumens für die Magendrainage. Eine andere Möglichkeit, um ein genügend großes Lumen durch die Heineke-Mikulicz-Pyloroplastik zu erreichen, ist die einreihige Naht. Diese verhindert, daß es zu einer zu großen Invertierung des Gewebes kommt. Die Abdeckung der Pyloroplastiknaht mit Netz ist aus 2 Gründen wichtig:

1. verhindert sie eine mögliche Nahtinsuffizienz,
2. werden Verwachsungen zwischen der Naht und der Leberunterfläche, die wiederum zu Abknikkungen mit partieller Obstruktion disponieren, durch die Separierung dieser 2 Strukturen vermieden.

Operationstechnik

Kocher-Manöver

In der Mehrzahl der durchzuführenden Pyloroplastiken ist das Kocher-Manöver erforderlich. Dies erfolgt durch Längsinzision des lateralen Peritoneums am Duodenalrand. Alternativ kann auch der Zeigefinger hinter das Ligamentum hepatoduodenale in Richtung auf die Ampulla vateri eingeführt werden. Auf dem Zeigefinger liegt dann eine dünne Peritonealschicht in Form eines avasculären Ligaments, das das Duodenum mit dem Retroperitoneum verbindet. Dieses wird scharf mit der Schere oder mit dem Elektromesser durchtrennt. Nur in wenigen Fällen ist es erforderlich, eine vollständige Kocher-Mobilisierung vorzunehmen (s. Abb. 7.14–7.16).

Pyloroduodenale Inzision

Sie besteht aus einer 5 cm Längsinzision vom unteren Antrum über den Pylorussphinkter bis zum proximalen Duodenum ***(Abb. 12.1)***. Eine Babcock-Klemme wird an den oberen und unteren Rand der

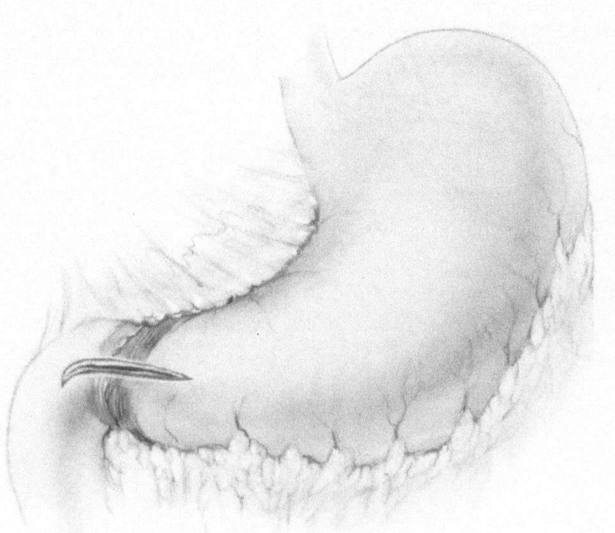

12.1

Inzision gesetzt, die exakte Blutstillung mit atraumatischen Ligaturen oder durch Elektrokoagulation hergestellt. Der Verschluß der Inzision erfolgt querverlaufend, um die wünschenswerte Lumenerweiterung zu erreichen.

Es empfiehlt sich im allgemeinen eine einreihige Allschichtnaht, um eine Invertierung zu vermeiden. Da die Magenwand dicker als die des Duodenums ist, kann es schwierig sein, diese Technik ohne Evertierung der Schleimhaut durchzuführen. Konsequenterweise bevorzugen wir entweder eine tiefe seromuköse (s. Abb. B. 16) oder eine seromuskuläre Einzelknopfnaht. Die erste Naht sollte dabei in der Mitte zu liegen kommen *(Abb. 12.2)*. Die Nahtreihe wird vervollständigt durch weitere Nähte vom Rand zur Mitte, die seromuskuläre Schicht so weit wie möglich invertierend, um jeglichen Schleimhautvorfall zwischen den Nähten *(Abb. 12.3, 12.4)* und durch Abdeckung der Naht mit Netz – wie oben beschrieben – eine Verwachsung mit der Leberunterfläche zu vermeiden.

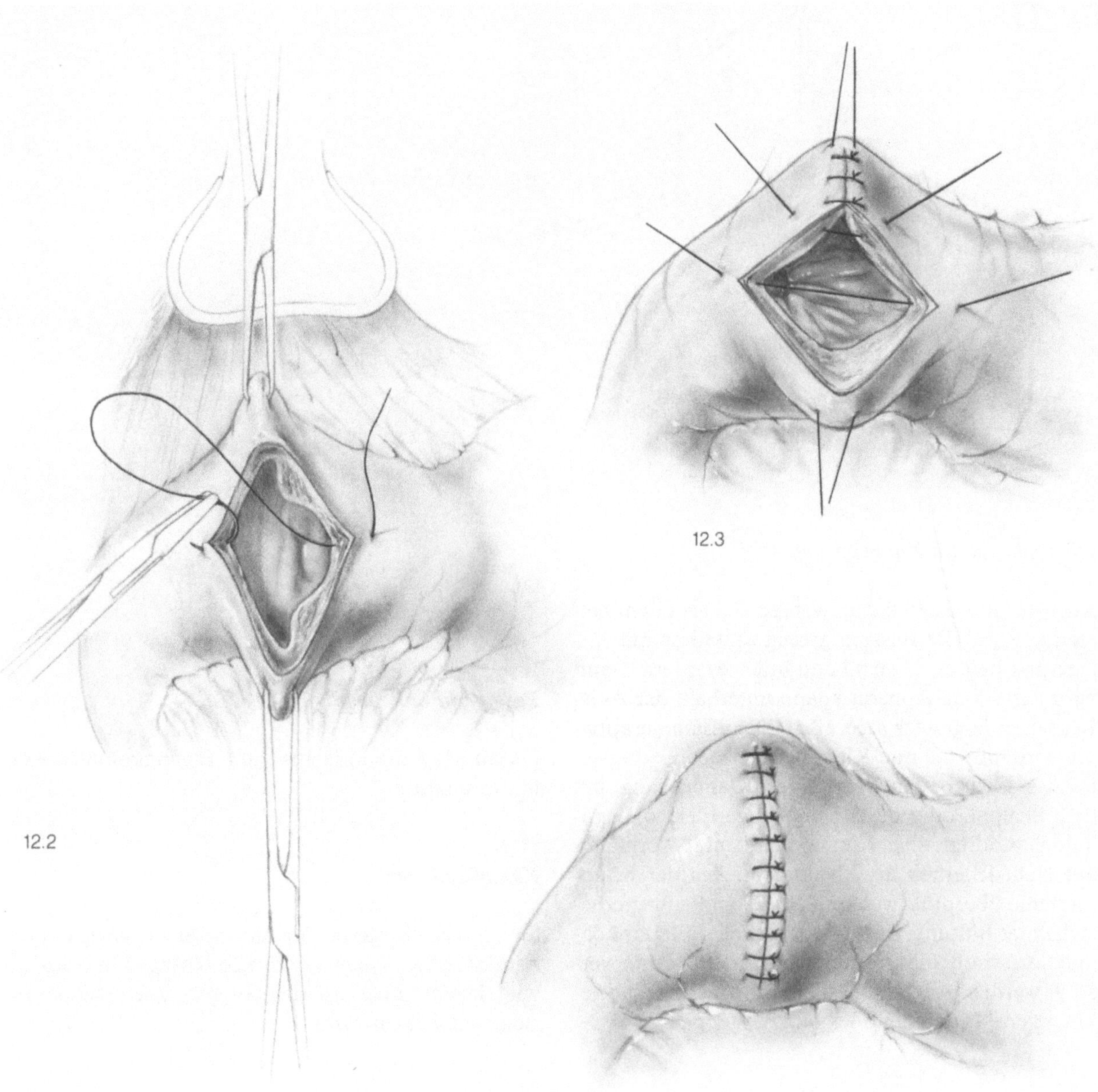

12.2

12.3

12.4

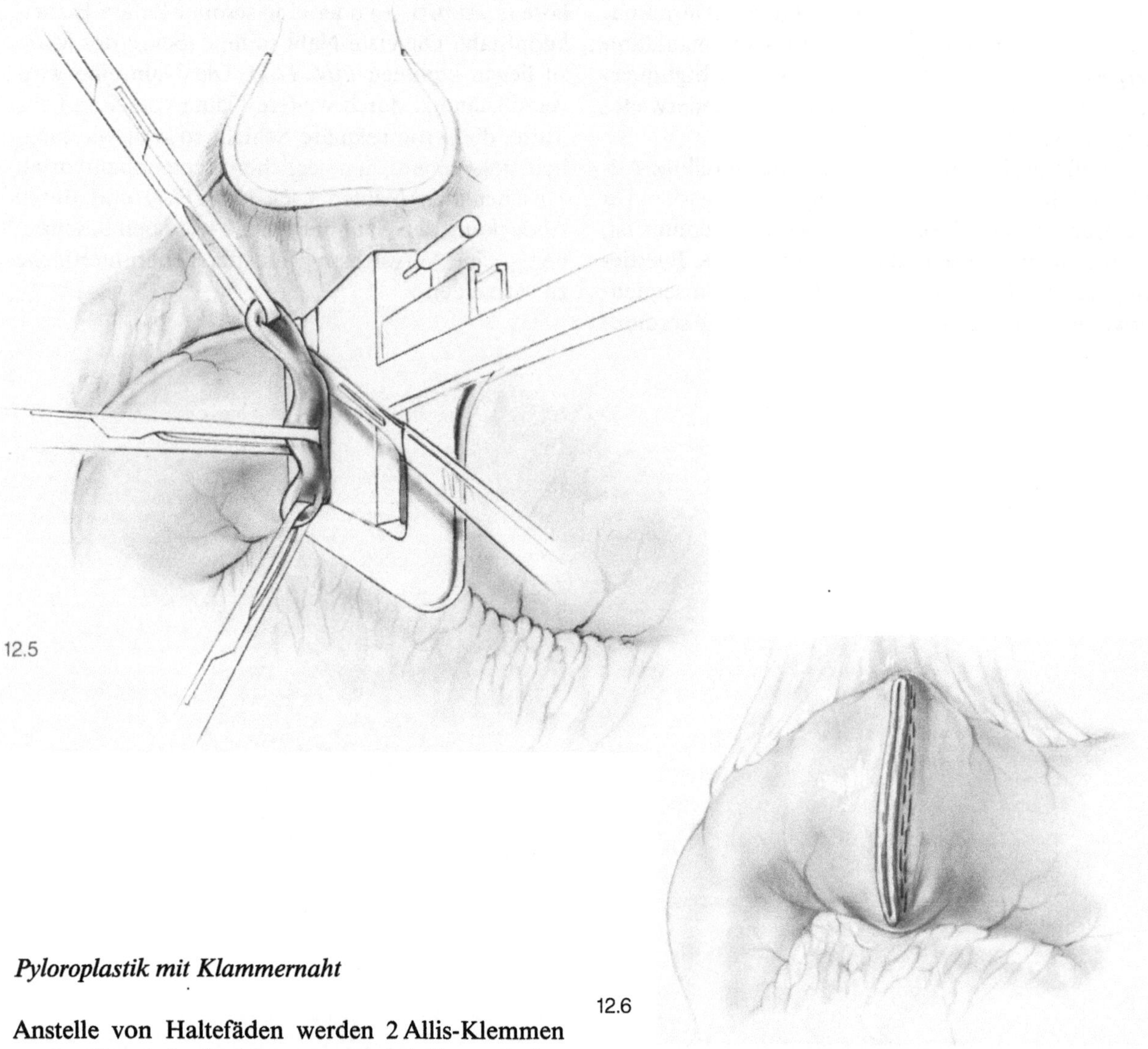

12.5

12.6

Pyloroplastik mit Klammernaht

Anstelle von Haltefäden werden 2 Allis-Klemmen an den Rand der Inzision gesetzt und diese mit Anlagerung beider Schleimhautränder evertiert. Dann wird der TA-55-Apparat knapp unterhalb der Allis-Klemmen angesetzt ***(Abb. 12.5)***. Der Klammerapparat wird mit 4,8-mm-Klammern geladen, überstehendes Gewebe nach erfolgter Klammerung mit dem Skalpell oder durch vorsichtige Elektrokoagulation exzidiert. Die Klammernaht muß sorgfältig auf Nahtsicherheit bzw. Nahtdichtigkeit der Klammerreihe überprüft werden ***(Abb. 12.6)***. Bei weiterbestehender Blutung, trotz oberflächlicher Elektrokoagulation, muß diese durch zusätzliche Nähte versorgt werden. Auch in diesem Fall wird über die geklammerte Inzision großes Netz gesteppt.

Postoperative Behandlung

Nasen-Magen-Sonde bis zum Ingangkommen der Darmfunktion.

Komplikationen

Sie sind nach dieser Operation selten, gelegentlich kommt es zu einer verzögerten Magenentleerung, wie sie sich auch auf dem Boden einer Nahtsuffizienz entwickeln kann.

13 Pyloroplastik nach Finney

Indikationen

Diese Pyloroplastik bietet sich an, um nach Vagotomie eine vollständige Magendrainage zu gewährleisten.

Präoperative Vorbereitung (vgl. Kap. 9)

Operationstaktik

Im Gegensatz zur Gastroduodenostomie in Form der Heineke-Mikulicz-Pyloroplastik wird die Finney-Pyloroplastik so angelegt, daß die gastroduodenale Inzision dicht am Rande der großen Kurvatur und im proximalen Duodenum zum Pankreas hin erfolgt ***(Abb. 13.1)***. Verläuft die Inzision nicht in dieser Form, wird die Vorderwandnaht unter Spannung stehen.

Operationstechnik

Zunächst erfolgt wiederum das Kocher-Manöver zur Mobilisierung des ersten und zweiten Duodenalabschnitts. Einzelknopfnähte ermöglichen die Annäherung der großen Kurvatur und des oberen Duodenums. Sie sollen nahe der großen Kurvatur und zum Duodenum – Pankreasrand – in einem Abstand von 5–6 cm vom Pylorus entfernt zu liegen kommen (Abb. 13.1). Nachdem diese Nähte gelegt sind, erfolgt eine U-förmige Inzision 5–6 mm oberhalb der zuvor gelegten Nahtreihe, sie muß alle Schichten des Pylorussphinkter durchtrennen. Hierdurch wird die Antrum- und Duodenalschleimhaut

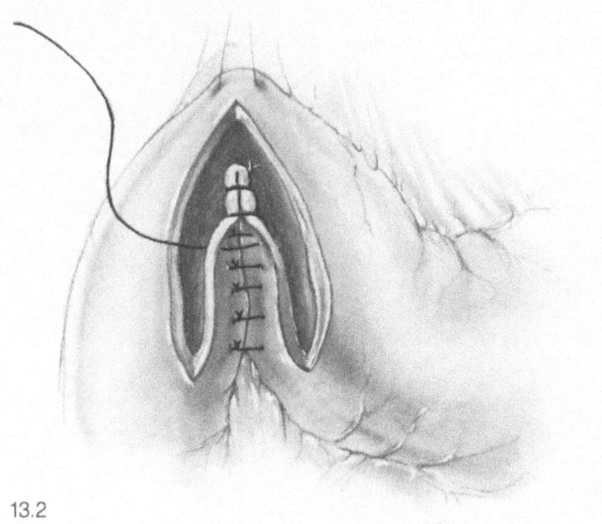

13.2

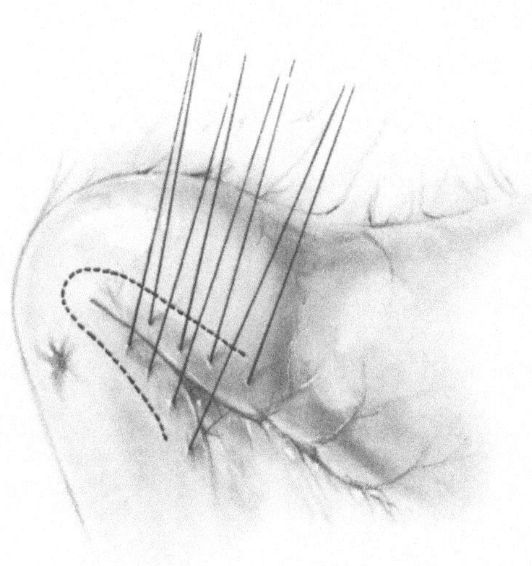

13.1

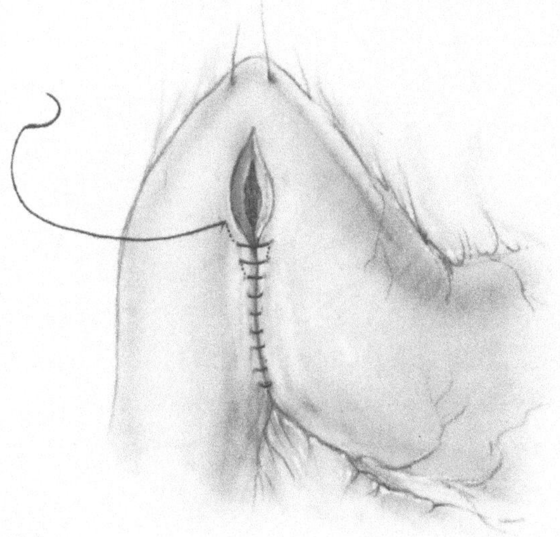

13.3

überschaubar. Die Naht beginnt auf der Innenseite des eröffneten Pylorussphinkter *(Abb. 13.2)*. Mit atraumatischer Nadel wird sowohl die gesamte Magen- wie Duodenalschicht durchstochen, mit fortlaufender Naht geknüpft, bis der Unterrand der Inzision erreicht ist. Danach erfolgt die Naht der Vorderwand in gleicher Weise *(Abb. 13.3)*. Anschließend wird eine zweite seromuskuläre Einzelknopfnaht angelegt *(Abb. 13.4)*. Nach Fertigstellung der Pyloroplastik sollte diese für 2 Finger durchgängig sein.
Für die Nachbehandlung und Komplikationsmöglichkeiten gilt das gleiche wie für die Heineke-Mikulicz-Pyloroplastik (s. Kap. 12).

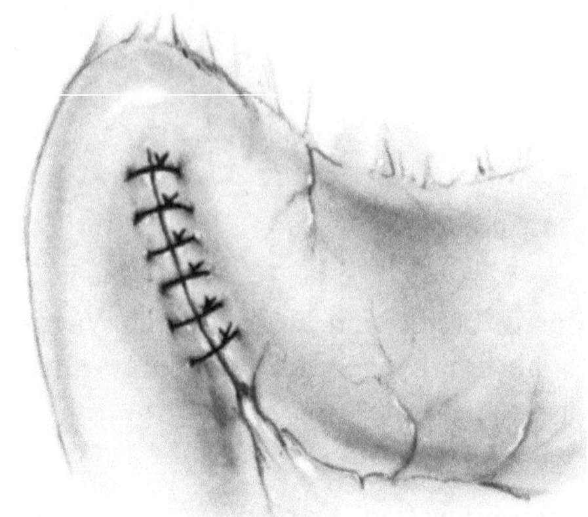

13.4

14 Gastrojejunostomie

Indikationen

Die Gastrojejunostomie kommt zur Anwendung, um eine sichere Magendrainage nach Vagotomie zu gewährleisten, wobei durch das entzündete oder fibrotisch veränderte Duodenum eine Pyloroplastik technisch nicht risikolos möglich ist. Des weiteren kommt sie als Palliativmaßnahme bei inoperablem, stenosierendem Magen- oder Pankreaskarzinom in Frage. Bei diesen Fällen ist die routinemäßige Vagotomie nicht erforderlich, da die Patienten erfahrungsgemäß nur noch eine kurze Lebenserwartung haben und während dieses Zeitraums Ulkusbildungen nach Gastrojejunostomie bei Pankreaskarzinom nicht mehr zur Entwicklung kommen.

Präoperative Vorbereitung (vgl. Kap. 9)

Fehler und Gefahrenpunkte

Hier sind postoperative Magenblutung und Anastomosenstenose zu nennen.

Operationstaktik

Die gastrojejunale Anastomose wird traditionsgemäß an der Antrumhinterwand angelegt. Dies ist jedoch nur erforderlich, wenn es sich um einen bettlägrigen Patienten handelt. Wir bevorzugen die vordere Gastrojejunostomie entlang der großen Kurvatur des Antrums 5–7 cm vor dem Pylorus, da uns die Schwierigkeiten der Präparation bei der hinteren Gastrojejunostomie bekannt sind.

Operationstechnik

Der Zugang erfolgt durch eine mediane Laparotomie, bei Duodenalulkus wird zunächst die Vagotomie wie beschrieben ausgeführt, die große Kurvatur 5 cm proximal vom Pylorus skelettiert, mit Separierung des großen Netzes in einer Ausdehnung von 6–8 cm.
Die gastrojejunale Anastomose beginnt mit der Darstellung des Treitz-Ligaments. Danach wird das obere Jejunum in antekolischer Lage von links nach rechts angelegt, am Jejunumschenkel mit dem Skal-

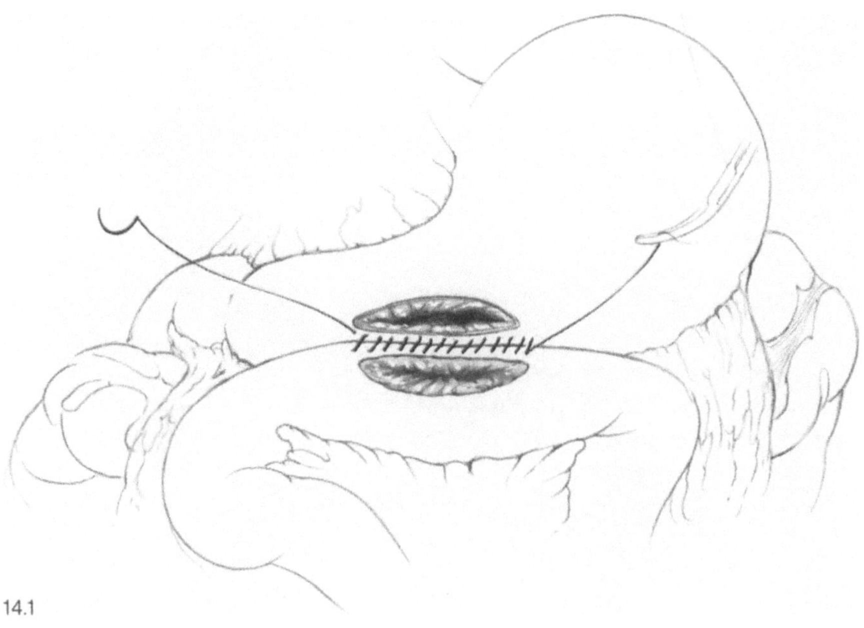

14.1

pell antimesenterial eine Markierung etwa 12–15 cm vom Treitz-Ligament entfernt vorgenommen. Die Markierung der Anastomose ist etwa 4–5 cm lang. Danach erfolgt die vollständige Inzision an der Markierungsstelle und die fortlaufende seromuskuläre Naht, nachdem eine korrespondierende Inzision an der großen Kurvatur in einer Ausdehnung von etwa 5 cm erfolgte ***(Abb. 14.1)***. Die Ecken der seromuskulären Naht werden als Haltefäden benutzt. An der Hinterwand beginnt die Naht wiederum in der Mitte der Inzision mit doppelt armiertem Faden. Nach Fertigstellung der ersten Hälfte wird die Anastomose angehoben und die andere Seite in gleicher Weise genäht, wobei sowohl Schleimhaut wie Seromuskularis erfaßt werden ***(Abb. 14.2 a, b)***. Die Vorderwandnaht erfolgt weiter fortlaufend, ebenfalls von der Seite beginnend, mit Verknüpfung in der Mitte, die weitere seromuskuläre Nahtreihe durch die Weiter-

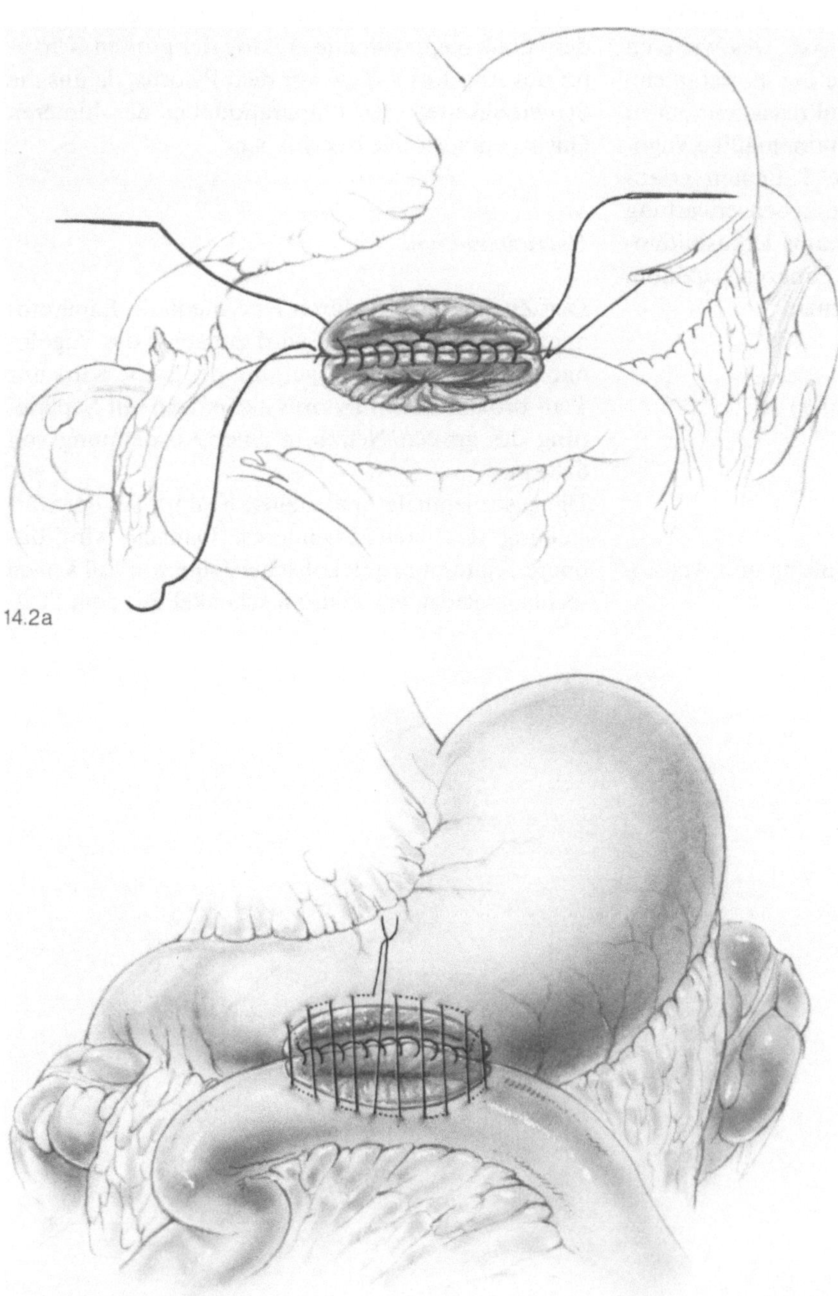

14.2a

14.2b

verwendung des Fadens. Es empfiehlt sich eine fortlaufende, von rechts beginnende Lembert-Naht ***(Abb. 14.3)***. Zum Schluß werden die Enden der Vorder- und Hinterwandnaht verknüpft ***(Abb. 14.4)***. Die Anastomose sollte für 2 Finger durchgängig sein.

Gastrojejunostomie, Klammeranastomose

Die Mobilisierung der großen Kurvatur erfolgt wie zuvor beschrieben. Nach genauer Einstellung des proximalen Jejunums und Anlegen in antekolischer Position am Magen – wie zuvor beschrieben –, erfolgt eine Stichinzision mit dem Elektrokauter an der antimesenterialen Seite des Jejunums, 12–15 cm oral der Treitz-Flexur, eine zweite an der großen Kurvatur, 10 cm vor dem Pylorus. Nun wird eine Gabel des GIA-Apparats in das Jejunum, die andere in den Magen eingeführt ***(Abb. 14.5)***. Nach ausgeführter Klammerung kann der Apparat entfernt werden. Nun wird eine Allis-Klemme an das vordere Ende, eine zweite an das hintere Ende der Klammernaht angelegt, mit sorgfältiger Blutstillung entweder durch Elektrokoagulation oder durch atraumatischer Nahtligatur. Die Stichinzisionen werden mit dem

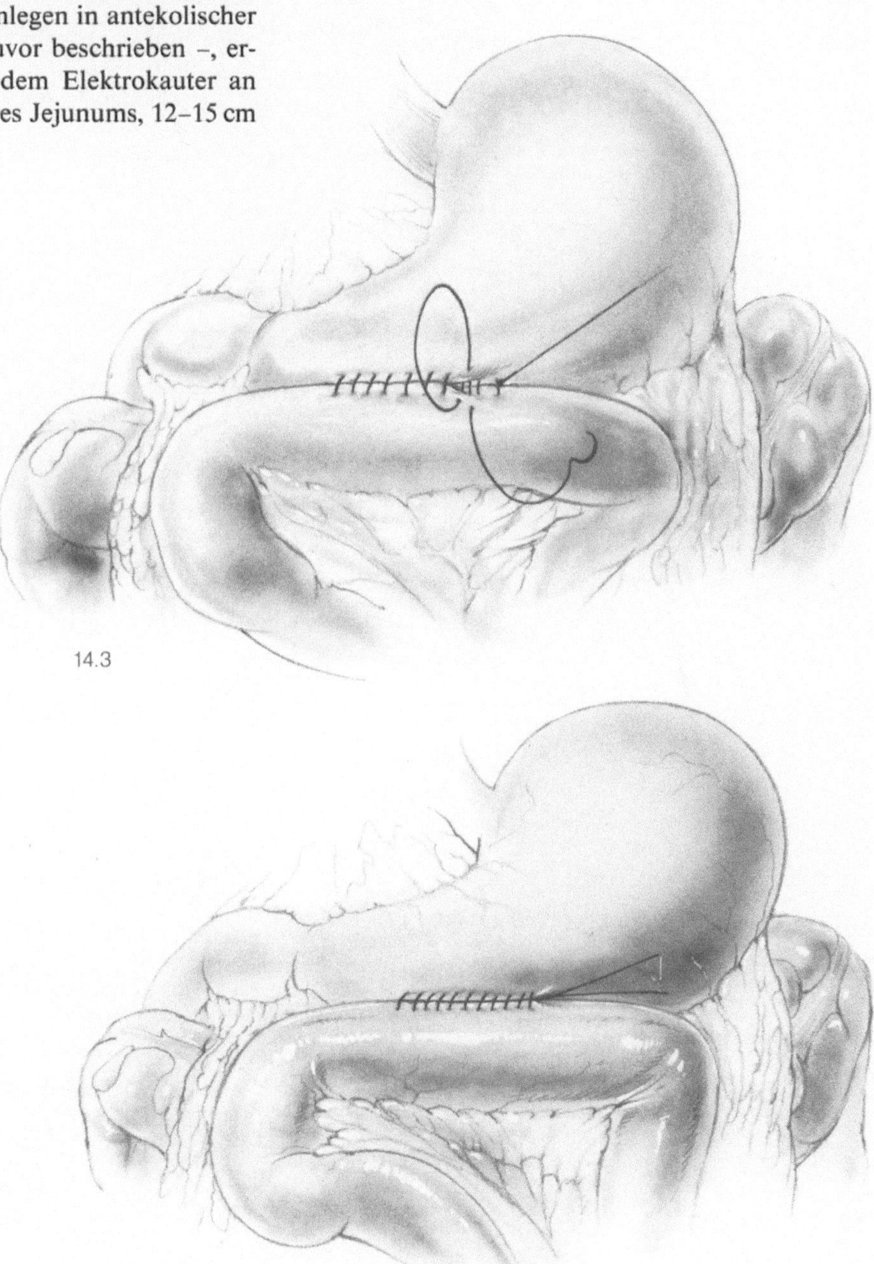

14.3

14.4

Klammerapparat verschlossen, nachdem zuvor zwei Allis-Klemmen zur Anhebung der Inzisionsenden angelegt wurden. Bei verdickter Magenwand müssen 4,8-mm-Klammern verwendet werden, andernfalls ist diese Größe nicht erforderlich. Nach Klammerung mit dem TA-55-Apparat wird überstehendes Gewebe exzidiert *(Abb. 14.6)* und die vorsichtige Blutstillung der Mukosa vorgenommen, mit abschließender seromuskulärer Lembert-Naht und Fixierung des Jejunums an die Magenvorderwand sowie Klammernaht der Mageninzision *(Abb. 14.7)*.

Postoperative Behandlung

Magenabsaugung, bis die Darmfunktion in Gang gekommen ist.

Komplikationen

Eine postoperative Magenblutung tritt sehr selten, in etwa 1–2% aller Fälle, auf. Noch seltener werden eine Anastomoseninsuffizienz oder eine Anastomosenstenose beobachtet.

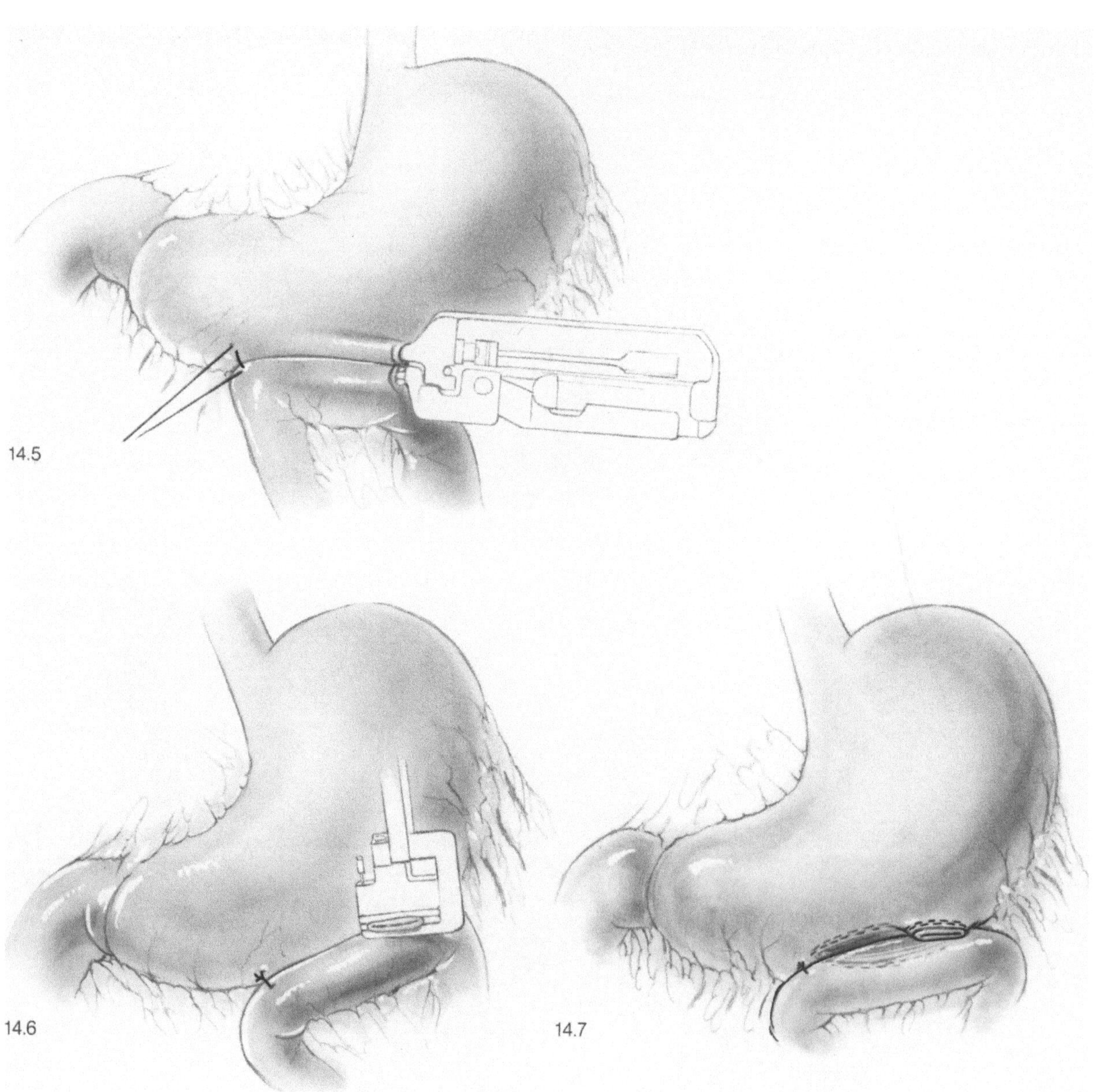

14.5

14.6

14.7

15 Magenresektion beim peptischen Ulkus

Indikationen (vgl. Kap. 9)

Präoperative Vorbereitung (vgl. Kap. 9)

Fehler und Gefahrenpunkte

- Inadäquater Duodenalstumpfverschluß.
- Verletzung des Pankreas, postoperative Pankreatitis.
- Unvollständige Resektion des Antrums (Antrumrest).
- Verletzung der Milz, des Gallengangs oder der Papille während der Ulkuspräparation.
- Inadäquates Lumen der gastroduodenalen Anastomose bei der Billroth-I-Resektion.
- Falsch angelegte Gastrojejunostomie bei Billroth-II-Resektion (Gastroileostomie).
- Zu lange zuführende Jejunumschlinge bei Billroth-II-Resektion.

Operationstaktik

Duodenalstumpf

Die meisten der bedrohlichen postoperativen Störungen in der Magenchirurgie beruhen auf einem fehlerhaften Verschluß des Duodenalstumpfs. Die Folge hiervon ist eine Duodenalfistel oder Pankreasläsion, die zu einer akuten Pankreatitis führen können. Komplikationen, die fast immer auf einer zu scharfen Abpräparation des Duodenums vom Pankreaskopf auf Grund starker Verwachsungen bei penetrierendem Ulcus duodeni beruhen, werden am einfachsten verhindert, wenn der Operateur den Befund rechtzeitig erkennt und richtig einschätzt. Entweder ist dann die Vagotomie mit Drainageoperation oder die proximale gastrale Vagotomie empfehlenswert. Ist es bei schwieriger Präparation bereits zu einem Einbruch in das penetrierende Ulkus gekommen, sollte der Operateur den schwierigen Duodenalstumpfverschluß nach Nissen oder in der Modifikation nach Cooper notfalls auch die Möglichkeit der Katheter-Duodenostomie kennen. Diese nachfolgend beschriebenen Methoden können lebensrettend sein. Die erfolgreiche Durchführung des Nissen-Stumpfverschlusses setzt allerdings die Beweglichkeit und eine nahezu normale Dicke der Duodenalvorderwand voraus. Im anderen Fall läßt sich der Stumpfverschluß des Duodenums nach Nissen-Cooper nicht herstellen.

Katheterduodenostomie

Im Falle eines unsicheren Stumpfverschlusses am Duodenum ist der Operateur gut beraten, wenn er zur Stumpfentlastung und Verhinderung einer Nahtinsuffizienz einen Katheter einlegt.

Marginalulkus

Unter den Gründen für das Auftreten eines postoperativen Marginalulkus nimmt die irrtümlich zu kleine bzw. ungenügende Resektion des pylorusnahen Antrums, woraus der Kontakt der alkalischen Galle mit der Antrumschleimhaut resultiert, die erste Stelle ein. Ist bei starker Entzündung und Verwachsung die Grenzlinie des Pylorus nicht mit Sicherheit zu erkennen, dann sollte sich der Operateur durch Schnellschnittuntersuchungen von Biopsien überzeugen, daß keine antrale Schleimhaut im Duodenalstumpf verbleibt.

Milzverletzung

Die Blutung aus einer verletzten oder eingerissenen Milz ist in fast allen Fällen durch groben Zug an der großen Magenkurvatur bedingt. Dadurch kommt es zum Einriß der Milzkapsel infolge ihrer Beziehungen zum großen Netz und zur großen Magenkurvatur. Zug am Magen darf nur an der kleinen Kurvatur erfolgen. Kleine Milzverletzungen können nach un-

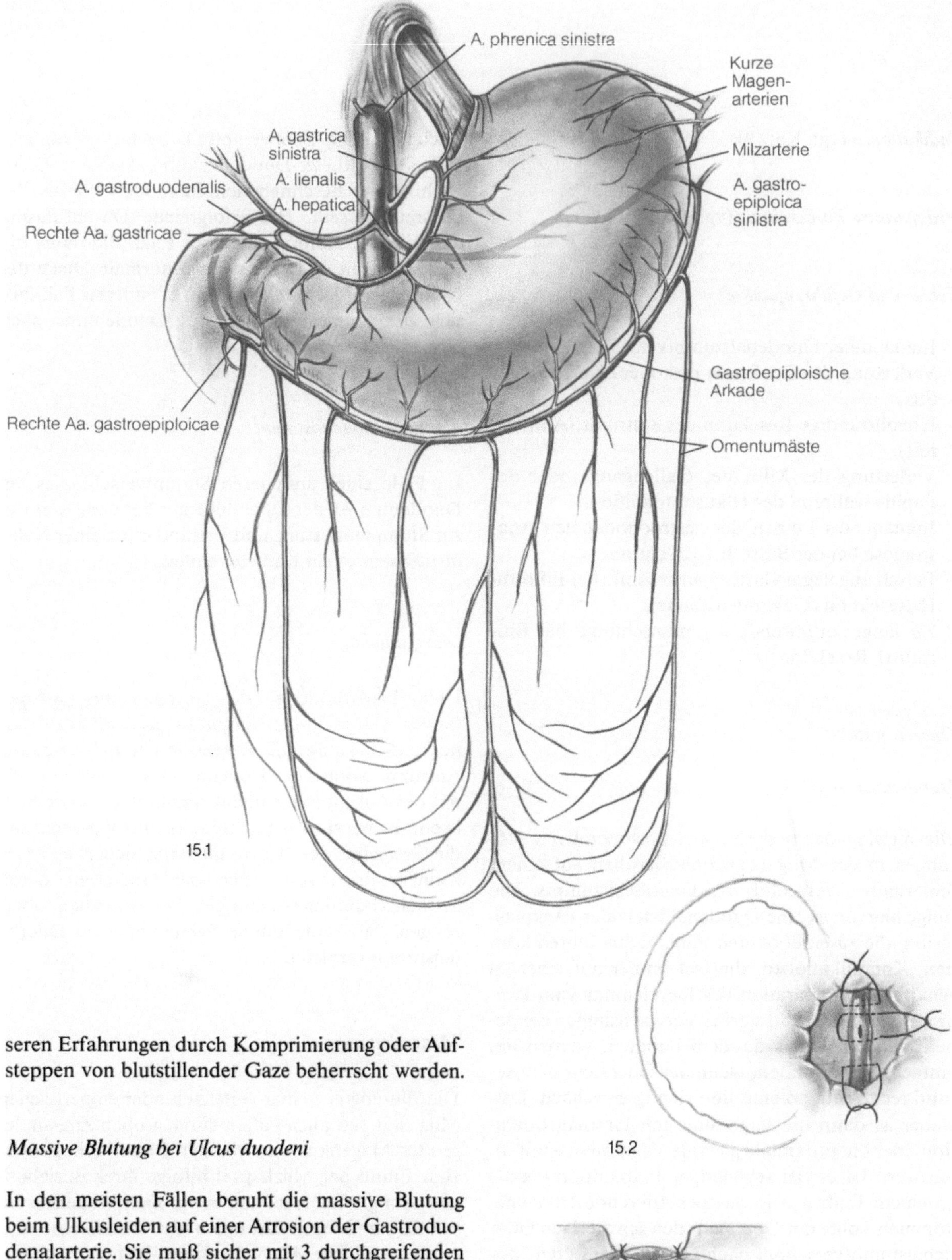

15.1

15.2

15.3

seren Erfahrungen durch Komprimierung oder Aufsteppen von blutstillender Gaze beherrscht werden.

Massive Blutung bei Ulcus duodeni

In den meisten Fällen beruht die massive Blutung beim Ulkusleiden auf einer Arrosion der Gastroduodenalarterie. Sie muß sicher mit 3 durchgreifenden Matratzennähten mittels 2-0-Seide versorgt werden (s. Gefäßversorgung ***Abb. 15.1–15.3***).

Vermeidung einer postoperativen Wundinfektion

Patienten, die notfallmäßig einer Resektion bei penetrierendem oder stenosierendem Ulkus oder massiver Blutung unterzogen werden müssen, entwickeln schneller und leichter als Patienten mit Wahloperationen postoperative Wundinfektionen. Aus diesem Grunde empfiehlt sich bei Risikopatienten die perioperative Antibiotikaprophylaxe und die Spülung des Operationsgebiets mit einer Antibiotikalösung. Die Hautnaht sollte wie bei einer potentiell infizierten Wunde erfolgen (s. Kap. 2).

Operationstechniken bei Billroth-I- und Billroth-II-Resektion

Zugangsweg ist die mediane Laparotomie bis 5 cm unterhalb des Nabels und die Verwendung eines Sternumretraktors und von Leberhaken. Vorweg erfolgt, falls die Indikation angezeigt ist, die Vagotomie (s. Kap. 10).

Befunderhebung am Duodenum, Kontrolle der Ulkusblutung

In vielen Fällen ist der Befund am Duodenum auf Grund der Anamnese und der Röntgenuntersuchung bekannt und eine Eröffnung des Duodenums zur Sicherung der Ulkusdiagnose nicht erforderlich. Bei massiver Ulkusblutung ergibt eine Längsinzision des Pylorus bis zum proximalen Duodenum eine gute Übersicht, insbesondere beim Penetrieren eines Hinterwandulkus in die Arterie. Diese muß doppelseitig mit durchgreifender Seidennaht umstochen werden. Zusätzlich wird eine dritte Naht in den Ulkusgrund gelegt, um einen hinteren Ast der Arterie sicher mit zu erfassen ***(Abb. 15.3)***. Dieser Arterienast, im allgemeinen die querverlaufende Pankreasarterie, verursacht – falls nicht mitligiert – postoperativ retrograde Massenblutungen nach einer zunächst erfolgreich erscheinenden alleinigen proximalen oder distalen Ligatur der A. gastroduodenalis. Auch muß nach dem Vorschlag von Berne u. Rosoff beachtet werden, daß vorübergehend die Arterie durch einen Thrombus verschlossen und dadurch eine Blutstillung vorgetäuscht werden kann. Eine andere Schwierigkeit besteht darin, die Duodenalwand vom Pankreas freizupräparieren, wenn starke Verwachsungen bestehen. Dieses läßt sich zu Beginn der Präparation noch nicht beurteilen. Von besonderer Bedeutung ist immer die Qualität und Beweglichkeit der Duodenalvorderwand. Ist die Duodenalvorderwand weich und mobilisierbar, kann der oben beschriebene Nissen-Verschluß des Duodenalstumpfs angebracht sein. Beim fibrotischen und entzündlich veränderten Duodenum ist dieses jedoch schwierig. Derartige Befunde sind daher insbesondere bei Übergriff auf das Ligamentum hepatoduodenale eine relative Kontraindikation für die Antrumresektion. Ist der Operateur nicht ganz sicher in der Beurteilung des Befunds, sollte er durch Inzision an der Duodenalvorderwand die Situation klären. Dadurch wird allerdings die Durchführung der Billroth-I-Resektion erschwert. Im Zweifelsfall ist es daher besser, den Eingriff mit einer Vagotomie und kombinierter Drainageoperation abzuschließen, als die Duodenumpräparation zu erzwingen, und damit eine Stumpfinsuffizienz oder akute Pankreatitis als Folgekomplikation in Kauf zu nehmen.

Skelettierung der großen Magenkurvatur

Nach Inzision des gefäßlosen Anteils des gastrohepatischen Ligaments an der kleinen Kurvaturseite gelangt der linke Zeigefinger hinter dem Antrum zur Seite der großen Kurvatur ***(Abb. 15.4)***. Dieses Vorgehen hilft, das große Netz vom darunterliegenden Mesokolon abzuheben, ohne die arteriellen Gefäße

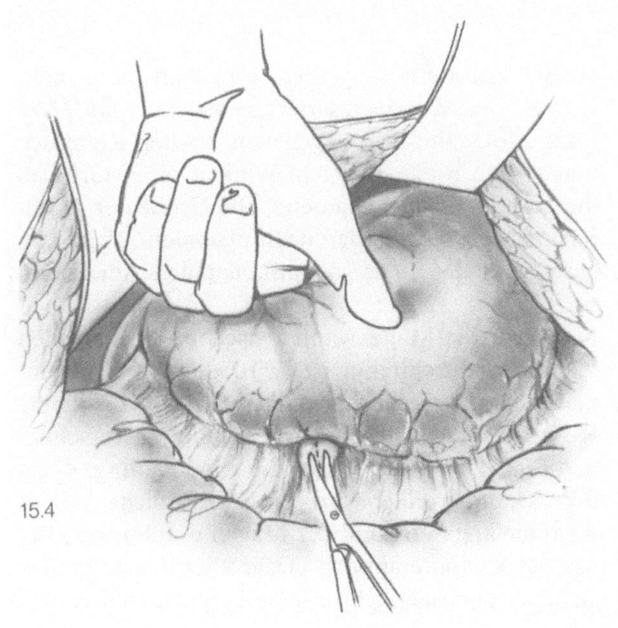
15.4

im Mesokolon zu verletzen. Die von der A. gastroepiploica abgehenden Äste der großen Kurvatur werden nach doppelter Ligatur oder Klammerung durchtrennt. In gleicher Weise wird so die gesamte große Kurvatur bis zur Mitte zwischen Pylorus und Diaphragma, danach das distale Segment der gastroepiploischen Arkade des Antrums skelettiert *(Abb. 15.5)*. Die letzten 4 cm müssen sehr sorgfältig angegangen werden, da leicht zerreißbare Venen verletzt werden können, die sich retrahieren. Gleichzeitig mit der Präparation der kleinen und großen Kurvatur wird vorsichtig durch stumpfe Tupferpräparation das gefäßlose Gewebe zwischen Antrumhinterwand und Pankreasvorderfläche abgelöst.

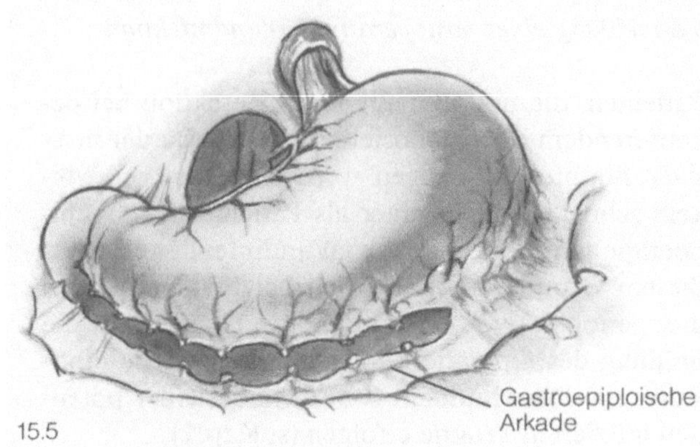

15.5

Darstellung der linken Magengefäße

Die Mitte der kleinen Magenkurvatur markiert in etwa den proximalen Rand der Antrumschleimhaut. Die Gefäßstämme der kleinen Magenkurvatur werden sicher gefaßt und nach doppelter Ligatur durchtrennt *(Abb. 15.6a, b)*. Zum Schluß bleibt ein 1 cm langer Stumpf stehen, der der linken Magenarterie zugehörig ist. Diese Ligatur muß daher besonders sorgfältig isoliert und ausgeführt werden, um Nachblutungen und Hämatombildungen zu verhindern. Zusätzliche kleine Gefäßäste müssen isoliert und ebenso sorgfältig neben der Massenligatur versorgt werden.

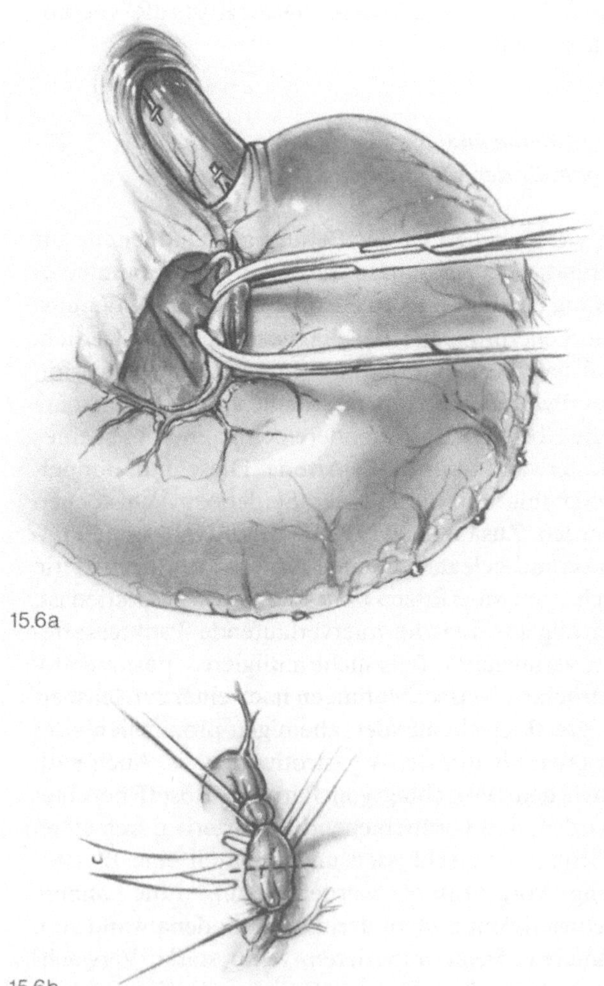
15.6a

15.6b

Durchtrennung des Magens

Ist die Vagotomie angezeigt, brauchen nicht mehr als 50% des Magens reseziert zu werden *(Abb. 15.7)*. Dies erfolgt durch Anlegen von 2 Allen-Klemmen von 3–4 cm Breite, in einem Winkel von 90 Grad an die große Kurvatur angesetzt. Die Größe der Allen-Klemme entspricht der nachfolgenden Weite der gastrojejunalen oder gastroduodenalen Anastomose.

Nachdem die Magenwand zwischen diesen beiden Klemmen durchtrennt ist, wird der TA-90-Klammerapparat kranialwärts angesetzt, um die kleine Kurvatur am restlichen Magenstumpf zu verschließen *(Abb. 15.8)*. Nun erfolgt die Klammerung, distal der Klammerreihe wird eine zusätzliche Allen-Klemme angesetzt und der Magen durchtrennt. Bevor der Klammerapparat entfernt wird, erfolgt vorsichtige, oberflächliche Blutstillung durch Elektro-

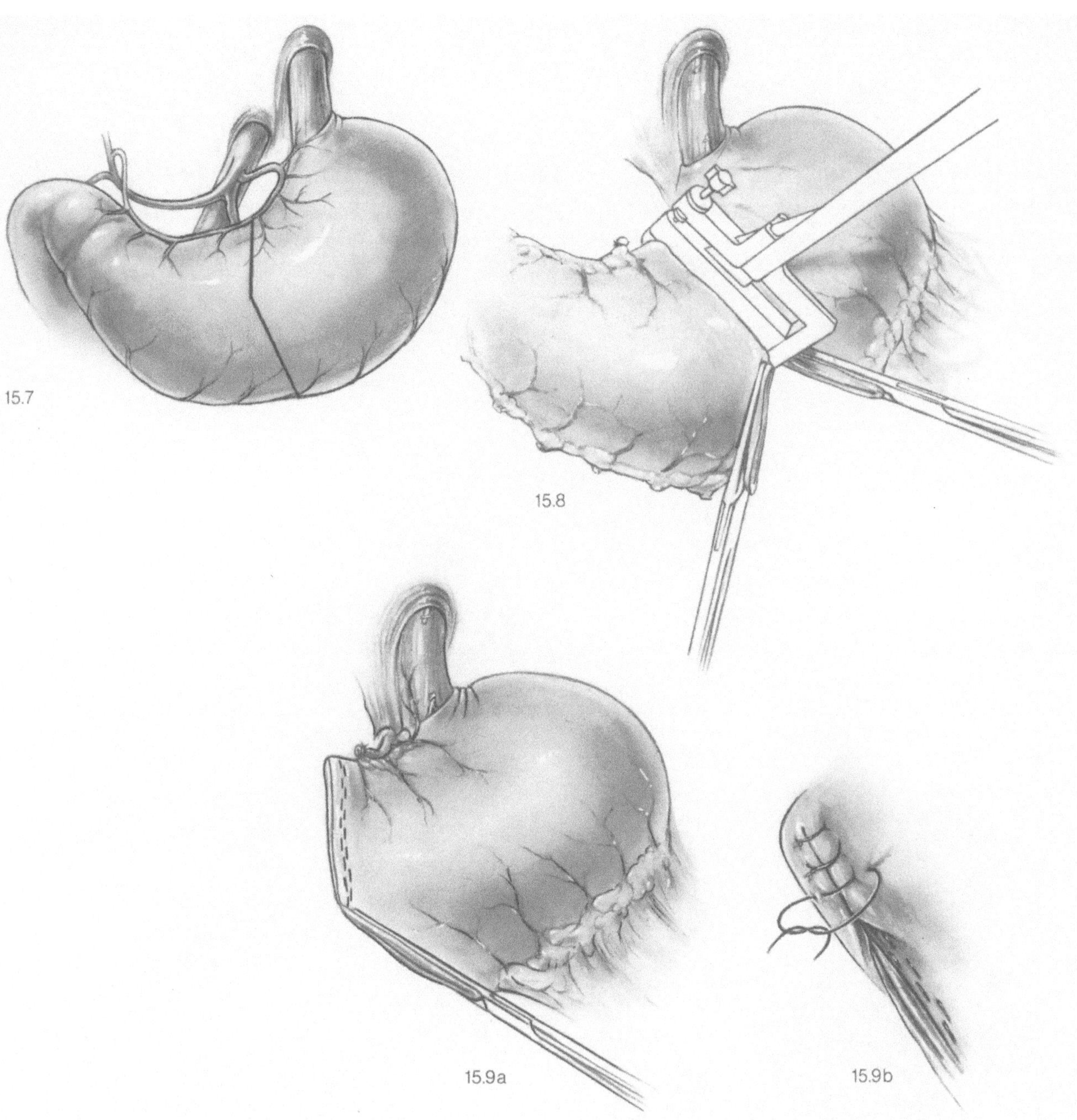

koagulation der Magenschleimhaut ***(Abb. 15.9a)***. Die Klammerreihe wird mit invertierenden Einzelknopfnähten übernäht ***(Abb. 15.9b)***. Die Schleimhautränder des Resektionsanteils werden mit einem feuchten Tuch abgedeckt. Ist keine Klammernaht verwendet worden, sollte die kleine Kurvatur zwischen zwei Allen-Klemmen durchtrennt und danach in gleicher Weise übernäht werden ***(Abb. 15.10)***. Die erste Naht an der kleinen Kurvatur des Magenstumpfes wird genau neben dem Ende der Allen-Klemme angelegt und als Haltefaden verwendet. Mit der geraden Nadel wird hinter der Allen-Klemme eine fortlaufende Naht angelegt ***(Abb. 15.11)***. Nach Exzision überstehenden Gewebes ***(Abb. 15.12)*** wird die Allen-Klemme entfernt, nochmals eine zweite fortlaufende Naht angelegt, mit dem Einstichfaden verknotet ***(Abb. 15.13)*** und die erste Nahtreihe invertierend nochmals übernäht ***(Abb. 15.14)***.

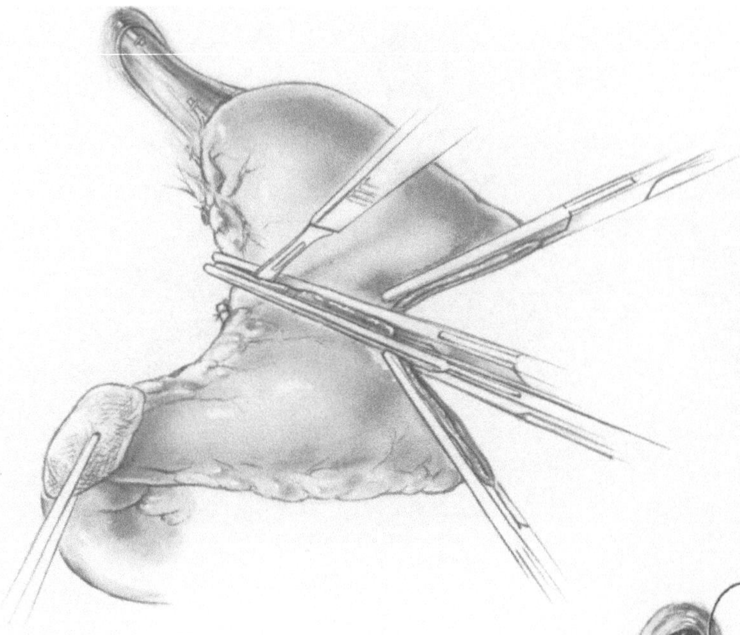

15.10

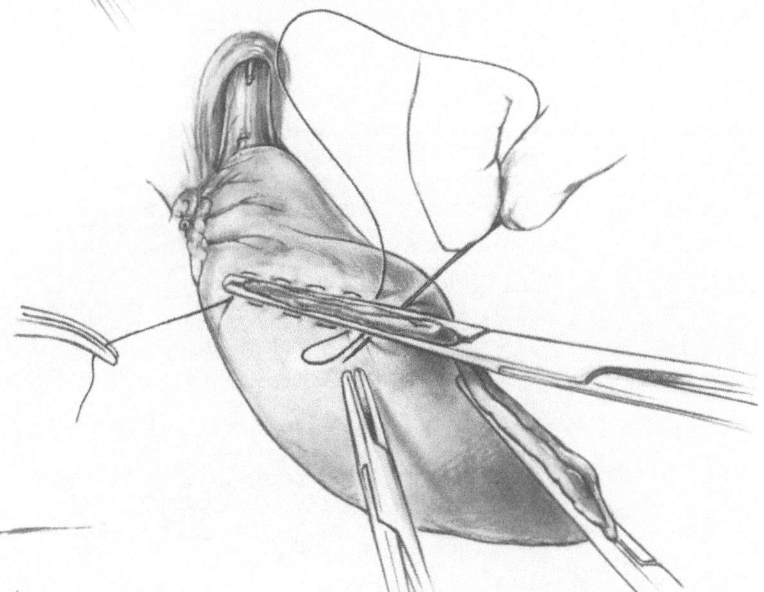

15.11

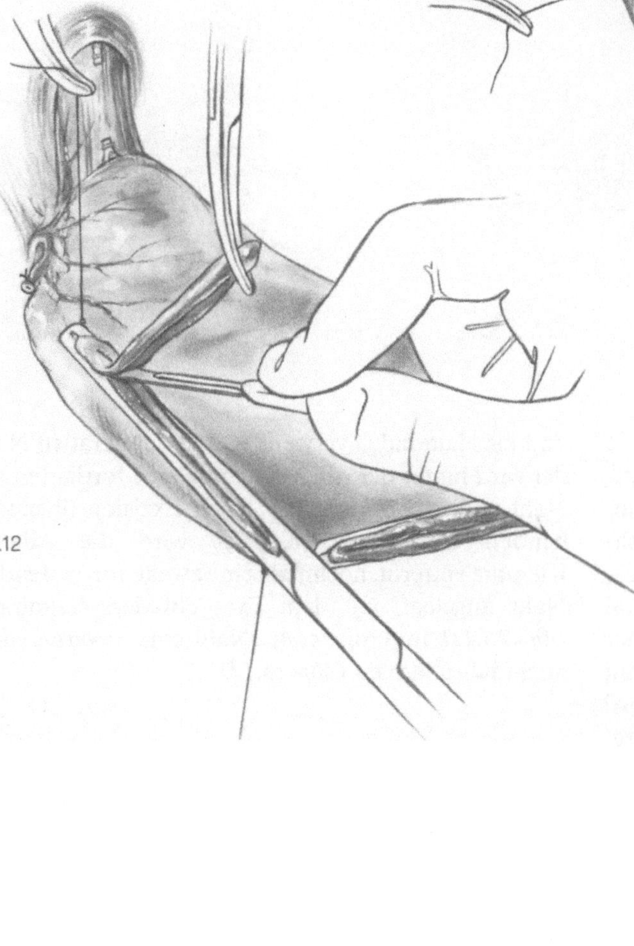

15.12

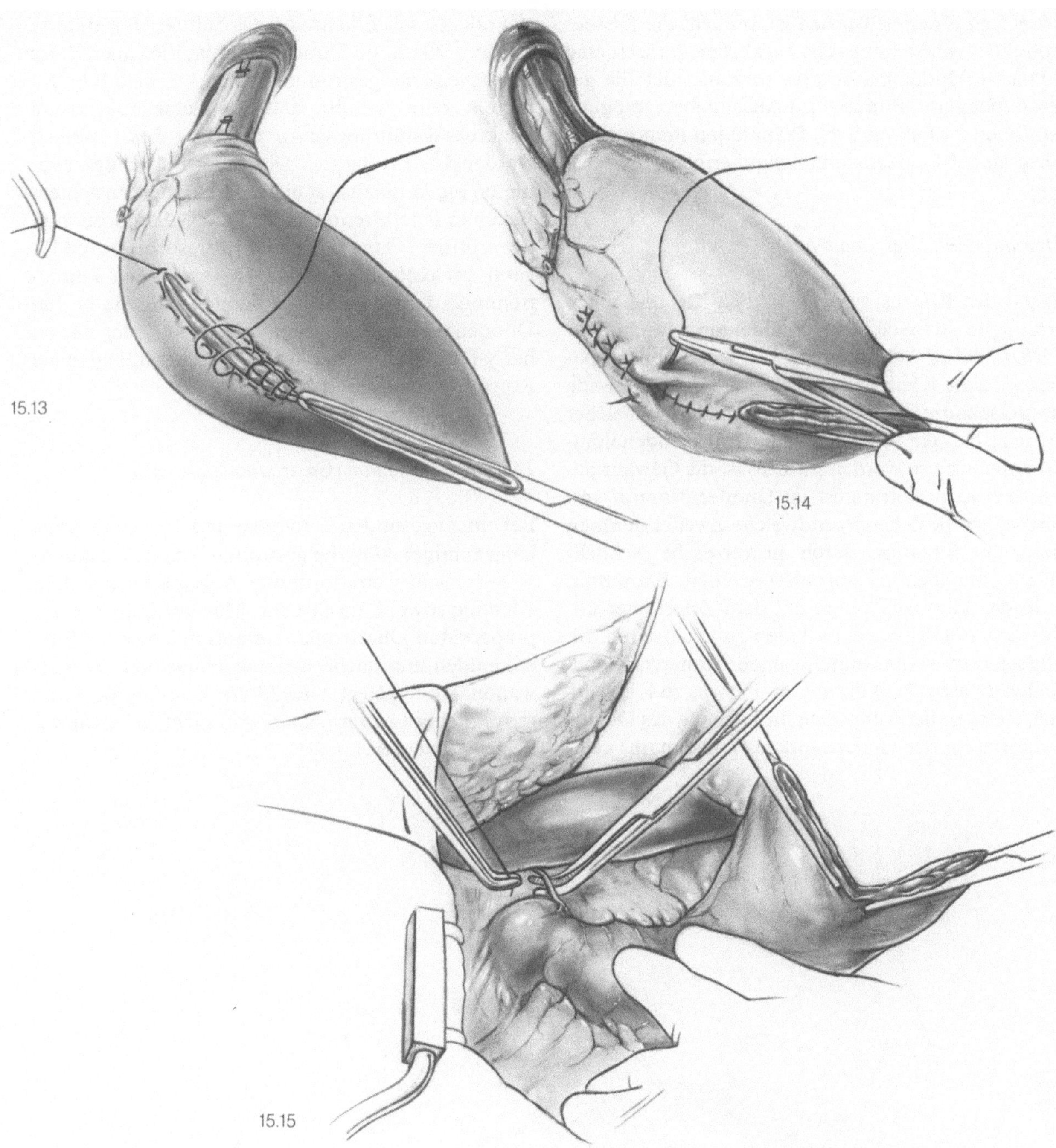

Präparation des Duodenums ohne Vorliegen schwerer Veränderungen

Zunächst wird die rechte Magenarterie sicher identifiziert, ligiert und durchtrennt ***(Abb. 15.15).*** Indem das proximal durchtrennte Resektionspräparat nach vorn gezogen wird, kommen Duodenalhinterwand und Pankreasvorderfläche gut zur Darstellung. Im allgemeinen werden jetzt fünf bis sechs kleinere Blutgefäße sichtbar, die vom Pankreas zum Duodenum verlaufen. Beim Lösen stärkerer Verwachsungen kann es vorkommen, daß ein Arterienstumpf sich in das Pankreasgewebe retrahiert. In solchen Fällen ist es klug, die sichere Kontrolle der Blutung mit einer Matratzennaht herzustellen. Wenn etwa 1,5 cm des proximalen Duodenalanteils vom Pankreas freipräpariert worden ist, braucht die Dissektion nicht weiter fortgesetzt zu werden, da jetzt eine adäquate Duodenalstumpfversorgung oder die gastroduodenale End-zu-End-Anastomose möglich ist. In jedem Fall muß die Präparation immer nahe, dicht an der Duodenalhinterwand erfolgen.

Durchtrennung des Duodenums

Distal des Pylorus wird eine Allen-Klemme angesetzt und danach das Duodenum durchtrennt ***(Abb. 15.16)***. Vor Entfernung des Resektionspräparats wird die Klemme entfernt und das distale Ende des Resektionspräparats genau inspiziert, um sicher zu sein, daß ein schmaler Saum von Duodenalmukosa mitentfernt worden ist. Dies ist die Gewähr dafür, daß kein Antrumrest im Duodenalstumpf verblieben ist. Bestehen irgendwelche Zweifel darüber, muß die Situation durch histologische Schnellschnittuntersuchung abgeklärt werden. Daraufhin wird das Duodenallumen mit dem Zeigefinger untersucht, um die Ampulla Vateri zu lokalisieren. Im allgemeinen ist die Ampulla an der Hinterwand medialwärts etwa 7 cm distal vom Pylorus zu lokalisieren. Gelegentlich kann auch die Öffnung des Ductus Santorini an der Hinterwand des Duodenums getastet oder durch Erkennung des Saftaustritts erkannt werden. Wenn die Duodenalpräparation nicht über das Niveau der gastroduodenalen Arterie erfolgt ist, besteht keine Gefahr, daß der kleine oder große Pankreasausführungsgang miterfaßt bzw. verletzt worden ist. Erfolgt die Dissektion allerdings über diesen Punkt hinaus, ist hierauf besonders zu achten. Bei einer Durchtrennung des Ductus Santorini muß der eröffnete Gang mit einer nichtresorbierbaren Ligatur verschlossen werden. Ist es zu einer Durchtrennung der Ampulle gekommen, muß sie in den Duodenalstumpf reimplantiert werden oder mit einer y-förmig ausgeschalteten Jejunumschlinge nach Roux anastomosiert werden.

Billroth-I-Resektion (Gastroduodenostomie)

Bei einem gesunden Duodenalrand von 1 cm Länge kann routinemäßig die gastroduodenale Anastomose hergestellt werden – unter Anlegen einer Allen-Klemme sowohl am distalen Magenstumpf wie am präparierten Duodenum. Daraufhin werden 2 Eckhaltefäden und nachfolgend seromuskuläre Hinterwandnähte angelegt ***(Abb. 15.17)***. Um eine postoperative Stenose zu vermeiden, darf nicht zuviel Gewebe gefaßt werden.

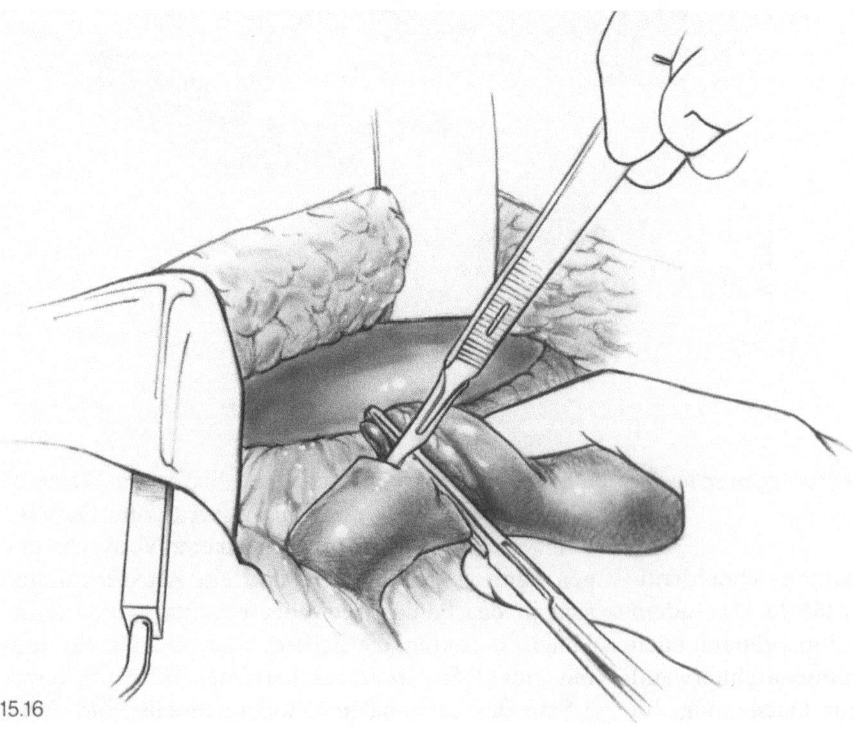

15.16

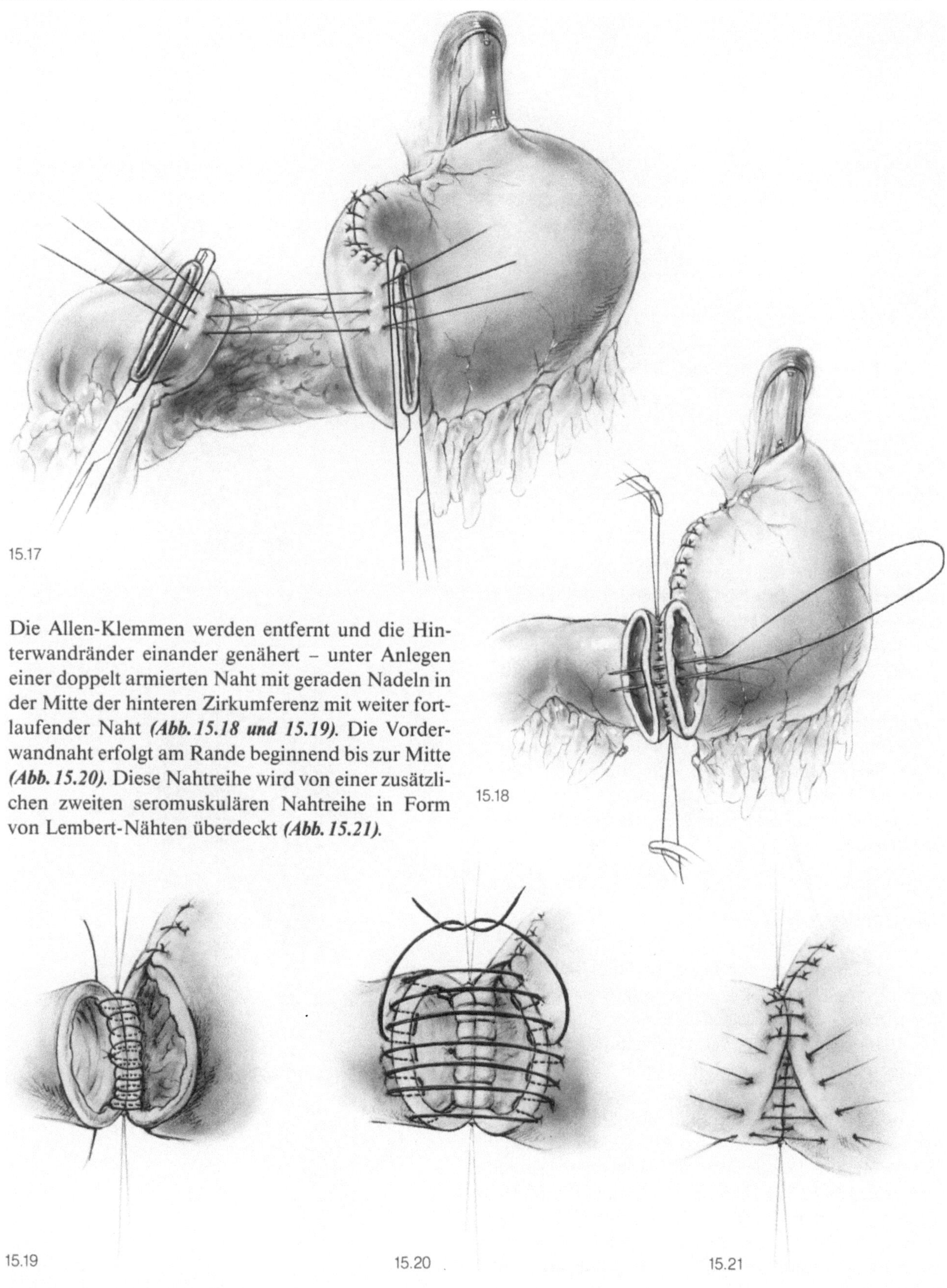

15.17

15.18

Die Allen-Klemmen werden entfernt und die Hinterwandränder einander genähert – unter Anlegen einer doppelt armierten Naht mit geraden Nadeln in der Mitte der hinteren Zirkumferenz mit weiter fortlaufender Naht ***(Abb. 15.18 und 15.19)***. Die Vorderwandnaht erfolgt am Rande beginnend bis zur Mitte ***(Abb. 15.20)***. Diese Nahtreihe wird von einer zusätzlichen zweiten seromuskulären Nahtreihe in Form von Lembert-Nähten überdeckt ***(Abb. 15.21)***.

15.19

15.20

15.21

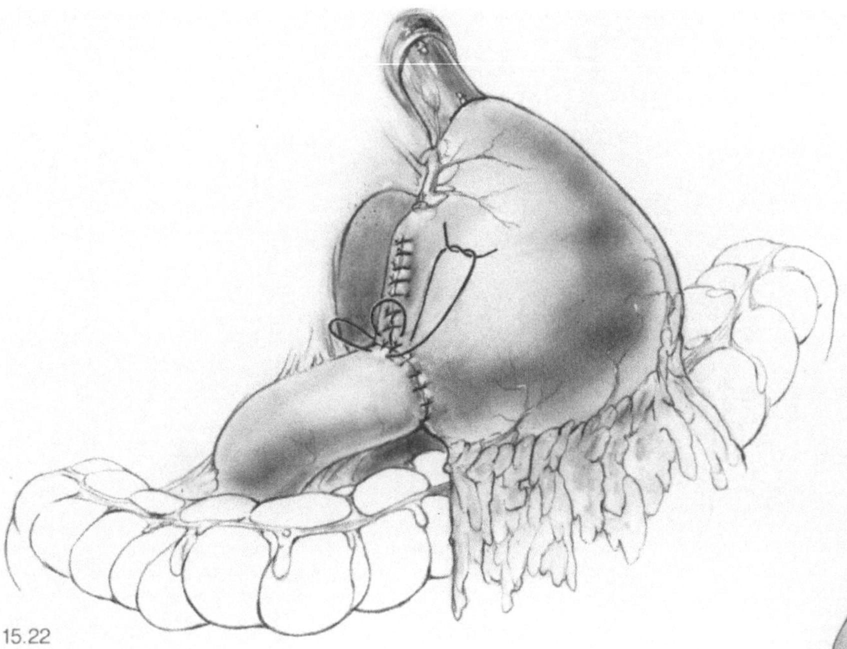

15.22

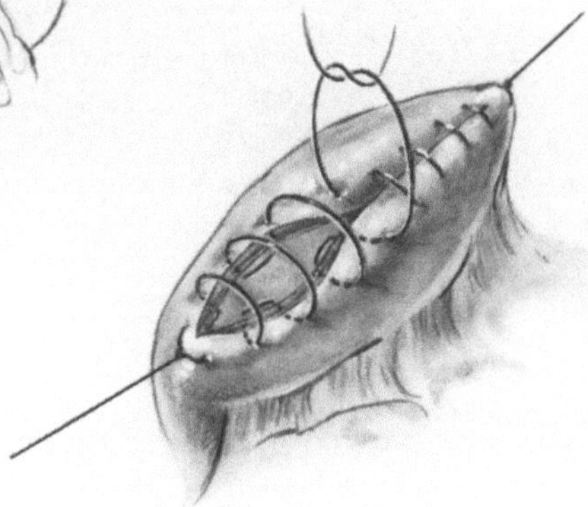

15.23

An der „Kummerecke" – der Berührung zwischen distalem Magenstumpf und Duodenum kleinkurvaturwärts – wird eine U-förmige Sicherheitsnaht angelegt, seromuskulär verlaufend von der Magenvorderwand zur Magenhinterwand und dann umkehrend zur Duodenalvorderwand ***(Abb. 15.22).*** Bei exakt angelegter Naht ist das Lumen für Daumen und Zeigefinger durchgängig. Die Anastomose wird mit einem Netzzipfel abgesteppt. Jeder Blutpunkt während der Herstellung der Anastomose muß sorgfältig entweder durch Ligatur oder Elektrokoagulation gestillt werden.

Duodenalstumpfverschluß

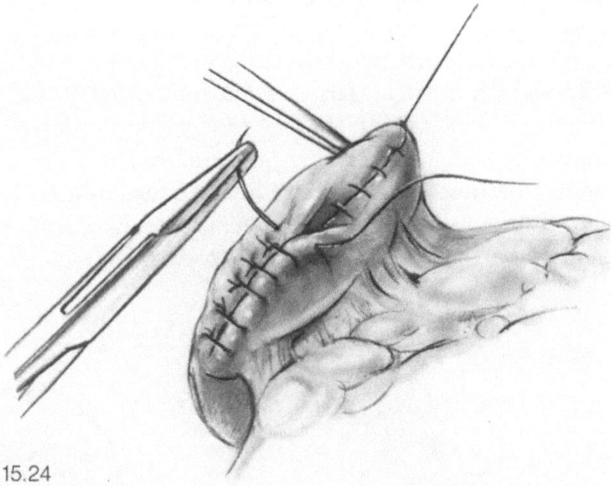

Der Verschluß des normalen, pathologisch nicht veränderten Duodenalstumpfs erfolgt mit einer invertierenden Naht, zusätzlich mit seromuskulären Einzelknopfnähten versorgt. Die Naht beginnt nach Anlegen eines lateralen Haltefadens, wobei jeweils die Naht von den Rändern her bis zur Mitte des Stumpfs erfolgt und die Endknüpfung hier angelegt wird ***(Abb. 15.23).*** Während das Anlegen dieser Naht beim normalen Duodenalstumpf problemlos gelingt ***(Abb. 15.24 und 15.25)***, kann der Verschluß des fibrotisch veränderten, verdickten Duodenums schwierig sein, und erfordert sorgfältiges Vorgehen. Wird der Faden zu tief durch die Mukosa eingestochen, und

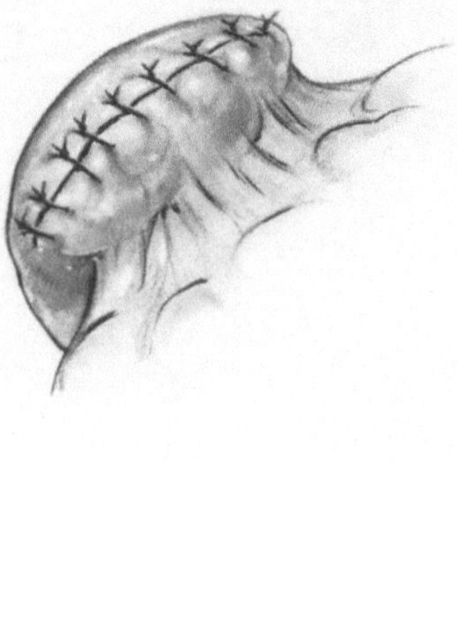

15.24

15.25

dann fest angezogen, kann eine Fistel entstehen. Aus diesem schmalen Leck tritt arrosiver Duodenalsaft aus, der das benachbarte Gewebe mit katastrophalen Folgen auflöst. Daher muß nach Herstellung eines solch erschwerten Verschlusses der Stumpf durch Testung der Nahtreihe mit dem Tupfer überprüft werden. Ein häufiger Fehler besteht darin, daß die seromuskuläre Lembert-Naht zu dicht über der ersten Nahtreihe angelegt wird. Bei einer normalen Duodenalwand ist dies harmlos. Bei verdicktem oder entzündlich verändertem Duodenalgewebe resultiert jedoch bei nicht sicher invertierender Naht eine Lateralspannung, woraus beim Anzug der Naht ein Einriß entstehen kann ***(Abb. 15.26a)***. Wird dabei dann auch noch die Schleimhaut durchstochen, kann hieraus die bereits oben erwähnte Duodenalfistel entstehen. Diese Möglichkeit einer Fistelbildung verhindert der Operateur am besten, wenn er die Schleimhautnaht einstülpt und erst danach in 3 mm Abstand die Lembert-Naht anlegt ***(Abb. 15.26b)***. Ist es zu einem Duodenaleinriß gekommen, liegt entweder der oben genannte Fehler vor oder die Naht ist zu fest angezogen.

Präparation bei schwierigen Duodenalverhältnissen

Bestehen starke Verwachsungen zwischen der Duodenalhinterwand und dem Pankreas, sollte das scharfe Skalpell und nicht die Schere verwendet werden ***(Abb. 15.27)***. Immer muß die Präparation dicht an der Duodenalhinterwand erfolgen, um eine Verletzung des Pankreas zu vermeiden. Erreicht die Präparation die Nähe des Duodenalhinterwandulkus, muß dieses „Fenster" im Duodenum durch eine Inzision proximal vom Ulkus zum Pylorus hin erweitert werden. Diese Inzision erlaubt das Einführen des Zeigefingers in den Duodenalstumpf, über den dann die weitere Präparation erfolgen kann. Es ist während dieser Präparation nicht notwendig, den Ulkusrand zu resezieren. Der Ulkusrand ist die Vorderfläche des Pankreas, die nicht verletzt werden darf. Ist das Duodenum vom Pankreas über dieses Narbengewebe hinaus freipräpariert, ist die sorgfältige Blutstillung kleiner Pankreasgefäße zu beachten, Duodenalblutungen können großzügiger versorgt werden. Nach vollständiger Präparation wird der kaudale Rand des Ulkus vom Duodenum frei-

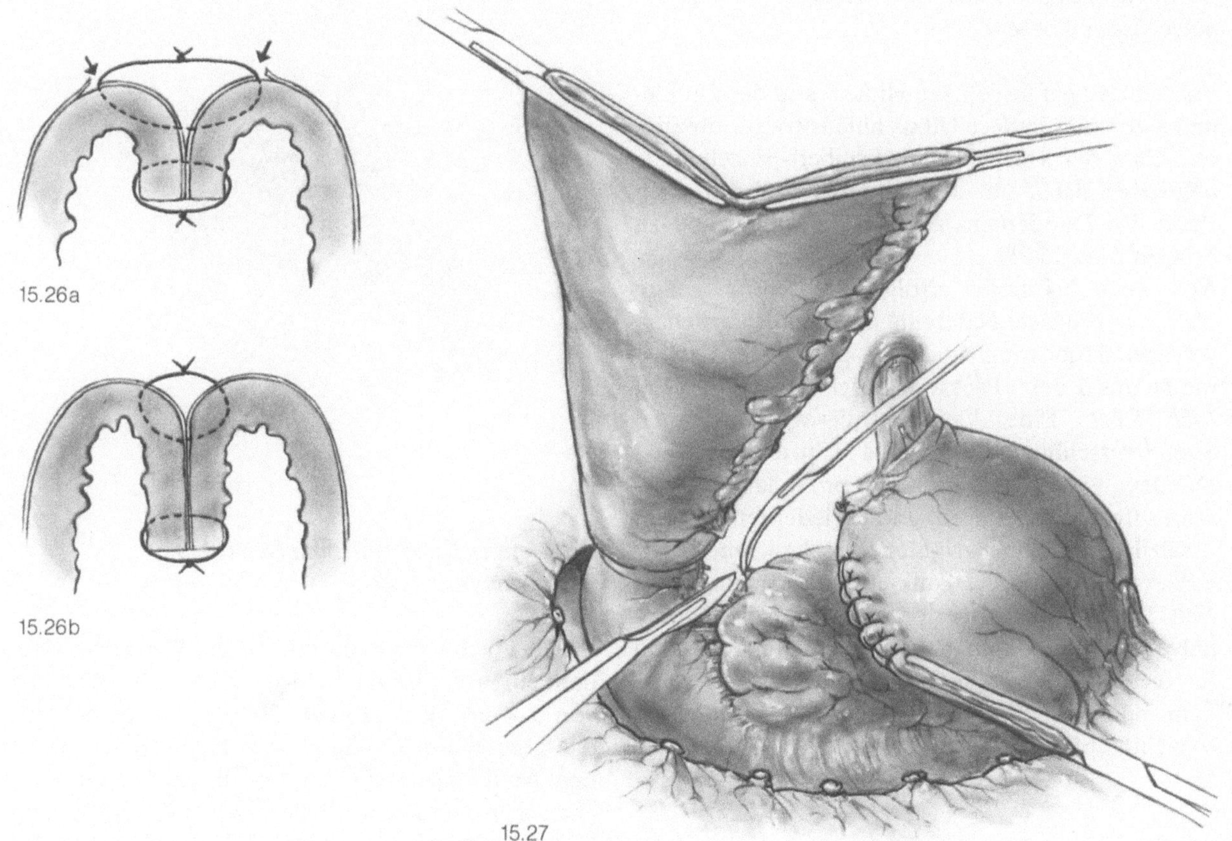

15.26a

15.26b

15.27

präpariert. Einige Millimeter distal vom Ulkusrand ist dann wieder normale Duodenalhinterwand anzutreffen. Besteht allerdings die Situation, daß die Befreiung des Unterrands vom Ulkus gefahrvoll erscheint, muß die Präparation beendet werden und der Stumpfverschluß in der Technik nach Nissen-Cooper erfolgen (s. unten). Im anderen Falle wird die Duodenalhinterwand in einer Länge von etwa 1,5 cm freipräpariert. Eine andere Kontraindikation für die weitergehende, tiefere Präparation des Duodenums bzw. des Unterrands des Ulkus ist die Nähe der Ampulla Vateri. Dies erfordert wiederholtes Austasten des eröffneten Duodenums mit dem Zeigefinger. Ist ein adäquates, gutes Segment des hinteren Duodenums freipräpariert, erfolgt der Verschluß wie oben beschrieben (s. Abb. 15.23–15.25). Penetriert ein Duodenalulkus in das Ligamentum hepatoduodenale, ist es erforderlich, exakt den distalen Ductus choledochus zu identifizieren. Dies ist leicht durch Sondierung des Ductus choledochus und Einführen eines kleinen Katheters über die Papille hinaus möglich.

Schwieriger Duodenalstumpfverschluß nach Nissen-Cooper

Erscheint es gefahrvoll, die Hinterwand des Duodenums über das kallöse Ulkus hinaus freizupräparieren, kann der Verschluß mit Lembert-Einzelknopfnähten erfolgen, um den vorderen und seitlichen Rand des Duodenums an den Ulkusunterrand zu bringen ***(Abb. 15.28)***.
Als zweite Nahtreihe erfolgt eine seromuskuläre Naht, um die erste Nahtreihe mit dem beweglichen, vorderen Duodenum und dem proximalen Ulkusrand und der Pankreaskapsel zu vereinigen ***(Abb. 15.29)***. Eine Variante dieses schwierigen Stumpfverschlusses ist, die erste Nahtreihe zwischen Duodenalvorderwand und dem proximalen Ulkusrand sofort zu vereinigen. Diese wiederum wird mit zusätzlichen Lembert-Nähten zwischen Duodenalvorderwand und Pankreaskapsel überwallt ***(Abb. 15.30)***. Hierfür ist erforderlich, daß die Duodenalvorderwand weich und ausreichend beweglich für dieses Manöver ist. Die Kocher-Mobilisierung kann nützlich sein, um das Duodenum für diesen Verschluß beweglicher zu machen.

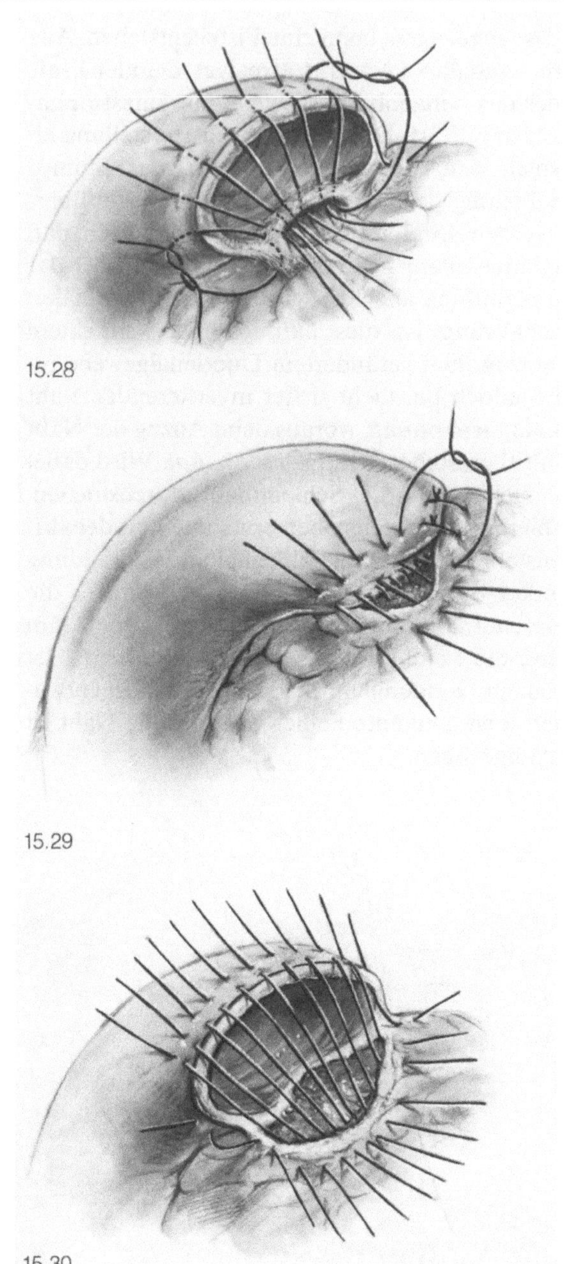

15.28

15.29

15.30

Schwieriger Duodenalstumpfverschluß bei Duodenalstenose

Gelegentlich verursacht ein chronisches Ulcus duodeni eine ringförmige Stenose in einer Ausdehnung von 3–4 cm. Besteht keine Blutung, ist es sicherer, das Duodenum proximal vom Ulkus zu verschließen. Andererseits ist es unklug, das Duodenum über einer Stenose zu verschließen, da es nicht mit Sicherheit gelingt, den proximalen Duodenalrand in den stenotischen Abschnitt zu invertieren. In solchen Fällen muß das Duodenum über der Stenose durchtrennt und etwa 1 cm tiefer präpariert werden *(Abb. 15.31)*. Danach ist es leichter, den stenosierten Abschnitt zu invertieren. Die Verschlußnähte erfolgen wie oben beschrieben *(Abb. 15.32)*.

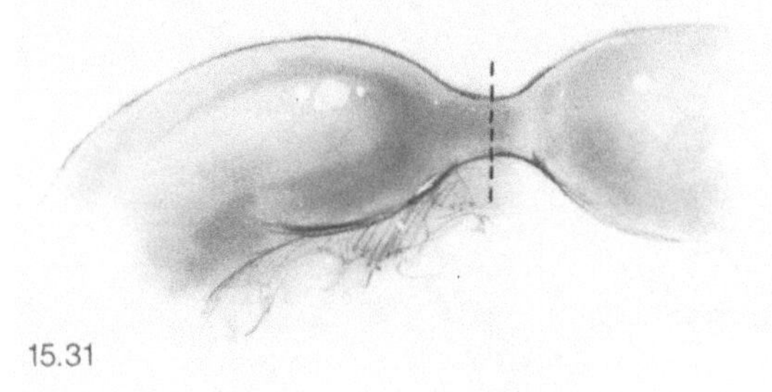

15.31

Schwieriger Duodenalstumpfverschluß und Katheterduodenostomie

Austen u. Baue vom Massachusetts General Hospital und Jones et al. vom Parkland Hospital haben ihre Erfahrung mit der Katheterduodenostomie mitgeteilt und sind der Ansicht, daß sie den Duodenalstumpf bei schwierigem Verschluß schützt. Exakt hergestellt wird durch diese Technik die Ausbildung des ursächlich für die Insuffizienz in Frage kommenden intraluminalen Überdrucks verhindert. Wenn der geringste Zweifel an der Sicherheit des Duodenalstumpfverschlusses besteht, sollte ein Foley-Katheter durch eine Inzision am lateralen, absteigenden Duodenum eingelegt werden. Diese Maßnahme läßt sich besonders leicht durchführen, bevor der Duodenalstumpf verschlossen wird. Dabei wird eine Klemme durch das eröffnete Duodenum nach lateral vorgeschoben und hierüber eine 3 mm große Stichinzision angelegt *(Abb. 15.33)*. Diese Inzision wird mit einer Tabaksbeutelnaht um den Katheter herum verschlossen, der Katheter selbst wird abgedeckt und durch eine separate Stichinzision in flexibler Position aus der Bauchwand ausgeleitet sowie an der Haut fixiert. Zusätzlich empfiehlt sich die Einlage einer Latex-Penrose-Drainage neben die Duodenostomie, die wiederum durch eine separate Stichinzision an der lateralen Bauchwand nach außen geleitet wird *(Abb. 15.34)*. Gelegentlich gibt es Situationen, in denen es trotz perfekter Technik unmöglich ist, den Duodenalstumpf sicher zu verschließen und zu invertieren. In solchen Fällen muß der Katheter direkt in das offene Duodenallumen eingelegt und der Stumpf um den Katheter herum verschlossen werden. Wenn immer möglich, sollte jedoch die laterale Duodenostomie zusätzlich zum Stumpfverschluß angelegt werden. Postoperativ wird der Katheter als leichte Saugdrainage verwendet, in Verbindung zu einem Plastikbeutel als geschlossene Saugdrainage. Zweimal am Tag muß der Katheter mit Kochsalzlösung gespült werden, um die Ableitung sicher offen zu halten. Fühlt sich der Patient bei ungestörtem postoperativem Verlauf

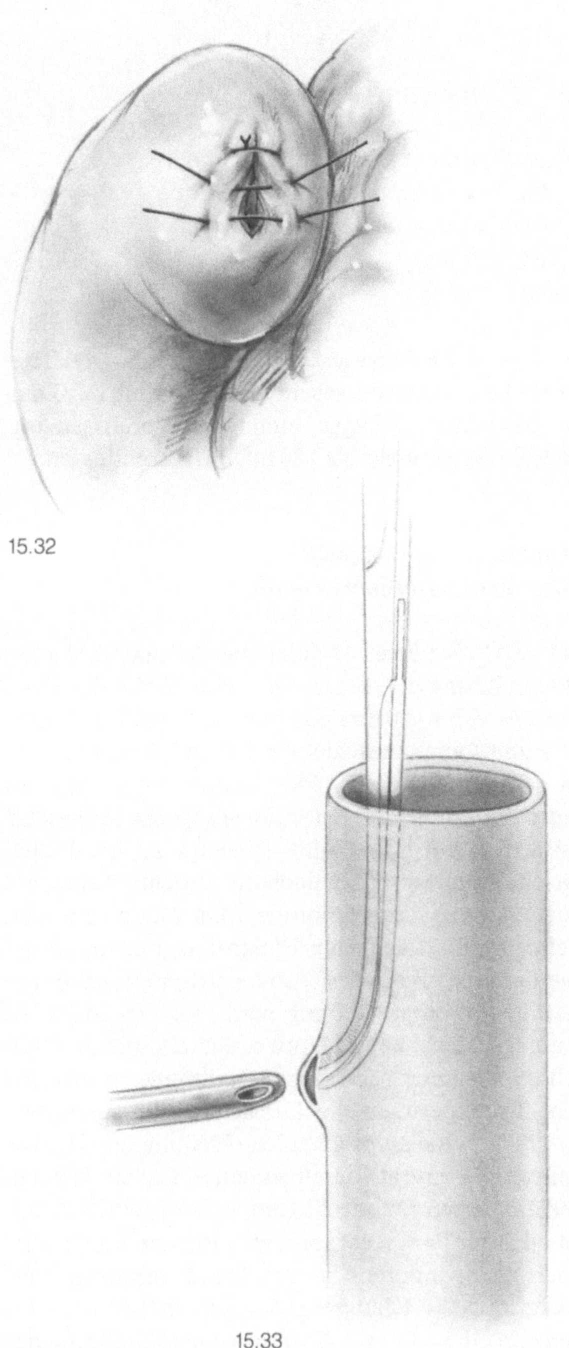

15.32

15.33

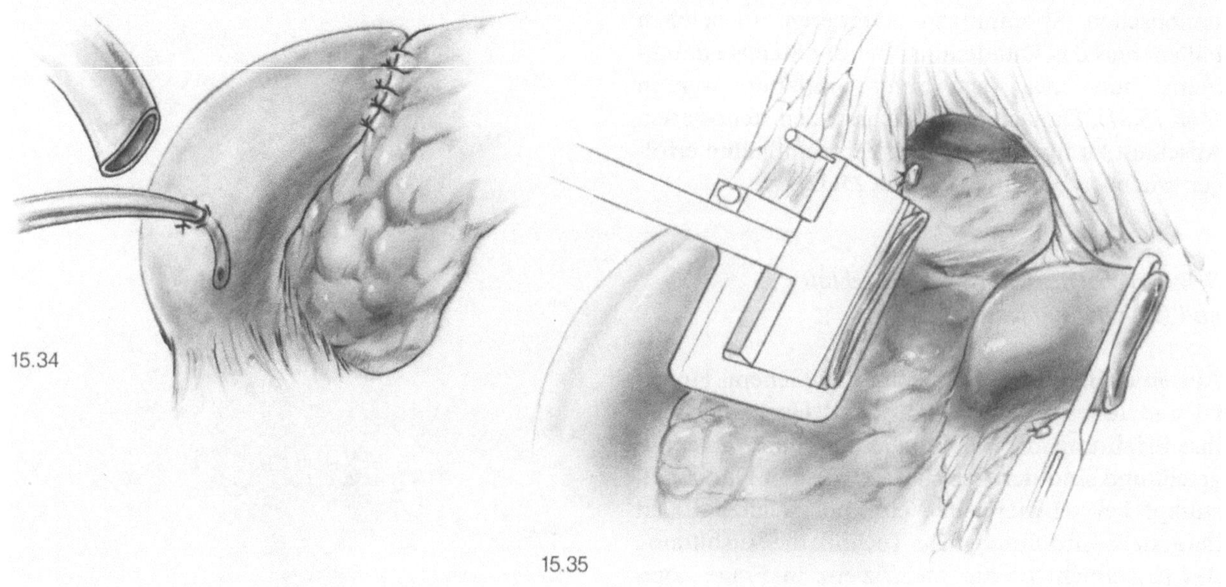

wohl, wird die Penrose-Drainage entfernt. Drei Tage später kann dann die schrittweise Kürzung des Duodenalkatheters erfolgen, unter der Voraussetzung, daß sich nicht mehr als 100 ml am Tag entleeren.

Duodenalstumpfverschluß (maschinelle Anastomosennaht)

Bei nichtverdickter Duodenalwand und fehlender Ödembildung und wenn eine lichte Weite des Duodenums von 8–10 mm gegeben ist, kann der Duodenalstumpf auch maschinell mit dem TA-55-Gerät sicher versorgt werden. Die Klammerung wird vor Durchtrennung des Resektionspräparats angesetzt. Zusätzlich wird eine Allen-Klemme an die Präparatseite angelegt und danach die Durchtrennung mit dem Skalpell vorgenommen ***(Abb. 15.35)***, mit vorsichtiger, oberflächlicher Elektrokoagulation an der evertierten Mukosa des Duodenalstumpfs, bevor der Klammerapparat entfernt wird. Ravitch et al. (s. Kap. 4) sehen keine Notwendigkeit, diesen Verschluß mit einer zusätzlichen Nahtreihe zu invertieren. Tierexperimentelle klinische Studien zeigten, daß dennoch eine problemlose Heilung des Duodenalstumpfs eintrat. Im allgemeinen decken wir den geklammerten Duodenalstumpf mit einem Netzzipfel oder der Pankreaskapsel ab, ohne die Mukosa jedoch zu invertieren. Ist der Duodenalstumpf verdickt, muß die Klammergröße 4,8 mm benutzt werden, um eine zu starke Kompression mit Störung der Blutzirkulation zu vermeiden. Dies erkennt man im allgemeinen an einer leichten Blaufärbung des Gewebes. Nochmals muß wiederholt und festgestellt werden: Ist die Duodenalwand so pathologisch verändert, daß der Stumpf nicht durch eine Naht sicher verschlossen werden kann, dann verbietet sich auch der Verschluß durch Klammerung!

Schwierige Billroth-I-Resektion: Gastroduodenostomie

Für den Erfahrenen gilt, was Nyhus sagt: „Wenn einer das Duodenum verschließen kann, kann er es auch anastomosieren." Weil es nicht immer erforderlich ist, den Unterrand des Ulkuskraters freizupräparieren, sollte das Duodenum daher auch nur bis zu diesem Punkt vom Pankreas freipräpariert werden. Die allgemeine Technik für die Herstellung der Gastroduodenostomie – beschrieben in den Abbildungen 15.17–15.22 – muß hierbei modifiziert werden. In bezug auf den Ulkuskrater sollte die Hinterwandnaht nur mit einer Reihe von Einzelknopfnähten hergestellt werden, indem der distale Magenrand, die darunterliegende fibrotische Pankreaskapsel und der Unterrand des Ulkus mit dem Duodenum gefaßt wird, wobei die Knoten lumenwärts zu liegen kommen ***(Abb. 15.36)***. Ist der Ulkuskrater allerdings so tief, daß die hintere Anastomosennahtreihe nicht durch ausreichend festes Ulkusnarbengewebe im Pankreasbett geführt werden kann, dann ist

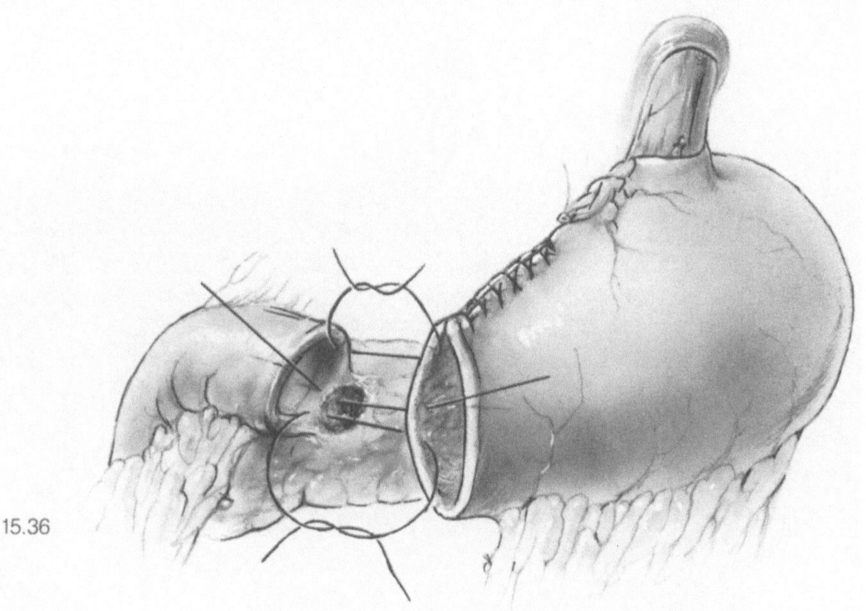

15.36

diese Technik nicht ungefährlich und damit von zweifelhaftem Wert. Da die Chirurgie des Duodenalulkus in den letzten Jahren zahlenmäßig rückläufig ist, können nur noch wenige Chirurgen sich die ausreichende Erfahrung in der Beherrschung des „schwierigen" Duodenums aneignen. Es ist daher nicht weise, wenn ein unerfahrener Chirurg die Billroth-I-Anastomose erzwingt.

Billroth-II-Resektion: Gastrojejunale Anastomose

Innerhalb der zahlreichen technischen Variationen zur Herstellung einer Billroth-II-Anastomose haben wir diejenigen mit einer kurzen, antekolisch angelegten Jejunumschlinge in der Technik nach Schoemaker-Hoffmeister bevorzugt. Es ist dabei nicht von großer Bedeutung, ob die Zuführung der Jejunumschlinge an die große oder kleine Kurvatur angelegt wird. In den meisten Fällen läßt sich eine kurze Schlinge verwenden, wenn das zuführende Jejunum mit der großen Kurvatur verbunden wird. Die Entfernung vom Ligamentum Treitzii bis zum Magen sollte nicht größer als 12–15 cm sein und der Hauptanteil des Querkolons und des großen Netzes rechts von dieser antekolischen Anastomose zu liegen kommen. An der antimesenterialen Seite des Jejunums wird mit dem Skalpell eine Markierungslinie in die Serosa eingeritzt. Die erste Nahtreihe wird hierzu parallel und nach hinten angelegt. Dies gewährleistet eine akkurate Plazierung des Stomas und vermeidet gleichzeitig das Entstehen einer postoperativen Obstruktion. Das Jejunum wird mit Einzelknopfnähten in 5-mm-Abständen an dem Magenstumpf fixiert ***(Abb. 15.37)***. Die Nahtenden an der Ecke werden mit einer Klemme gefaßt und als Haltefäden verwendet.

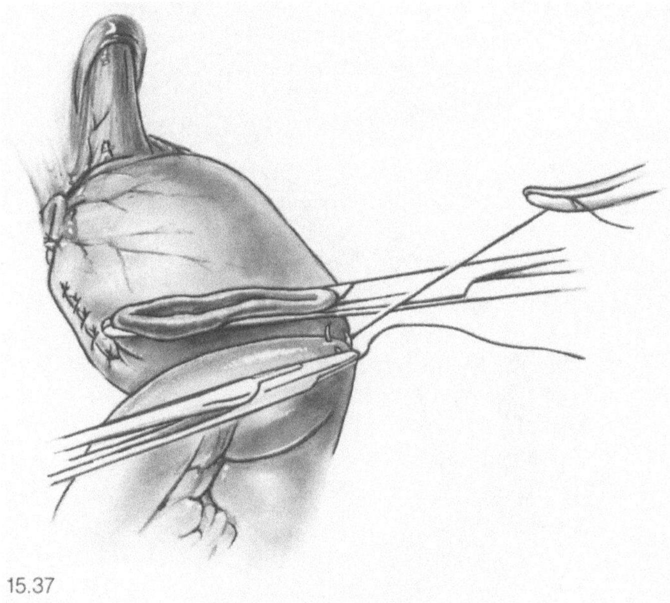

15.37

An der Allen-Klemme eventuell überstehendes Gewebe am Resektionsrand wird exzidiert ***(Abb. 15.38)***,

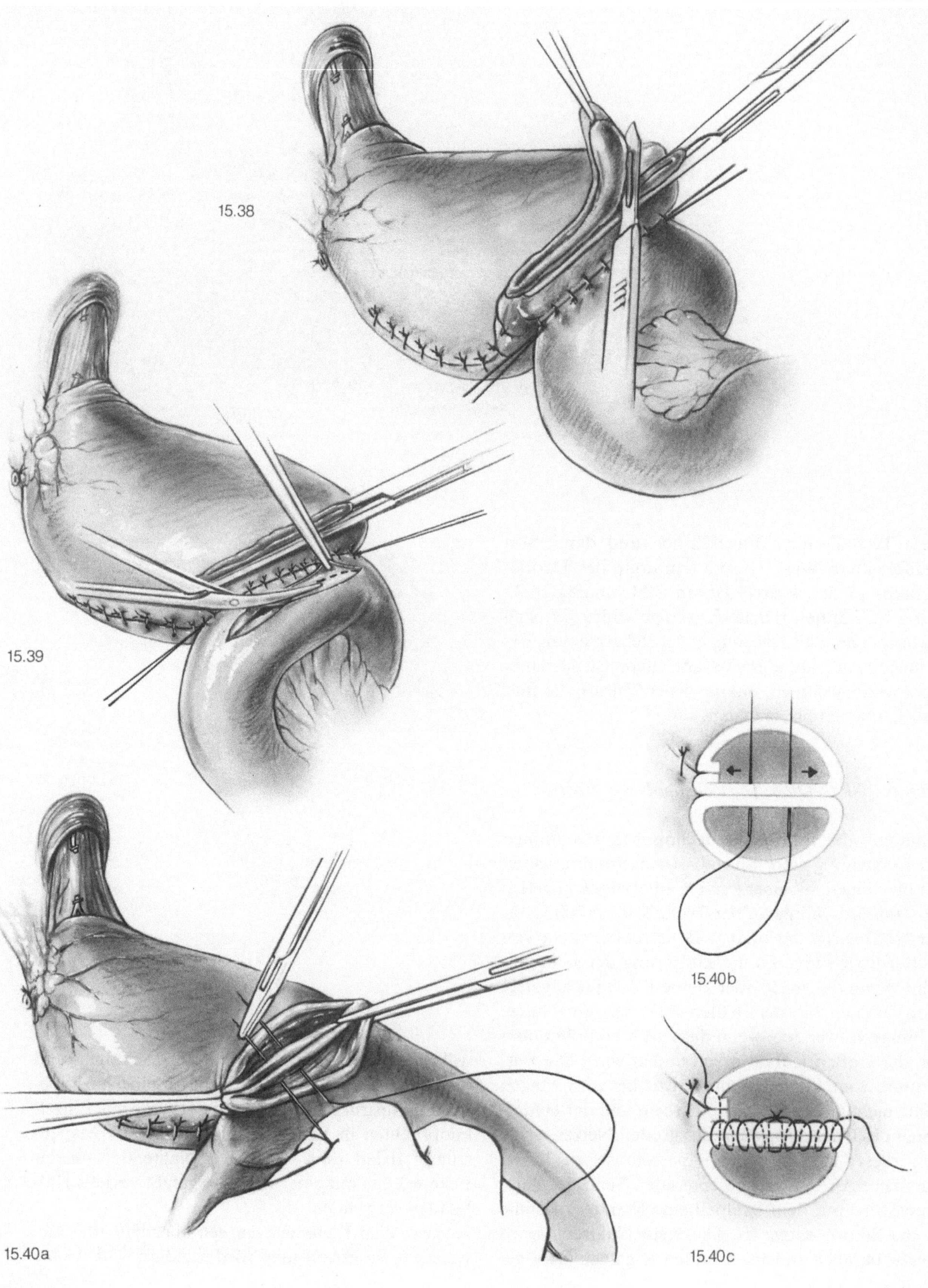

15.38

15.39

15.40a

15.40b

15.40c

daraufhin das Jejunum an der antimesenterialen Markierungslinie mit der Schere inzidiert ***(Abb. 15.39)*** und blutende Gefäße elektrokoaguliert. Die Inzision im Jejunum sollte einige Millimeter kleiner bzw. kürzer als die am Magen sein. Die Allen-Klemme wird nun entfernt und der Magenstumpf eröffnet. Blutende Gefäße werden auch hier sorgfältig mit Umstechungsligaturen gestillt. Die Hinterwandnaht beginnt wiederum in der Mitte des Stomas mit doppelt armiertem Faden, alle Gewebsschichten am Magen und Jejunum fassend ***(Abb. 15.40a–c)***. Gerade Nadeln sind bei dieser Naht von Vorteil. In Form einer fortlaufenden, in der Mitte beginnenden Überwendlingsnaht, wird die Anastomose vervollständigt. Die Nadelführung bzw. der Nadeldurchstich wird erleichtert, wenn der erste Assistent die Nadel mit einer Pinzette dem Operateur in die Hand reicht. Die Vorderwandnaht erfolgt in gleicher Weise fortlaufend, am rechten Rand der Anastomose beginnend, und dann zur linken Seite weiterverlaufend ***(Abb. 15.41a, b)***. Beide Nadelenden treffen sich in der Mitte der vorderen Anastomosenwand und werden hier verknüpft ***(Abb. 15.41c)***. Die Nahtreihe wird vervollständigt durch seromuskuläre Übernähung in Form von Lembert-Einzelknopfnähten mit runder Nadel ***(Abb. 15.41d und 15.42)***.

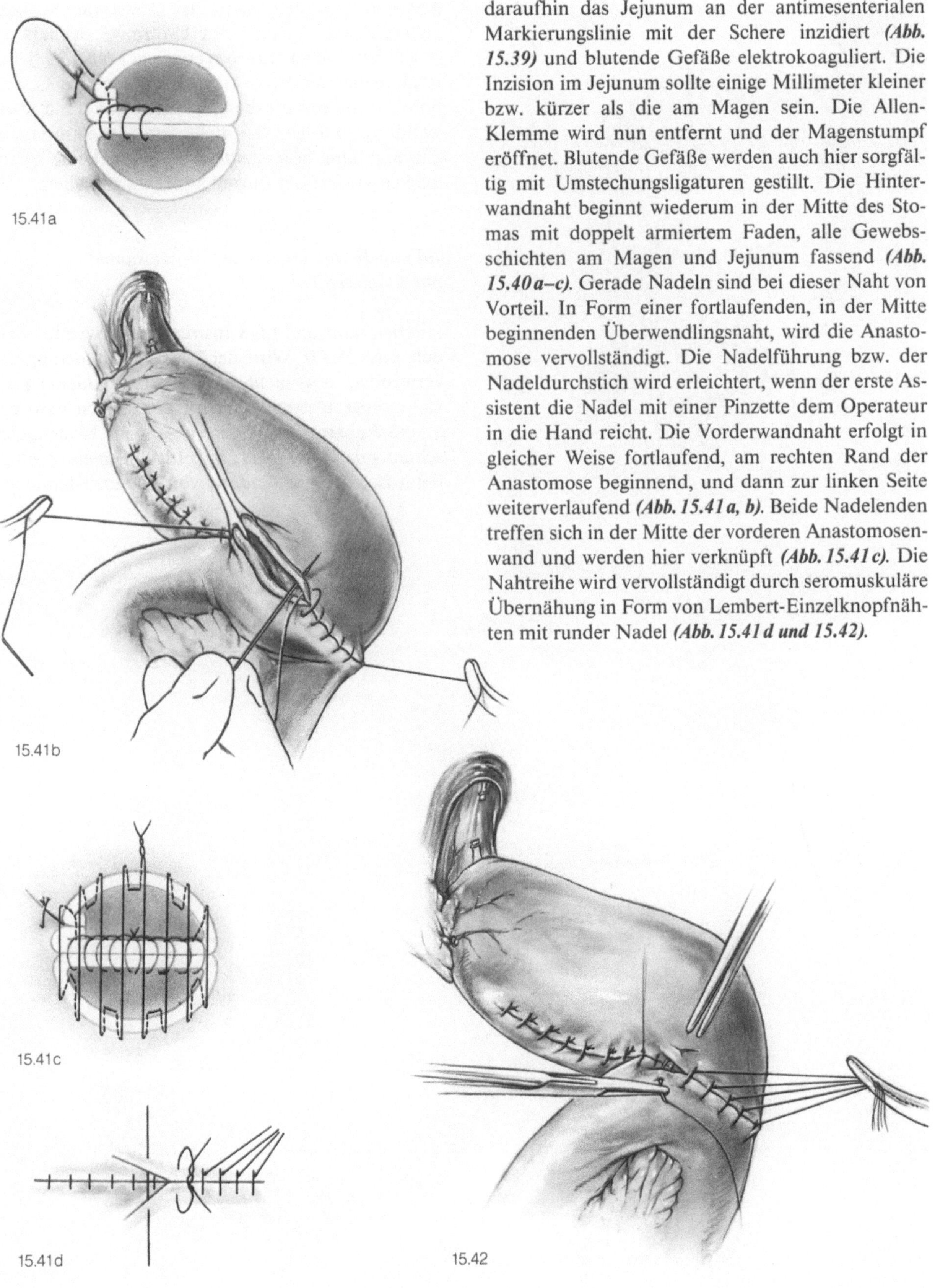

15.41a

15.41b

15.41c

15.41d

15.42

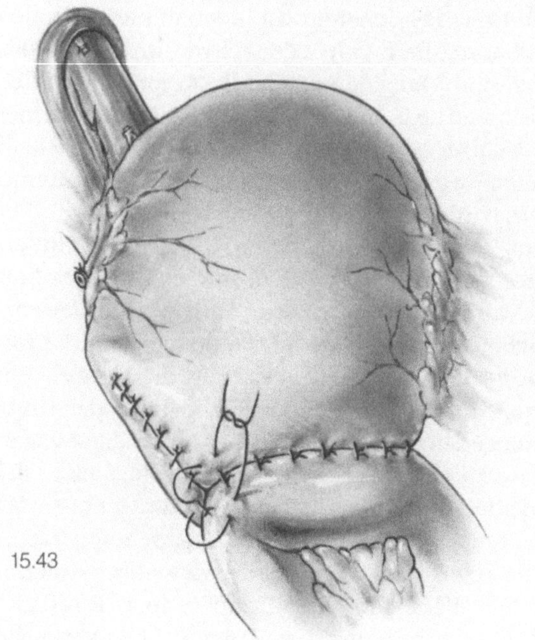

15.43

An dem medialen Rand der Anastomose – der „Kummerecke“ – wird eine U-förmige Ecknaht als zusätzliche Sicherheitsnaht angelegt ***(Abb. 15.43).*** Bei Risikopatienten kann zur Abkürzung der Operationszeit die seromuskuläre Naht fortlaufend überwendlings erfolgen, an Stelle von Einzelknopfnähten. Sorgfältig hergestellt scheint diese keine Nachteile gegenüber der Einzelknopfnaht zu haben.

Billroth-II-Resektion: Gastrojejunostomie mit Klammernaht

Hierbei kann das LDS-Instrument verwendet werden ***(Abb. 15.44).*** Wird der TA-90-Klammerapparat verwendet, ist es nicht erforderlich, die kleine Kurvatur separat abzuklammern. Stattdessen wird ein TA-90-Apparat über den gesamten Magenquerschnitt angelegt ***(Abb. 15.45).*** Im allgemeinen empfiehlt sich die Verwendung von 4,8 mm Klammern.

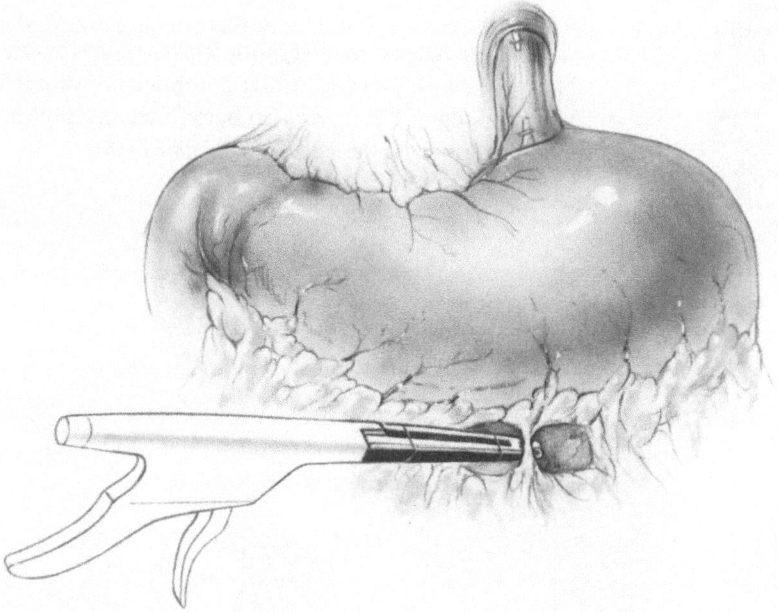

15.44 (nach W. Baker)

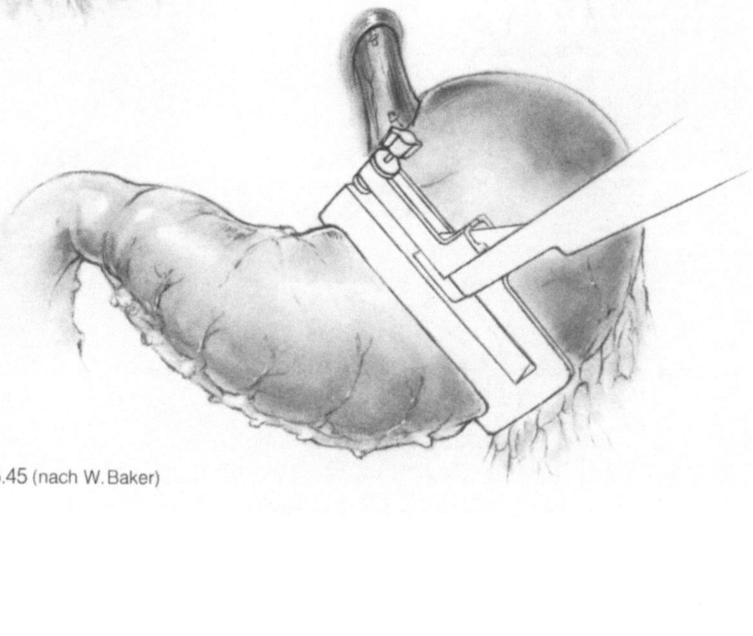

15.45 (nach W. Baker)

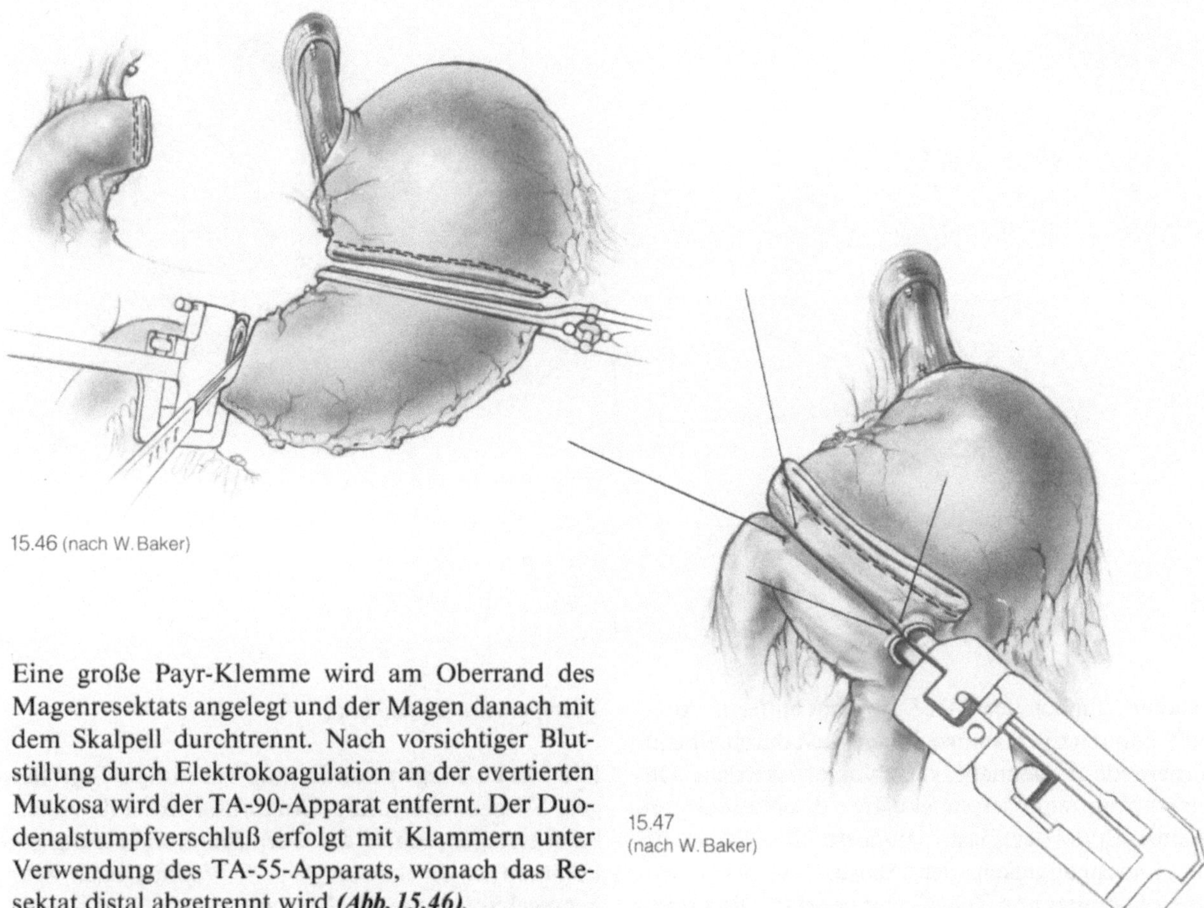

15.46 (nach W. Baker)

15.47 (nach W. Baker)

Eine große Payr-Klemme wird am Oberrand des Magenresektats angelegt und der Magen danach mit dem Skalpell durchtrennt. Nach vorsichtiger Blutstillung durch Elektrokoagulation an der evertierten Mukosa wird der TA-90-Apparat entfernt. Der Duodenalstumpfverschluß erfolgt mit Klammern unter Verwendung des TA-55-Apparats, wonach das Resektat distal abgetrennt wird *(Abb. 15.46)*.

Es versteht sich von selbst, daß die Nasen-Magen-Sonde vorher zurückgezogen werden muß, damit sie nicht von der Nahtreihe mitgefaßt wird. Eine mitgeklammerte Sonde läßt sich postoperativ nicht ohne erneute Laparotomie und Freilegung der Anastomose entfernen. Als nächste Schritte erfolgen die Identifizierung des Lig. Treitzii sowie das Anlegen einer proximalen Jejunumschlinge antekolisch an die große Kurvaturseite des Magenstumpfs. Die antimesenteriale Seite des Jejunums wird etwa 2 cm medial der Nahtecke an der großen Kurvatur fixiert. Dicht daneben erfolgt eine Stichinzision gegenüber dem Jejunum, um den GIA-Klammerapparat in der Form anzulegen, daß eine Gabel jeweils im Lumen magenwärts und die andere jejunalwärts im antimesenterialen Abschnitt zu liegen kommt *(Abb. 15.47)*. Sorgfältig muß darauf geachtet werden, daß kein anderes Gewebe interponiert ist. Nach erfolgter Klammerung wird der Apparat entfernt (Abb. 15.47). Zwischen der Klammerlinie des TA-90- und des GIA-Apparats muß ein Abstand von 2 cm bestehen, dann kann die GIA-Naht erfolgen. Vorderes sowie hinteres Ende der Klammernaht werden mit einer Allis-Klemme gefaßt und sorgfältig die Schleimhautoberfläche auf Blutung kontrolliert, zumal gelegentlich ein arterielles Gefäß bluten kann. In diesem Falle muß die Blutstillung mit Umstechungsligatur erfolgen. Kleinere Blutungen lassen sich durch vorsichtige Elektrokoagulation stillen. Bei mehreren kleinen Blutungen empfiehlt sich Blutstillung mit einer fortlaufenden Schleimhautnaht, wobei die Nadel tief durch die Klammerreihe geführt wird. Dies ist eigentlich nur ganz selten, in etwa 1–2% aller Fälle erforderlich und dann auch ein Hinweis für eine defekte, nicht gut angelegte Klammernaht.

Nach erfolgter Blutstillung werden die Stichinzisionen an Magen und Jejunum evertierend mit 2 Allis- oder Babcock-Klemmen zusammengelegt. Der Defekt wird mit einer TA-55-Klammernaht verschlossen *(Abb. 15.48)*. Es muß garantiert sein, daß kein Defekt zwischen den beiden Klammerreihen vorliegt. Überstehendes Gewebe wird nach vorsichtiger Schleimhautblutstillung durch Elektrokoagulation

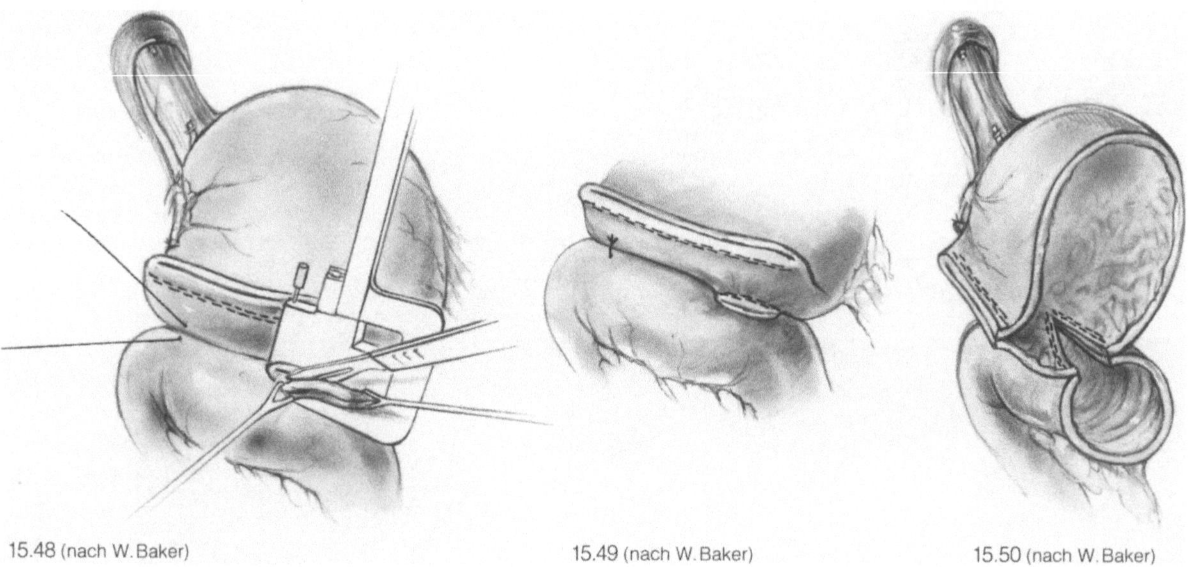

15.48 (nach W. Baker) 15.49 (nach W. Baker) 15.50 (nach W. Baker)

exzidiert, danach der TA-55-Apparat entfernt. Alternativ können die Stichinzisionen auch durch eine invertierende Fadennaht verschlossen werden. Danach erfolgt eine seromuskuläre Abschlußnaht am rechten Ende der Gastrojejunostomie ***(Abb. 15.49).*** Die Durchgängigkeit der Anastomose wird zwischen Daumen und Zeigefinger geprüft. Die dreidimensionalen Verhältnisse der Anastomose zeigt die ***Abb. 15.50.***

Drainage, Spülung und Laparotomieverschluß

Um die Häufigkeit der postoperativen Wundinfektion zu reduzieren, speziell bei Magenresektion aufgrund einer schweren Blutung oder chronischer Magenstenose, sollten sowohl die Bauchhöhle wie das Subkutangewebe vor Verschluß mit einer Antibiotikalösung gespült werden. Bei Billroth-II-Operationen mit unsicherem Duodenalverschluß empfiehlt sich eine geschlossene Saugdrainage in Nähe des Duodenalstumpfs, die separat im rechten Oberbauch ausgeleitet wird. Die Drainspitze sollte durch Netz von der Stumpfnaht getrennt sein. Dies gewährleistet, daß die Drainage sich nicht nachteilig durch Verklebungen oder Läsion der Anastomosennaht auswirkt. Wenn abschließend kontrolliert und gewährleistet ist, daß die abführende Schlinge frei durchgängig und ohne Abknickung ist, erfolgt der Verschluß der Laparotomie.

Postoperative Behandlung

Die Nasen-Magen-Sonde muß für einige Tage liegen bleiben. Die orale Ernährung mit Flüssigkeit kann erfolgen, sobald die Darmfunktion in Gang gekommen ist. In den ersten 4–6 Wochen nach Magenresektion sollte die Diät aus eiweiß- und fettreicher Ernährung in flüssig-breiiger Form bestehen, flüssige Getränke sollten vermieden werden. Hiermit können fast immer vorübergehende Dumpingsymptome, worüber einige Patienten in der postoperativen Phase klagen, vermieden werden. Im allgemeinen kann sich der Patient 4–6 Wochen nach der Operation wieder normal ernähren.

Komplikationen

Duodenalfistel

Bei adäquater, sicher funktionierender Drainage, sind zunächst keine weiteren Maßnahmen erforderlich. Besteht jedoch andererseits nur der geringste Verdacht einer peritonealen Reizung oder lokalen Peritonitis, ist die sofortige Relaparotomie unumgänglich. Wurde bei der Erstoperation keine Drainage eingelegt, kann zunächst nochmals der erneute Verschluß versucht werden, vorausgesetzt, daß noch keine zu starken lokalen Fistelreaktionen bestehen. Dies ist jedoch nur selten der Fall. In den meisten

Fällen muß man sich mit einer effektiven Drainageanlage zufriedengeben. Eine kleine Saugdrainage im Bereich der Fistel und eine zusätzliche Latexdrainage sind angezeigt. Bei adäquater parenteraler Ernährung kann damit der Flüssigkeitsverlust durch die duodenokutane Fistel beherrscht und eine Heilung erreicht werden. Leakagen nach Billroth-I-Resektion sind - wenn auch selten - ernsthafterer Natur als die Duodenalstumpfinsuffizienz nach Billroth-II-Resektion. Im allgemeinen empfiehlt sich bei den Fisteln nach Billroth-I-Resektion die Technik nach Graham, entsprechend der Versorgung eines perforierten Duodenalulkus mit Netzabdeckung und zusätzlichen Mehrfachsaugdrainagen (Abb. 16.2, 16.3).

Postoperative akute Pankreatitis

Diese ernsthafte Komplikation kann am besten durch Schonung des Pankreas bei der Präparation des Ulkus vermieden werden. Die Therapie entspricht der akuten, spontanen Pankreatitis ohne vorausgegangene Operation.

Anastomosenstenose

Im allgemeinen beruht die Stenose von Anastomosen nach Billroth-I-Resektion auf der Invertierung von zuviel bzw. überstehender Schleimhaut, die eine mechanische Blockade produziert. Ist diese Stenose nicht mit konservativen Mitteln zu beherrschen, z. B. durch Magenabsaugung, ist die Reoperation und die Umwandlungsoperation in eine Billroth-II-Resektion erforderlich. Eine Anastomosenstenose nach Billroth-II-Resektion entwickelt sich gelegentlich auch auf dem Boden einer Malfunktion der zuführenden Schlinge. Die Diagnose kann postoperativ gastroskopisch gestellt werden, wenn mechanische Momente nicht erkennbar sind. Die Relaparotomie ist dann nicht von großem Wert. Im allgemeinen wird sich bei konservativer Behandlung insbesondere durch intravenöse Hyperalimentation das Problem beherrschen lassen. Wir konnten z. B. einen Fall dadurch erfolgreich behandeln, indem wir eine 3 mm weite Nasen-Magen-Sonde in die zuführende Schlinge plazierten und sie als Ernährungssonde für eine Zeitperiode von 8 Wochen benutzten. Der Patient erholte sich während dieser Zeit vollständig, die Magen-Darm-Funktion normalisierte sich. Hiatt empfiehlt in solchen Fällen das Hormon Coherin.

Galleerbrechen nach Magenresektion

Toye u. Williams beschrieben ein ungewöhnliches Syndrom nach Billroth-II-Resektion. Die Patienten waren zwar in der Lage, eine genügende Diät zu sich zu nehmen, sie wurden aber durch Episoden von Galleerbrechen belästigt. In einigen Fällen treten diese Symptome erst Jahre nach der Operation auf. Die Patienten haben keine Schmerzen nach den Mahlzeiten und sind gut ernährt, ohne Zeichen einer Gallengastritis. Das Syndrom scheint auf eine Intoleranz des Magenstumpfs gegenüber Galle zu beruhen, die durch die zuführende Schlinge in den Magen fließt. Während die Nahrungsbestandteile im Magenrest verbleiben, wird die Galle prompt erbrochen. Eine Fehlfunktion oder Stenose in der zuführenden Schlinge ist röntgenologisch nicht zu erkennen. Diese gestörte Funktion kann chirurgisch durch eine Technik beseitigt werden, wie sie in den Abbildungen ***15.51*** und ***15.52*** illustriert ist.
Sie besteht darin, daß die zuführende Schlinge lateral von der Gastrojejunostomie durchtrennt wird, unter Verwendung des TA-55-Klammerapparats. Danach wird der proximale Teil der zuführenden Schlinge mit dem ableitenden Teil anastomosiert - etwa 50 cm distal der Gastrojejunostomie im Sinne einer y-förmigen Roux-Anastomose. Die Kombination dieses Korrektureingriffs mit einer Vagotomie empfiehlt sich, um die Ausbildung eines Marginalulkus zu vermeiden.

Alkalische Gastritis

Der Eintritt von Galle oder anderem Duodenalinhalt in den Magenrest verursacht eine alkalische Gastritis mit oberflächlichen Ulzerationen, auch metaplastische Veränderungen der Magenschleimhaut, Gewichtsverlust und schwere Schmerzzustände bei oder nach der Nahrungsaufnahme. Die alkalische Gastritis tritt nach Pyloroplastik bzw. ineffektiver Pyloroplastik auf. Gelegentlich kann sie jedoch auch bei Duodenalreflux durch gestörte Funktion des Pylorussphinkter beobachtet werden. Steht die Diagnose endoskopisch, radiologisch und bioptisch fest, dann sollte die zuvor beschriebene chirurgische Intervention mit Ableitung der Duodenalsekretion in die abführende Schlinge erfolgen.

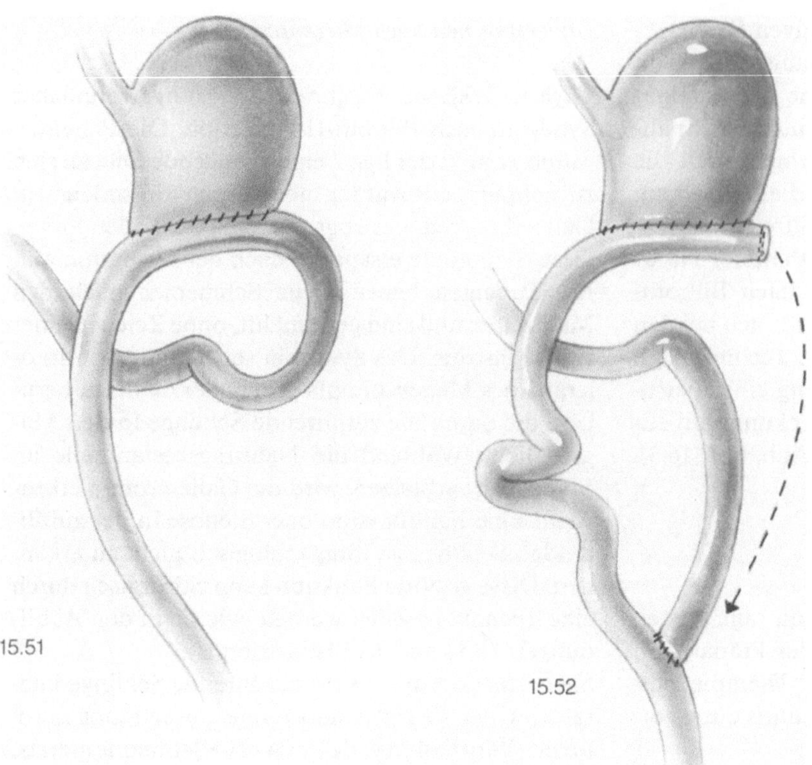

15.51

15.52

Afferent-Loop-Syndrom

Viele Jahre wurde das Symptom des Galleerbrechens und der alkalischen Gastritis auf eine intermittierende Obstruktion der zuführenden Schlinge bezogen. Hypothetisch wurde angenommen, daß eine Passagebehinderung in der zuführenden Schlinge zu einer Galleansammlung im Duodenum führt und dann stoßweise über die zuführende Schlinge in den Magenrest ausgestoßen wird, mit nachfolgendem Erbrechen. Dieser Mechanismus liegt nur extrem selten vor. Patienten mit Galleerbrechen und alkalischer Gastritis zeigen nur selten eine dilatierte zuführende Schlinge, auch läßt sich in diesen Fällen keine Einengung der Anastomose an der zuführenden Schlinge nachweisen. Andererseits resultiert eine vollständige mechanische Stenose der zuführenden Schlinge in einer akuten Verlegung, die sich in extremen Oberbauchschmerzen mit Erbrechen manifestiert. Die Röntgenuntersuchung deckt in diesen Fällen und in diesem Stadium eine komplette Blockade der zuführenden Schlinge auf, die sich auch endoskopisch bestätigt. Dies verlangt eine chirurgische Notfalloperation, da die extrem erweiterte zuführende Schlinge rupturieren kann, mit nachfolgend letaler Peritonitis. Zeigt die Röntgenuntersuchung keine Dilatation der zuführenden Schlinge und keine Einengung des Stomas der zuführenden Seite, dann beruhen die Symptome des Patienten wahrscheinlich nicht auf organischen Befunden im Bereich der zuführenden Schlinge. Eine andere Ursache einer akuten Einengung der zuführenden Schlinge ist die Interposition im Bereich der Gastrojejunostomie (innere Hernie), die ebenfalls eine sofortige Korrekturoperation verlangt. Die Diagnose wird im allgemeinen durch Endoskopie bestätigt. Diese Probleme und Komplikationen der zuführenden Schlinge lassen sich vermeiden, wenn der Abstand von der Treitz-Kurvatur und der angelegten Jejunumschlinge zur Gastrojejunostomie nicht länger als 12–15 cm ist. Die Anhänger der Billroth-I-Resektion nehmen schnell für sich in Anspruch, daß bei der Gastroduodenostomie diese Komplikation vermieden wird.

Innere Hernienbildung (Invagination)

Herniation von Dünndarm in die antekolische Jejunumschlinge nach Billroth-II-Resektion mit antekolischer Gastrojejunostomie ist beschrieben worden. Diese Komplikation ist jedoch extrem selten und wurde von uns niemals beobachtet. Andererseits stellt dieses Geschehen auch wieder ein Argument für die Billroth-I-Resektion dar.

Dumping-Syndrom

Über das Dumpingsyndrom, welches bei Patienten mit gestörter Pylorusfunktion, asthenischem Habitus und Untergewicht auftritt, ist ausführlich berichtet worden. Diese Patienten sollten daher von vorneherein eher für eine selektive proximale Vagotomie als für eine Magenresektion in Frage kommen, zumal die Rezidivulkusrate nach Magenresektion häufiger als nach Vagotomie mit Magenresektion ist. Tritt ein Dumpingsyndrom auf, ist die beste Therapie die reduzierte Kohlenhydraternährung bei hoher Eiweiß- und Fettdiät, jedoch unterlassener Flüssigkeitszufuhr. Wie Sawyers u. Harrington nachgewiesen haben, sind diese Patienten nur in ganz seltenen Fällen so beeinträchtigt, daß die Interposition eines antiperistaltischen Jejunumsegments zwischen Magenrest und oberem Dünndarm erforderlich ist.

Postvagotomie-Diarrhö

Dieses Beschwerdebild ist extrem selten, selbst nach trunkulärer Vagotomie. Tritt eine Diarrhö auf, muß eine sorgfältige gastroenterologische Untersuchung erfolgen, um andere Ursachen – wie z. B. die nichttropische Sprue – auszuschließen. Sawyers hat auch berichtet, daß diese Beschwerden gut durch eine antiperistaltische Zwischenschaltung von Jejunum 100 cm distal von der Treitz-Kurvatur beeinflußt werden können.

Rezidivulkus

Ein peptisches Rezidivulkus nach Magenresektion beruht häufig darauf, daß der Chirurg den rechten Vagus bei der Vagotomie übersehen und nicht durchtrennt oder eine unvollständige Vagotomie bei Duodenalulkus vorgenommen hat. Ein anderer Grund für das Rezidivulkus ist ein Antrumrest im Duodenalstumpf nach Billroth-II-Resektion. Ganz selten tritt jedoch ein Ulkus bei belassener Antrummukosa im Magenstumpf auf, denn die Subazidität nach Vagotomie ist ausreichend genug, um die Gastrinsekretion zu unterdrücken. Eine andere Ursache des Rezidivulkus resultiert aus einem Zollinger-Ellison-Syndrom, das bei der Indikationsstellung zur Erstoperation nicht erkannt worden ist.

Malabsorption

Smith u. Jeffries haben folgende Beobachtung bei der Malabsorption gemacht:

- Anämie durch inadäquate Eisenabsorption, Folsäure- und Vitamin-B_{12}-Mangel nach Magenresektion.
- Eine andere Spätkomplikation ist die Osteomalazie oder Osteoporose durch Kalzium oder Vitamin-D-Mangel.
- Steatorrhö und Diarrhö entwickeln sich in einigen Fällen durch Fehlernährung. Diese Fälle müssen gastroenterologisch untersucht werden, um andere Erkrankungen auszuschließen, die nicht mit der Magenresektion im Zusammenhang stehen.
- Auch wenn fast alle der Frühkomplikationen nach Magenresektion zu behandeln sind, ist die Malabsorption oder die Malnutrition als Spätkomplikation nur schwer zu behandeln. Sie scheinen jedoch selten zu sein. Es ist jedoch nicht sicher auszuschließen, daß die Vagotomie und Pyloroplastik von diesen Spätkomplikationen nicht belastet sind.

Literatur

Austen WG, Baue AE (1964) Catheter duodenostomy for the difficult duodenum. Ann Surg 160: 781

Berne CJ, Rosoff L (1969) Peptic ulcer perforation of the gastroduodenal artery complex. Ann Surg 169: 141

Chassin JL (1978) Pros and cons. Surg Gynecol Obstet 146: 619

Harrower HW (1966) Closure of the duodenal stump after gastrectomy for posterior ulcer. Am J Surg 111: 488

Hiatt RB, Goodman I (1979) Physiological properties and therapeutic potential of coherin. Am J Surg 137: 82

Jones RC et al (1967) Difficult closures of the duodenal stump. Arch Surg 94: 696

Nyhus LM, Wastell C (1977) Surgery of the stomach and duodenum. Little Brown, Boston, p 368

Sawyers JL, Herrington JL Jr (1973) Superiority of antiperistaltic jejunal segments in management of severe dumping symptoms. Ann Surg 178: 311

Smith FW, Jeffries GH (1973) in Sleisinger MH, Fordtran JS Gastrointestinal disease. Saunders, Philadelphia, p 826

Toye DKM, Williams JA (1965) Post-gastrectomy bile vomiting. Lancet 2: 524

16 Perforiertes Ulcus pepticum

Konzeption

Perforiertes Magengeschwür

Nicht alle freien Perforationen des Magengeschwürs sind durch einfache Übernähung zu behandeln. Oft ist das Magengeschwür zu groß und von einer Ödembildung umgeben. Liegt die Perforation an der Magenhinterwand, ist eine adäquate Übernähung im allgemeinen nicht möglich. Auch hat das Magengeschwür eine hohe Rezidivrate. Aus diesen Gründen sollte bei Nichtrisikopatienten auch schon beim Ersteingriff die Resektion in Erwägung gezogen werden. Ist aus technischen Gründen eine sichere Übernähung nicht möglich, empfiehlt sich unabhängig vom Risiko die Magenresektion, da eine insuffiziente Übernähung immer auch die Gefahr einer tödlichen Peritonitis in sich birgt.

Perforiertes Duodenalulkus

Das übernähte perforierte Duodenalulkus bleibt in ⅓ aller Fälle symptomlos. Die verbleibenden ⅔ entwickeln allerdings rezidivierende Ulkussymptome und verlängern zum späteren Zeitpunkt eine definitive chirurgische Therapie. Nichtrisikopatienten werden innerhalb der ersten 8 h nach der Perforation am besten durch Vagotomie in Kombination mit der Antrumresektion oder Pyloroplastik behandelt, wie Jordan et al. nachgewiesen haben. Konsequenterweise sollten alle Patienten im mittleren Lebensalter mit chronischer Ulkusanamnese der definitiven Operation durch Vagotomie und Antrumresektion oder Pyloroplastik mit proximaler gastraler Vagotomie unterzogen werden. Eine andere Kategorie von Patienten, die für die Vagotomie mit Antrumresektion auch in Frage kommt, sind solche, die zu der Ulkusperforation an der Vorderwand ein penetrierendes blutendes Ulkus haben. Sie sind erfahrungsgemäß von einer hohen Mortalität belastet, wenn nicht frühzeitig eine definitive Operation erfolgt. Ob beim jungen Ulkuspatienten im Falle einer Ulkusperforation eine Übernähung oder die definitive Operation beim Ersteingriff erfolgt, ist eine schwierige Entscheidung, da nur 60% dieser Patienten nach der Übernähung eine Ulkusausheilung zeigen. Die möglichen Langzeitbeschwerden nach Pyloroplastik oder Antrumresektion werden vermieden, wenn die Übernähung mit einer proximalen gastralen Vagotomie kombiniert wird. Die Übernähung mit proximaler Vagotomie scheint für diese Patienten die ideale Behandlung zu sein. Doch mangelt es noch an ausreichenden Folgebeobachtungen und Fallstudien, die diese Auffassung bestätigen. Die alleinige Ulkusübernähung ist bei Risikopatienten angezeigt, dem Alterspatienten und solchen mit lange zurückliegender Perforation und schon bestehender Peritonitis.

Präoperative Vorbereitung

Ausreichende Flüssigkeits- und Elektrolytbilanzierung, Nasen-Magen-Sonde, Antibiotikatherapie, genaue Kontrolle der Harnausscheidung, zentraler Venenkatheter und Intensivbehandlung.

Fehler und Gefahrenpunkte

Inadäquate Flüssigkeitsbilanzierung und technisch insuffiziente Übernähung.

Operationstaktik

Der erste und entscheidende Schritt bei der Operation ist, festzulegen, ob die alleinige Übernähung – wie oben beschrieben – ausreicht, oder ob der Patient zusätzlich zu der Übernähung einer Vagotomie oder Exzision des Ulkus unterzogen werden muß. Aus technischen Gründen werden große Ulkusdefekte am Magen oder Duodenum am besten durch Resektion behandelt. Auch wenn durch die Übernähung eine Stenose erwartet werden muß, sollte als definitive bzw. sichere Maßnahme die Resektion gewählt werden. In den meisten Fällen von perforiertem Duodenalulkus kommt es auch leicht bei der

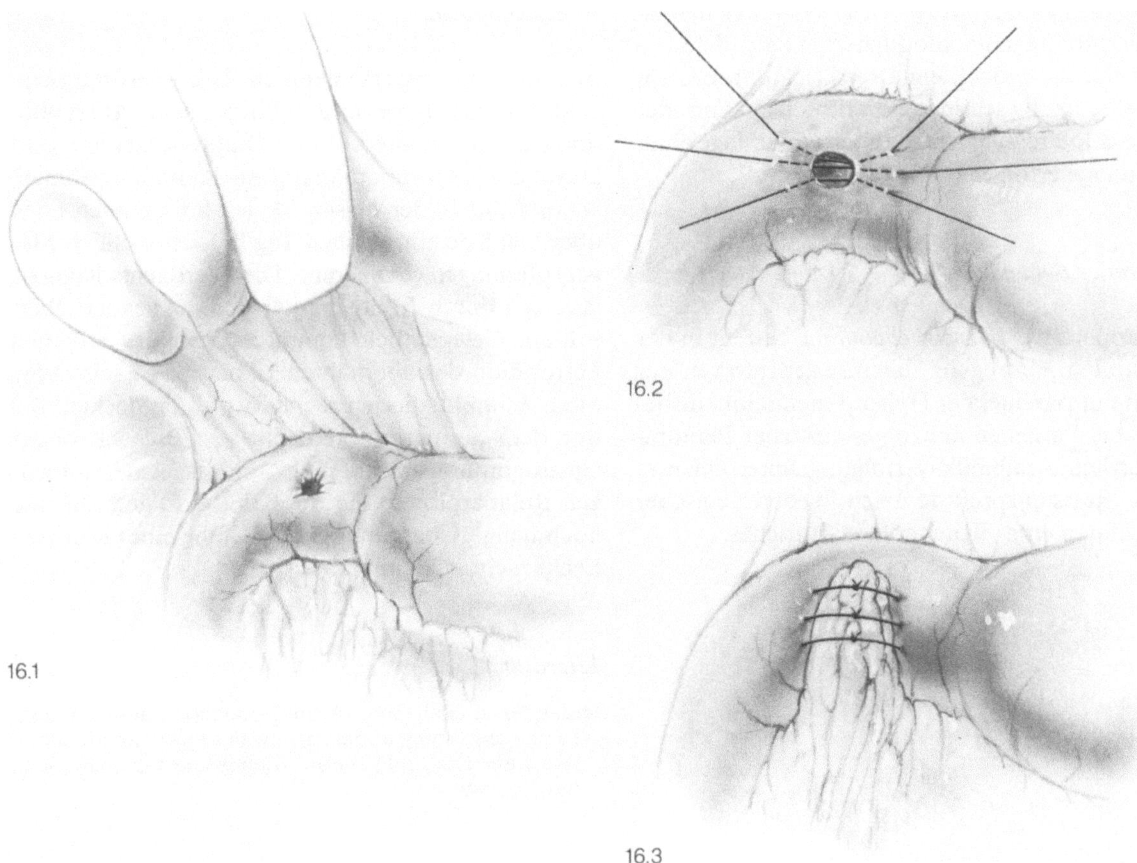

16.1

16.2

16.3

Übernähung zum Einschneiden der Fäden. Es ist deshalb vorteilhafter, mit Fixierungsnähten einen Netzzipfel über den Defekt zu nähen. Damit werden die Nachteile der Spannungsnaht vermieden. Ferner ist es wichtig, die Bauchhöhle mit einer Kochsalz- und Antibiotikalösung auszuspülen.

Operationstechnik

Der Magen wird durch mediane Oberbauchlaparotomie freigelegt und die Perforation genau inspiziert und identifiziert. Im allgemeinen ist bei Exploration entlang der kleinen Kurvatur bis zum Pylorus eine Perforation an der Vorderwand des Duodenums schnell zu erkennen ***(Abb. 16.1)***. In anderen Fällen ist die Perforation durch Netz oder die Unterfläche der Leber abgedeckt. Ist auch in dieser Region die Ulkusperforation nicht zu erkennen, dann muß die Rückseite des Magens freigelegt und sorgfältig bis zur Kardia untersucht werden. Im Ausnahmefall muß man auch an die Rarität einer atypischen Perforation im Dünndarm oder Kolon durch Fremdkörperperforation denken.

Übernähung und Abdeckung der Perforation

Im allgemeinen beginnt die Übernähung an einem Punkt etwa 5 mm oberhalb der Perforationsöffnung mit Ausstich 5 mm distal der Perforation. Nach Anlegen von 2 weiteren Nähten erfolgt dann die Verknotung über einem Netzzipfel ***(Abb. 16.2, 16.3)***.

Peritoneallavage

Anschließend wird die Bauchhöhle mit großen Mengen von warmer Kochsalzlösung ausgiebig gespült, bis alle Spuren von Mageninhalt und Fibrin von der Darmoberfläche entfernt sind, mit abschließender Antibiotikaspülung, die jedoch vollständig abgesaugt werden muß.

Der Bauchverschluß erfolgt durch Naht der medianen Laparotomie in der modifizierten Smead-Jones-Technik mit 2-0-monofilem Draht (Kap. 5). Besteht noch keine fortgeschrittene Peritonitis, kann der Hautverschluß regulär nach vorheriger Einlage einer Saugdrainage erfolgen (s. Kap. 2).

Postoperative Behandlung

Die postoperative *Intensivbehandlung* besteht in der nasogastralen Absaugung, bilanzierter intravenöser Infusion mit parenteraler Hyperalimentation, insbesondere bei Patienten mit forgeschrittener Peritonitis, zusätzlich Antibiotikaverfolgung unter entsprechender Resistenzprüfung nach bakteriologischer Untersuchung eines Bauchhöhlenabstriches.

Komplikationen

Bei über 8–12 hverschleppten Ulkusperforationen sind subphrenische und subhepatische Abszeßbildungen nicht selten. Eine Duadenalstenose aufgrund der Ulkusübernähung ist dann anzunehmen, wenn sich aus der Nasen-Magen-Sonde auch noch über den 8 postoperativen Tag hinaus reichlich Magensaftmengen entleeren. Die Verdachtsdiagnose läßt sich durch Röntgenuntersuchung schnell überprüfen. Gelegentlich kommt es zu einer erneuten Perforation des übernähten Ulkus. Es ist schwierig, diese Komplikationen rechtzeitig zu entdecken. Bei nur dem geringsten Verdacht – z. B. nach oraler Gastrographinverabfolgung – muß bei der sofortigen Relaparotomie die Resektion erfolgen, da eine nochmalige Übernähung die Gefahr eines erneuten Lecks nicht ausschließt.

Literatur

Jordan GL Jr et al. (1966) Acute gastroduodenal perforation: comparative study of treatment with simple closure, subtotal gastrectomy and hemigastrectomy and vagotomy. Arch Surg 92: 449

17 Gastrostomie

Indikationen

Magensonde bei Ösophagus- oder Kardiastenose, langfristige Sondenernährung.

Konzept

Patienten mit chronischer Refluxösophagitis tolerieren nur schlecht das Einlegen einer Nasen-Magen-Sonde. Außerdem entwickeln solche Patienten gelegentlich nach 2 Wochen – durch die Sondenlage bedingt – eine virulente Ösophagitis, woraus dann rasch eine vollkommene Striktur entstehen kann. Wenn auch selten auftretend, ist diese Komplikation extrem schwer zu behandeln. Einige Chirurgen sind der Meinung, daß das längere Liegen der Nasen-Magen-Sonde bei Risiko- oder entsprechend disponierten Patienten eine Bronchopneumonie verursachen kann. Gute postoperative Intensivpflege – insbesondere Bronchialtoilette – kann diesem pulmonalen Komplikationen vorbeugen. Für die wenigen Patienten, bei denen eine langfristige Sondenernährung erforderlich ist, ist die Janeway-Gastrostomie vorteilhafter als die gewöhnliche Stammgastrostomie, da die erstere keinen Verweilkatheter notwendig macht.

Fehler und Gefahrenpunkte

Diese ergeben sich aus einem Magenleck mit Entleerung in die Bauchhöhle.

Operationstaktik

Beim Anlegen einer Gastrostomie muß diese – zur sicheren Abdeckung des Drainagekanals – sorgfältig mit der vorderen Bauchhöhle vernäht werden, sonst entleert sich leicht Mageninhalt entlang des Drains in die freie Bauchhöhle.

Operationstechnik

Stammgastrostomie

Die Kathetergastrostomie erfolgt im allgemeinen gelegentlich eines anderen Eingriffs am Magen-Darm-Trakt. Nach Anlegen einer Tabaksbeutelnaht von 1,5 cm Durchmesser in der Mitte des Magens und mehr zur großen Kurvatur hin, werden 2 Halteklemmen beidseits davon angelegt ***(Abb. 17.1)***. Dann wird neben der Laparotomie eine Stichinzision in den oberen linken Rektusmuskel vorgenommen, eine stumpfe Klemme von außen durch diese Inzision in die Bauchhöhle eingeführt und das Ende des Verweilkatheters nach außen gezogen (Foley-Katheter mit einem 5 ml großen Ballon am Ende). Danach wird der Magen mit dem Elektrokoagulator innerhalb der Tabaksbeutelnaht inzidiert und eröffnet, die Spitze des Katheters in das Magenlumen eingeführt und sofort die Naht angezogen, mit Invertierung der Magenserosa ***(Abb. 17.2)***, gefolgt von

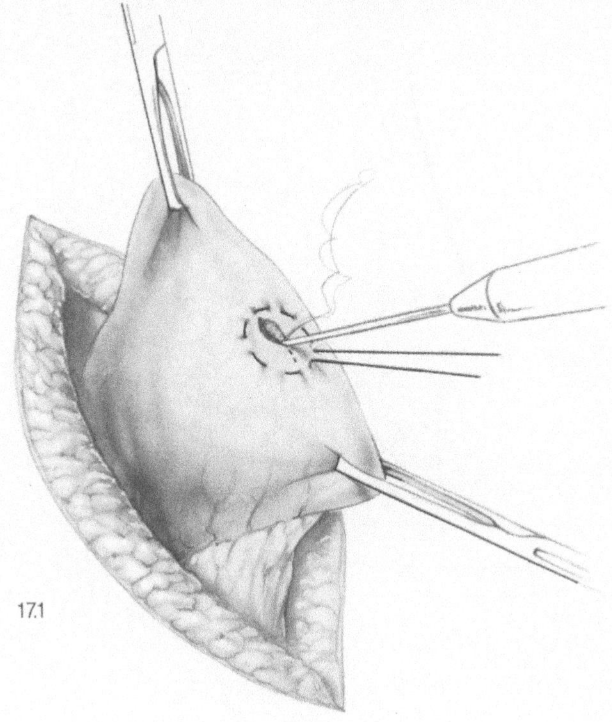

17.1

einer zweiten konzentrischen Tabaksbeutelnaht *(Abb. 17.3)*. Der Ballon wird nun aufgefüllt und der Magen an die Magenwand gezogen, anschließend bringen 4 Zusatznähte die Katheteraustrittstelle an das Bauchwandperitoneum. Nach Knüpfen der Nähte fixiert eine letzte Naht die Magenvorderwand an das vordere Bauchwandperitoneum *(Abb. 17.4, 17.5)*.

Janeway-Gastrostomie mit Klammertechnik

In Lokalanästhesie, zumal beim Risikopatienten, wird eine mediale Laparotomie in 10–12 cm Länge ausgeführt. 2 Babcock-Klemmen heben die Magenvorderwand an. Danach wird der GIA-Klammerapparat angelegt *(Abb. 17.6)* und eine zweite, spitzwinklig angelegte Klammerreihe hinzugefügt *(Abb. 17.7)*. Dies ist die Vorbereitung für die Herstellung eines Tunnels von etwa 4 cm Länge, der durch eine Stichinzision nach außen gezogen werden kann *(Abb. 17.7, 17.8)*. In der Mitte des linken Rektusmuskels wird elektrochirurgisch eine lange Querinzision angelegt, mit anschließender Einnähung des Magenzipfels. Die Klammernähte werden mit seromuskulären Einzelknopfnähten überwallt. Nach vollständiger Einheilung kann der Katheter entfernt und das nun vorhandene Stoma nur noch für die intermittierenden Instillationen von flüssiger Sondennahrung verwendet werden *(Abb. 17.9)*.

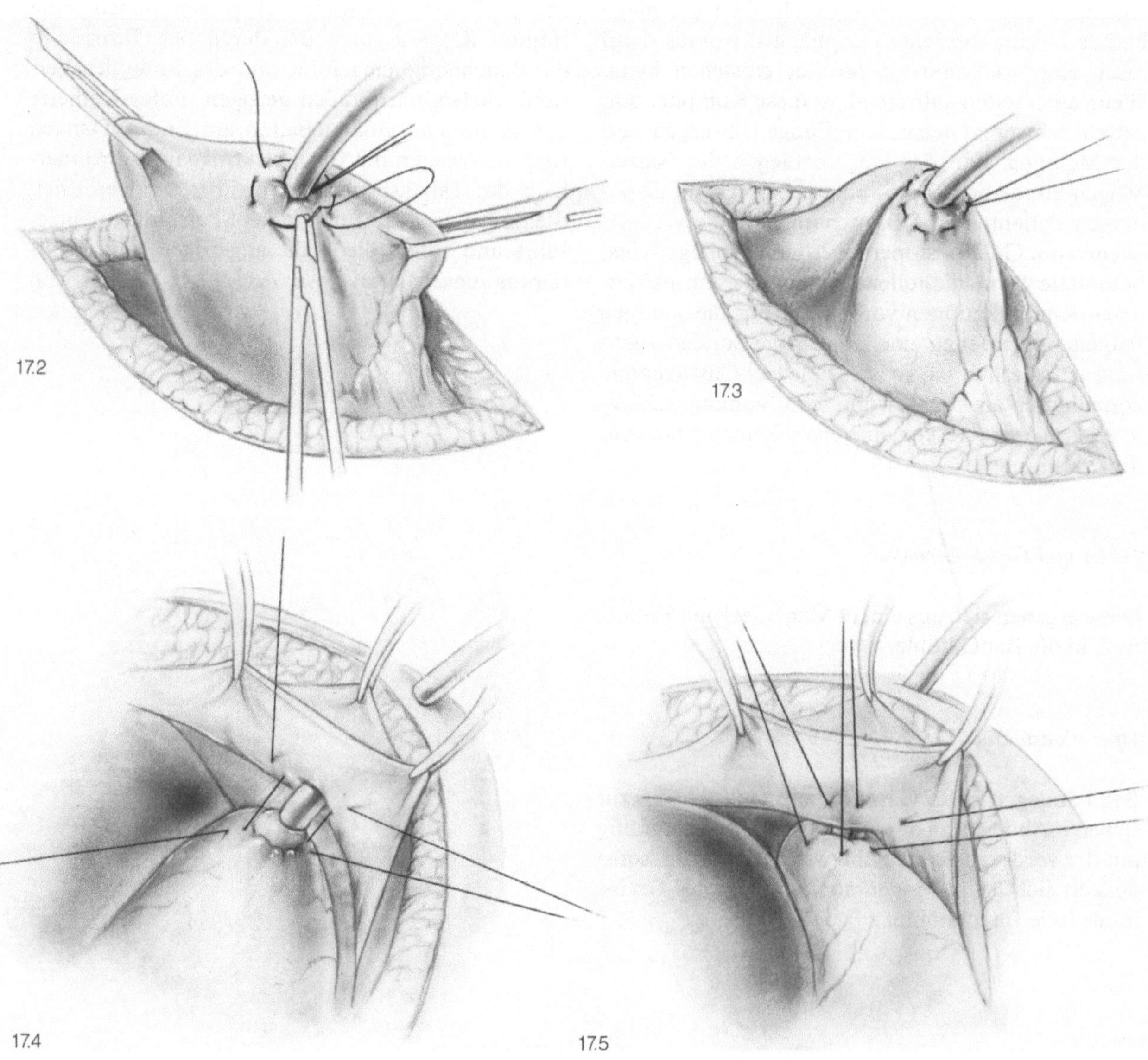

17.2

17.3

17.4

17.5

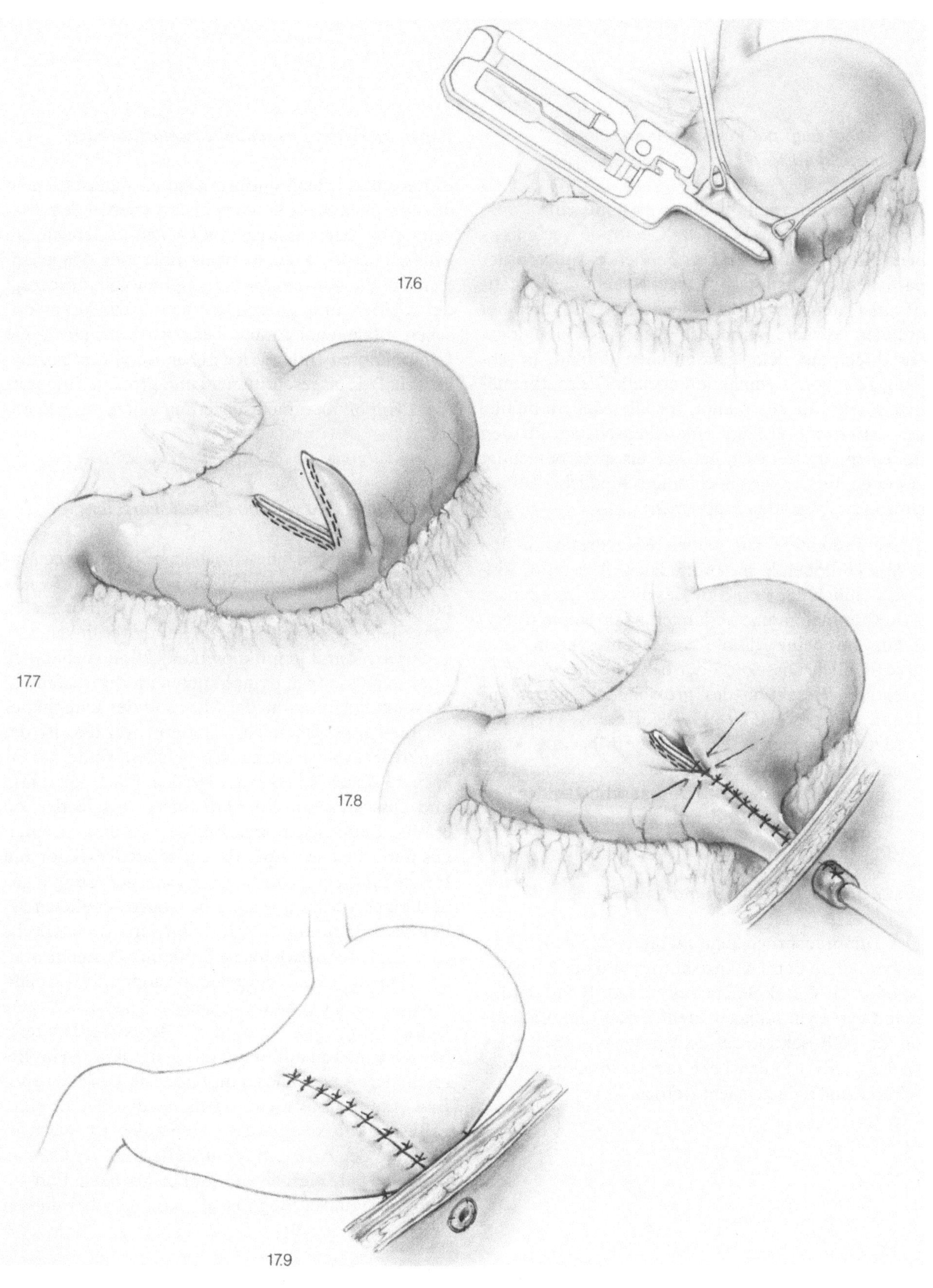
17.6
17.7
17.8
17.9

18 Magenresektion bei Karzinombefall

Wie radikal muß die Resektion beim Magenkarzinom sein?

In den vergangenen 30 Jahren bestand eine große Konfusion über die Wahl des Operationsverfahrens beim Magenmalignom. Das Pendel reichte von der partiellen bis zur totalen Magenresektion. Da statistische Daten fehlen, die das jeweilige Verfahren begründen würden, beruht die Wahl des Operationsverfahrens auf dem anatomischen Befund, in Abhängigkeit vom Lymphknotenbefall. Die routinemäßige totale Magenresektion für alle Malignomfälle, um damit eine größere Überlebenschance für den Patienten zu erreichen, hat sich als nicht berechtigt erwiesen. Es bestehen noch unterschiedliche Auffassungen zu folgenden Problemen:

1. Die Indikation zur totalen Magenresektion bei Malignombefall im proximalen Abschnitt, einschließlich der Resektion des distalen Ösophagus.
2. Antrummalignome verlangen nach Hoerr u. Nyhus nur eine distale ⅔-Magenresektion, einschließlich Dissektion der benachbarten Lymphknoten, Resektion des proximalen Duodenums und des großen Netzes. Andererseits empfiehlt Menguy wiederum eine 90%ige Magenresektion mit Ligatur der linken Magenarterie, Netzresektion und Milzentfernung und anschließender Gastroduodenostomie oder Gastrojejunostomie.

Anatomischer Grad der Tumorausdehnung

Der Tumorausbruch kann mehrere Nachbarorgane, insbesondere den Pankreaskörper und die A. coeliaca oder das Querkolon betreffen. Der Befall der paraaortalen Lymphknoten stellt eine Kontraindikation für die Resektion dar. Isolierte metastatische Absiedlungen im linken Leberlappen können der Resektion zugängig gemacht werden.

Topographie der Lymphknotenmetastasierung

Ein Kardia- oder Fundusmalignom metastasiert in die Lymphknoten parakardial, links neben dem Magen und in den Pankreas- und Milzhilusbereich, ein Malignom des Magenkorpus oder des Magenantrums in die benachbarten Lymphknoten, bevorzugt der kleinen und großen Kurvatur. Die präpylorischen Magenmalignome besiedeln vor allem die Lymphknoten entlang der Leberarterie und postpylorisch. Bei fortgeschrittenem und großem Tumor ist die Lymphknotenmetastasierung noch ausgedehnter.

Operation bei Kardia- und Funduskarzinom

Wie in Kap. 6 und 8 beschrieben, werden kleine Malignome im Kardiabereich am besten durch Resektion des distalen Ösophagus und des proximalen Magenanteils, einschließlich Ligatur der linken Magenarterie mit Lymphknotendissektion, behandelt. Ebenso müssen die Lymphknoten im Zwerchfellhiatus – unter Mitnahme der Milz und der Lymphknoten im Pankreasbereich – entfernt werden. Ist der Pankreaskörper metastatisch befallen, sollte der erkrankte Abschnitt reseziert werden. Nach Resektion und Dissektion muß der Operateur entscheiden, ob er eine End-zu-Seit-Anastomose zwischen Ösophagus und Magenstumpf oder die totale Resektion mit Herstellung einer Verbindung zwischen Ösophagus und einer y-förmig nach Roux ausgeschalteten Jejunumschlinge durchführt. Die ösophagogastrische End-zu-Seit-Anastomose erlaubt im allgemeinen allen Patienten eine normale postoperative Ernährungsweise, da gerade die End-zu-Seit-Technik eine Refluxösophagitis verhindert. Bei ausgedehnterer Magenresektion mit Befall der Lymphknoten im Bereich der A. coeliaca empfiehlt sich die End-zu-End-Anastomose nicht, da damit die Gefahr einer galligen Refluxösophagitis verbunden ist. Auch ist die Rate der Anastomoseninsuffizienz, wie Chassin berichtet hat, hierbei viel größer als nach End-zu-Seit-Anastomose. Soga et al. verlangen bei diesem

Malignombefall nicht nur die totale Resektion, sondern auch die Hemipankreasektomie, Splenektomie und ausgedehnte Lymphknotendissektion über den Antrumbereich hinaus.
Auf der anderen Seite können Malignome im Kardiabereich gut durch eine adäquate Resektion mit anschließender Wiederherstellung der Passage durch End-zu-Seit-Anastomose 6–7 cm über die Tumorgrenze hinaus behandelt werden.
Gelegentlich kann sogar noch mit dem Magenrest eine partielle Fundoplikatio hergestellt werden. Auch in den Fällen, in denen dies nicht möglich war, haben wir nur gelegentlich schwere Formen einer Refluxösophagitis bei End-zu-Seit-Rekonstruktion beobachtet. Ist ein ausreichend langer Magenrest vorhanden, bietet sich die Ösophagogastrostomie als Methode der Wahl an. Andernfalls muß die totale Magenresektion mit Wiederherstellung der Passage zwischen Ösophagus und einer Y-förmig ausgeschalteten Dünndarmschlinge herbeigeführt werden. Ob die Bildung eines Jejunumsacks bzw. Ersatzmagens durch Jejunuminterposition von Nutzen sein kann, ist noch nicht endgültig bewiesen, obwohl von einigen erfahrenen Chirurgen die Bildung eines Hunt-Lawrence-Ersatzmagens als günstig betrachtet wird.

Operationstechnik bei Befall des Magenkorpus

Bei Malignombefall im Magenkorpus, speziell der kleinen Kurvatur, ist die totale Magenresektion erforderlich. Kleinere Tumoren können unter Umständen durch die eingeschränkte Resektion – wie oben beim Antromalignom beschrieben – behandelt werden.

Operationstechnik bei Antrumkarzinom

Studien von Paulino u. Roselli über die Ausdehnung der Lymphknotenmetastasierung haben gezeigt, daß im allgemeinen bei kleinem Antrummalignom keine ausgedehnte Metastasierung in die Lymphknoten der Milz und des Pankreas besteht. Konsequenterweise erscheint es nicht notwendig, die Splenektomie bei diesen Malignomformen mit vorzunehmen. Ein zweiter Grund zur Vermeidung der Milzentfernung bei Resektionen, die die Ligatur der linken Magenarterie an ihrem Ursprung erforderlich machen, ist, daß hieraus leicht eine Magenischämie mit Gangrän resultieren kann. Nach Ligatur der linken Magenarterie und Dissektion der A. gastroepiploica ist die Blutversorgung des Restmagens gefährdet. Es besteht oft zwar ein hinterer Ast von der Milzarterie zum proximalen Magenanteil, jedoch handelt es sich um ein kleines Gefäß, das zudem auch noch leicht verletzt werden kann. Zusätzlich bestehen Kollateralverbindungen mit den unteren Zwerchfellgefäßen und der Durchblutung des Ösophagus. Eine Gangrän des Restmagens nach Magenresektion und Splenektomie ist von Spencer sowie von Thompson berichtet worden. Wenn nur ein kleiner Saum von Magenschleimhaut am Ösophagus verbleibt, ist die intramurale Durchblutung dagegen ausreichend. Die Anastomosierung mit dem Jejunum oder Duodenum ist von der Gefahr einer alkalischen Refluxösophagitis belastet. Die Rekonstruktion muß wie bei der totalen Magenresektion daher mit einem Y-förmig ausgeschalteten Jejunumsegment erfolgen. Was die Vorteile der postoperativen Ernährung angeht, unterscheidet sich diese Operationsmethode nicht von der totalen Magenresektion. Da noch nicht genügend überzeugende Daten vorliegen, die das Vorgehen der radikalen subtotalen Magenresektion als größere Überlebenschance belegen, ist die Mehrzahl der Chirurgen in Übereinstimmung mit der Auffassung von Hoerr der Meinung, daß das mehr eingeschränkte Vorgehen bei der Behandlung des distalen, kleinen Malignoms und die große Operation zur Behandlung des größeren Tumors das richtige Vorgehen ist, wie von Nyhus u. Wastell, sowie Paulino u. Roselli berichtet wird. Bei kleinem Antrummalignom bedeutet dies eine ⅔-Magenresektion unter Mitnahme des großen Netzes und der benachbarten Lymphknoten mit Resektion von 3–5 cm des proximalen Duodenums. Bei größeren Malignomen im distalen Magenabschnitt muß die linke Magenarterie an ihrem Ursprung ligiert werden, zusammen mit Entfernung der Lymphknoten entlang der kleinen Kurvatur und im kleinen Netz. Es empfiehlt sich auch die Entfernung der Lymphknoten entlang der Leberarterie und die Mitnahme aller verdächtigen Lymphknoten im Pylorusbereich und dem Abgangsbereich der rechten A. gastroepiploica und des Pankreaskorpus. Die Milz kann belassen bleiben, da sie – wie oben beschrieben – die ausreichende Magendurchblutung besser gewährleistet. Benachbarte Organe sollten dann entfernt werden, wenn sie direkt vom Tumor befallen sind. Die totale Magenresektion ist angezeigt, wenn die gesamte kleine Magenkurvatur tumurös befallen ist. Bei jeder Resektion empfiehlt sich die histologische Schnellschnittuntersuchung der Resektionsränder, um eine mikroskopische Ausbreitung des Malignoms zu erfassen oder auszuschließen.

Präoperative Vorbereitung

Alle Malignompatienten, die einem chirurgischen Eingriff unterzogen werden sollen, bedürfen einer gründlichen parenteralen Ernährung durch intravenöse Hyperalimentation. Die antibiotische Vorbehandlung des Magens ist notwendig, da der oberflächlich zerfallene Tumor oft von virulenten Bakterien besiedelt ist, die denen der Kolonbakterien ähneln. Die orale Antibiotikatherapie soll hier den gleichen Effekt wie bei der Kolonvorbereitung haben. Auch empfiehlt sich eine präoperative Antibiotikatherapie.

Operationstaktik

Die Blutversorgung des Restmagens

Wie bereits oben ausgeführt, ist die Blutversorgung des Magenstumpfs nach Ligatur der linken Magenarterie und Splenektomie gefährdet. Daher muß die Splenektomie vermieden werden, es sei denn, es verbleibt ein so kleiner Magenrest, daß er noch genügend durch die intramuralen Gefäßverbindungen zum Ösophagus hin versorgt ist, auch wenn die hinteren Magen- und die unteren Zwerchfellkollateralgefäße nicht ausreichend sind. Besteht jedoch der geringste Zweifel an der ausreichenden Blutversorgung des Restmagens, muß die totale Magenresektion vorgenommen werden.

Ductus Santorini

Erreicht ein Magenkarzinom die Pylorusregion, kann es schon zu einer mikroskopischen Ausdehnung in das Duodenum gekommen sein. Sind mehr als 5 cm des Duodenums mobilisiert, ist die Dissektion über die Gastroduodenalarterie hinaus erfolgt. In dieser Höhe besteht das Risiko, daß der Ductus Santorini durchtrennt wird. Daher muß bei nichtentzündlichem Duodenum oder bei fehlendem Ulcus duodeni diese Präparation mit größter Vorsicht vorgenommen werden. Kommuniziert der Ductus Santorini mit dem Ductus Wirsungianus, wird der Pankreassaft vom kleineren in den größeren Gang drainiert; es resultieren hieraus keine postoperativen Probleme. In einigen wenigen Fällen jedoch mündet der Ductus Santorini – ohne Kommunikation mit dem Hauptgang – separat. In solchen Fällen ist dann die Anastomosierung des Ductus Santorini bzw. der Santorini-Fistel mit einer Y-förmig ausgeschalteten Jejunumschlinge als innere Drainage unerläßlich. Glücklicherweise kommuniziert jedoch fast immer der kleinere in den größeren Pankreasgang.

Operationstechnik

Die Operationstechnik zur Resektion bei Kardia- und Funduskarzinom ist in Kap. 8, die distale Magenresektion bei Antrumkarzinom ist bei der Resektion des peptischen Ulkus beschrieben (s. Kap. 15). Die Ausdehnung des Verfahrens ist dann gegeben, wenn das proximale Duodenum mitreseziert werden muß. Intraoperative Schnellschnittuntersuchungen sind zur Überprüfung des Duodenalrands unerläßlich. Netzentfernung und Ligatur der linken Magenarterie sind in Kap. 19 erwähnt. Die Entfernung der Lymphknoten entlang den Magengefäßen mit Resektion des kleinen Netzes ist die entscheidende Maßnahme zur Gewährleistung der Radikalität. Die Spülung des Operationsgebiets mit einer Antibiotikalösung ist von Vorteil für die Unterbindung der Gefahr einer bakteriellen Kontamination.

Postoperative Behandlung

Die postoperative Intensivbehandlung ist ähnlich der bei Magenresektion zur Behandlung des peptischen Ulkus, insbesondere in Form der intravenösen bzw. parenteralen Ernährung (s. Kap. 15).

Komplikationen

Die Komplikationsmöglichkeiten sind ähnlich denen nach Magenresektion zur Behandlung des peptischen Ulkus (s. Kap. 15). Allerdings kommt es häufiger zu subphrenischen und subhepatischen Abszeßbildungen im Hinblick auf die verminderte Resistenz der Karzinompatienten.

Literatur

Cady B et al. (1977) Gastric cancer, contemporary aspects. Am J Surg 133: 423
Chassin JL (1978) Esophagogastrectomy; data favoring end-to-side anastomosis. Ann Surg 188: 22
Hoerr S (1973) Prognosis for carcinoma of the stomach. Surg Gynecol Obstet 137: 205
Menguy R (1974) Surgical treatment of gastric adenocarcinoma. JAMA 228: 1286
Nyhus LM, Wastell C (1977) Surgery of the stomach and duodenum, Little, Brown, Boston, P. 672
Paulino F, Roselli A (1973) Carcinoma of the stomach. Curr Probl Surg
Soga J et al. (1979) The role of lymphadenectomy in curvative surgery for gastric cancer. World J Surg 3: 701
Spencer FC (1956) Ischemic necrosis of the remaining stomach following subtotal gastrectomy. Arch Surg 73: 844
Thompson, NW (1963) Ischemic necrosis of proximal gastric remnant following subtotal gastrectomy. Surgery 54: 434

19 Totale Gastrektomie

Indikationen

Zollinger-Ellison-Syndrom; Magenmalignome, die über ⅔ des Magens und insbesondere der kleinen Kurvatur befallen haben; maligne Tumoren im proximalen Magenabschnitt mit mehr als 50% Magenbefall.

Bei Patienten mit blutendem oder stenosierenden Tumor ist der Grad der Metastasierung im allgemeinen nicht massiv, und der Tumor läßt sich auch technisch ohne besondere Schwierigkeit resezieren. Eine Ausnahmeindikation für die totale Magenresektion besteht bei lebensbedrohlichen Blutungen aufgrund ausgedehnter erosiver Gastritis.

Präoperative Vorbereitung

Die Sicherung der Diagnose durch Gastroskopie mit Biopsie oder Lavagezytologie ergibt aufschlußreiche präoperative Informationen über die Ausdehnung des lokalen Tumorbefunds. Andernfalls muß die histologische Diagnose bei der Operation durch Schnellschnittuntersuchung herbeigeführt werden. Unterernährte Patienten verlangen in jedem Falle eine sorgfältige präoperative parenterale Ernährung mit präoperativer Antibiotikatherapie. Besteht der Verdacht auf Übergriff des Tumors auf das Querkolon bzw. die A. colica media, sollte die mechanische und antibiotische Darmvorbereitung erfolgen. Immer wird präoperativ die Nasen-Magen-Sonde eingelegt.

Fehler und Gefahrenpunkte

1. Unvollständige bzw. nicht sorgfältige Wiederherstellung der Ösophagus-Darm-Passage mit postoperativer alkalischer Refluxösophagitis.
2. Fehldiagnose: Nach durchgeführter Magenresektion kann sich postoperativ herausstellen, daß ein großes, penetrierendes Hinterwandulkus fälschlicherweise als Malignom gewertet worden ist. Daher muß während der Operation durch histologische Untersuchung einer Tumorexzision aus allen 4 Quadranten die Diagnose nochmals überprüft werden.
3. Inadäquate Anastomosentechnik resultiert leicht in einer Insuffizienz oder Striktur.
4. Wundinfektion sowohl im subhepatischen und subphrenischen Bereich ist fast immer die Folge einer Kontamination des Operationsgebiets durch ausgetretenen Mageninhalt.
5. Verkennung der submukös infiltrativen Ausdehnung des Tumors über die Resektionsgrenzen hinaus.

Operationstaktik

Zugangsweg und Freilegung

Ist der Tumor im Pankreaskörper lokalisiert, ohne Mitbefall des unteren Ösophagus, erfolgt der Zugang durch eine mediane Oberbauchlaparotomie vom Xiphoid bis 6 cm unterhalb des Nabels unter Verwendung eines Sternumkettenretraktors. Überschreitet der Tumor die Kardiagrenze, ist es notwendig, die distalen 6–10 cm vom Ösophagus mit zu resezieren. In diesem Fall ist die linksseitige Thorakoabdominalinzision – wie in Kap. 8 beschrieben – indiziert. Niemals sollte eine Anastomose mit dem Ösophagus vorgenommen werden, wenn nicht eine exzellente Freilegung durch guten Zugangsweg besteht.

Ösophagusanastomosen

Wir bevorzugen die end-zu-seit-ösophagojejunale Anastomose, da sie die Invagination des Ösophagus in das Jejunum erlaubt. Dies wiederum ist ein Sicherheitsfaktor gegen das Auftreten einer Anastomoseninsuffizienz. Bei End-zu-End-Anastomose zwischen Ösophagus und Jejunum resultiert hieraus leicht eine Invagination mit Einengung des Lumens. Das Lumen der Anastomose kann weit genug bleiben, wenn der Ösophagusresektionsrand an der Vorderwand 1 cm tiefer als an der Hinterwand reseziert wird. Hieraus resultiert eine ellipsenförmige, die Zirkumferenz erweiternde, Anastomose. Die Anastomosentechnik ist der entscheidende technische Punkt bei der totalen Magenresektion. Schrock u. Way weisen darauf hin, daß ⅔ aller postoperativen und problematischen Komplikationen auf Anastomoseninsuffizienzen beruhen. In ⅕ aller Resektionsfälle bei Malignom resultierte eine Auflösung der Anastomose.

Vermeidung der alkalischen Refluxösophagitis

Eine Anastomose zwischen Ösophagus und Jejunum mit einer Seit-zu-Seit-Jejunostomie disponiert nicht selten zur Gefahr einer postoperativen alkalischen Ösophagitis, worauf Scott et al., Schrock u. Way sowie Paulino u. Roselli hingewiesen haben ***(Abb. 19.1)***. Dieser kann durch Verwendung einer Y-förmig ausgeschalteten Roux-Anastomose vorgebeugt werden. Der Abstand zwischen Ösophagus-Jejunum-Anastomose und der jejuno-jejunalen Anastomose muß allerdings 50 cm betragen, um den Gallereflux aus dem Duodenum in den Ösophagus zu unterbinden. Dies ist der bei weitem bedeutungsvollere Punkt als die Konstruktion eines Jejunumreservoirs bzw. Ersatzmagens. Auch wenn wir diese Methode nach Hunt-Lawrence und den Paulino-Magensack bei Patienten mit gutem Allgemeinzustand verwendet haben, haben uns die postoperativen Stoffwechselstudien nicht unbedingt von ihrem Vorteil überzeugt. Bei der Herstellung eines Jejunumreservoirs verwenden wir die Klammertechnik, wie nachfolgend beschrieben, um dabei die Operationszeit abzukürzen. Bei 9 so behandelten Patienten traten keinerlei Komplikationen auf.

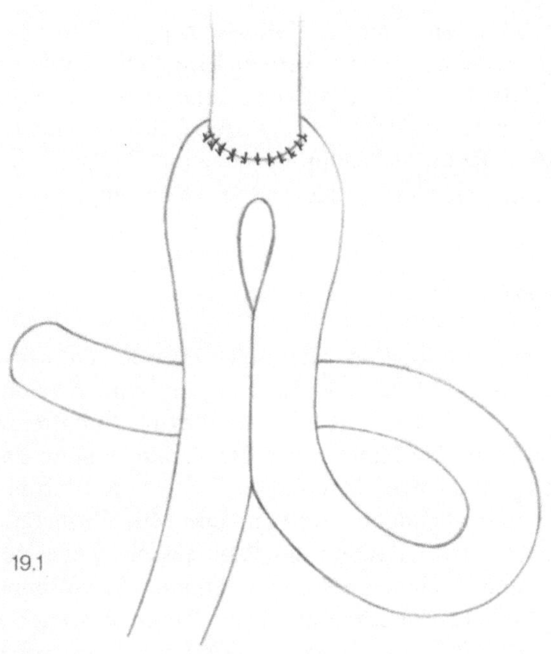

Ausdehnung der Operation

Bei einer totalen Magenresektion zur Behandlung eines Magenkarzinoms muß sich der Operateur immer einer möglichen Tumorausdehnung durch submuköse Infiltration nach proximal zum Ösophagus und distal zum Duodenum bewußt sein. Intraoperative Schnellschnittuntersuchungen der Resektionsränder sind daher unerläßlich, um die Radikalitätskriterien zu gewährleisten. Schrock beschrieb in seinen Serien die mikroskopische Tumorausdehnung sowohl im Ösophagus wie im Duodenum in etwa 33% seiner operierten Fälle. Alle Lymphknoten im Zöliakabereich müssen nach Ligatur bzw. Durchtrennung der linken Magenarterie untersucht, die Lymphknoten entlang der Leberarterie alle entfernt werden. Ob die Freipräparation der Leberarterie und der Pfortader die Radikalität verbessert, ist noch ungeklärt. Die routinemäßige Resektion des Pankreaskörpers erhöht die Operationsmortalität wegen der Möglichkeit einer postoperativen Pankreatitis. Auch ist es noch nicht bewiesen, daß diese Ausdehnung der Operation die Überlebenszeit verbessert. Ist das Pankreas jedoch makroskopisch vom Tumor befallen, sollte der betreffende Pankreasabschnitt konsequent reseziert werden. Der anatomische Situs für diesen Präparationsabschnitt ist in ***Abb. 19.2*** illustriert.
Ulzerierende Magentumoren können bakteriell besiedelt sein. Daher bedürfen die Patienten in derartigen Fällen einer sorgfältigen präoperativen antibiotischen Behandlung. Das gleiche gilt für die Antibiotikaspülung des Operationsgebiets während der Operation, um eine lokale Kontamination soweit wie möglich zu verhindern.

Operationstechnik

In vielen Fällen genügt die alleinige ausgedehnte mediane Oberbauchlaparotomie mit Verwendung

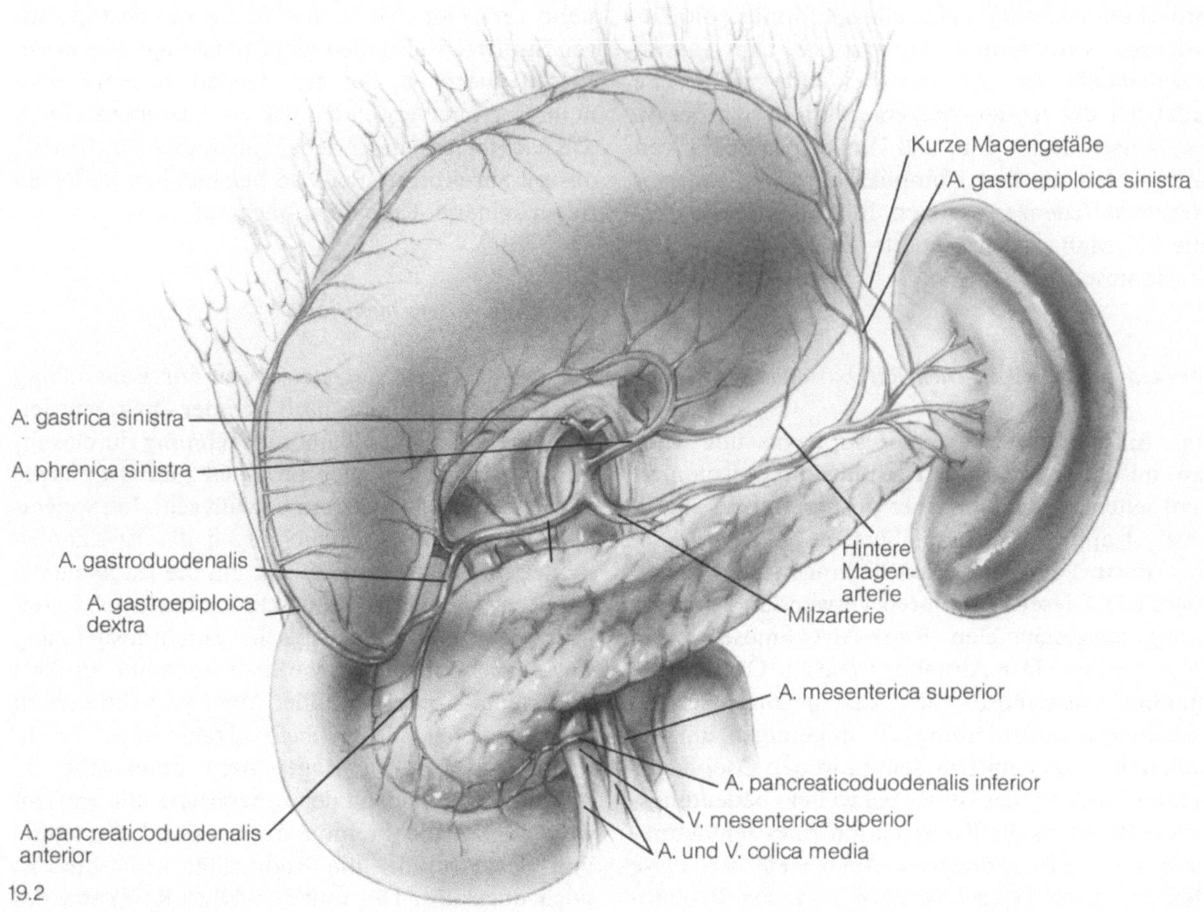

19.2

eines Sternumretraktors. Hat das Malignom jedoch auf den distalen Ösophagus übergegriffen, ist wieder der linksseitige thorakoabdominale Zugangsweg erforderlich.

Exploration und Klärung der Operabilität

Ein Tumor ist dann als inoperabel zu betrachten, wenn er auf die Aorta, die V. cava oder die Zöliakagefäße übergegriffen hat. Befall des Pankreaskörpers ist nicht eine absolute Kontraindikation, ebenso nicht isolierte Metastasen im linken Leberlappen, da diese notfalls reseziert werden können. Besteht nur eine lokalisierte Metastasierung, ist im Falle einer Tumorblutung oder Tumorstenose die palliative Resektion, wenn sie ohne großes Risiko ausgeführt werden kann, ebenfalls zu vertreten. Hat der Tumor auch das Mesokolon und die mittlere Kolonarterie befallen, bedeutet das keine Kontraindikation für die Resektion unter der Voraussetzung, daß der Tumor en bloc reseziert werden kann. Dies verlangt dann bei Resektion des Colon transversum auch die Ligatur der mittleren Kolonarterie, da eine ausreichende Kolondurchblutung über die Kollateralzirkulation der anderen Kolonarterien besteht.

Splenektomie

Mit dem Skalpell oder der Schere werden die Milzligamente sowohl in Verbindung mit dem Zwerchfell wie mit der linken Kolonflexur durchtrennt ***(Abb. 19.3)***. Die Hinterwand des Pankreas kann danach genau eingesehen und vorsichtig vom Retroperitoneum abgehoben werden. Die Milzhilusgefäße werden nach Palpation des Pankreasschwanzes isoliert und nach doppelseitiger Ligatur durchtrennt. Die weitere Freipräparation des Pankreas vom Tumor wird durch Inzision des hinteren parietalen Pe-

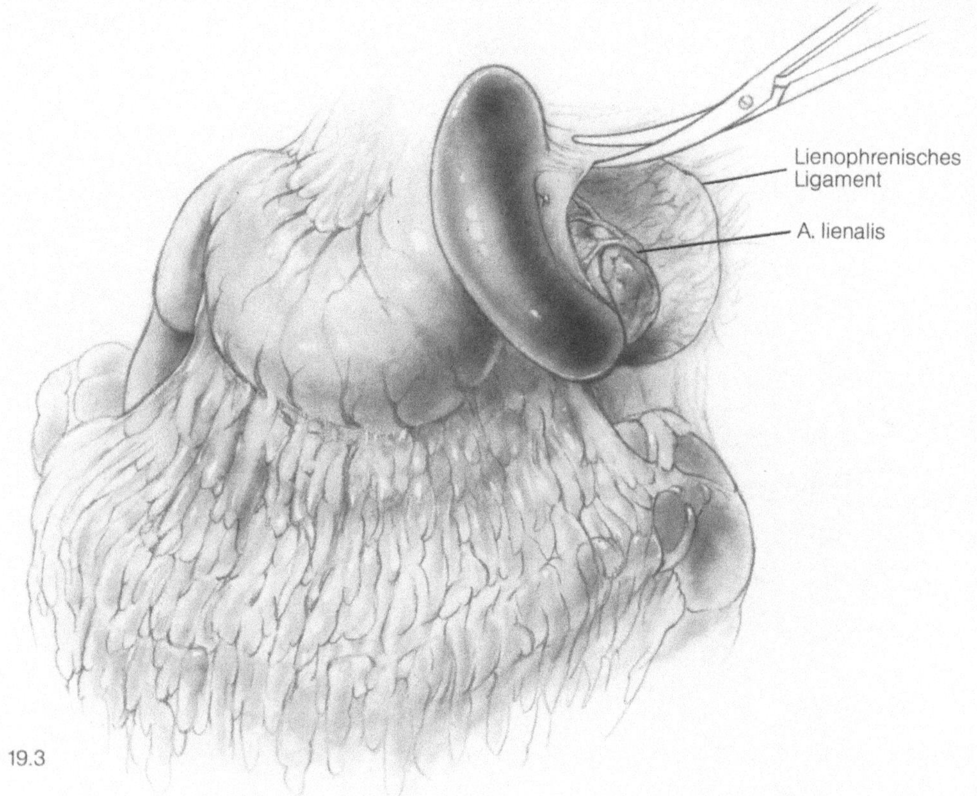

19.3

ritoneums am Oberrand des Pankreaskörpers möglich. Die Milz selbst bleibt in Verbindung mit der großen Magenkurvatur, oder man separiert sie schnell durch Ligatur der kleinen Kurvaturgefäße vom Magentumor. Danach muß das Retroperitoneum bis zur Gerotafaszie und linken Nebenniere freipräpariert werden, um einen hier möglichen Tumorbefall zu erkennen oder auszuschließen.

Netzresektion

Das Ligamentum gastrocolicum wird mit seinen 2 Blättern - wie in ***Abb. 19.4*** im Sagitalschnitt illustriert - dargestellt. Vorsichtige Präparation ist erforderlich, um das Fett des großen Netzes und die Appendices epiploicae des Kolons genau zu unterscheiden. Schwere Blutungen lassen sich vermeiden, wenn man in dieser Schicht richtig präpariert ***(Abb. 19.5).*** Als nächstes wird das große Netz vom Mesokolon abgehoben ***(Abb. 19.6).*** Nach weiterer vorsichtiger Präparation kommen Pankreasvorderfläche und das Duodenum bis zum Ursprung der rechten gastroepiploischen Gefäße zur Darstellung.

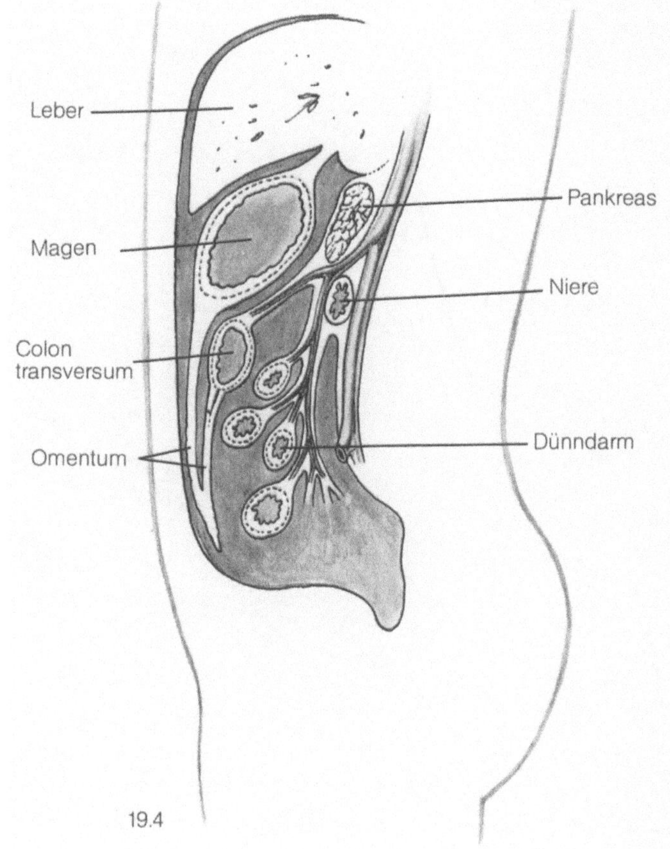

19.4

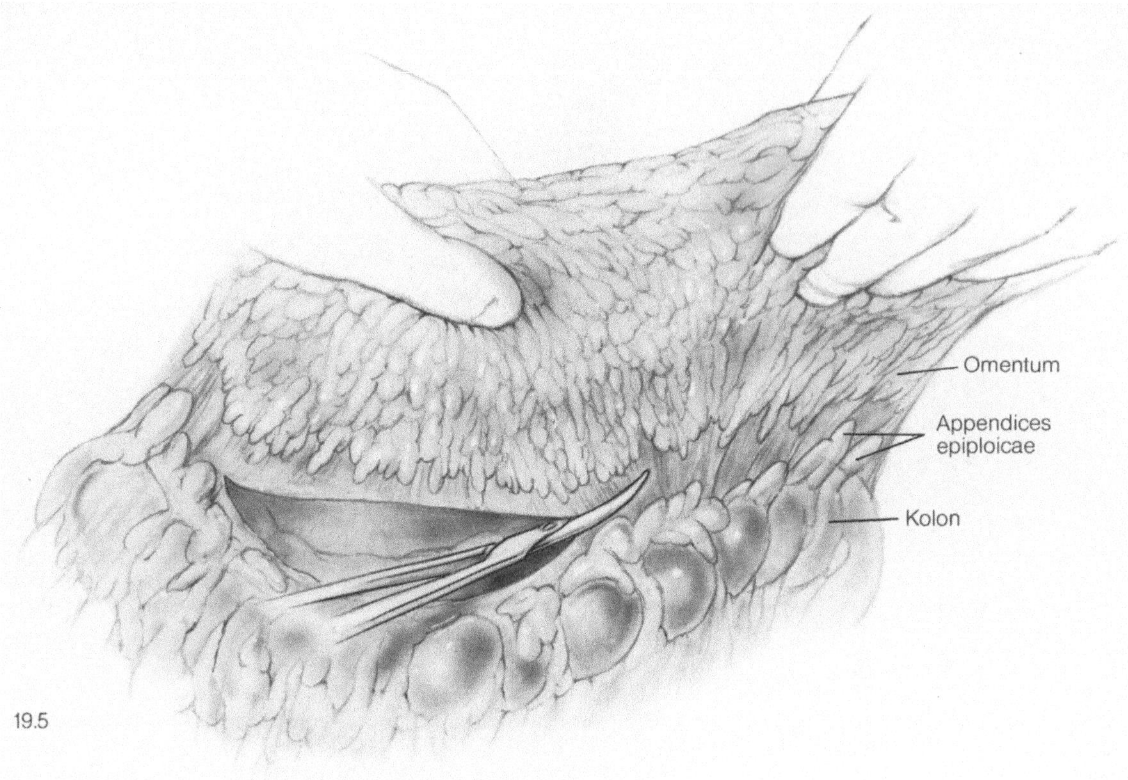

19.5

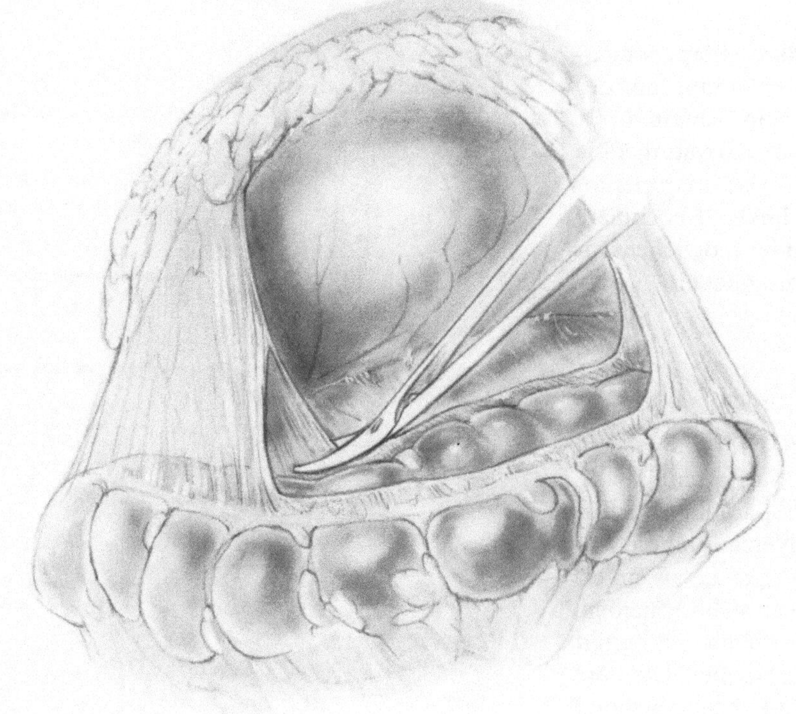

19.6

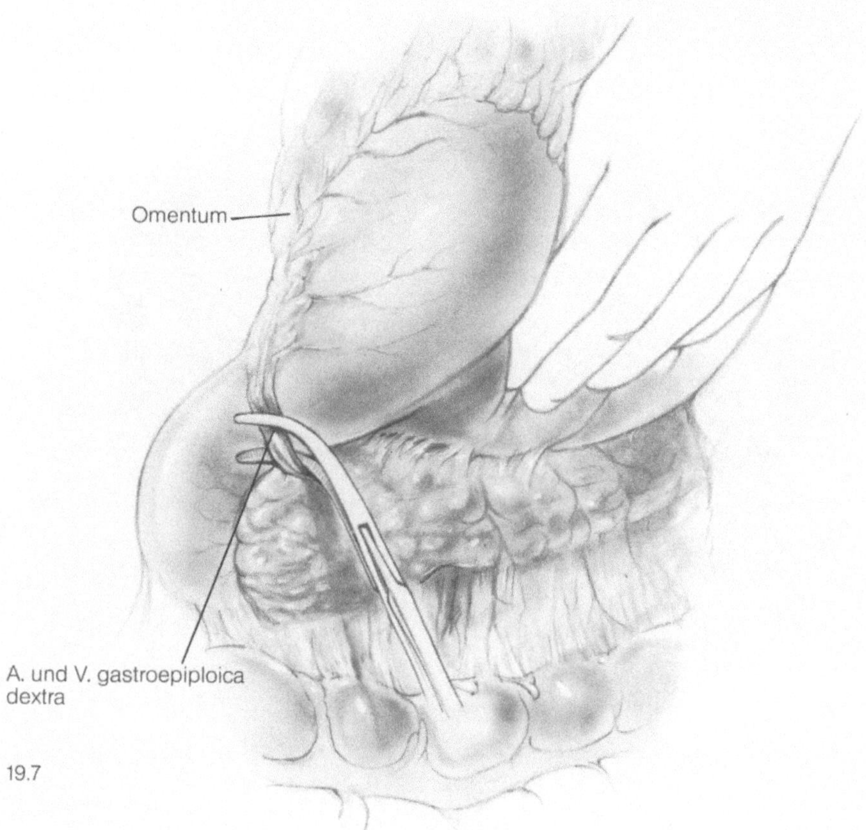

19.7

Sie werden nach sicherer Ligatur durchtrennt, unter gleichzeitiger Mitentfernung eines hier lokalisierten und verdächtigen Lymphknotens für die intraoperative Schnellschnittuntersuchung zur Klärung einer möglicherweise schon bestehenden Lymphknotenmetastasierung ***(Abb. 19.7)***.

Pankreasresektion

Müssen Pankreaskörper oder Pankreasschwanz reseziert werden, wird das Peritoneum am Oberrand des Pankreas inzidiert, mit Ligatur und Durchtrennung der Milzarterie nahe ihrem Ursprung. Danach erfolgt die genaue Präparation des Verlaufs und der Einmündung der Milzvene in die Pfortader mit ihrer exakten Ligatur und Durchtrennung. Die untere Mesenterialvene mündet in die Milzvene nahe ihrer Einmündung in die Pfortader. Daher muß dieses Gefäß ebenfalls sorgfältig separiert, ligiert und durchtrennt werden. Ist das Pankreas in seiner Beschaffenheit nicht zu dünn, kann für seine Durchtrennung, wie von Pachter et al. beschrieben, der TA-55-Klammerapparat verwendet werden. Nach der Klammerung wird das Pankreas abgetrennt, während Pankreaskörper bzw. der Pankreasschwanz am Tumorpräparat verbleiben. Ist das Pankreas zu dick, um selbst mit den 4,8 mm großen Klammern geklammert zu werden, erfolgt die Durchtrennung mit dem Skalpell nach Anlegung von Haltefäden und Übernähung der Resektionsfläche mit nichtresorbierbaren Matratzennähten mittels 3-0-Prolene. Der Pankreasgang selbst kann zusätzlich ligiert werden.

Das Pankreas wird nur bei erkennbarem Tumorbefall reseziert.

Dissektion der A. coeliaca und Durchtrennung der linken Magengefäße

Durch Zug der skelettierten großen Magenkurvatur nach rechts können die linken Magengefäße an ihrem Abgang von der Aorta gut durch Palpation identifiziert werden. Besteht in diesem Gebiet ein Tumorbefall, stößt man proximal auf die Milz- oder

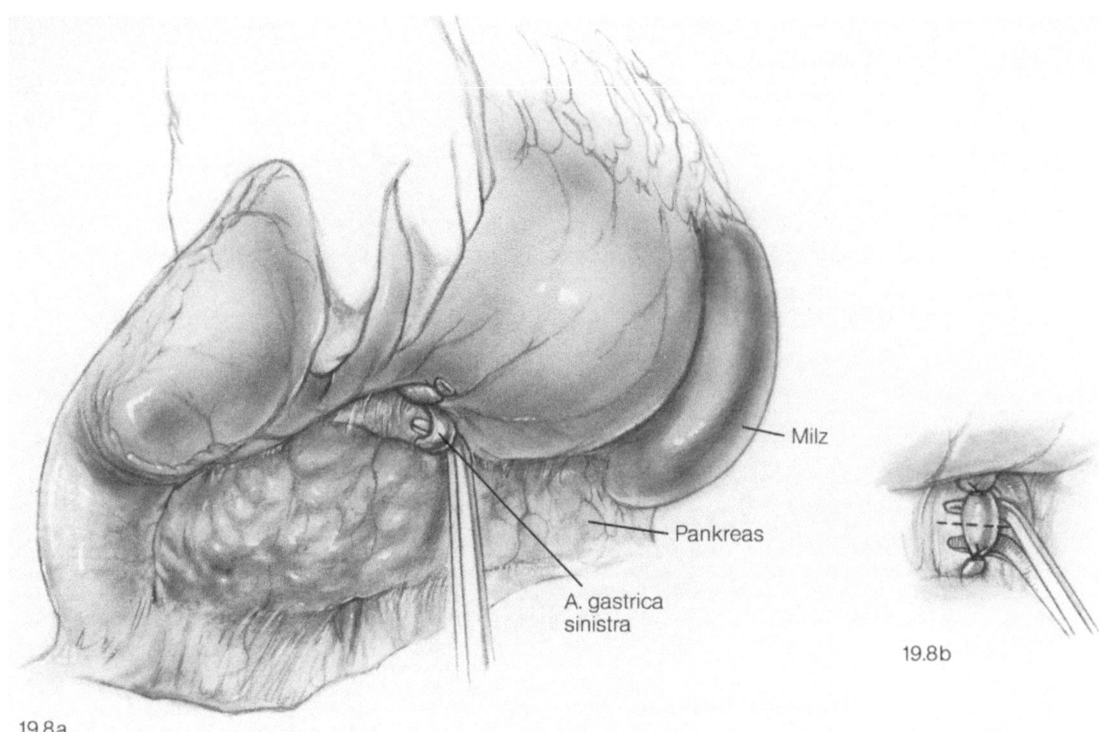

19.8a

19.8b

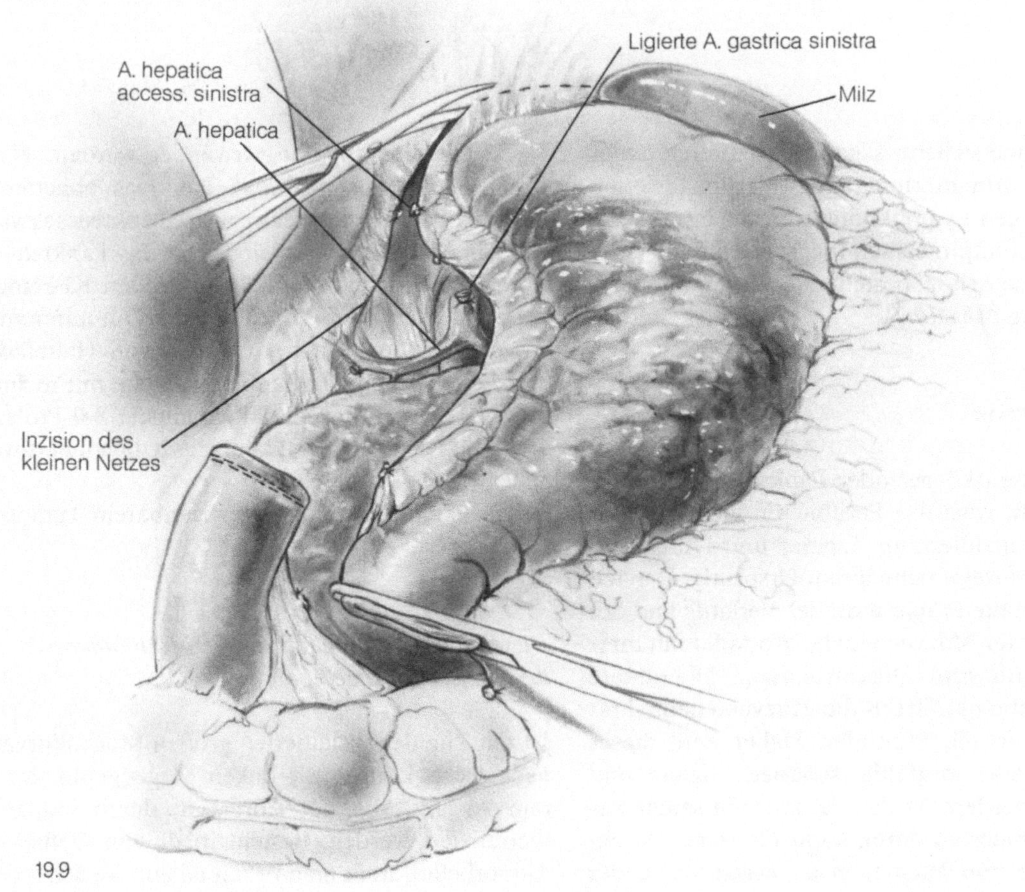

19.9

Leberarterie und im weiteren Verlauf auf die Zöliakagefäße und den Abgang der linken Magenarterie. Nach genauer Darstellung der Arterie wird diese nach doppelseitiger Ligatur über einer gespreizten Klemme inzidiert ***(Abb. 19.8 a, b)***. Die Koronarvene direkt unterhalb der Arterie findet sich oft als erste in diesem Stadium der Präparation. Sie muß ebenfalls exakt separiert und nach doppelter Ligatur durchtrennt werden, mit Untersuchung der Lymphknoten. Das gleiche gilt nachfolgend für die Pankreasresektion.

Dissektion der Leberarterie

Inzision des Peritoneums über dem Truncus coeliacus. Die Inzision wird nach distal bis zum Abgang der A. gastroduodenalis verlängert. Benachbarte Lymphknoten werden von der kleinen Kurvatur freipräpariert und die Arterie vollständig separiert ***(Abb. 19.9)***. Falls erforderlich, muß die Lymphknotendissektion bis zur Leberpforte unter sorgfältiger Schonung der Pfortader und des Gallenhauptgangs fortgesetzt werden. Wie weit die Lymphknotendissektion, insbesondere über den Abgang der A. gastroduodenalis hinaus, erfolgen muß, hängt vom jeweiligen Befund und der Erfahrung des Operateurs ab. Alle verdächtigen Lymphknoten im postpylorischen Bereich, am Pankreasrand und im Bereich der Milzarterie erfordern ebenfalls eine sorgfältige Dissektion.

Durchtrennung des Duodenums

Nach Dissektion und Ligatur der rechten Magenarterie erfolgt das Kocher-Manöver. Bei distalem Magenkarzinom muß das Duodenum 5 cm vom Pankreas freipräpariert werden. Soll das Duodenum durch Klammertechnik verschlossen werden, wird allgemein der TA-55-Apparat mit 4,8-mm-Klammern verwendet. Nach Klammerung werden 2 Allis-Halteklemmen angesetzt, mit anschließender Durchtrennung des Duodenums, wie in Abb. 15.45 dargestellt. Das Ende des Resektionspräparats wird mit einem sterilen Gummihandschuh überstülpt, der durch eine Zirkulärnaht fixiert wird. Besteht die Notwendigkeit, das Duodenum durch Naht zu verschließen, wird auf die in den Abb. 15.23–15.25 illustrierte Technik verwiesen.

Präparation der Kardia und Vagotomie

Nach Durchtrennung des Ligamentum triangulare wird der linke Leberlappen zur Seite gezogen, das den distalen Ösophagus überlagernde Peritoneum inzidiert und nachfolgend der Ösophagus aus den Hiatusbranchen im Zwerchfell ausgelöst. Daraufhin umfährt der Zeigefinger den distalen Ösophagus, um nachfolgend die in Kap. 10 beschriebene bilaterale trunkuläre Vagotomie vorzunehmen, mit genauer Inspektion und Darstellung des oberen Rands des gastrohepatischen Ligaments, da hierin ein linker Leberast der linken Magenarterie verläuft. Nahe der Leber werden diese Strukturen ligiert und durchtrennt. Die linke Hand unterfährt Kardia und Ösophagus, um das gefäßlose ösophagophrenische Ligament zu durchtrennen ***(Abb. 19.10)***. Damit ist die gesamte Magenhinterwand freipräpariert. Um eine intraluminale Tumorverschleppung zu vermeiden, sollte distal und proximal vom Ösophagustumor eine Cerclage oder Nahtklammerung erfolgen.

Präparation eines Y-förmig ausgeschalteten Jejunumsegments nach Roux

Nach Identifizierung des Ligamentum Treitzii wird das proximale Jejunum vor die Bauchhöhle gezogen und das zugehörige Mesenterium genau inspiziert, um festzustellen, ob es in seiner Länge für eine ösophagojejunale Anastomose geeignet ist. Bei mageren Patienten ist dies leicht möglich, ohne die Marginalarterie zu durchtrennen. Bei kurzem Mesenterium kann es erforderlich sein, einige Gefäßarkaden zu durchtrennen. Die Transillumination ist hierbei eine nützliche Hilfe, um die Gefäßversorgung und Gefäßtopographie besser beurteilen zu können.

Im allgemeinen wird das Jejunum 15 cm distal vom Ligamentum Treitzii zwischen der zweiten und dritten Gefäßarkade durchtrennt, das Mesenterium über zwei Randgefäßen inzidiert, mit nachfolgender Dissektion und Ligatur der Gefäße. Ein oder zwei zusätzliche Arkaden werden vorsorglich mitligiert, um eine ausreichende und spannungsfreie Länge des Jejunumsegments zum Ösophagus zu erreichen ***(Abb. 19.11)***. Der TA-55-Klammerapparat wird an der Stelle angesetzt, die für die Abtrennung des Segments vorgesehen ist. Eine proximal hiervon angelegte Allen-Klemme erleichtert die Klammerung mit danach vorsichtiger Elektrokoagulation eventueller Schleimhautblutungen. Danach erfolgt eine 3–4 cm

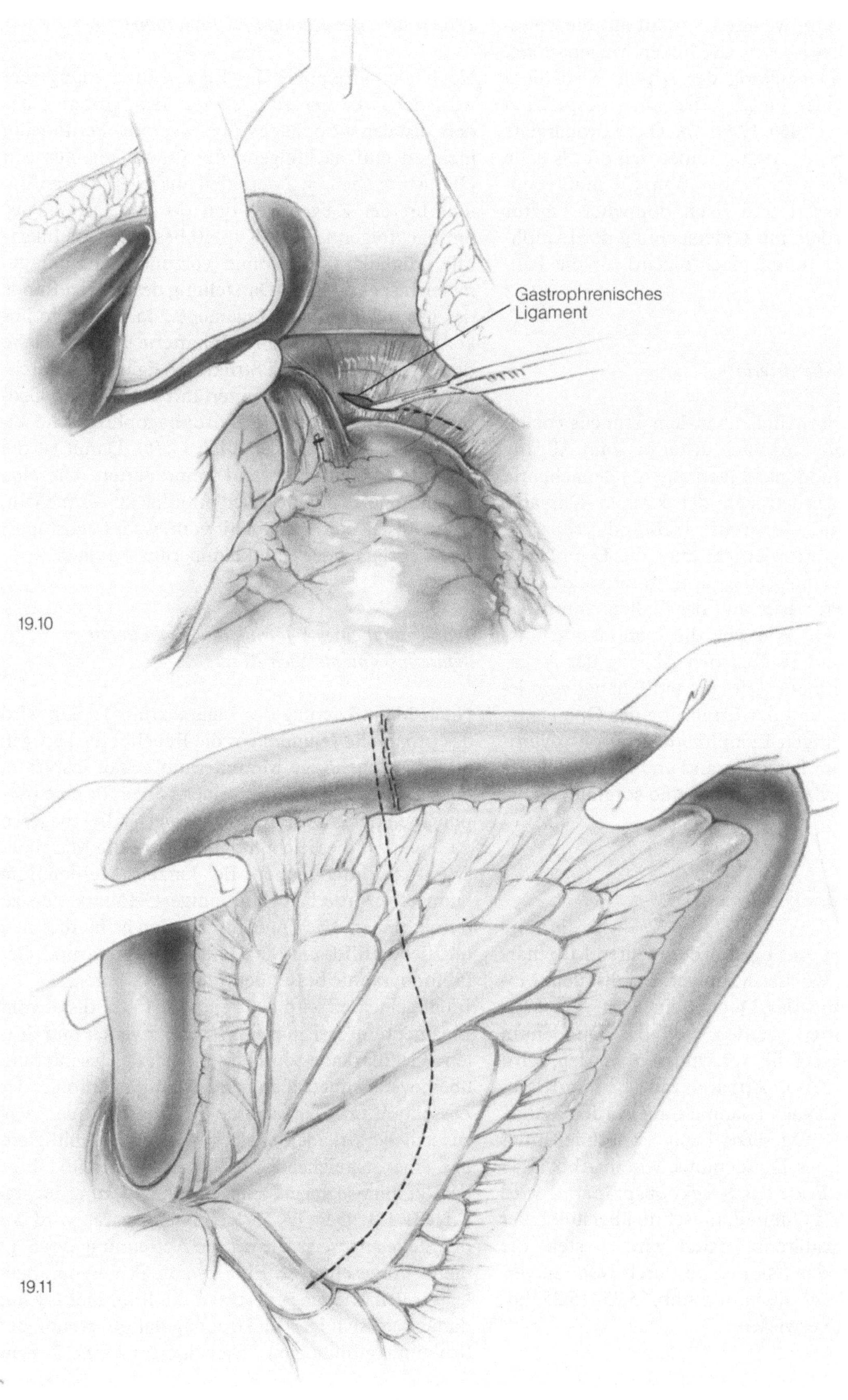
Gastrophrenisches
Ligament
19.10
19.11

lange Inzision im Mesokolon des Colon transversum links von der A. colica media. Das durchtrennte Jejunumsegment wird durch diesen Mesokolonschlitz zum Ösophagus vorgezogen. Vor Anlage der Anastomose wird der Mesokolonschlitz mit Fixierungsnähten an der Serosa des Jejunums verschlossen, um eine innere Hernienbildung zu vermeiden. Wenn die Präparation der Roux-Schlinge Schwierigkeiten bereitet oder die Blutversorgung des Jejunums gefährdet erscheint, sollte das entsprechende gefährdete Jejunumsegment reseziert werden *(Abb. 19.12).* Hiermit wird am ehesten die Gefahr einer unsicheren Durchblutung eines Teils des Jejunums vermieden.

End-zu-Seit-Ösophagojejunostomie

Aus den in Kap. 8 dargelegten Gründen bevorzugen wir die End-zu-Seit-Ösophagojejunostomie. Der Ösophagus wird 6–10 cm proximal des Tumorrands reseziert. Ist der Zwerchfellhiatus extrem weit, empfiehlt sich die Verkleinerung mit zwei Nähten *(Abb. 19.13).* Zusätzlich wird eine Entlastung der Anastomose durch Einzelknopfnähte zwischen der Unterfläche des Zwerchfells und der Hinterwand des Jejunums angelegt, um Spannungen an der Anastomose durch den Zug des Jejunums nach unten zu vermeiden. Die Nähte werden am besten dicht am Mesenterialrand des Jejunums angelegt, damit die

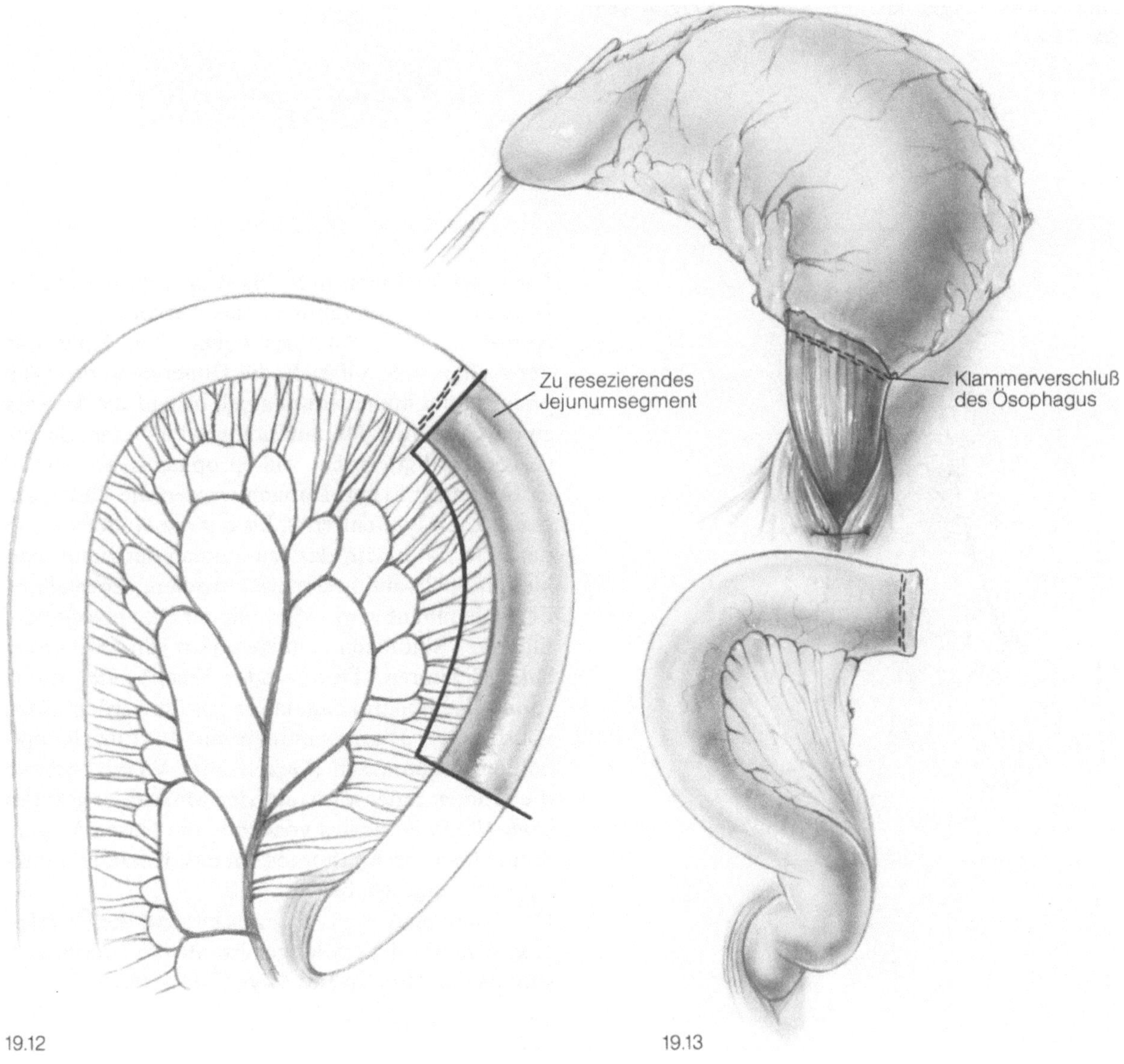

19.12

19.13

antimesenteriale Seite für die Anastomose frei bleibt. Danach wird exakt antimesenterial am Jejunum die Linie markiert, an der die Anastomose mit dem Ösophagus hergestellt werden soll. Sie dient gleichzeitig zur Orientierung für die Anlage der ersten Nahtreihe zwischen Ösophagus und Jejunum. Danach wird das tumortragende Operationspräparat vorgelagert. Hierdurch kommt die Hinterwand des Ösophagus zur Exposition, um die erste Nahtreihe für die Anastomose gut herstellen zu können (Abb. 19.13, 19.14). Die erste Einzelknopfnaht erfolgt atraumatisch mit 4-0-Zwirn lateral am Ösophagus und Jejunum. Die gleiche Naht wird auf der kontralateralen Ecke angelegt, mit Klemmen an den Nahtenden. Nach Anlegen aller Nähte werden diese nacheinander geknotet. Die Inzision am Jejunum sollte etwas länger als die am Ösophagus sein *(Abb. 19.14).*

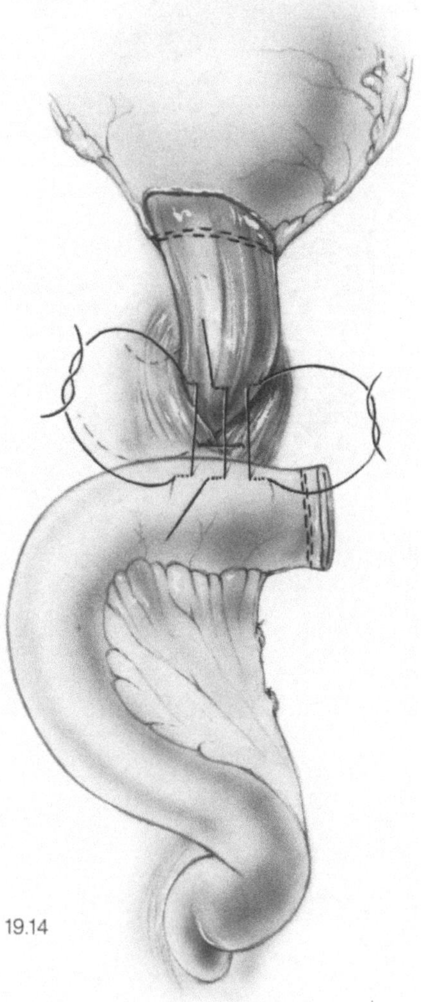

19.14

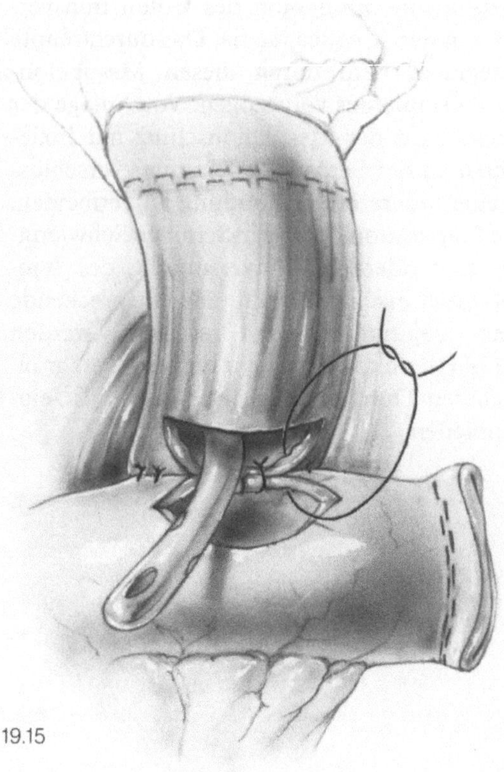

19.15

Nach zusätzlichen drei bis vier seromuskulären Nähten wird die Hinterwand vervollständigt (s. Abb. B. 22, B. 23, Anhangskapitel). Vor Knüpfung der Nähte ist es hilfreich, die Hinterwand des Ösophagus quer mit einem Skalpell bis auf die Mukosa zu durchtrennen. Die Inzision wird mit einer Schere vervollständigt, wobei die Ösophagusvorderwand jedoch intakt bleibt. Danach werden die Fäden angezogen und durchtrennt, bis auf die Haltefäden an der Ecke. Nun wird das Jejunum an der zuvor markierten Stelle antimesenterial inzidiert. Überstehende Schleimhaut wird sofort mit der Schere exzidiert. Stärkere Blutungen sollten sofort durch Umstechungsligaturen (Dexon oder Vicryl) oder durch sorgfältige Elektrokoagulation gestillt werden. Nach vollständiger Hinterwandnaht mit 4-0-Einzelknopfnähten atraumatisch (Dexon oder Vicryl), werden die Knoten innenwärts auf der Mukosa angezogen *(Abb. 19.15).* Nun wird vorsichtig die Nasen-Magen-Sonde über die Anastomose in das distale Jejunumsegment vorgeschoben.

Der Ösophagus wird so abgesetzt, daß die Ösophagusvorderwand 1 cm länger ist, als die bereits anastomosierte Hinterwand *(Abb. 19.16 – 19.19).*

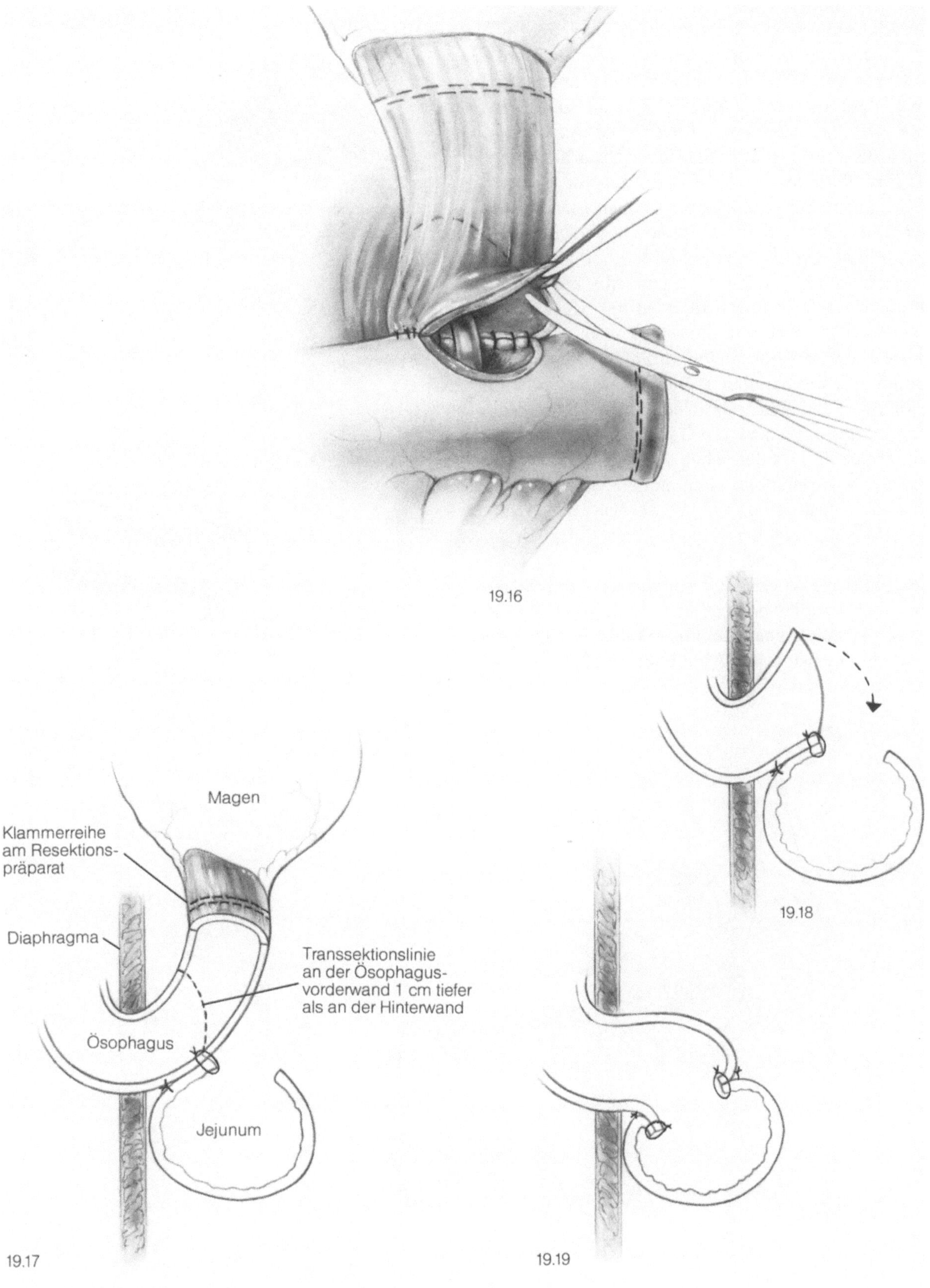

19.16

19.17

19.18

19.19

Das Operationspräparat sollte dem Pathologen sofort zur histologischen Untersuchung zugeleitet werden, damit der proximale und distale Resektionsrand auf mögliche Tumorausbreitung untersucht wird. Sind die Resektionsränder nicht tumorfrei, muß die Nachresektion erfolgen. Die Anastomosenvorderwand mit atraumatischen, resorbierbaren 4-0-Einzelknopfnähten erfolgt so, daß die Knoten nach innenwärts zu liegen kommen ***(Abb. 19.20).*** Macht die invertierende Mukosanaht Schwierigkeiten, sollten seromuskuläre Einzelknopfnähte vom gleichen Material mit etwa 5 mm Abstand vorgenommen werden, unter Mitfassen der Muskularis, wie in Abb. B. 16 dargestellt.

Die letzte Anastomosenreihe wird mit 4-0-Seide vorgenommen, um dadurch nochmals Ösophagus und Jejunum aneinanderzubringen ***(Abb. 19.21).*** Jede Naht sollte etwa 5 mm vom Ösophagus und vom Jejunum fassen. Das dem Hiatus benachbarte Peritoneum des Zwerchfells kann nun noch zusätzlich über die Anastomose gesteppt werden ***(Abb. 19.22).*** Die ***Abb. 19.23*** zeigt den Sagittalschnitt durch die so hergestellte Anastomosenform.

Gelegentlich erscheint der Ösophagus – durch Spasmus oder Atrophie bedingt – zu eng. In solchen Fällen ist die vorsichtige Dehnung mit dem Zeigefinger möglich. Die Anastomose muß dann auch über eine

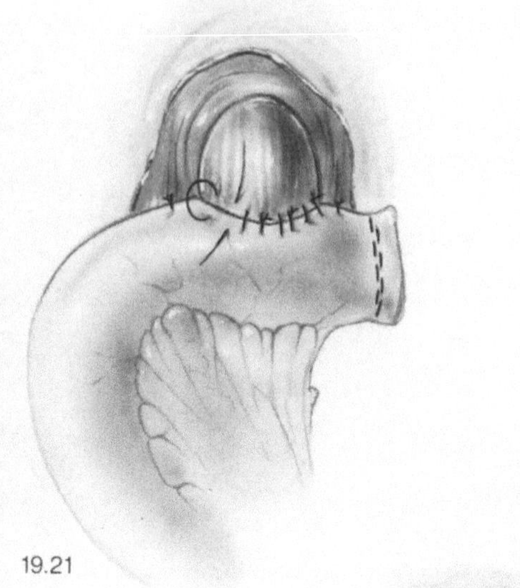

19.21

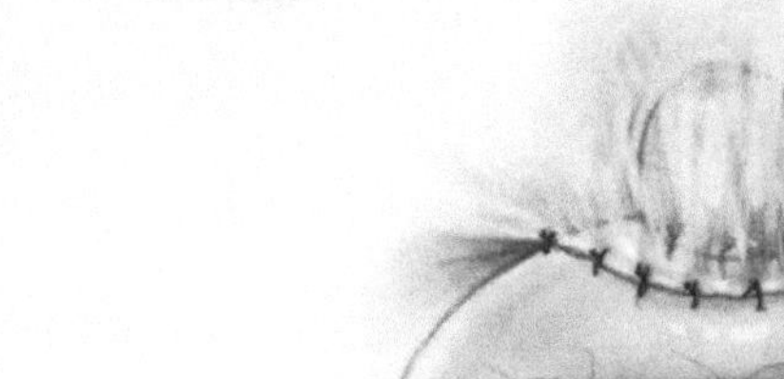

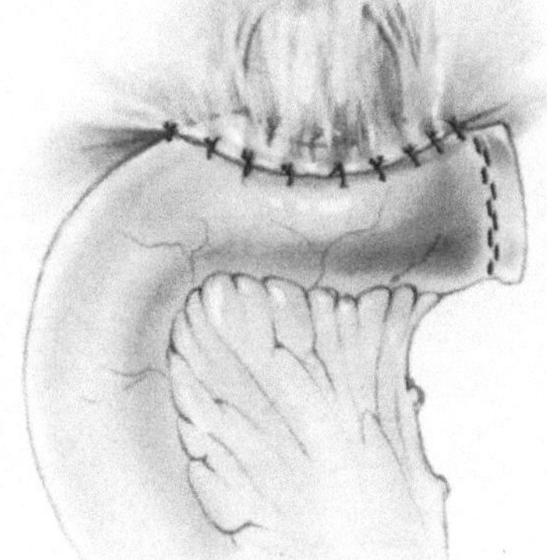

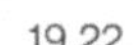

19.22

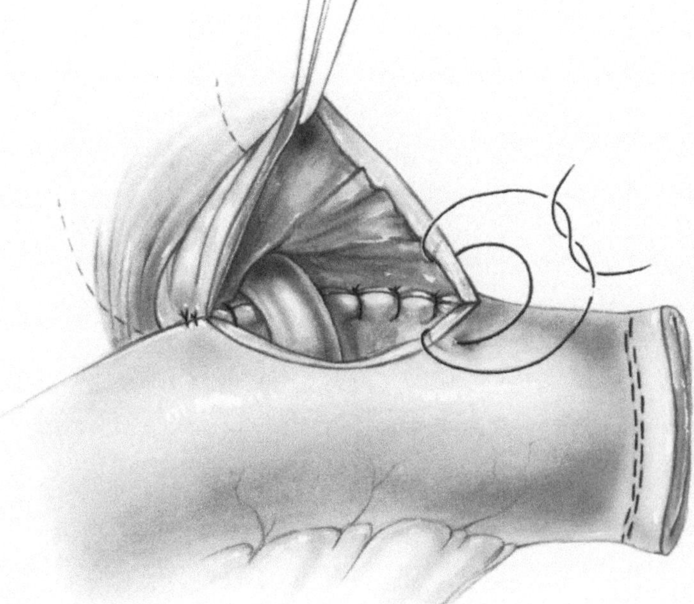

19.20

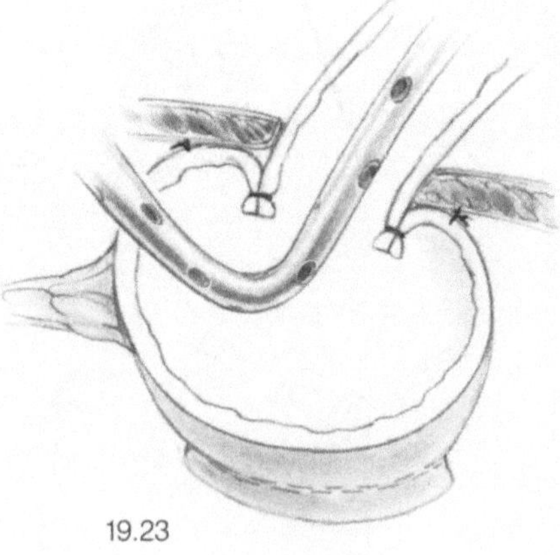

19.23

etwas größere Ösophagusbougie an Stelle der Nasen-Magen-Sonde erfolgen. Gleichzeitig empfiehlt sich in diesen schwierigen Situationen die Spülung des Ösophagus und des Operationsgebiets mit einer antibiotischen Lösung.

Herstellung eines Ersatzmagens mit der Klammertechnik

Erfahrene Chirurgen wie Scott et al. (1965) und Paulino u. Roselli glauben, daß die Ersatzmagenbildung vom Hunt-Lawrence-Typ vorteilhaft ist. Daher wollen wir diese Technik beschreiben. Um die Operationszeit abzukürzen, benutzen wir die Klammertechnik, die sich uns als schnell und sicher erwiesen hat. Das Querkolon wird nach oben gehalten, die proximale Jejunumschlinge inspiziert und das ausreichend lange Jejunumsegment durch den Mesokolonschlitz gezogen. Die zuführende Schlinge des Jejunums liegt im allgemeinen auf der linken, die abführende Schlinge auf der rechten Seite des Patienten. Nun wird ein 50 cm langes Jejunumsegment für die Herstellung der End-zu-Seit-Ösophagojejunostomie mit anschließender 15 cm langer Seit-zu-Seit-Jejunostomie angelegt ***(Abb. 19.24).*** Nach Skelettierung eines kleinen Mesenteriumanteils wird das abführende Jejunumsegment nach Klammerung durchtrennt. Der aborale Teil wird später für die End-zu-Seit-Jejunostomie verwendet. Nun werden die parallel aneinander liegenden Jejunumschenkel inzidiert, mit sorgfältiger Blutstillung der Inzisionsränder. Die Seit-zu-Seit-Anastomose sollte etwa 8 cm Abstand von der später vorzunehmenden Ösophagojejunostomie haben. Es folgt eine etwa 16 cm lange Inzision auf der antimesenterialen Seite der parallel aneinanderliegenden, zuführenden und abführenden Jejunumschlinge (Abb. 19.24). Die Inzision wird bis 1 cm vor das bereits geklammerte Jejunumende der abführenden Schlinge fortgeführt. Mehrere Allis-Klemmen werden an der Hinterwand der Inzision und danach der TA-90-Apparat mit 3,5-mm-Klammern angesetzt, um zunächst die halbe hintere Anastomosenreihe der Jejunojejunostomie herzustellen ***(Abb. 19.25).*** Überstehende Schleimhaut wird exzidiert. Eine nochmalige TA-90-Klammerung vervollständigt die Hinterwand der Anastomose ***(Abb. 19.26, 19.27).*** Wiederum wird überstehende Schleimhaut exzidiert. Schleimhautblutungen müssen sofort durch Umstechungsligaturen oder Elektrokoagulation gestillt werden. Bei gelegentlich stär-

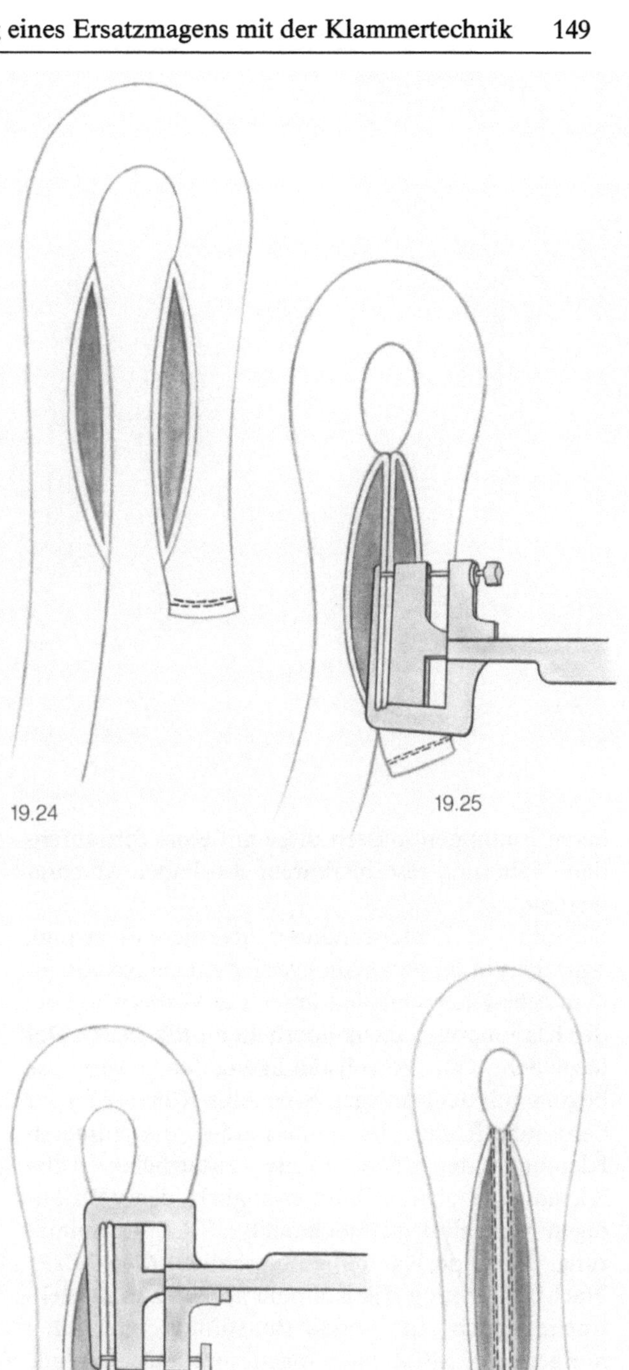

19.24

19.25

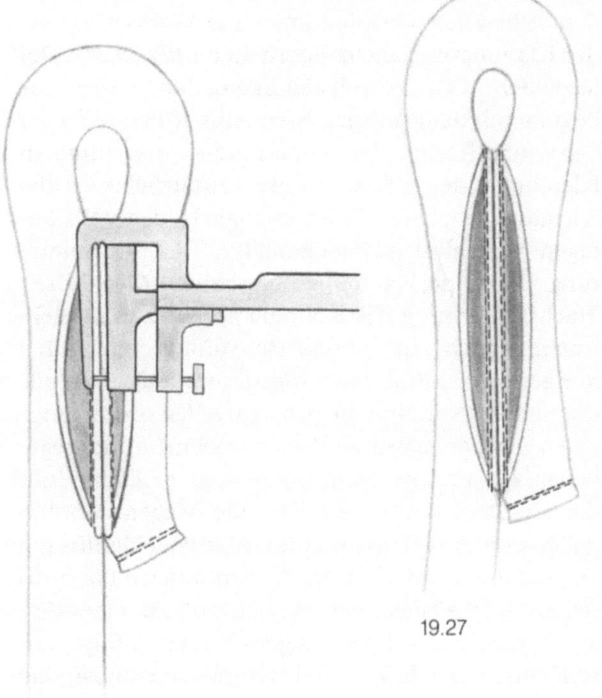

19.26

19.27

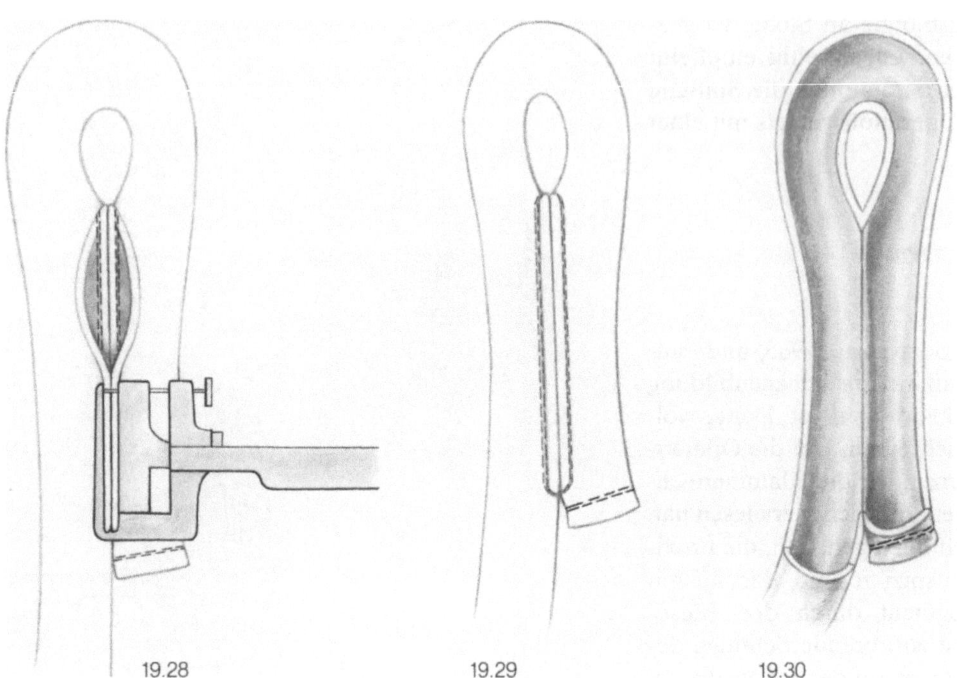

keren Blutungen müssen diese mit einer fortlaufenden Naht mit resorbierbarem 4-0-Faden versorgt werden.

Obwohl die Hinterwandnaht invertierend erfolgt, wird die Vorderwandnaht evertierend hergestellt, indem Allis-Klemmen die Ränder der Vorderwand bei der Klammerung aneinanderhalten ***(Abb. 19.28)***. Der letzte Schritt zur Vervollständigung der Anastomose beginnt mit dem Anlegen einer Allis-Klemme an der Serosaoberfläche des Unterrandes der hinteren Klammerreihe. Eine zweite zusätzliche Allis-Klemme am oberen Rand ermöglicht den vollständigen Verschluß mit nochmaliger TA-90-Klammerung, die beide Nahtreihen einschließt ***(Abb. 19.29)***. Nach Entfernung des Klammerapparats muß elektrochirurgisch eine exakte Blutstillung jeder auch nur geringsten Blutung erfolgen, sorgfältig ebenfalls die hintere Nahtlinie inspiziert werden, um irgendeinen mechanischen Fehler zu erkennen und gegebenenfalls entsprechend zu versorgen. Dann füllt der Anästhesist über die liegende Magen-Ösophagus-Sonde 400–500 ml einer Methylenblaulösung ein, um die Dichtigkeit der Anastomose zu überprüfen. (***Abb. 19.30*** illustriert den Längsschnitt eines derart hergestellten Ersatzmagens.) Jetzt erfolgt abschließend die End-zu-Seit-Ösophagojejunostomie in der Nahttechnik wie in den Abb. 19.14–19.23 beschrieben.

Das distale Ende des doppelläufigen Jejunumersatzmagens sollte 50 cm von der Ösophagusanastomose entfernt liegen. Jeder nur geringste Mesenterialdefekt, der zu einer inneren Hernienbildung führen könnte, muß sorgfältig mit Einzelknopfnähten oder fortlaufenden Nähten versorgt werden. Nun wird das durchtrennte proximale Jejunumsegment seitlich mit dem Schenkel des oberen Jejunums im Sinne der Y-förmigen Roux-Anastomose mit Klammertechnik, wie nachfolgend beschrieben, anastomosiert. Obwohl keine ausführlichen Erfahrungen über den von Paulino beschriebenen distalen Jejunumsack vorliegen, scheint diese Methode der Ersatzmagenbildung einige attraktive Vorteile zu haben ***(Abb. 19.31)***. Erstens besteht hierbei eine Anastomose weniger als in der zuvor beschriebenen Technik. Ebenso kann diese Sackbildung leicht mit der Klammertechnik vorgenommen werden. Paulino gibt den Abstand zwischen Ösophagusanastomose und dem distalen Ende der Sackbildung mit 25 cm an. Wir bevorzugen einen Abstand von 50 cm.

Y-förmige Jejunostomie nach Roux mit Nahttechnik

Auch die End-zu-Seit-Anastomose zwischen dem proximalen Jejunum und einer Y-förmig ausgeschalteten Jejunumschlinge verdient Beachtung.

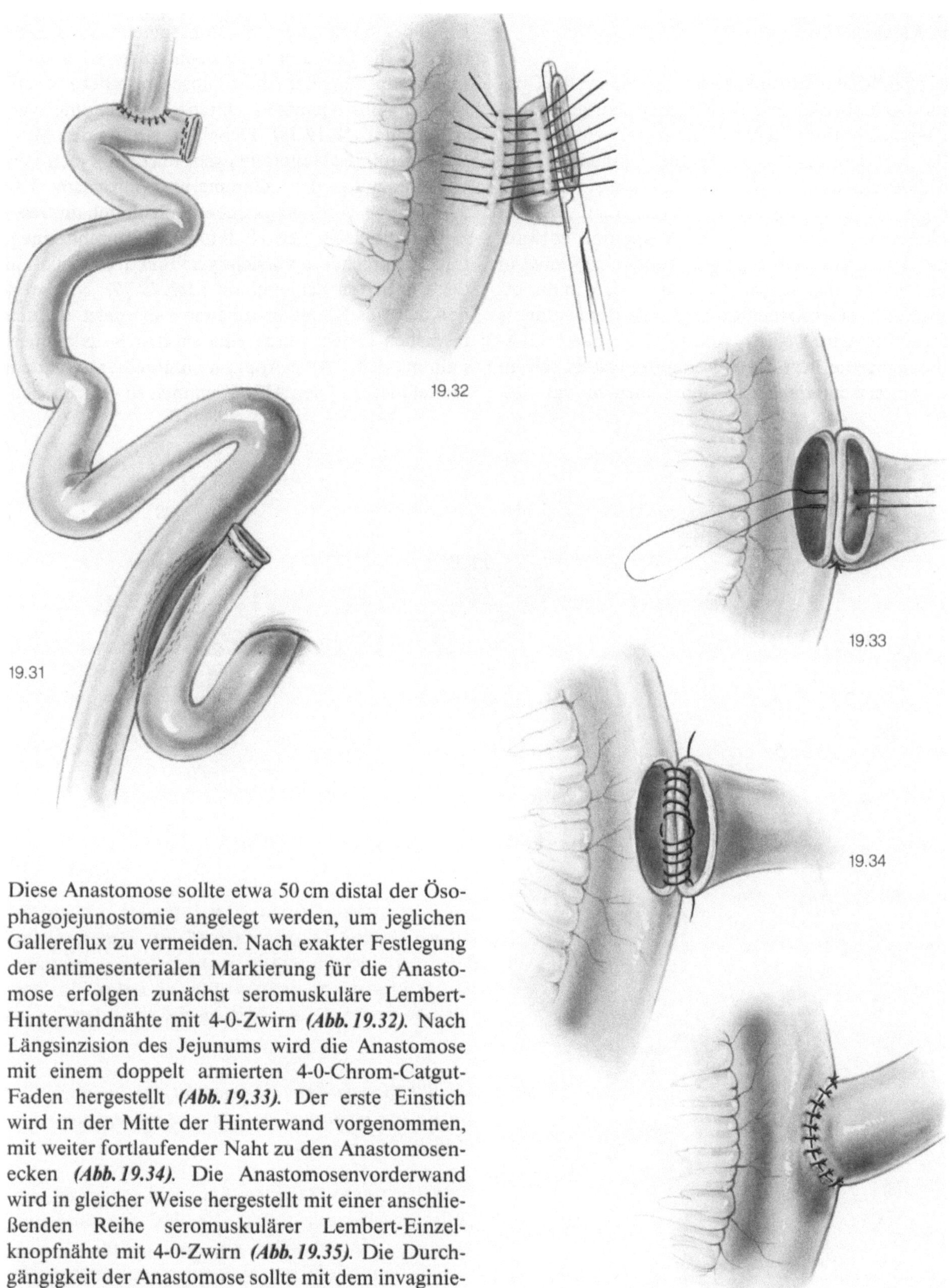

19.31

19.32

19.33

19.34

19.35

Diese Anastomose sollte etwa 50 cm distal der Ösophagojejunostomie angelegt werden, um jeglichen Gallereflux zu vermeiden. Nach exakter Festlegung der antimesenterialen Markierung für die Anastomose erfolgen zunächst seromuskuläre Lembert-Hinterwandnähte mit 4-0-Zwirn *(Abb. 19.32)*. Nach Längsinzision des Jejunums wird die Anastomose mit einem doppelt armierten 4-0-Chrom-Catgut-Faden hergestellt *(Abb. 19.33)*. Der erste Einstich wird in der Mitte der Hinterwand vorgenommen, mit weiter fortlaufender Naht zu den Anastomosenecken *(Abb. 19.34)*. Die Anastomosenvorderwand wird in gleicher Weise hergestellt mit einer anschließenden Reihe seromuskulärer Lembert-Einzelknopfnähte mit 4-0-Zwirn *(Abb. 19.35)*. Die Durchgängigkeit der Anastomose sollte mit dem invaginierenden Zeigefinger kontrolliert werden.

Y-förmige Jejunostomie nach Roux mit Klammertechnik

Bei allen Risikopatienten benutzen wir, um die Operationszeit abzukürzen, die Y-förmige, ausgeschaltete Jejunostomie nach Roux unter Verwendung der Klammertechnik. Das proximale Jejunumsegment wird der Roux-Schlinge genähert. Nach einer 1,5 cm langen elektrochirurgisch angelegten Längsinzision antimesenterial, wird der GIA-Apparat entsprechend der ***Abb. 19.36*** angelegt, wobei eine Gabel in den abführenden Schenkel und die andere in das offene Ende des proximalen Segments des Jejunums eingeführt wird. Nach Anlage der ersten GIA-Klammerreihe liegt die Anastomose seit-zu-seit an den antimesenterialen Jejunumsegmenten (vgl. ***Abb. 19.37***). Immer muß überprüft werden, ob das offene Ende des proximalen Jejunumsegments so plaziert ist, daß die Öffnung nach oben zu liegen kommt. Die Restöffnung der Anastomose wird über zwei angelegte Allis-Klemmen durch Klammerung verschlossen ***(Abb. 19.38).*** Dabei ist ein in der Mitte durchgeführter Haltefaden sehr nützlich. Nach Vervollständigung der Klammerung mit dem TA-55-Apparat wird überstehende Schleimhaut reseziert, ohne dabei den Haltefaden zu durchtrennen, mit entsprechend vorsichtiger Elektrokoagulation der evertierten Schleimhaut ***(Abb. 19.39).*** Nun werden die Allis-Klemmen nochmals angesetzt, um den restlichen Defekt durch eine zusätzliche Klammernaht mit dem TA-55-Apparat unmittelbar unter dem Haltefaden und den Allis-Klemmen zu verschließen.

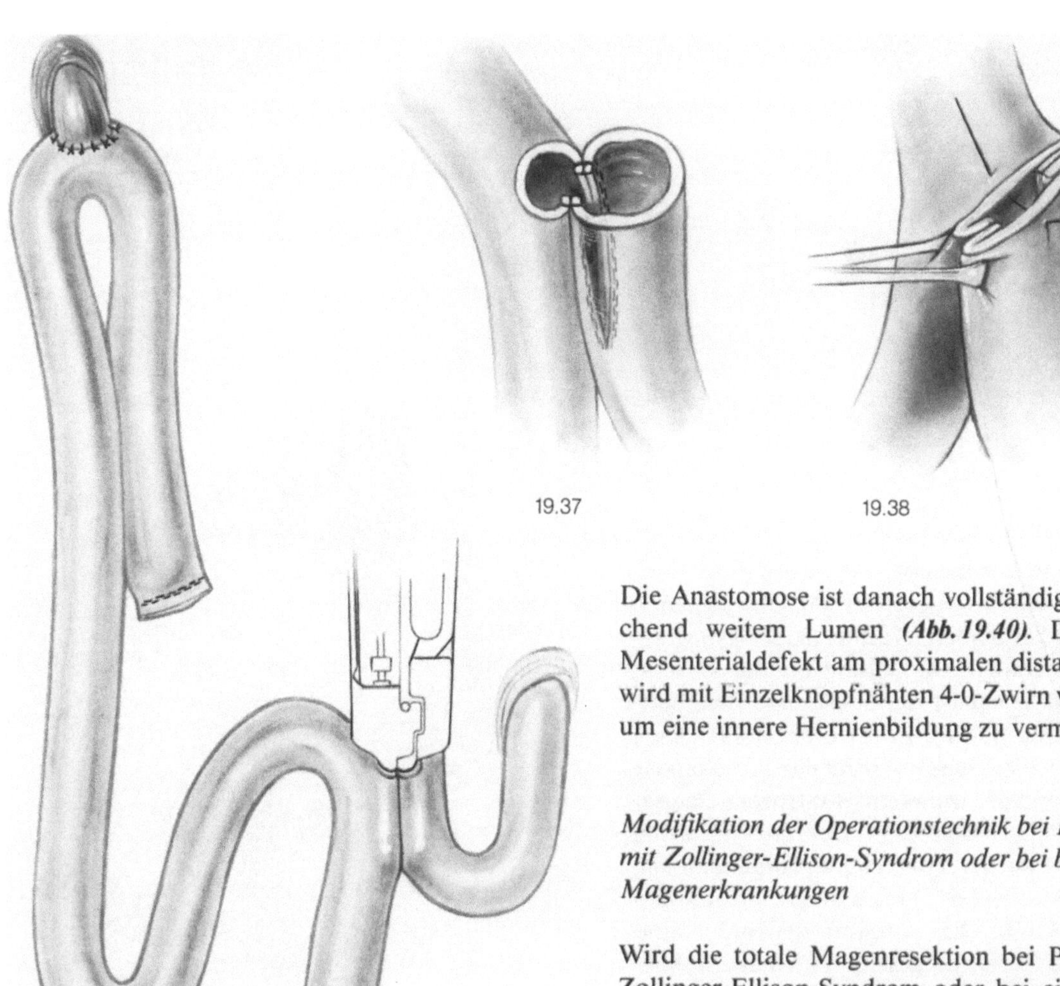

19.36

19.37

19.38

Die Anastomose ist danach vollständig, mit ausreichend weitem Lumen ***(Abb. 19.40).*** Der restliche Mesenterialdefekt am proximalen distalen Jejunum wird mit Einzelknopfnähten 4-0-Zwirn verschlossen, um eine innere Hernienbildung zu vermeiden.

Modifikation der Operationstechnik bei Patienten mit Zollinger-Ellison-Syndrom oder bei benignen Magenerkrankungen

Wird die totale Magenresektion bei Patienten mit Zollinger-Ellison-Syndrom oder bei einer anderen benignen Magenerkrankung vorgenommen, sind verschiedene Modifikationen möglich. Zunächst ist es nicht erforderlich, Ösophagus wie Duodenum

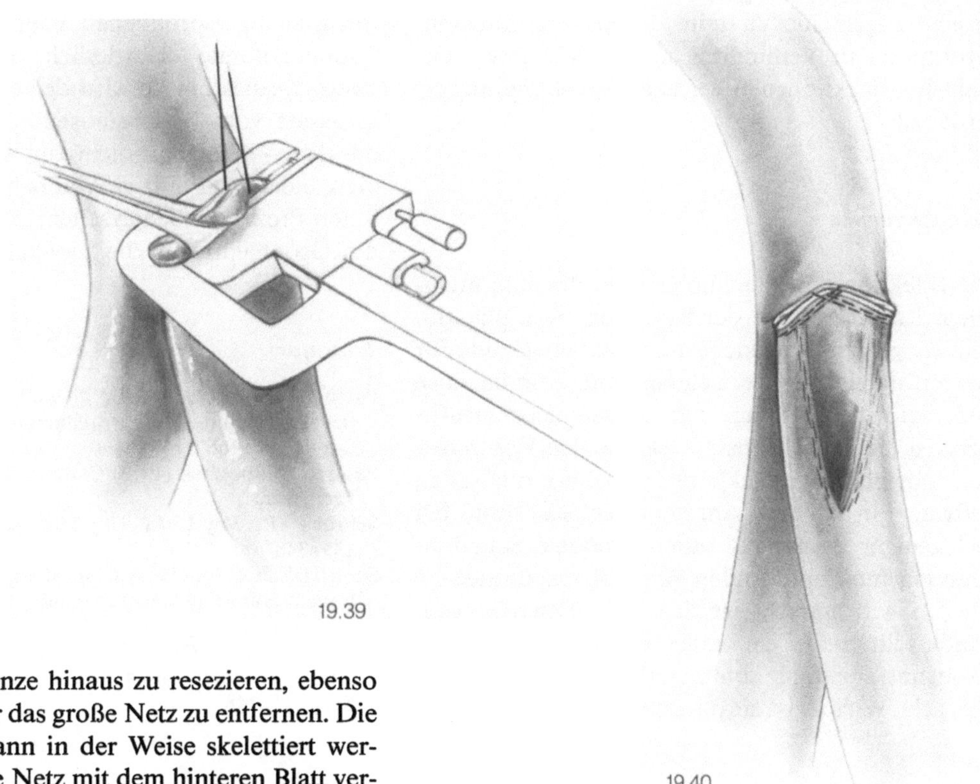

19.39

19.40

über die Organgrenze hinaus zu resezieren, ebenso nicht die Milz oder das große Netz zu entfernen. Die große Kurvatur kann in der Weise skelettiert werden, daß das große Netz mit dem hinteren Blatt verbleibt. Auch erübrigt sich die Dissektion der Lymphknoten an den Abgängen bzw. im Verlauf der großen Gefäße. Im übrigen ist die Technik jedoch die gleiche wie bei den Operationen bei Magenkarzinom mit auffallend geringerer postoperativer Komplikationsrate.

Wundverschluß

Die Bauchhöhle wird mit Kochsalzlösung und abschließend mit einer Antibiotikalösung gespült. Bei exakter Blutstillung und akkurater Anastomosenherstellung ist das Einlegen von Drainagen nicht erforderlich. Im anderen Falle können ein oder zwei Silastikdrainagen mit abgerundeter Spitze in die Nähe der Anastomose (Zielrohrdrainage) gelegt und durch eine separate Stichinzision im Sinne der geschlossenen Saugdrainage ausgeleitet werden. Es empfiehlt sich für mehrere Tage alle 8 h die Spülung der Drainage mit einer Kanamycin-Kochsalz-Lösung vorzunehmen.

Postoperative Behandlung

Die Nasen-Magen-Sonde verbleibt für 4 Tage, nach Herstellung eines Ersatzmagens einige Tage länger. Obligatorisch ist die perioperative Antibiotikaverabfolgung. Bei Patienten mit präoperativer parenteraler Hyperalimentation wird diese für mehrere Tage postoperativ fortgesetzt, bei absoluter oraler Nahrungskarenz die ersten 7 Tage. Dann erfolgt die röntgenologische Anastomosenkontrolle mit *wasserlöslichem* Kontrastmittel! Ist die Anastomose intakt, ohne erkennbare Insuffizienzzeichen, kann mit flüssiger Diät begonnen werden. Die postoperative Langzeitbehandlung erfordert für alle Patienten mit totaler Magenresektion eine spezielle Ernährungsweise, insbesondere um einem Dumping-Syndrom vorzubeugen. Die Ernährung muß eiweiß- und fettreich sein, bei niedriger Kohlenhydrate- und Flüssigkeitszufuhr. Empfehlenswert sind kleine Mahlzeiten mit Vermeidung von größeren Flüssigkeitsmengen. Während einige Patienten in den ersten Monaten einer besonderen, auch psychologischen, Betreuung bedürfen, fühlen sich andere ohne besondere

Ernährungsregulierung spontan wohl. Schließlich ist eine allgemeine Vitamin-, Eisen- und Kalziumsubstitution in Verbindung mit fortlaufenden Vitamin-B_{12}-Injektionen in der Langzeitbehandlung erforderlich.

Komplikationen

Die Infektion der Bauchhöhle oder des subphrenischen Raums ist eine der häufigsten Komplikationen der großen Magenchirurgie. Voraussetzung für ihre erfolgreiche Beherrschung sind Frühdiagnose und Sofortbehandlung. Die Anastomoseninsuffizienz ist die bedrohlichste postoperative Komplikation, obwohl sie bei akkurater Technik nur selten auftritt. Ein kleines Anastomosenleck kann bei rechtzeitiger Erkennung durch adäquate Saugdrainage mit intermittierenden Antibiotikaspülungen – alle 8 h – beherrscht werden. Die Nasen-Magen-Sonde sollte dabei ein wenig oberhalb der Anastomose mit ebenfalls kontinuierlicher Saugung plaziert sein. Wichtig ist die parenterale Hyperalimentation in Kombination mit systemischer Antibiotikatherapie. In bedrohlichen Fällen ist eine zervikale Ösophagotomie erforderlich. Bei gut angeelgter Roux-Y-Anastomose wird der Duodenal- und Pankreassaft vom Anastomosenleck ferngehalten. Ist die Roux-Y-Technik nicht zur Anwendung gekommen, bleiben als einzige Maßnahmen, um den septischen Prozeß zu beherrschen, der distale Verschluß des Ösophagus und die zervikale Ösophagostomie.

Literatur

Pachter HL et al. (1979) Simplified distal pancreatectomy with the Auto Suture stapler: preliminary clinical observations. Surgery 85: 166

Paulino F, Roselli A (1973) Carcinoma of the stomach. Curr Probl Surg

Schrock TR, Way LW (1978) Total gastrectomy. Am J Surg 135: 348

Scott HW Jr et al. (1965) Clinical experience with a jejunal pouch (Hunt-Lawrence) as a substitute stomach after total gastrectomy. Surg Gynecol Obstet 121: 1231

Scott HW Jr et al. (1968) Clinical and metabolic studies after total gastrectomy with a Hunt-Lawrence food pouch. Am J Surg 115: 148

Dünndarm

20 Darstellung und Präparation des dritten und vierten Duodenalabschnitts

Indikationen: Tumor und Blutung

Konzept

Der 3. Abschnitt des Duodenums verläuft hinter den oberen Mesenterialgefäßen und dem Querkolon. Der direkte Zugang ist daher sehr kompliziert und gefahrvoll. Die Auslösung der rechten Kolonflexur und des Mesenteriums des oberen Dünndarms vom Retroperitoneum ermöglicht die Vorlagerung des rechten Kolons und des Dünndarms. Hierdurch ist das Duodenum in seinem Querverlauf freigelegt und direkt zugängig.

Präoperative Vorbereitung

Nasen-Magen-Sonde, präoperative Endoskopie des Duodenums mit Biopsie und histologische Untersuchung, um die Ausdehnung des Eingriffs besser abschätzen und planen zu können.

Fehler und Gefahrenpunkte

Verletzung der oberen Mesenterialgefäße und des Pankreas.

Operationstaktik

Nach Auslösung der rechten Kolonflexur durch Inzision des rechten parakolischen Peritoneums wird die Niere abgeschoben und bei weiterer Präparation das Dünndarmmesenterium abgelöst. Besonders sorgfältig muß im Bereich der oberen Mesenterialvene und im Pankreasbereich vorgegangen werden. Grober Zug führt leicht zum Einriß der Äste mit massiver und nur schwer stillbarer Blutung. Wird die Resektion des 3. oder 4. Duodenalabschnitts geplant, sollte sich der Operateur stets gegenwärtig sein, daß rechts von den oberen Mesenterialgefäßen die Blutversorgung des dritten Duodenalabschnitts aus mehreren kleinen Ästen der unteren Pankreasduodenalarkade erfolgt. Diese müssen bei schrittweiser Präparation disseziert, getrennt und vorsichtig ligiert werden, um eine Pankreasverletzung mit der Möglichkeit einer postoperativen akuten Pankreatitis zu vermeiden. Keine Beziehung zum Pankreas und zu den linken oberen Mesenterialgefäßen hat der distale Duodenalabschnitt. Seine Blutversorgung wie die des proximalen Jejunums stammt aus Ästen der oberen Mesenterialarterie. Sie sind daher leichter zu identifizieren und Blutungen hieraus besser zu beherrschen.
Ist das Pankreas nicht in den Krankheitsprozeß mit einbezogen, ist es möglich, den 3. und 4. Duodenalabschnitt zu resezieren und anschließend die Duodenalpassage zwischen dem absteigenden Duodenum und Jejunum wieder herzustellen, falls die Ampulle selbst nicht mit befallen ist. Bei Präparation in diesem Gebiet empfiehlt es sich, die Papille durch Sondeneinlage vorher zu identifizieren.

Operationstechnik

Der Zugang erfolgt durch vollständige mediane Laparotomie.

Auslösung des rechten Kolons

Das laterale Peritoneum wird an der rechten Kolonflexur inzidiert und mit dem Zeigefinger das Peritoneum vom darunterliegenden Fettgewebe und der Nierenkapsel abgelöst. Nach erfolgter Auslösung der rechten Kolonflexur werden Peritonealblutungen meist venösen Ursprungs sofort elektrochirurgisch gestillt. Im allgemeinen ist es nicht erforderlich, das große Netz vom Querkolon abzulösen. Es ist jedoch von Bedeutung, die Inzision des Peritoneums über den Zökalpol und das Ileum hinaus fortzuführen, entsprechend ***Abb. 20.1***. Nach Durchtrennung und Ablösen des renokolischen Ligaments bis zum mittleren Rand der Gerotafaszie, liegt das rechtsseitige Mesokolon vollständig frei.

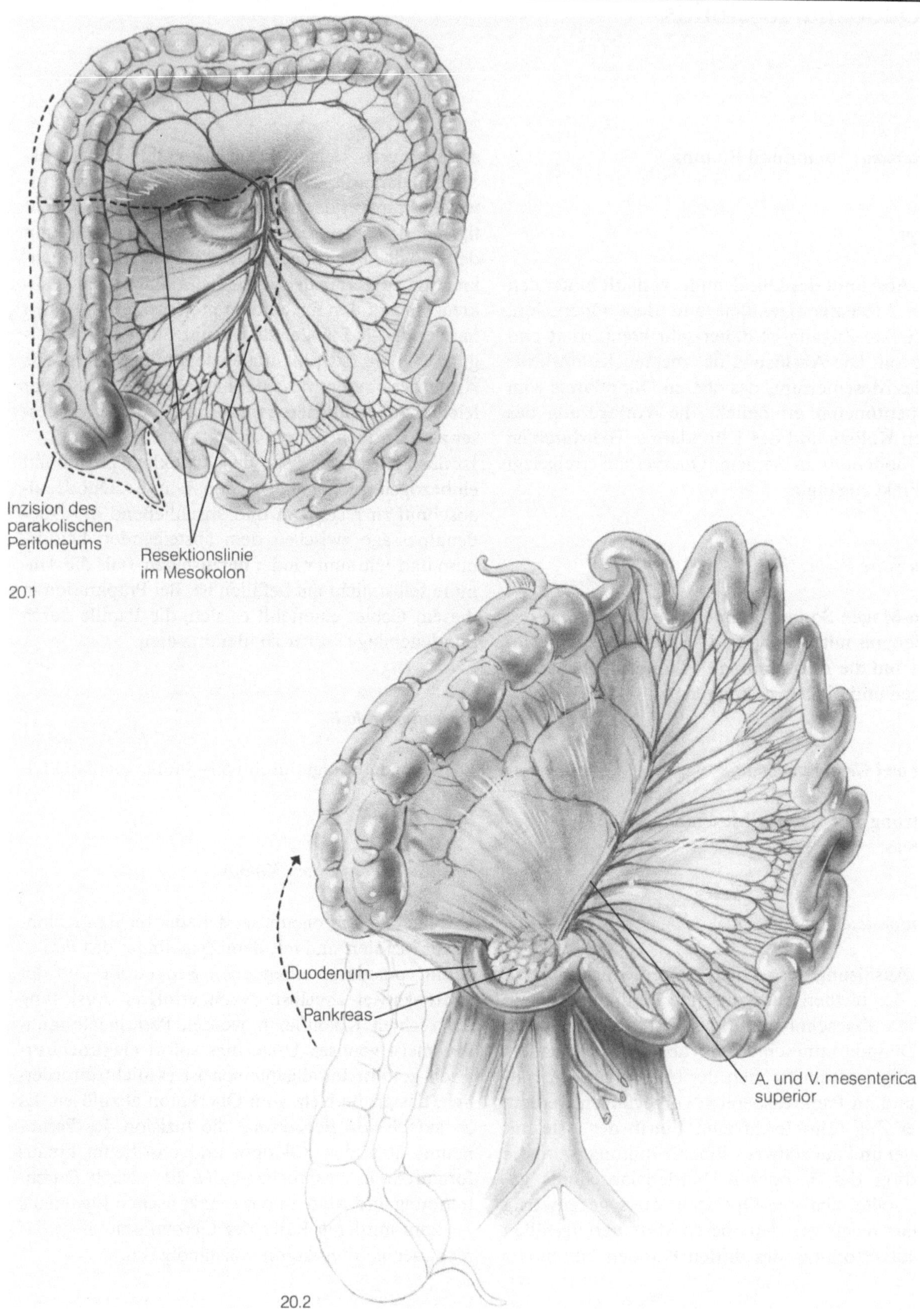
Inzision des parakolischen Peritoneums
Resektionslinie im Mesokolon
20.1
Duodenum
Pankreas
A. und V. mesenterica superior
20.2

Präparation und Befreiung des Dünndarmmesenteriums

Der linke Zeigefinger wird hinter die gefäßlosen Verklebungen zwischen Mesenterium des Dünndarms und des Retroperitoneums geführt. Nach ihrer Durchtrennung bis zum Lig. Treitzii kann der Dünndarm vorgelagert werden. Diese Konfiguration entspricht der Anatomie, wie sie bei Patienten mit einer Fehl- oder Malrotation angetroffen wird. *(Abb. 20.2).*

Resektion des Duodenums

Nach der zuvor beschriebenen Präparation liegt der 3. und 4. Duodenalabschnitt einschließlich des proximalen Jejunums frei. Muß ein Tumor in diesem Bereich reseziert werden, ist es unerläßlich, festzustellen, ob sich die Resektion mit Sicherheit und ohne Risiko durchführen läßt. Ist das Pankreas in den Prozeß mit einbezogen, muß entschieden werden, ob eine partielle oder totale Pankreatektomie erforderlich ist. Bei freiem Duodenum beginnt die Dissektion am besten durch genaue Präparation der Gefäßversorgung am distalen Duodenum. Jedes Gefäß wird separat dargestellt, mit Klemmen gefaßt und danach ligiert. In der Nähe des Pankreaskopfs ist die Dissektion besonders schwierig. Nach Möglichkeit muß jedes einzelne vom Pankreas ausgehende Gefäß sorgfältig identifiziert und dadurch das Duodenum befreit werden, worauf erst Resektion und Anastomosierung möglich sind.
Etwa 1 cm des Duodenums müssen vom Pankreaskörper proximal der Resektion befreit werden. Dadurch ist eine End-zu-End-Anastomose zwischen dem proximalen Duodenum und dem Jejunumsegment möglich. Eine Gastrojejunostomie ist keine zufriedenstellende Zusatzmaßnahme, da sie das proximale Duodenum eventuell erweitert und zu einem „Blind-Loop-Syndrom" führt. Ist das Duodenum für eine Anastomose nicht mehr geeignet, sollte es sorgfältig verschlossen und eine Seit-zu-Seit-Anastomose mit dem zweiten, höher gelegenen Duodenalabschnitt und einer proximalen Jejunumschlinge als bessere Alternative vorgenommen werden.
Der Wundverschluß erfolgt nach Rückverlagerung des rechten Kolons ohne Naht des Retroperitoneums. Die Laparotomie wird in üblicher Weise verschlossen.

Postoperative Behandlung

Sie erfordert, abgesehen von der üblichen Nasen-Magen-Sonde, keine besonderen Maßnahmen, insbesondere, wenn die Magen-Darm-Funktion in Gang gekommen ist. Die Möglichkeit einer akuten Pankreatitis muß im postoperativen Verlauf immer in Betracht gezogen werden. Daher sind fortlaufende Laborkontrollen der Amylasewerte und pankreatitisspezifischen Parameter unter üblicher operativer Intensivbehandlung unerläßlich.

Komplikationen

Pankreatitis und Anastomoseninsuffizienz.

21 Dünndarmresektion und Anastomosen

Indikationen

Tumor, Trauma, Strangulation, komplizierte Enterocolitis Crohn, ischämische Enteritis.

Präoperative Vorbereitung

Nasogastrale Intubation, perioperative Antibiotikatherapie.

Fehler und Gefahrenpunkte

Die Dünndarmanastomosierung ist im allgemeinen einfacher, auch bei einer Gefäßverletzung oder bestehender Peritonitis. Kommt es zu einer Anastomoseninsuffizienz aufgrund mechanischer Fehler, liegt das Leck fast immer auf der mesenterialen Seite, weil die Serosa nicht akkurat von der Blutversorgung und vom Fettgewebe freipräpariert worden ist.

Operationstaktik

Voraussetzungen für eine erfolgreiche Darmanastomose

1. Grundvoraussetzung für eine problemlose Anastomosenheilung ist eine gute Blutversorgung. Sie sollte stets durch Kontrolle der Pulsation nach Durchtrennung einer Endarterie im Resektionsbereich überprüft werden. Auch darf nahe der Anastomose kein Hämatom entstehen, da hierdurch auch die Zirkulation gestört sein kann.

2. Neben akkurater Apposition der seromuskulären Ränder muß jegliche Interposition von Fett- oder anderem Gewebe zwischen den Anastomosenrändern vermieden werden und die seromuskuläre Naht die gesamte Submukosa fassen. Optimale Heilung einer Anastomose setzt die seroseröse Aneinanderreihung voraus. Besondere Beachtung bei jeder Anastomosenherstellung verdient die mesenteriale Seite. Dies ist der Punkt, an dem mehrere terminale Gefäße und das Begleitfett vom Dünndarm entfernt werden müssen, um eine akkurate Aneinanderlegung der seromuskulären Naht zu gewährleisten. Bis zu 1 cm vom Resektionsrand entfernt können Fett und Blutgefäße problemlos abpräpariert werden. Je akkurater dieses vorgenommen wird, desto geringer ist die Gefahr einer Anastomosenkomplikation.

3. Proximal und distal der Anastomose muß der Darmabschnitt in genügender Länge beweglich sein, um jegliche Spannung der Anastomose zu vermeiden. Ein gewisser Spielraum in der Längenausdehnung muß gegeben sein, für den Fall einer postoperativen Überdehnung des Dünndarms.

4. Nicht allzu fest angezogene Nähte vermeiden eine Gewebsnekrose. Durchsticht eine Naht unbemerkt alle Dünndarmschichten, resultiert hieraus leicht eine Darmfistel. Jede Naht darf nur adaptierend geknotet werden.

5. Für die Durchtrennung des Dünndarms sollte ein Elektrokoagulator mit regulierbarer Koagulierungsstromstärke (entsprechend der Empfehlung von Kott u. Lurie) verwendet werden.

6. Von Bedeutung ist ferner die schonende Verwendung von Klemmen bei der Anastomosierung der Darmenden. Nach Abnahme der Klemmen dürfen keine Impressionsläsionen erkennbar sein. Die Nähte müssen bei der Nadelhalterführung mit schonendem „Handling" im Sinne von Rotationsbewegungen erfolgen. Wie im Anhangskapitel B dargestellt, spielt es keine entscheidende Rolle, entsprechende Erfahrung vorausgesetzt, ob die Anastomose einreihig oder zweireihig oder in Klammertechnik hergestellt wird.

7. Vor der Herstellung einer geklammerten Intestinalanastomose sollte man ihre Gefahrenpunkte sowohl von der technischen Seite wie von der Indikation der Methode her kennen. Die Strategie zur Vermeidung von Komplikationen bei Anwendung der Klammergeräte muß bekannt sein (s. Kap. 4). Wir haben einen diesbezüglichen Erfahrungsbericht ver-

öffentlicht, um zu demonstrieren, daß der Erfahrene in der Anwendung der Klammergeräte nicht mehr Komplikationen als bei der genähten Anastomose zu befürchten hat. Dies ist besonders erstaunlich, wenn man bedenkt, daß alle geklammerten Anastomosen evertierender Art sind, was wiederum für die meisten Chirurgen als Nachteil für die Anastomosenheilung gilt.

8. Die meisten Fehler macht der Unerfahrene in der Abdominalchirurgie beim Erlernen der Kunst der Anastomosennaht, so z. B. wenn die äußere seromuskuläre Naht an einem kollabierten Darm mit erschlaffter Oberfläche vorgenommen wird. Ein ebenso großer Fehler besteht darin, die Naht der Vorderwand über dem unterliegenden Zeigefinger vorzunehmen. In beiden Fällen besteht die Gefahr, daß hierbei die seromuskuläre Naht die Hinterwand mitfaßt. Bei der nachfolgenden Knotung ist dann eine Verlegung der Anastomose eine unvermeidbare, aber fatale Folge. Während einige Nähte nach Ingangkommen der Peristaltik durchschneiden können, verursachen andere bei unveränderter Lage eine Stenose. Um diese Komplikation zu vermeiden, muß der Assistent die Anastomoseneckfäden nach oben halten, damit das Lumen der Anastomose während der weiteren Nähte offengehalten wird.

9. Ein anderer Fehler besteht darin, die Anastomosennähte anzulegen, während der Darm unter Längsspannung steht. Die zur Anastomose verwendeten Darmanteile müssen daher sowohl proximal wie distal locker aneinanderliegen. Nach der ersten seromuskulären Naht kann dann problemlos die zweite in gleicher Weise am gegenüberliegenden Segment vorgenommen werden. Sehr hilfreich ist die Verwendung von atraumatischen Darmklemmen, um den Darm 3–4 cm von der Anastomose entfernt anzuheben. Dies gewährleistet am besten, die Anlegung einer exakten, seromuskulären, extramukösen Naht. Jede Naht muß wenigstens 5 mm Gewebe in einem Abstand von 5 mm fassen.

Kontraindikationen für die Anastomose

Die exzellente Blutversorgung und die relativ gute Wandstärke des Dünndarms ermöglichen problemlose Anastomosenheilungen, trotz Vorliegen einer Obstruktion oder Bauchhöhleninfektion. Konsequenterweise bestehen Kontraindikationen für eine primäre Dünndarmanastomose bei schwerer Peritonitis, fraglich genügender Durchblutung oder bei einem Patienten im desolaten Zustand. In solchen Fällen werden beide Dünndarmenden einfach als temporäre Enterostomien in die Bauchwand eingenäht und vorgelagert.

Operationstechnik: Dünndarmanastomose mit Nahttechnik

Der beste Zugangsweg zur Freilegung des Dünndarms ist die Mittellinieninzision.

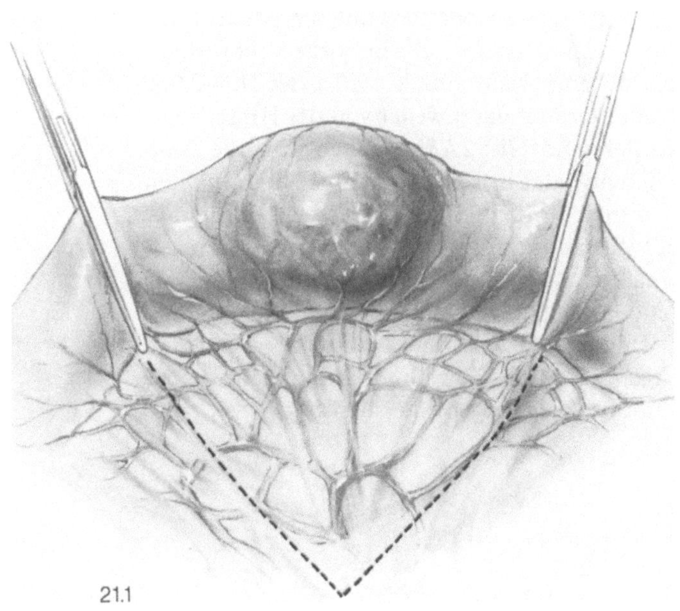

Präparation des Mesenteriums

Das zu resezierende Dünndarmsegment wird auf feuchten Tüchern vorgelagert, das Mesenterium mit einem Skalpell V-förmig oberflächlich inzidiert, mit nachfolgender genauer Gefäßskelettierung und Ligatur ***(Abb. 21.1)***. Nach vollständiger Freipräparation des Mesenteriums werden proximal und distal vom zu resezierenden Dünndarmsegment Allen-Klemmen und zusätzlich leinenüberzogene, atraumatische Klemmen angelegt und danach das zu entfernende Dünndarmsegment mit dem Skalpell durchtrennt.

Offene zweireihige Anastomose

Schwerwiegende Traumatisierungen der Dünndarmserosa können vermieden werden, wenn die seromuskuläre Vorderwandreihe zuerst angelegt wird (vgl. Anhang B). Zunächst erfolgt eine atraumatische seromuskuläre Lembert-Naht mit 4-0-Zwirn antimesenterial, daraufhin die zweite Naht am Mesenterialrand ***(Abb. 21.2)***. Danach folgen zwischen den angelegten Haltefäden die weiteren seromuskulären Einzelknopfnähte an der Vorderwand ***(Abb. 21.3a)***. Die zwei Eckhaltefäden werden nun zur Längsumkehrung des Darms bzw. zur Vorlagerung der Hinterwand verwendet ***(Abb. 21.3b, c)***. Der Verschluß der Mukosa erfolgt mit 4-0-Chromcatgutnähten, am besten mit doppelt armierten geraden Nadeln. Der erste Durchstich erfolgt in der Mitte der Nahtreihe ***(Abb. 21.4)***. Die Hinterwandnähte werden angezogen, wobei sowohl die Mukosa als auch seromuskuläres Gewebe in Form einer fortlaufenden lockeren Naht gefaßt wird ***(Abb. 21.5–21.7)***. Die Nadel verläuft dann weiter von der Hinterwand zur Vorderwand ***(Abb. 21.8)***. Danach wird die Anastomose entweder in Form von Einzelknopfnähten oder durch fortlaufende Naht vervollständigt ***(Abb. 21.9)***, mit nachfolgend seromuskulären Einzelknopfnähten ***(Abb. 21.10)***. Nach Abschneiden der Nahtenden wird die Anastomose sorgfältig auf mögliche Undichtigkeiten der Nahtreihe und gute Durchgängigkeit des Darmlumens durch Invagination mit dem Zeigefinger untersucht.

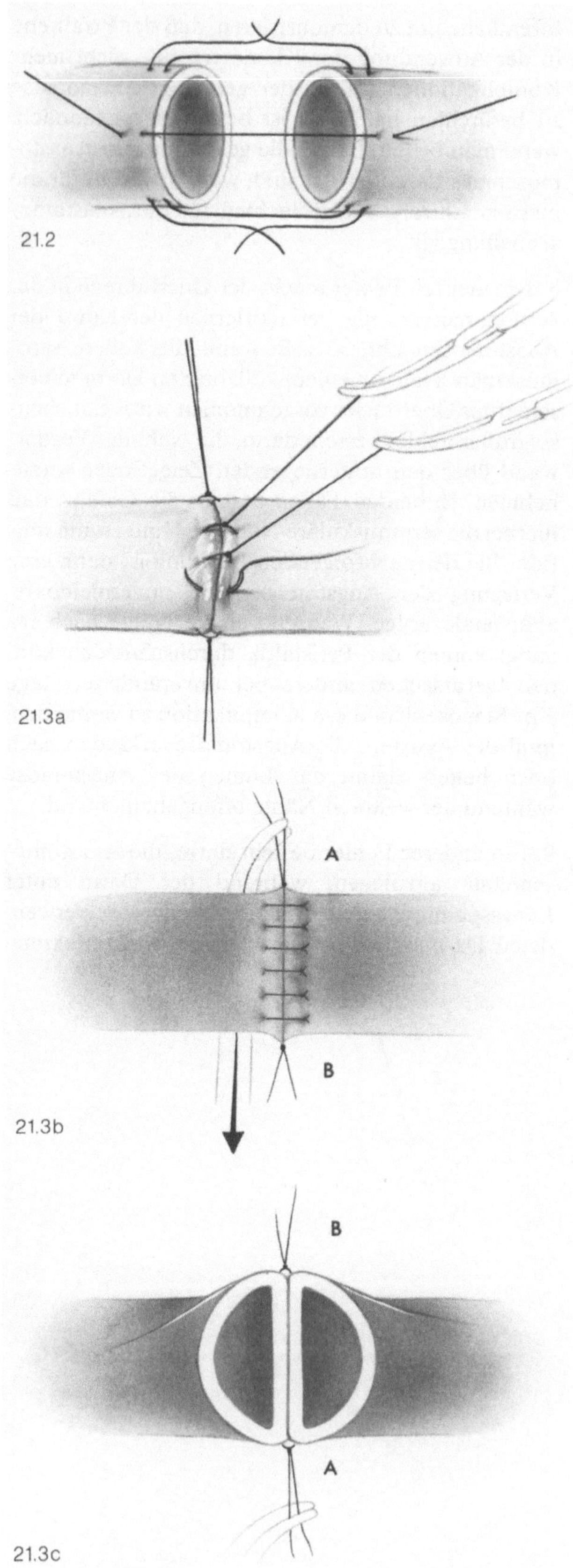

21.2

21.3a

21.3b

21.3c

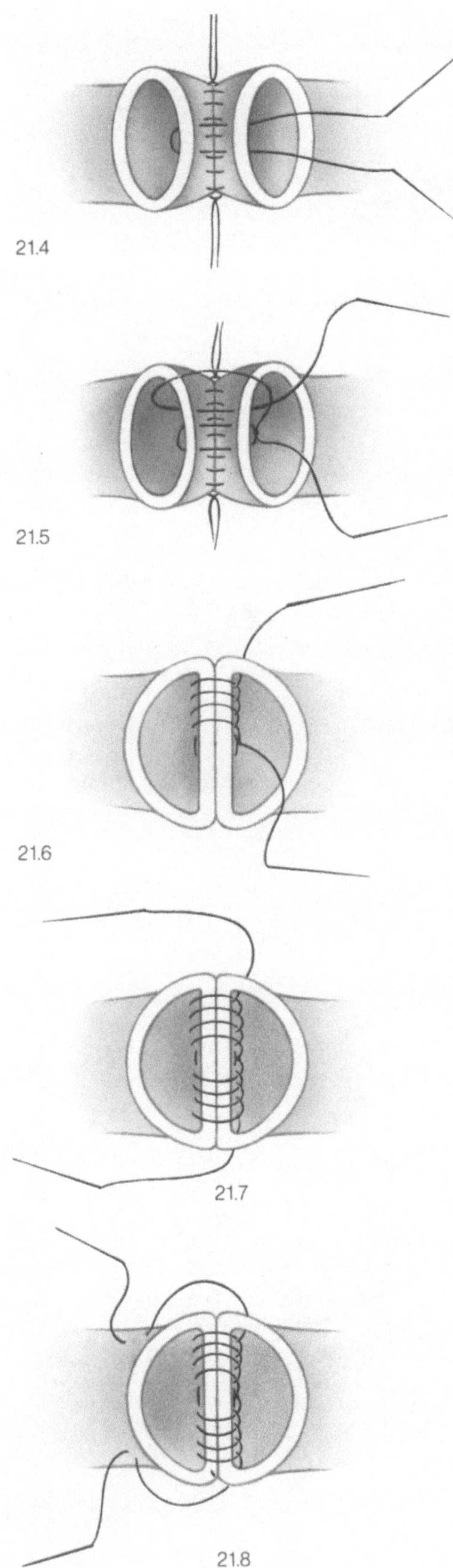

21.4

21.5

21.6

21.7

21.8

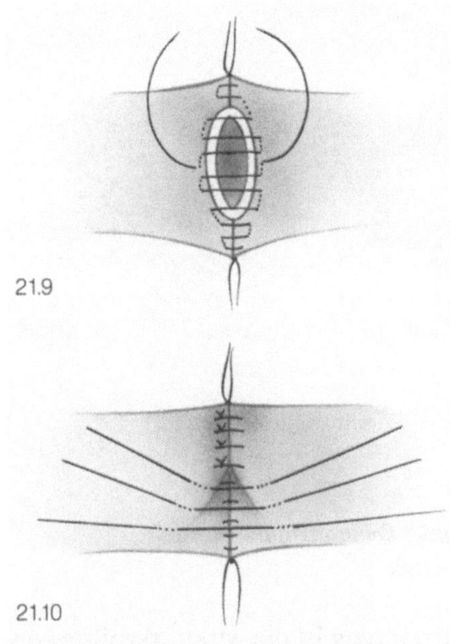

21.9

21.10

Offene einreihige Anastomose

Der erste Schritt hierbei ist die Herstellung einer End-zu-End-Anastomose (s. auch Abb. 21.2 und 21.3 a). Es werden seromuskuläre Lembert-Einzelknopfnähte an der Vorderwand angelegt und bis auf die stehenbleibenden Eckhaltefäden abgetrennt. Danach erfolgt die Verlagerung der Vorderwand, damit die Hinterwand nach oben zu liegen kommt (s. Abb. 21.3 b, c). Wiederum werden seromuskuläre Einzelknopfnähte verwendet, mit besonderer Vorsicht in der Nähe des Mesenteriums, wo Fett oder Blutgefäße bei nicht genügender Freipräparation miteingenäht werden können. Nach Vervollständigung der Anastomose wird die Anastomose wieder – wie zuvor beschrieben – auf Dichtigkeit und Durchgängigkeit überprüft. An Stelle von seromuskulären Lembert-Nähten können auch reine extramuköse Einzelknopfnähte verwendet werden ***(Abb. 21.11)***. Diese extramuköse Nahttechnik hat den Vorteil geringerer Invertierung. Sie bietet sich daher besonders bei engem Dünndarmlumen an.

Verschluß des Mesenteriums

Jeglicher Defekt im Mesenterium muß sorgfältig und am besten mit fortlaufender Naht mittels resorbierbarem 2-0-Faden verschlossen und sorgfältig das Mitstechen von Blutgefäßen vermieden werden.

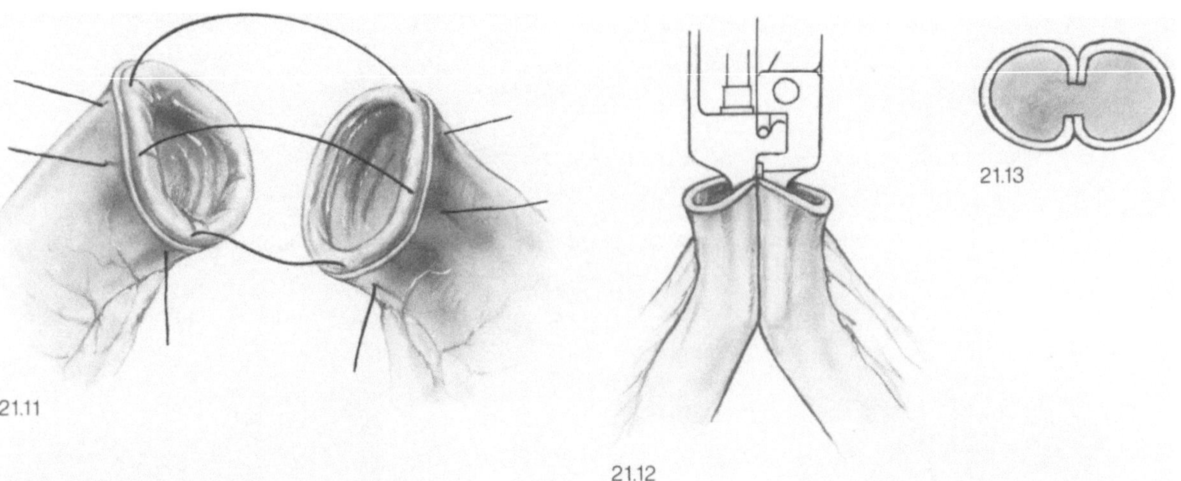
21.11

21.12

21.13

Operationstechnik: Dünndarmanastomose mit Klammertechnik

Nach unserer Erfahrung ist die wirkungsvollste Methode bei der Anwendung der Klammertechnik am Dünndarm eine Zwei-Schritt-funktionelle End-zu-End-Technik, die wir entwickelt haben. Sie erfordert die Vereinigung der Dünndarmenden mit angenäherten antimesenterialen Rändern. Das GIA-Instrument wird so angelegt, daß jeweils eine Gabel in das proximale und die andere in das distale Segment eingeführt ist ***(Abb. 21.12)***. Nach Auslösen des Apparats besteht eine einreihige invertierende Nahtreihe ***(Abb. 21.13)***. Nun werden zwei Allis-Klemmen an die Enden der Klammerreihe angelegt und darüber eine nochmalige Klammerung vorgenommen ***(Abb. 21.14, 21.15)***. An den überstehenden Rand des proximalen und distalen Segments werden mehrere Allis-Klemmen angelegt, um eine Evertierung zu erreichen und direkt daneben eine Klammerung mit dem TA-90-Gerät ***(Abb. 21.16)***. Die Stellschraube des Geräts muß entsprechend der Gebrauchsanweisung eingestellt werden. Um sicher zu sein, daß keine Lücke in der Klammernahtreihe entsteht, muß die Klammerreihe exakt angelegt sein. Im allgemeinen werden Klammern von 3,5 mm Größe verwendet, es sei denn, es besteht eine sehr verdickte Dünndarmwand. In diesem Fall sind Klammern von 4,8 mm Größe vorzuziehen. Überstehende Mukosa und Dünndarmgewebe werden reseziert, unter wiederum exakter vorsichtiger Blutstillung durch Elektrokoagulation an der evertierten Mukosa. Sorgfältig muß jede Klammer auf richtige Klammerung in Form eines B überprüft werden. Blutungen können durch Elektrokoagulation oder atraumatische Durchstechungsligatur gestillt werden. Der Defekt im Mesen-

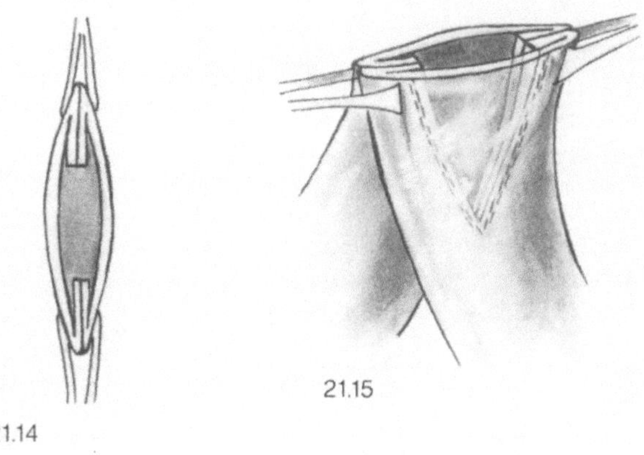
21.14

21.15

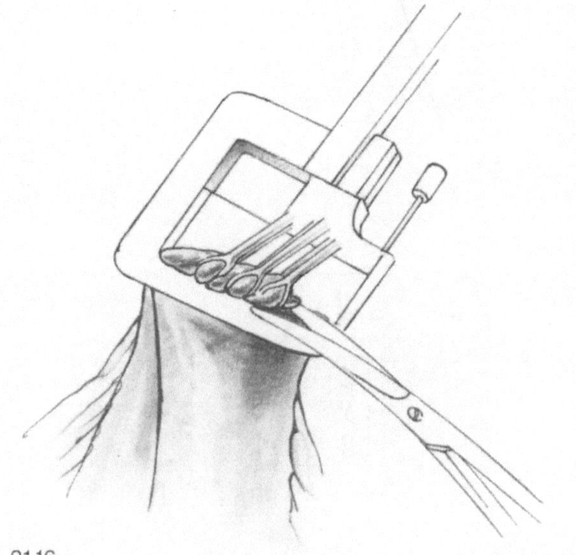
21.16

terium wird mit einer fortlaufenden atraumatischen Naht vorgenommen. Falls möglich, kann die evertierte Mukosa mit überstehendem Mesenterium übernäht werden, um die Möglichkeit von Adhäsionsbildungen zu reduzieren. Ob geklammert oder genäht, jede Anastomose sollte, wenn möglich, immer auch mit Netz abgedeckt werden, um auch dadurch Adhäsionen zu vermeiden.

Postoperative Behandlung

Nasen-Magen-Sonde bis zum Ingangkommen der Darmfunktion.

Komplikationen

Obwohl im allgemeinen nach Dünndarmanastomosen keine schwerwiegenden Komplikationen festgestellt werden, ist die Bildung von postoperativen Obstruktionen gelegentlich möglich. Peritonitis durch Anastomoseninsuffizienz oder Dünndarmfistel ist selten, mit Ausnahme solcher Fälle, die bei schon bestehender ausgedehnter Peritonitis mit schlechter Durchblutung operiert wurden.

Literatur

Chassin JL et al. (1978) The stapled gastrointestinal tract anastomosis: incidence of postoperative complications compared with the sutured anastomosis. Ann Surg 188: 689

Kott I, Lurie M (1973) The effects of electrosurgery and the surgical knife on the healing of intestinal anastomoses. Dis Colon Rectum 16: 33

22 Enterolyse bei Dünndarmobstruktion

Indikationen

Die Enterolyse bzw. Adhäsiolyse ist in akuten Fällen von vollständig ausgeprägtem Dünndarmileus angezeigt.

Wann ist die Operation erforderlich?

Trotz langjähriger Erfahrung des Untersuchers kann beim akuten Dünndarmileus präoperativ nicht mit Sicherheit festgelegt werden, ob eine Strangulation vorliegt. Größere Gefahr besteht, wenn eine Strangulation übersehen, als wenn eine unnötige Operation bei einem Patienten vorgenommen wird, der auch konservativ durch intestinale Sondenabsaugung hätte erfolgreich behandelt werden können. Konsequenterweise ist die allgemeine chirurgische Einstellung richtig, einen Patienten mit auch röntgenologisch nachgewiesener akuter Dünndarmobstruktion sobald wie möglich zu operieren, unter der Voraussetzung, daß Flüssigkeits- und Elektrolythaushalt einschließlich Säure-Basen-Haushalt bilanziert sind. Bei Verdacht auf Strangulation muß die rasche Intensivbehandlung, insbesondere des Flüssigkeitshaushalts, der Operation vorausgehen. Viele Chirurgen sind der Ansicht, daß in der postoperativen Phase fibrinöse Adhäsionen durch die Passage oder Einlage einer Intestinalsonde gelöst werden können. Eine andere geläufige Auffassung ist, die postoperative Dünndarmobstruktion als paralytisch bedingt zu erklären. In den meisten Fällen eines postoperativen Ileus über den 7. Tag hinaus, erkennbar auch an der röntgenologisch sichtbaren Erweiterung, Spiegelbildung und fehlenden Darmentleerung, handelt es sich um eine Anastomoseneinengung oder um pathologische Befunde auf dem Boden einer Hämatom- oder Abszeßbildung. Eine innere Hernie, z. B. nach insuffizienter Beckenbodennaht nach abdomino-perinealer Rektumamputation oder Rektumresektion oder abdomineller Hysterektomie, ist eine andere Ursache für das Entstehen dieser Dünndarmkomplikationen. Aus all diesen Gründen darf die konservative Behandlung des postoperativen Ileus nur auf eine sorgfältig ausgewählte Zahl von Patienten beschränkt bleiben. In jedem Zweifelsfall eines länger bestehenden Ileus ist die Relaparotomie sicherer als das weitere Fortsetzen und Abwarten einer konservativen und dazu auch noch erfolglosen Behandlung.

Präoperative Vorbereitung

Einlegen einer langen Nasen-Magen-Sonde oder langen Dünndarmsonde.

Fehler und Gefahrenpunkte

Unerkannte Verletzungen des Dünndarms und Austritt von Dünndarminhalt sind die häufigsten Ursachen einer Dünndarmlähmung (lokale bis diffuse Peritonitis mit paralytisch-mechanischem mit oder ohne gleichz adhösionsbedingtem Ileus im Sinne des gemischten Ileus).

Operationstaktik

Zugang beim Verwachsungsbauch

Während der normale Dünndarminhalt im allgemeinen steril ist, besteht bei Dünndarmverlegung oft eine Anreicherung von virulenten Bakterien und toxischen Produkten. Wenn diese in die Bauchhöhle austreten, steigt die postoperative Mortalität und Infektion bedrohlich an. Um dieses zu vermeiden, muß die Präparation sorgfältig erfolgen. Der wesentliche strategische Gesichtspunkt ist der, die Bauchhöhle durch ein narbenfreies Gebiet zu eröffnen. Besteht ein alter Mittelschnitt, sollte dieser nicht unbedingt zur Reoperation verwendet werden. Dieses hat insbesondere den Vorteil, daß der Operateur die Verwachsungen in Zusammenhang mit der ersten Operation besser lösen kann. Nach Eröffnung der freien Bauchhöhle und nach Lösen aller adhärenten Dünndarmsegmente wird die Erstinzision sorgfältig revidiert und eröffnet, mit Entfernung aller zuvor gelegten Nähte. Die Verwendung des Elektrokauters ist vorteilhafter als die des Skalpells, da dieses stumpf wird und häufig gewechselt werden muß. Der nächste wesentliche Punkt ist der, Kocher-Klemmen an die Ränder der Laparotomie zu setzen, um durch Anhebung die Präparation und die Durchtrennung der Verwachsungen besser mit der Schere vornehmen zu können (s. Abb. 22.1). Wenn der linke Zeigefinger zwischen eine adhärente Darmschlinge und die Bauchvorderwand geführt werden kann, ist dies für die Durchtrennung der Adhäsionen sehr hilfreich. Das Ziel muß immer sein, den adhärenten Dünndarm von der Bauchvorderwand zu lösen, bei wechselndem Vorgehen von der einen zur anderen Seite des parietalen Peritoneums (s. Abb. 22.2).

Ist der Dünndarm vom parietalen Peritoneum abgelöst, gelingt die Lösung und Durchtrennung restlicher Adhäsionen zwischen den einzelnen Dünndarmschlingen über den wiedereingebrachten und spreizenden Zeigefinger leichter. Das Leitprinzip dabei ist, die oberflächlichen oder am leichtesten zugänglichen Dissektionen und Ablösungen zuerst vorzunehmen. Danach ist die Lösung restlicher Verwachsungen wesentlich leichter. Auch bei einem Verwachsungskonglomerat kann so bei geduldigem und vorsichtigem Präparieren eine vollständige Auslösung erreicht werden. In Fällen einer akuten Dünndarmobstruktion bestehen häufig nur vereinzelte Adhäsionen, erkennbar an umschriebenen Abknickungen oder Einschnürungen in den Dünndarmsegmenten. Hierbei muß besonders darauf geachtet werden, daß der überdehnte Darm nicht durch eine kleine Serosainzision verletzt wird und ein Prolaps entsteht. Nach Möglichkeit wird zuerst immer der kollabierte Darmanteil (distal von der Obstruktion) befreit, mit nachfolgender retrograder Ausstreichung. Der Verwachsungsstrang kann dann unter Sicht durchtrennt werden.

Relaparotomie bei postoperativem Dünndarmileus

Bei der Exploration des postoperativen Abdomens wird im allgemeinen zur Freilegung die vorausgegangene Laparotomie verwendet. Da die meisten Relaparotomien nach dem 8. oder 9. postoperativen Tag erfolgen, ist hierbei dann die scharfe Durchtrennung erforderlich. Um Adhäsionen bei derartigen Fällen zu lösen, können die Dünndarmschlingen nur durch Einführung des Zeigefingers zwischen Bauchdecke und adhärentem Darm bzw. Mesenterium getrennt werden. Durch vorsichtiges Bewegen des Fingers werden die Adhäsionen zwischen den Dünndarmsegmenten gelöst. Oft ist auch die stumpfe Lösung zwischen Daumen und Zeigefinger hilfreich, ohne jedoch die Serosa des Dünndarms zu verletzen. Bei Vorliegen multipler Schlingenabszesse ist es am besten, jeden einzelnen zu eröffnen und zu reinigen, unter gleichzeitiger Spülung mit Kochsalz und einer anschließenden Antibiotikalösung, entsprechend der von Hudspeth beschriebenen Technik. Dies ist unter der Voraussetzung günstig, daß sie behutsam vorgenommen wird, und bei solchen Fällen, in denen die Diagnose nicht so spät gestellt worden ist, daß bereits eine dicke Abszeßmembran vorliegt.

Operative intestinale Dekompression

Ist der Dünndarm durch die Obstruktion so erweitert, daß der nachfolgende Verschluß der Laparotomie Schwierigkeiten bereitet, bietet sich die operative Dekompression durch eine Enterostomie an. Außerdem wird mit der Dekompression das Risiko einer unnötigen Verletzung des überdehnten Darms reduziert. Für dieses Vorgehen benutzen wir die Intestinalsonde nach Baker. Sie besteht aus einem weichen Foley-Katheter von 270 cm Länge mit einem 5 ml fassenden Ballon am Ende. Die Sonde wird durch die Nase oder durch eine Gastrotomie eingeführt und daraufhin weiter nach distal über den Pylorus bei noch nicht aufgeblähtem Ballon vorgeschoben. Der jetzt teilweise aufgefüllte Ballon wird durch das Duodenum über die Treitz-Kurvatur in den distalen Dünndarm vorgeschoben bzw. „vorgemolken". Gleichzeitig erfolgt bei diesem Vorgehen das Absaugen des überdehnten Dünndarms und damit seine Entlastung. Die Sonde muß mit größter Vorsicht weiter in den distalen und überdehnten Dünndarm „vorgemolken" werden, damit es zu keiner Verletzung der Serosa oder zu einem Einriß kommt. Bei Patienten mit relativ geringfügigen Adhäsionen kann die Baker-Sonde nach Beendigung der Dekompression wieder entfernt werden. Die postoperative weitere Absaugung erfolgt dann lediglich über die Nasen-Magen-Sonde. Bei Patienten mit ausgedehnten Verwachsungen ist es jedoch erforderlich, die innere Sondenschienung und die dadurch erreichte Plikatur für 10–14 Tage zu belassen.

Versorgung einer Serosaverletzung

Kleine Serosaverletzungen nach Ablösen der Adhäsionen verlangen keine Übernähungsnaht, vorausgesetzt, daß die Submukosa intakt geblieben ist. Im anderen Falle, insbesondere bei Schleimhautvorfall, muß dieser mit mehreren atraumatischen, seroserösen Nähten verschlossen werden.

Operationstechnik

Inzision und Darmmobilisierung

Es empfiehlt sich immer eine lange mediane Laparotomie zur großzügigen Freilegung des Darms ohne beengende Verhältnisse. Bei vorbestehender Operationsnarbe erfolgt der Zugang oberhalb der alten Inzisionsnarbe, damit die Bauchhöhle von diesem wahrscheinlich noch nicht verwachsenen Gebiet aus angegangen werden kann (vgl. Operative Strategie, S. 166). Der Hautschnitt erfolgt durch die Mitte der alten Narbe zur Linea alba. Danach erfolgt die Dissektion der nun erkennbaren und adhärenten Verwachsungssegmente des Dünndarms ***(Abb. 22.1)***. Insbesondere ist bei der Präparation wechselnder, schrittweises Vorgehen und Ablösen zu beachten ***(Abb. 22.2)***. Die Lösung der Dünndarmverwachsungen erfolgt vom Treitz-Ligament bis zur Ileozökalklappe. Am besten werden hierfür feine Präparationsscheren benutzt, wobei die oberflächliche Verwachsungsschicht zunächst mit der Schere gespreizt und dann über dem Zeigefinger inzidiert wird. Die weiteren Verwachsungen können nach jeweiliger digitaler Aufdehnung und Spreizung bei entsprechender Transparenz inzidiert werden ***(Abb. 22.3)***. Gelegentlich sind die Verwachsungen auch verknorpelt oder auch durch Metastasen induriert. Dann empfiehlt sich die Inzision mit dem Skalpell. Immer beginnt man zunächst an der Stelle mit den geringeren Verwachsungen und präpariert dann auf den schwierigeren Situs zu.

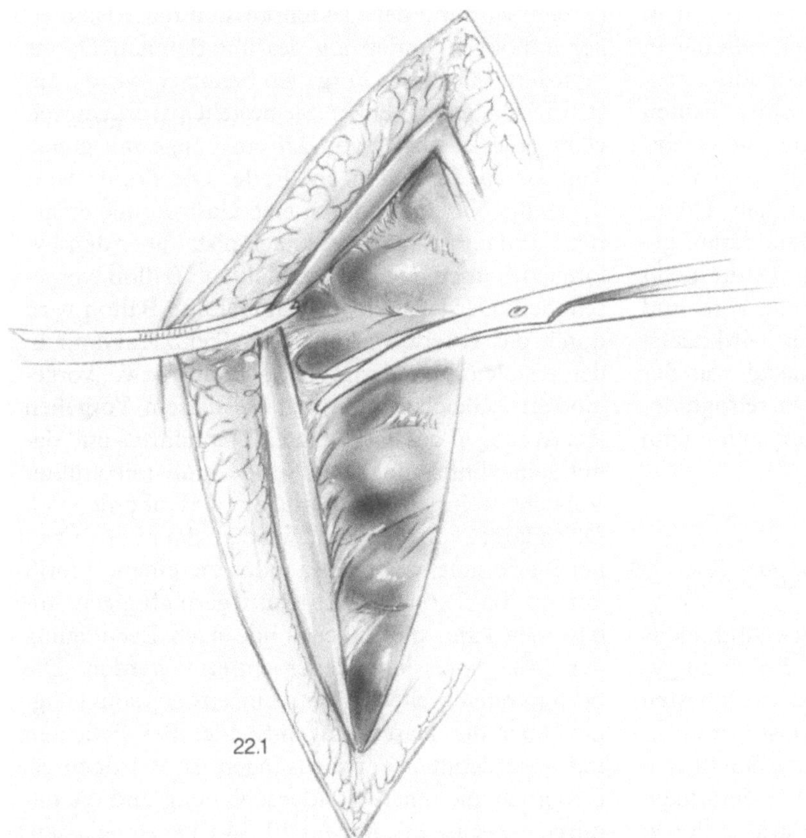

22.1

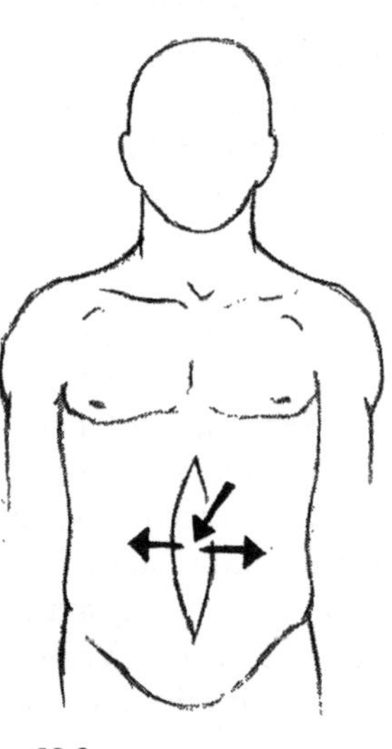

22.2

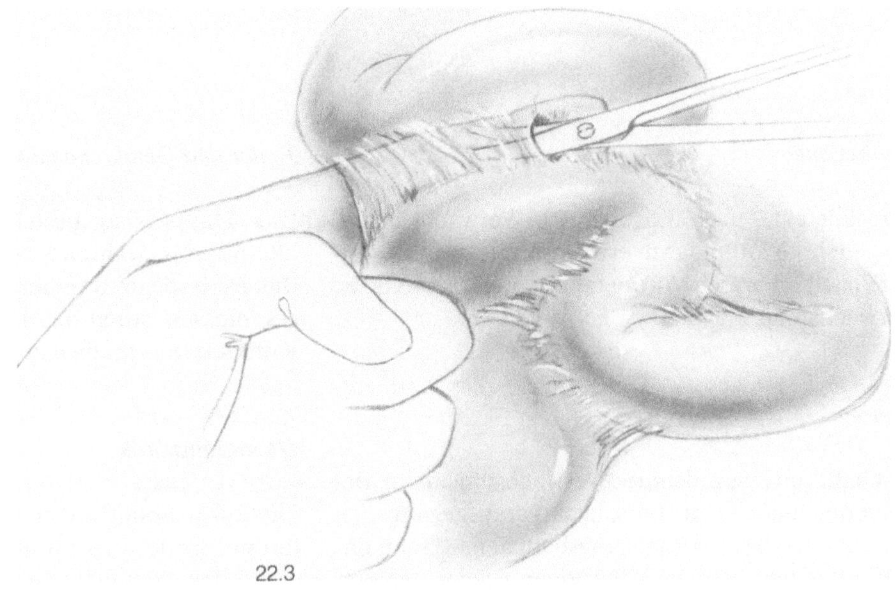

22.3

Versorgung der Darmverletzung

Kleine Serosaverletzungen, die am Darmvorfall erkennbar sind, werden sofort mit seromuskulären Lembert-Einzelknopfnähten mittels 4-0-Zwirn – in letzter Zeit alternativ auch mit resorbierbarem Faden – versorgt. Besteht ein größerer Defekt, besonders in Längsrichtung, kann dieser mit ein oder zwei Reihen querverlaufender seromuskulärer Übernähungenen versorgt werden. Noch größere Verletzungen erfordern die Resektion des entsprechenden Segments mit End-zu-End-Anastomose entweder durch Naht oder durch Klammerung.

Laparotomieverschluß

Nach Dekompression des Darmes wird dieser zurückverlagert. Bei Verdacht auf Austritt von Darminhalt wird die Bauchhöhle sofort mit Kochsalzlösung und einer verdünnten Antibiotikalösung gespült. Der eigentliche Laparotomieverschluß erfolgt wie in Kap. 5 beschrieben.

Postoperative Behandlung

Die Nasen-Magen-Sonde und die lange Intestinalsonde verbleiben so lange, bis die Darmfunktion in Gang gekommen ist, erkennbar am Windabgang und den Darmgeräuschen. Bei Ileuspatienten empfiehlt sich die perioperative Antibiotikatherapie gegebenenfalls auch länger.

Komplikationen

Rezidivileus! Dünndarmfistel mit oder ohne Peritonitis.

Literatur

Hudspeth AS (1975) Radical surgical debridement in the treatment of advanced generalized bacterial peritonitis. Arch Surg 110: 1233

23 Intestinale innere Darmschienung mit der Baker-Sonde

Indikationen

Serosadefekte nach Lösung von Verwachsungen, ausgedehnte Dünndarmverwachsungen – insbesondere nach mehreren Voroperationen –, Rezidivileus, Verwachsungsbauch.

Konzept

Nach Lösen ausgedehnter Verwachsungen im Bereich des Dünndarms oder nach vorausgegangenen Operationen bei Verwachsungsbauch, muß man davon ausgehen, daß die Adhäsionen wieder neu entstehen werden. Unter der Vorstellung, die normale anatomiegerechte Dünndarmlagerung durch Plikaturnähte wieder herstellen zu können, haben Noble sowie Childs u. Phillips entsprechende Plikaturverfahren entwickelt mit dem Ziel, damit erneute Strangulationen im Bereich der Adhäsionen zu verhindern.

Baker entwickelte die Technik der intestinalen, geschlossenen sog. inneren Darmschienung, bei der eine 270 cm lange Sonde durch eine Jejunostomie bis zum Zökum vorgeschoben wird oder umgekehrt. Diese entlastet den gestauten Dünndarm nach der Enterolyse. Bei weiterem Belassen der Sonde über zehn Tage kommt es zu der gewünschten spontan geordneten Darmanlagerung ***(Abb. 23.1)***. Baker berichtet über 52 entsprechend behandelte Fälle mit 46 ausgezeichneten Ergebnissen, nur in einem Fall kam es zu einem postoperativen Rezidivadhäsionsileus. Da dieses Verfahren einfach auszuführen ist, hat es mehr Anhänger als die Plikaturverfahren nach Noble oder Childs gefunden.

Präoperative Vorbereitung

Vor der Operation muß in jedem Falle eine Nasen-Magen-Sonde zur Absaugung eingelegt werden.

Fehler und Gefahrenpunkte

Das Hauptrisiko besteht in der Verletzung des Dünndarms, während des Vorschiebens der langen Baker-Sonde, und in der Schwierigkeit, diese Sonde geschlossen durch das Duodenum über die Treitz-Kurvatur vorschieben zu können.

Operationstaktik

Die Baker-Sonde mit einem 5 ml großen Gummiballon am Ende wird im allgemeinen entweder durch eine hohe Jejunostomie oder durch eine Gastrostomie eingeführt. Die Gastrostomie bereitet weniger postoperative Komplikationen als die Jejunostomie und ist daher – wenn möglich – zu bevorzugen. Sie erfolgt wie in den Abb. 17.1–17.5 dargestellt. Nicht angebracht ist es, die Sonde transnasal einzuführen, da sie für mindestens 10 Tage liegen bleiben muß. Es empfiehlt sich aber das zusätzliche Einlegen einer

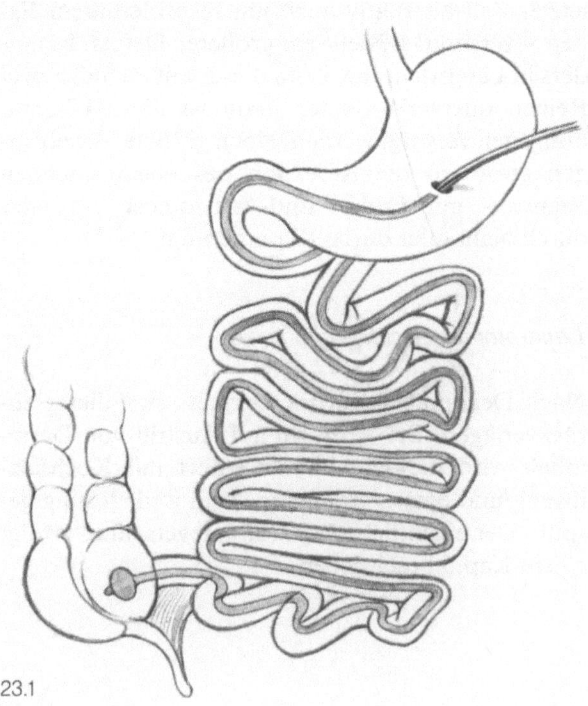

23.1

Magensonde für einige Tage, um auch den Magen bzw. den oberen Gastrointestinaltrakt postoperativ abzusaugen. Sind Magen oder Duodenum durch Voroperationen stark verwachsen, empfiehlt sich das retrograde Einführen der Baker-Sonde durch eine Zökostomie zum Jejunum. Diese retrograde Einführung ist insofern risikoärmer, als die Einführung über die Jejunostomie, da hierbei leicht nach Entfernung der Sonde Dünndarmfisteln oder sekundäre Verwachsungen nach Entfernung der Sonde entstehen können.

Operationstechnik

Der erste Operationsschritt ist die Lösung der Verwachsungen. Daraufhin wird die Sonde durch eine separate Stichinzision der Bauchwand über die Gastrotomie eingeführt. Das weitere Vorschieben über den Pylorus erfolgt bei leichter Aufblähung des Gummiballons am Ende. Danach läßt sich dieser leicht durch den Dünndarm vorschieben bzw. „vormelken". Zwischenzeitlich werden durch die Sonde Gas und gestauter flüssiger Dünndarminhalt abgesaugt. Der endständige Gummiballon wird weiter bis über die Ileozökalklappe vorgeschoben und dann mit 5 ml Luft oder wasserlöslichem Gastrografin – zur leichteren postoperativen röntgenologischen Kontrolle der Sondenlage – aufgefüllt und der Dünndarm spannungsfrei und ohne Knäuelung über der Sonde ausgedehnt und anatomiegerecht, mäanderförmig in der richtigen Schlingenlage aneinandergefügt. Abschließend erfolgt der Verschluß der Gastrostomie und der Laparotomie nach vorheriger Spülung der Bauchhöhle mit einer Antibiotikalösung. Mußte während der Operation ein Dünndarmsegment reseziert oder die offene Darmkompression vorgenommen werden, erfolgt der offene Hautverschluß, da nach Berichten von Stewardson et al. über 50% der Patienten mit diesen Eingriffen Wundinfektionen entwickeln. Eine andere Möglichkeit um Wundinfektionen zu vermeiden, ist das Einlegen einer subkutanen Saugdrainage mit der Möglichkeit von Antibiotikaspülungen nach der Methode von McIlrath (vgl. Abb. 2.3).
Ist die Gastrotomie wegen örtlicher Komplikationen kontraindiziert, oder nur schwierig durchzuführen, wird die Sonde nach einer kleinen Inzision im Bereich des MyBurney-Punktes durch eine Zökostomie vorgenommen. Voraus geht die Anlage einer Tabaksbeutelnaht am Zökum und dann das Einführen der Sonde mit anschließendem Verschluß und weiterem Vorschieben über die Ileozökalklappe. Dieses erfordert gelegentlich eine 3–4 mm weite Inzision im distalen Ileum antimesenterial, um die Sonde korrekt retrograd vorschieben zu können. Sie wird danach gleich wieder übernäht oder geklammert. Daraufhin wird der Ballon am Ende der Sonde aufgefüllt, in kranialer bzw. retrograder Richtung vorgeschoben, bis kurz proximal der Obstruktion oder der Serosaverletzung und danach der gesamte gestaute Darminhalt über die Sonde abgesaugt. Die Tabaksbeutelnaht am Zökum wird dann nochmals übernäht und am Bauchwandperitoneum fixiert.

Postoperative Behandlung

Der Ballon am Sondenende wird zunächst am 2. postoperativen Tag durch Entleerung zur Kollabierung gebracht, die Sonde verbleibt noch für weitere 10 Tage. Einige Chirurgen vertreten die Auffassung, daß die Sonde mindestens 14–21 Tage postoperativ liegen bleiben sollte. Wie bereits oben erwähnt, ist für einige Tage eine zusätzliche Magenabsaugung angebracht. Sobald die Darmtätigkeit insgesamt in Gang gekommen ist, darf der Patient flüssige Kost zu sich nehmen. Das ist dann auch der Zeitpunkt, die Sonde vorsichtig und schrittweise zu entfernen. Eine postoperative Antibiotikaverabfolgung empfiehlt sich insbesondere dann, wenn Austritt von Darminhalt während der Operation befürchtet werden muß.

Komplikationen

Sie bestehen in erster Linie in Wundinfektionen.

Literatur

Baker JW (1968) Stitchless plication for recurring obstruction of the small bowel. Am J Surg 116: 316
Childs WA, Phillips RB (1960) Experience with intestinal plication and a proposed modification. Ann Surg 152: 258
Noble TB (1937) Plication of small intestine as prophylaxis against adhesions. Am J Surg 35: 41
Stewardson RH et al. (1978) Critical operative management of small bowel obstruction. Ann Surg 187: 189

Kolon und Rektum

24 Appendektomie

Indikationen

Akute Appendizitis, Intervallappendektomie nach konservativer Behandlung eines perityphlitischen Abszesses, Mukozele, Karzinom und Karzinoid des Appendix mit nachfolgender Kolonresektion, insbesondere bei Verdacht auf metastatischen Lymphknotenbefall.

Konzept

Wahrscheinlich beruhen 85% von akuter Appendizitis auf einer Obstruktion des Wurmfortsatzes durch einen Kotstein. Die Basis des Appendix proximal der Kotsteinverlegung ist im allgemeinen trotz der deutlichen Entzündung oder bei einer Gangrän des Appendix wenig verändert. Dies ermöglicht die Ligatur und Einstülpung des Appendixstumpfs. Die Häufigkeit der Appendizitis hat in den Staaten in den letzten 20 Jahren durch Zunahme akkurater Diagnosestellung abgenommen. In guten Hospitälern war nur in 15% aller Appendektomien kein pathologischer Befund bei der histologischen Untersuchung festzustellen. Die klinische Diagnose kann am besten durch wiederholte Untersuchungen alle 4–8 h gewährleistet werden. Nach einer Beobachtung von 24 h sind im allgemeinen die Symptome für die Diagnose einer Appendizitis sicher zu erkennen und zu verwerten. Schwierigkeiten der Diagnose bestehen naturgemäß bei jungen Frauen, bei denen auch Erkrankungen der Adnexe die Ursache der Beschwerden sein können. Ob bei Patienten mit perityphlitischem Abszeß die sofortige, primäre Appendektomie erfolgt, ist Gegenstand unterschiedlicher Auffassungen. Bei lokalisierten Symptomen und unter Antibiotikatherapie beherrschtem Befund ist die abwartende Behandlung gelegentlich mit anschließender Intervallappendektomie nach 6 Wochen zu vertreten. Zeigt sich jedoch ein Fortschreiten des Entzündungsprozesses mit entsprechenden Intoxikationszeichen, muß die sofortige Laparotomie und Drainage des Abszesses erfolgen. Bei ausgedehnter Peritonitis und Übergriff der Appendizitis auf das Zökum ist die notfallmäßige Ileozökalresektion erforderlich.

Präoperative Vorbereitung

Intravenöse Infusionsbehandlung, perioperative Antibiotikaverabfolgung, Nasen-Magen-Sonde bei Ileusverdacht.

Fehler und Gefahrenpunkte

Unbemerkte Verletzung des mitentzündeten Zökums bei stumpfer Präparation, inadäquate Kontrolle von Blutungen im ödematösen Mesoappendix.

Operationstaktik

Zugangsweg – Inzision

Bei klassischer Appendizitis ist die McBurney-Inzision empfehlenswert. Hierbei werden die Muskelschichten entsprechend ihrem Längsverlauf eröffnet, wodurch gleichzeitig die beste Prophylaxe für eine Hernienbildung und ein gutes kosmetisches Ergebnis erreicht werden. Erscheint dieser Zugangsweg nicht möglich, bietet sich der Paramedianschnitt unter entsprechender schichtweiser Trennung der Rektusscheiden an. Falls erforderlich, kann der rechte Rektus selbst bei der Freilegung tieferer Beckenorgane noch quer durchtrennt werden. Erscheinen dennoch Zugang und Freilegung schwierig, muß entsprechend dem Befund eine neue Querinzision vorgenommen werden, mit nachträglichem Verschluß der zunächst angelegten McBurney-Inzision. Kontraindiziert ist die McBurney-Laparotomie bei jungen Patienten oder in Fällen mit unklarer Diagnose. Hierbei empfiehlt sich die mediane oder paramediane Inzision zur besseren Exploration.

Versorgung des Appendixstumpfs

Nach Entfernung des Appendix wird der Stumpf entweder einfach ligiert oder nach vorheriger Anlage einer Tabaksbeutelnaht versenkt. Gegenüber einer einfachen Stumpfligatur mit evertierter Schleimhaut ist bei einer invertierenden Tabaksbeutelnaht die Möglichkeit von nachfolgenden Verwachsungen wahrscheinlich geringer. Die Invertierung des Stumpfes sollte bei ödematöser Veränderung der Zökumwand nicht erzwungen werden.

Indikation für eine Drainage

Die alleinige Entzündung oder das Vorliegen einer Perforation ist kein zwingender Grund für eine Drainage. Das Abdomen wird nach Spülung des Zökumlagers im kleinen Becken verschlossen. Bei perforierter Appendizitis empfiehlt sich allerdings der offene Wundverschluß und die sekundäre Hautnaht. Ist ein schon länger bestehender Abszeß mit entsprechend dicker Abszeßwand vorhanden, dann sollte allerdings das Appendixlager durch eine separate Inzision drainiert werden.

Operationstechnik

Inzision

Die Schnittführung erfolgt senkrecht auf einer gedachten Linie zwischen vorderem Darmbeinstachel und dem Nabel im lateralen Drittel ***(Abb. 24.1)***. In etwa ⅔ aller Fälle kann die Schnittführung unterhalb dieser gedachten Linie ausgeführt werden, und nur in ⅓ der Fälle ist die Ausdehnung nach kranial erforderlich. Im allgemeinen beträgt die Länge der Inzision 6 cm. Nach Durchtrennung der Haut und des Subkutangewebes wird die Faszie über dem M. obliquus externus inzidiert ***(Abb. 24.2)***. Nach erfolgter Inzision wird die Muskulatur mit dem Skalpellende getrennt bzw. mit einer Präparierschere gespreizt, um die darunterliegende Muskelschicht zu erreichen und zu separieren ***(Abb. 24.3)***. Man muß im weiteren Präparationsverlauf darauf achten, daß der M. obliquus internus und der darunterliegende M. transversus quer verlaufen. Genau in Höhe des vorderen Darmbeinstachels wird die Faszie des M. internus inzidiert. Zwei hier angesetzte Klemmen erleichtern die bessere Darstellung der tiefer liegenden Schicht

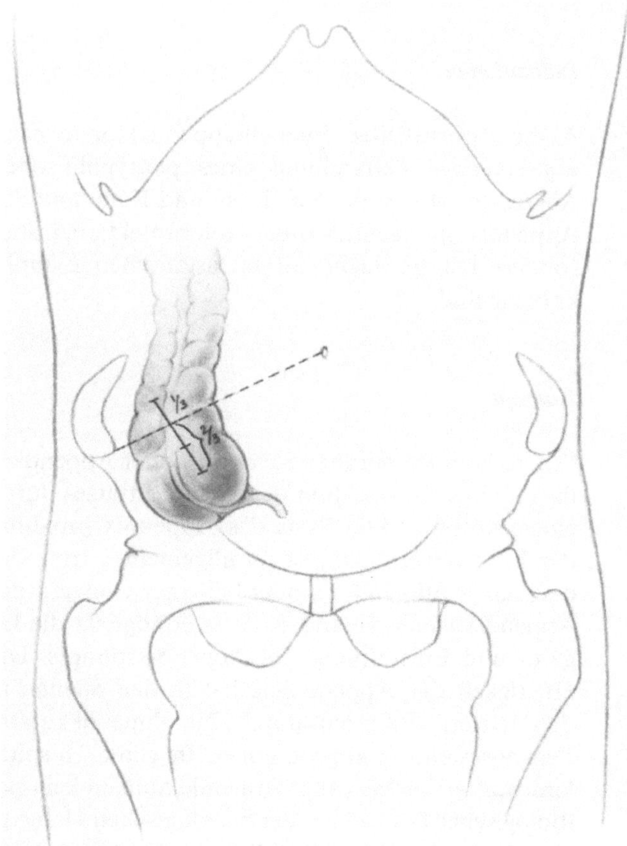

24.1

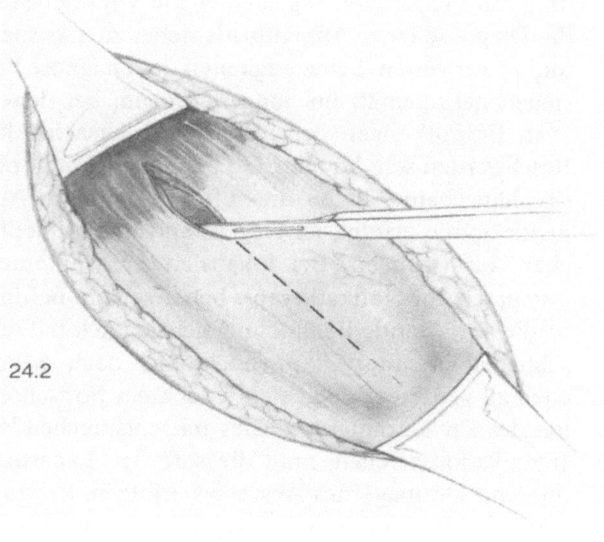

24.2

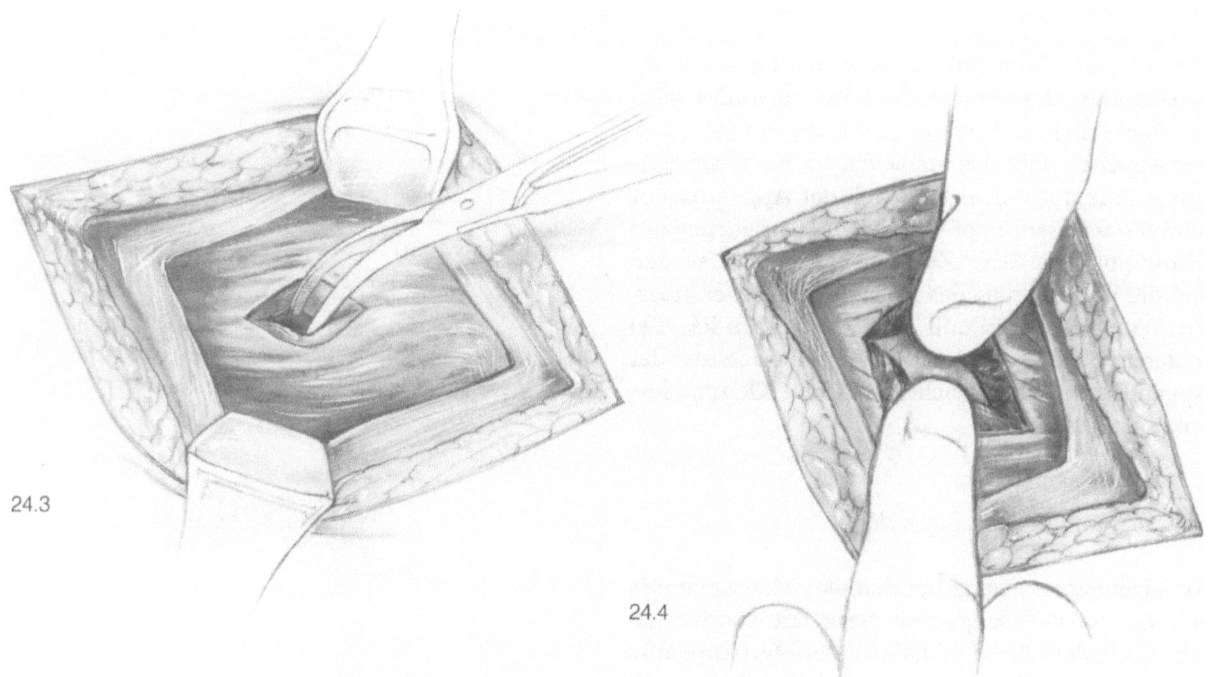

24.3

24.4

(Abb. 24.3). Mit beiden Zeigefingern wird die Inzision auseinandergezogen und mit zwei Wundhaken (Roux-Haken) offengehalten *(Abb. 24.4)*. Im allgemeinen müssen zwei oder drei kleine Gefäße in der Internusmuskulatur durch Elektrokoagulation gestillt werden. Daraufhin beachte man genau das präperitoneale Fettgewebe. Wenn dieses stumpf abgeschoben ist, wird das Peritoneum seitlich vom Rektusmuskel erkennbar. Nach Anlegen von zwei Klemmen kann dieses dann problemlos inzidiert und die Bauchhöhle eröffnet werden *(Abb. 24.5)*. Die Inzision wird stumpf gedehnt und durch Richardson- oder Roux-Haken offengehalten. Damit liegt die Appendixregion zur Exploration frei. Ist eine weitere Freilegung erforderlich, kann dies durch Inzision der Rektusscheide erreicht werden.
Hierfür bieten sich zwei Möglichkeiten an:

1. Die McBurney-Inzision wird zunächst verschlossen und eine neue, separate Längsinzision von entsprechender Länge angelegt.
2. Sind nur ein paar Zentimeter Erweiterung erforderlich, werden die Mm. obliquus und transversus elektrochirurgisch nach oben inzidiert. Hierbei muß allerdings beachtet werden, daß zwei oder mehr Nerven durchtrennt werden müssen, woraus später eine Muskelhernie resultieren kann. Dies tritt allerdings bei sorgfältigem, schichtweisem Verschluß nur in seltenen Fällen auf.

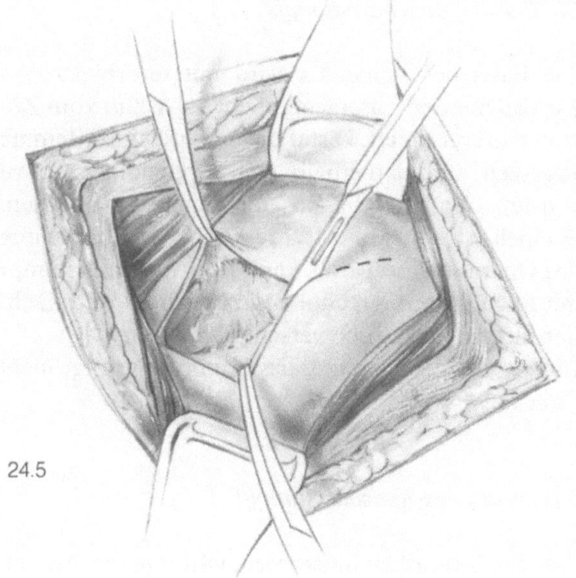

24.5

Auslösung des Appendix

Zwei kleinere Wundhaken halten die Laparotomie auseinander, danach wird die Zökumvorderwand mit einer feuchten Kompresse vorluxiert ***(Abb. 24.6).*** Der Appendix läßt sich nun leicht am Ende der mittleren Tänie auffinden. Läßt sich der Appendix nur schwer darstellen, empfiehlt sich die Umfahrung des Zökumpols mit dem Zeigefinger, das Aufsuchen und die Vorluxierung des meist ödematös veränderten Wurmfortsatzes und des Mesoappendix. Bei weiterer vorsichtiger Manipulation läßt sich nun der Appendix mit einer weichen Babcock-Klemme fassen und vorlagern.

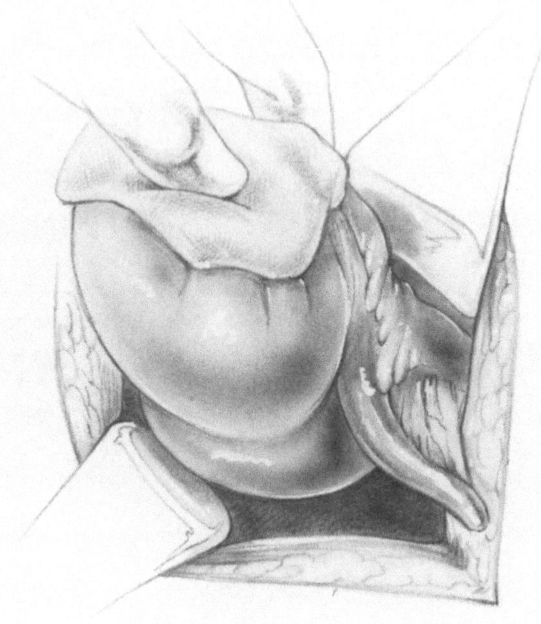

24.6

Skelettierung des Mesoappendix

Im allgemeinen genügt bei dünnem Mesoappendix eine Ligatur der A. appendicularis mit resorbierbarem 2-0-Faden. Andernfalls wird der Mesoappendix schrittweise mit mehreren Klemmen gefaßt, zwischen diesen durchtrennt und danach dann ligiert ***(Abb. 24.7).***

Ligatur des Appendixstumpfs

Die Basis des Appendix wird mit resorbierbarem 2-0-Faden oder Chromcatgut etwa 4–6 mm vom Zökum entfernt ligiert. Distal davon wird eine Klemme angesetzt und unterhalb der Appendix – etwa 5–6 mm oberhalb der basalen Ligatur – mit dem Skalpell abgetragen ***(Abb. 24.8).*** Nach Entfernung des Operationspräparats kann der Appendixstumpf mit Phenol oder Alkohol abgetupft oder oberflächlich elektrochirurgisch verschorft werden.
Eine weitere Versorgung des Stumpfes erfolgt nicht ***(Abb. 24.9).***

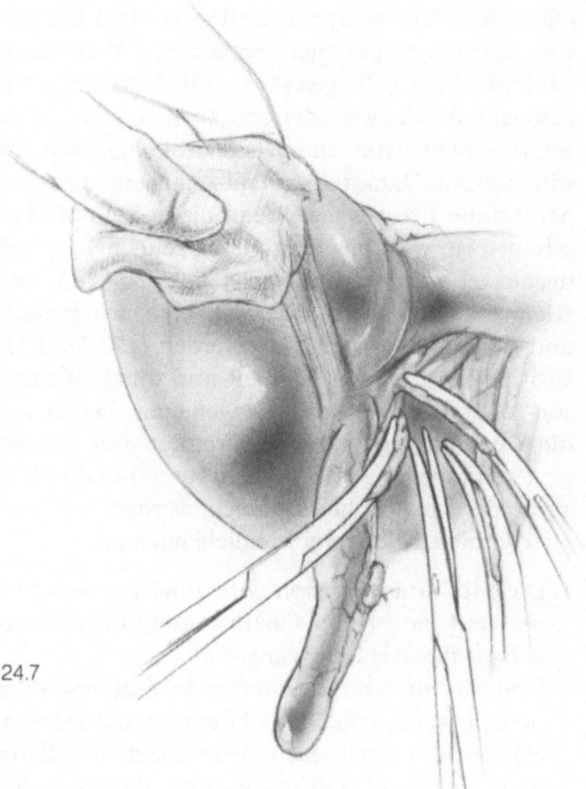

24.7

Versenken des Appendixstumpfs

Um den Stumpf zu invertieren, wird um die Appendixbasis herum unter Verwendung von resorbierbarem 3-0-Faden oder Seide eine Tabaksbeutelnaht mit atraumatischer Nadel angelegt, danach der Stumpf mit einem kleinen Präpariertupfer invertiert und die Tabaksbeutelnaht angezogen ***(Abb. 24.10–24.12).*** Im Zweifelsfall kann eine nochmalige Übernähung mit einer Achternaht erfolgen.

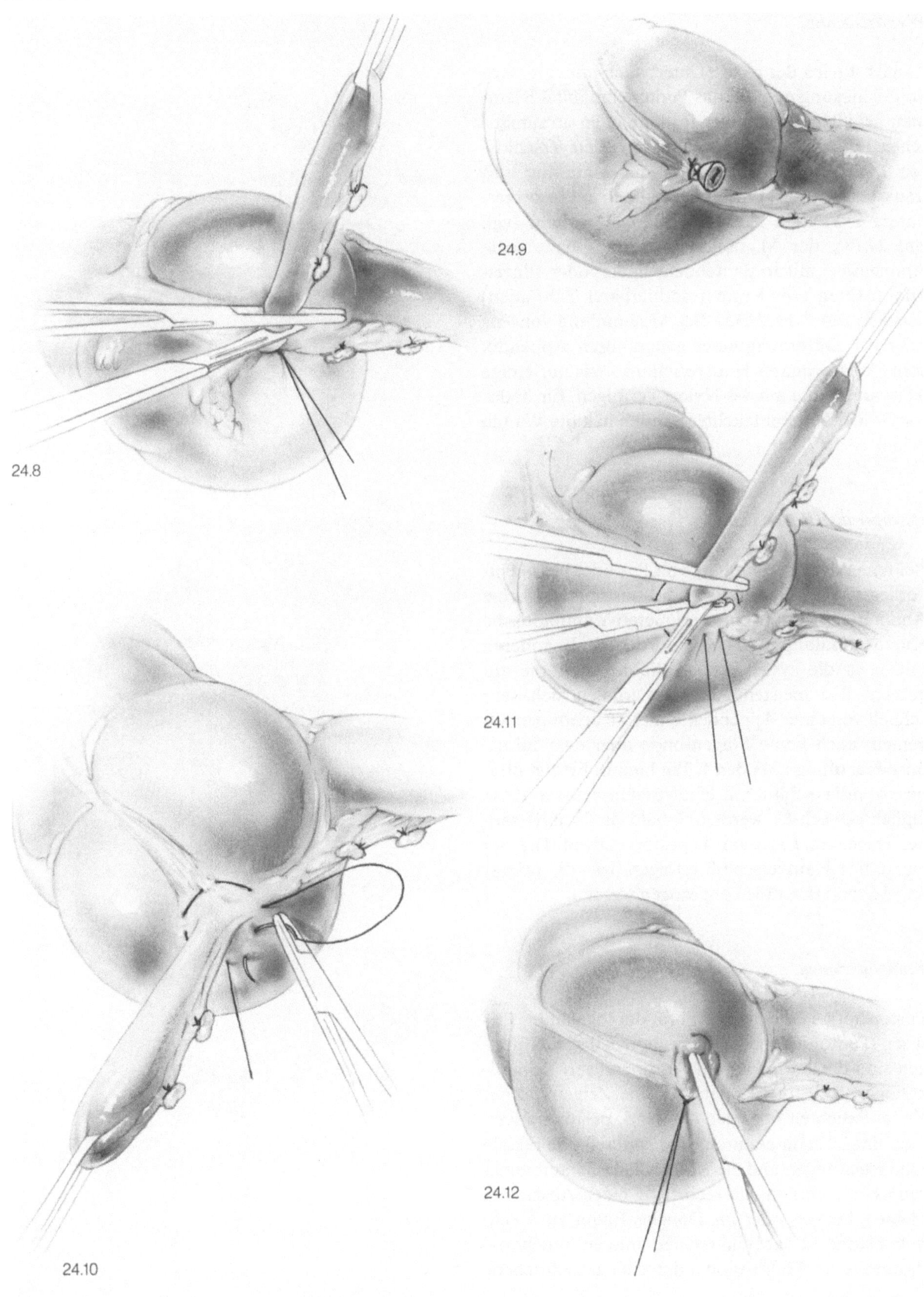
24.8
24.9
24.10
24.11
24.12

Wundverschluß

Zunächst wird der rechte Unterbauch mit einer Antibiotikalösung gespült, das Peritoneum mit 4 Klemmen gefaßt und mit einer fortlaufenden atraumatischen 3-0-Naht mit resorbierbarem Faden verschlossen ***(Abb. 24.13)***, die Mm. obliquus internus und transversus mittels Einzelknopfnähten mit resorbierbarem 2-0-Faden leicht adaptierend vernäht (vgl. ***Abb. 24.14***), der M. obliquus externus bzw. seine Aponeurose mit fortlaufendem Faden oder Einzelknopfnähten (wiederum resorbierbarer 2-0-Faden) verschlossen ***(Abb. 24.15)***. Bei Ansammlung von Pus oder bei Entfernung einer gangränösen Appendix sollte kein primärer Hautverschluß – bis auf einige Matratzennähte mit 4-0-Nylon – erfolgen. Ein Jodoform- oder anderer feuchter Streifen hält die Wunde offen.

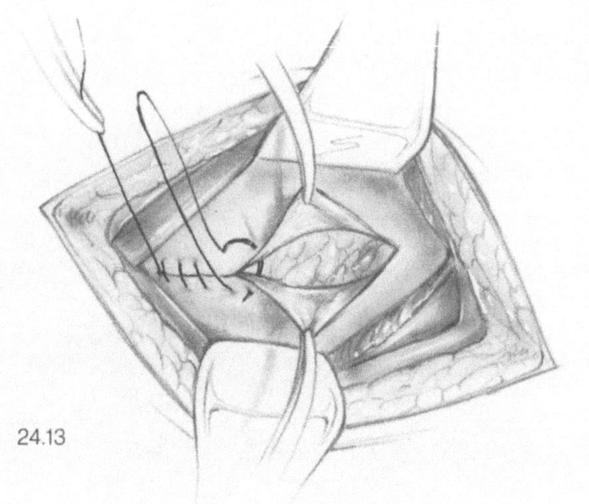

24.13

Postoperative Behandlung

Bei fehlender Ansammlung von Pus oder bei Nichtvorliegen einer Perforation sind postoperativ keine Antibiotika – bis auf eine perioperative antibiotische Kurzbehandlung für 24 h – erforderlich. In anderen Fällen ist die systemische Antibiotikatherapie angezeigt. Die meisten Patienten erholen sich sehr schnell von einer Appendektomie, sie benötigen allgemein auch keine Magensonde oder eine Infusionsbehandlung über den 1. Tag hinaus. Erfolgt offener Wundverschluß mit Hautstreifen, müssen diese täglich gewechselt werden. Sobald die Wunde sauber erscheint, kann am 4. postoperativen Tag der endgültige Hautverschluß erfolgen bzw. die primär angelegten Haltefäden angezogen werden.

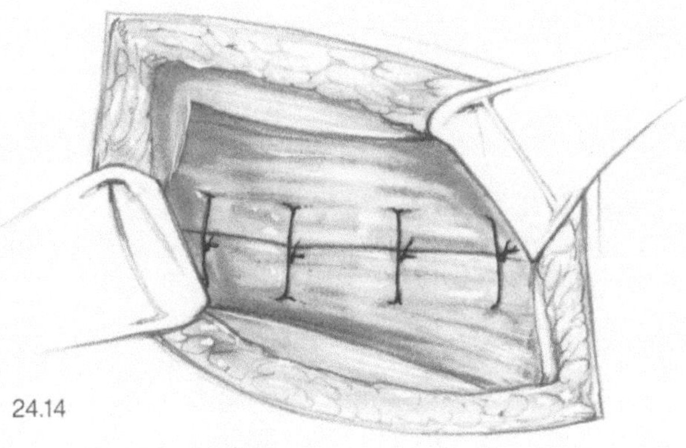

24.14

Komplikationen

Postoperative Infektion in Form der lokalen bis diffusen Peritonitis oder Beckenbodenabszeßbildungen sind die gefürchtetsten postoperativen Komplikationen nach einer Appendektomie. Zeigen sich bei einem Patienten über den 4. oder 5. postoperativen Tag hinaus Temperaturen, sind fortlaufende rektale Untersuchungen und die Kontrolle des Unterbauchraums erforderlich, um rechtzeitig einen Abszeß im kleinen Becken oder im Douglas-Raum zu erkennen. Häufig ist dabei im rechten unteren Bauchquadranten eine Fluktuation oder eine umschriebene

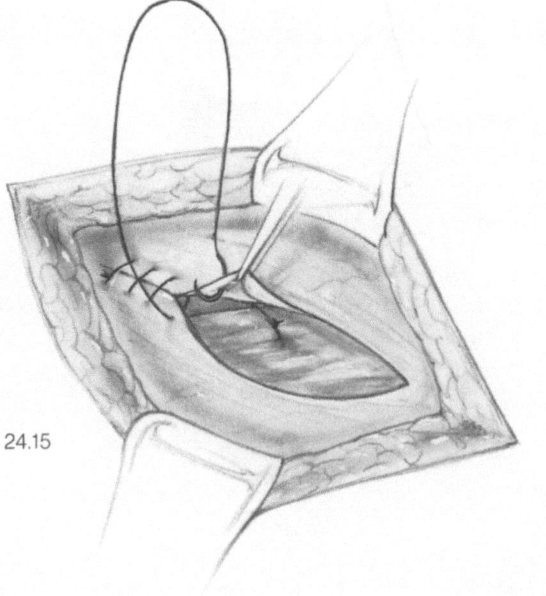

24.15

druckschmerzhafte Resistenz in der Bauchvorderwand zu tasten. Hat sich der Abszeß unter Antibiotikatherapie entwickelt, muß die Inzision und Drainage in Allgemeinnarkose erfolgen, der Anus gedehnt, der Douglas-Raum punktiert und nach Spreizung der Punktion drainiert werden. Die Wundinfektion der Laparotomie ist eine andere häufige Ursache für Temperaturerhöhung. Diese läßt sich, wie bereits oben erwähnt, am besten durch nichtprimären Wundverschluß verhindern. Andernfalls entwickelt sich leicht bei vollständigem Wundverschluß ein Subkutan- oder Faszienabszeß.

Durch postoperative Adhäsionsbildungen kann sich – speziell bei bereits intraoperativ erkennbarer Peritonitis – ein mechanischer bzw. gemischter Dünndarmileus entwickeln. Beim geringsten diesbezüglichen Verdacht muß die sofortige Relaparotomie erfolgen.

25 Kolonresektionen

Resektionen des Kolons sind bei Karzinombefall, Divertikulitis, anderen entzündlichen Darmerkrankungen (Ileocolitis Crohn), ischämischer Kolitis, familiärer Polyposis, arteriovenösen Mißbildungen und bei Darmverletzungen erforderlich. Das operative Vorgehen und die Ausdehnung der Kolonresektion variieren in Abhängigkeit von diesen pathologischen Befunden. Die Prinzipien der Anastomosenherstellung sind jedoch in allen Fällen die gleichen.

Prinzipien einer erfolgreichen Kolonanastomose

Nach Schrock et al. ist im allgemeinen bei exakter Präparation der beiden zur Anastomose vorgesehenen Darmsegmente, bei ausreichender Durchblutung der Resektionsenden und Vermeidung von Infektionen in 98% eine problemlose Anastomosenheilung ohne Insuffizienz zu erwarten. Bevor dieses exzellente Ergebnis erreicht wird, muß jedoch eine Anzahl von technischen Vorbedingungen erfüllt sein.

Blutversorgung

Das Resektionsende muß – erkennbar an den Pulsationen – eine gute Durchblutung erkennen lassen. Als nützliche Routinemaßnahme empfiehlt sich eine kleine Inzision der Endarterie zur Überprüfung der Pulsation und damit einer ausreichenden Durchblutung. Ein intramurales Hämatom oder eine Hämatombildung im Mesenterium bedeutet schon eine Störung der Durchblutung. In diesem Falle ist eine Nachresektion am Darm und am Mesenterium im Zweifelsfalle ratsam.

Darmnaht

Obwohl es wahrscheinlich nicht von entscheidender Bedeutung ist, ob die Anastomose einreihig oder zweireihig angelegt wird, ist in jedem Falle die exakte seromuskuläre Apposition Voraussetzung für eine akkurate Herstellung. Auch darf keine Blut- oder Fettinterposition zwischen den Nahtreihen bestehen. Dieses wiederum setzt voraus, daß 1 cm vom Resektionsende entfernt die Serosa von Fett, Mesenterium und den Appendices epiploicae befreit ist. *Die Mehrzahl der Anastomoseninsuffizienzen ist an der mesenterialen Seite lokalisiert,* da es hier schwieriger ist, das Fettgewebe und die Blutgefäße freizupräparieren. Besondere Beachtung ist gerade an dieser Stelle der akkuraten Invertierungsnaht beizumessen, und die Submukosa muß bei jeder Naht exakt gefaßt werden. Die seromuskulären Nähte dürfen nicht zu fest angezogen werden, da sonst leicht Nekrosebildungen entstehen.

Darmspannung

Das Kolon ist ausreichend aus den Ligamenten und vom großen Netz freizupräparieren, damit an der Anastomose keine Längsspannung, die die Heilung gefährdet, besteht.

Merke: In der postoperativen Phase kommt es durch die physiologische Darmblähung zu einer Spannung und damit auch zu einer Verkürzung. Konsequenterweise wird dadurch jede schon intraoperativ bei der Anastomosenherstellung vorhandene Spannung in den nächsten postoperativen Tagen verstärkt, woraus leicht eine Dehnung und Ruptur der Anastomose entstehen kann.

Hämatombildung im Bereich der Anastomose

Ansammlung von Blut oder Serum im Lumen der Anastomose und speziell auch außerhalb des Darmes im kleinen Becken ist leicht der Ursprung einer Infektion mit lokaler Peritonitis, da eine absolute Sterilität des Darminhalts nicht gegeben ist. Manche Anastomoseninsuffizienzen entstehen auf dem Boden einer Abszeßbildung durch ein infiziertes Hämatom. Daher ist sowohl gute Blutstillung als auch die postoperative Saugdrainage in der Abdominalhöhle bzw. Sakralhöhle die beste Infektionsprophylaxe.

Hohlräume im kleinen Becken nach kolorektaler Anastomose

Beim Verschluß des Beckenperitoneums nach Kolorektalanastomose besteht ein großer Hohlraum im Bereich der kolorektalen Anastomose. Hieraus kann sich eine Disposition zur Entstehung einer Anastomoseninsuffizienz ergeben. Die Anastomosenheilung wird dagegen begünstigt, wenn die Anastomose von Dünndarm oder Netz umhüllt ist. Hieraus ergibt sich die Konsequenz, das Beckenperitoneum nach einer kolorektalen Anastomose nicht zu verschließen. Hiermit wird die Umhüllung der Anastomose durch Dünndarmschlingen ermöglicht. Eine andere Möglichkeit, um diese Toträume zu vermeiden, ist die Umhüllung der Anastomose mit einem mobilisierten Netzsegment. Auch das ausreichend mobilisierte proximale Kolon ermöglicht durch seine Beweglichkeit die Ausfüllung der Toträume um die Anastomose.

Drainage

Es gibt keine überzeugenden Vorteile, die dafür sprechen, eine Anastomose im Intraperitonealraum grundsätzlich zu drainieren. Auf der anderen Seite ist es jedoch von großer Bedeutung, geschlossene Saugdrainagen in der präsakralen Höhle einzulegen, um die Ansammlung von Serum und Blut zu beseitigen. Insuffizienzen von tiefen Kolorektalanastomosen sind häufig durch infizierte präsakrale Hämatome verursacht. Offene Drainagen können über längere Zeit verwendet werden, wenn sie alle 6 h mit 50 ml einer Antibiotikalösung gespült werden.

Netzmanschette

Einige Autoren sind der Ansicht, daß sich die Einhüllung einer tiefen Kolorektalanastomose mit einem mobilisierten Netzzipfel günstig zur Vermeidung einer Anastomoseninsuffizienz auswirkt. Wir selbst wenden diese Methode an, falls ein ausreichend bewegliches und gut mobilisierbares großes Netz vorhanden ist, führen jedoch keine Netzlappenbildung durch. Eine akkurat hergestellte Anastomose verlangt nicht zwingend die Einhüllung mit Netz, um problemlos auszuheilen.

Dispositionsfaktoren für eine Anastomoseninsuffizienz[1]

Sepsis, Infektion, Komplikationen

Infektiöse Zustände im Bereich der Anastomose werden schon seit längerem als die Ursache für das Entstehen und die Häufigkeit von Anastomoseninsuffizienzen angesehen. Schrock et al. stellten fest, daß Peritonitis, Abszeßbildung und Fistelbildung unabhängig von der Lokalisation der Anastomose das Entstehen einer Insuffizienz begünstigen. Bei 909 ileokolischen oder kolokolischen Anastomosen betrug die Insuffizienzrate bei fehlender intraabdomineller Infektion 2,4–3,1%. War dagegen zum Zeitpunkt der Operation bereits eine Infektion vorhanden, traten nach 87 ileokolischen Anastomosen in 6,9% und nach 58 kolokolischen Anastomosen in 12,1% eine Anastomoseninsuffizienz auf. Das gleiche trifft für die extraperitoneale Koloproktostomie zu: Bei aseptischen Wundverhältnissen trat nur in 7,9% von 329 Anastomosen eine Insuffizienz auf, dagegen in 20,5% bei 39 Anastomosen bei bereits zum Zeitpunkt dieser Operation bestehender Infektion. Zusammenfassend darf daraus geschlossen werden, daß eine latente Infektion die Gefahr und die Häufigkeit einer postoperativen Anastomoseninsuffizienz erheblich – um das 1- bis 3fache – erhöht. Obwohl diese Befunde weniger für die ileokolischen Anastomosen zutreffen, ist der Operateur gut beraten, wenn er auch bei dieser Anastomosenform entsprechende Vorsicht walten läßt und im Zweifelsfall bei einer schweren Peritonitis eine Ileokolostomie anlegt.

Schock, schwere Blutung

Verminderter Blutdruck von mehr als 50 mm Hg über 15 min oder länger während der Operation resultiert fast immer auch aus einem deutlichen Anstieg der Anastomoseninsuffizienzrate. Großer Blutverlust in den ersten 24 h wirkt sich in einer Erhöhung der Insuffizienzrate bis zu 400% aus.

---

1 Kommentar aus den statistischen Auswertungen einer Studie von Schrock et al.

Karzinom im Anastomosenrand

Eine Disposition zur Anastomoseninsuffizienz stellt auch die Karzinombesiedlung im Resektionsrand dar.

Präoperative Radiotherapie

Anastomosenkomplikationen traten in einer Gruppe von 35 vorbestrahlten Patienten im Vergleich mit solchen ohne präoperative Radiotherapie auf.

Segmentanastomosen

Ileokolische und kolokolische Anastomosen zeigen keine Differenz hinsichtlich der Häufigkeit der Anastomoseninsuffizienz. Sie betrug 3,4% in der eigenen Kasuistik. Extraperitoneale Anastomosen dagegen wiesen in 10,4% eine Anastomoseninsuffizienz auf.

Notfalloperationen

Primäre Anastomosen bei Notfalloperationen am Kolon weisen eine Anastomoseninsuffizienzrate von 3–10,8% auf. Notfallmäßig durchgeführte Koloproktostomien zeigen eine Insuffizienzrate zwischen 8,4–21,7%. Die Werte sind statistisch jedoch nicht signifikant, da nicht einwandfrei ersichtlich ist, welche Faktoren diese ungünstigen Auswirkungen bei den Notfalloperationen bewirkt haben. Naheliegend ist die Annahme, daß die fehlende präoperative Vorbereitung – insbesondere die Darmreinigung – bei den Komplikationen eine entscheidende Rolle spielt.
Zusammenfassend wird aus allem ersichtlich, daß sich intraabdominelle Infektion, massive Blutung, Notfalloperation und präoperative Radiotherapie ungünstig auf eine primäre Anastomosenheilung auswirken können. In vielen Fällen sollte daher nach der Kolonresektion zunächst eine proximale Kolostomie oder Ileostomie angelegt werden, mit separater Einnähung des distalen Kolonsegments im Sinne der Schleimhautfistel. Dieses trifft insbesondere für linksseitige Kolonresektionen zu. Ileokolische Anastomosen bieten erfahrungsgemäß relativ geringere Probleme. Die Anlage einer proximalen Kolostomie reduziert nicht überzeugend die Häufigkeit einer Anastomoseninsuffizienz, wie Schrock et al. in einer Studie nachgewiesen haben. Sie vermindert jedoch im Falle einer Insuffizienz die fatalen Folgen der Insuffizienzauswirkung im Sinne der Peritonitis. Dabei spielt die Anastomosentechnik – ob offen oder geschlossen, einreihig oder zweireihig, als End-zu-End-Anastomose durchgeführt – nicht die entscheidende Rolle für das Auftreten einer Anastomoseninsuffizienz. Auch die Katheterzökostomie reduziert nicht überzeugend die Mortalitätsrate der Anastomoseninsuffizienz nach Koloproktostomie. Im Falle einer lokalisierten Zökumperforation kann bei einem Patienten ohne Risikofaktoren die primäre ileokolische Anastomose vorgenommen werden. Es empfiehlt sich ebenso, die Anastomose in den rechten Oberbauch, entfernt von der primären Abszeßhöhle, zu lokalisieren. Dasselbe Prinzip gilt bei der Resektion des Sigmas bei Divertikulitisabszeß, aber nur unter der Voraussetzung, daß das kleine Becken noch nicht infiziert und das distale Kolon nicht gestaut ist. In Fällen von Entzündung, Infektion und ungünstigen Bedingungen sind daher primäre Anastomosen riskant.

Präoperative Vorbereitung

Röntgenuntersuchung durch Kolonkontrasteinlauf, Sigmoidoskopie oder Koloskopie, intravenöses Urogramm, Bluttransfusionen zur Beseitigung einer bestehenden Anämie, parenterale Hyperalimentation, präoperative Magensonde, Blasenkatheter (suprapubische Blasenfistel), perioperative Antibiotikatherapie.

Spezielle Darmvorbereitung

3 Tage präoperativ reduzierte orale Ernährung und orale Antibiotikaverabfolgung, ab dem 2. präoperativen Tag flüssige Ernährung, Abführmittel, wiederholte Einläufe, bis kein Stuhl mehr entleert wird.
Am letzten präoperativen Tag: Nochmals Abführmittel (Magnesiumsulfat), orale Antibiotika (Neomycin) sowie intravenöse Flüssigkeitszufuhr zur Bilanzierung des Elektrolyt- und Wasserhaushalts.

Anmerkung: Die neuerdings besonders im deutschsprachigen Raum mit Erfolg propagierte orthograde Darmspülung ist sicher ein entscheidender Fortschritt in der präoperativen Vorbereitung und damit auch in der Beseitigung von Risikofaktoren im Hinblick auf eine gestörte Anastomosenheilung.

Operationstaktik bei Kolonanastomosen

Anastomosearten

Keine Anastomosentechnik kann für sich in Anspruch nehmen einer anderen überlegen zu sein. Entscheidend sind aber die Sorgfalt und die Technik, mit welcher der Operateur die Anastomose herstellt. Die häufigste Methode ist die zweireihige End-zu-End-Anastomose mit seromuskulären Einzelknopfnähten und einer fortlaufenden Schleimhautnaht. Besteht eine beachtliche Lumendifferenz zwischen den Segmenten, dann kann diese mit der sog. Cheatle-Technik in Form einer Längsinzision auf der antimesenterialen Seite im engeren Darmsegment korrigiert werden. Die Inzision vergrößert die Zirkumferenz und egalisiert die unterschiedlichen Durchmesser der Darmsegmente. Ein Gefahrenpunkt in der Herstellung der zweireihigen Anastomose ist, daß dabei zuviel Gewebe – mit nachfolgender Gefahr einer Stenose – invertiert wird.

Eine andere Methode zur Herstellung einer Anastomose ist die geschlossene einreihige Naht. Diese wird durch Ansetzen von zwei geraden, parallel angelegten Dennis-Klemmen hergestellt. Der Vorteil der geschlossenen Technik ist die Reduzierung der fäkalen Kontamination. Außerdem ist die einreihige Naht schneller als die zweireihige Naht und verringert die Gefahr der Entstehung einer Lumenstenose. Die geschlossene Technik verlangt jedoch große Sorgfalt und Erfahrung des Operateurs, da jede Naht und jeder Nadelstich perfekt mit akurater Schleimhautadaption im Sinne der Stoß-auf-Stoß-Technik vorgenommen werden muß. Sie beinhaltet aber auch die Gefahr, daß Hinterwandgewebe mitgefaßt und dadurch eine Anstomoseneinengung verursacht werden kann, da die visuelle Kontrolle der Anastomosenlage nicht gegeben ist. Aus diesem Grunde ist diese Technik für unerfahrene Operateure nicht geeignet. Die geschlossene einreihige Naht sollte auch nicht für Anastomosen im kleinen Becken verwendet werden, da wegen der hier bestehenden besonders engen Raumverhältnisse die notwendigen Klemmen nicht angewendet werden können.

Eine dritte Anastomosentechnik ist die offene Methode unter Verwendung von einreihigen seromuskulären Einzelknopfnähten.

Als vierte Anastomosentechnik bietet sich die Verwendung von Klammerinstrumenten an. In unserer eigenen Studie konnten wir nachweisen, daß Patienten mit geklammerten Anastomosen nicht mehr Komplikationen entwickeln, als solche mit genähten Anastomosen. Die Anwendung der Klammertechnik birgt jedoch einige Gefahrenpunkte und Fehlermöglichkeiten. Um gleichgute Ergebnisse zu erzielen, muß der Chirurg daher in allen Einzelheiten die Klammertechnik beherrschen, wie das in gleicher Weise für die Nahttechnik gilt. Die Klammernaht ist bei weitem die am schnellsten durchzuführende Methode einer Anastomose. Eine Stenose läßt sich auch bei Anwendung der Klammertechnik vermeiden. Der Darm sollte jedoch nicht bei Vorliegen einer schweren Infektion, bei schlechter Blutversorgung oder bei irgendeiner Darmüberdehnung oder bei Spannung im Bereich der Anastomose geklammert werden. Jeder Darm, der sich nicht für eine Anastomose eignet, ist auch nicht klammerfähig. Die Klammertechnik ist mit Vorteil speziell bei Risikopatienten anzuwenden, da die Operationszeit erheblich abgekürzt und das gesamte Operationstrauma vermindert wird.

Unterschiedliche Nahttechniken: nach Lembert, Cushing oder Halstead

Es liegen keine überzeugenden Daten vor, die für eine der verschiedenen Nahttechniken im besonderen sprechen. So ist z. B. in bestimmten Fällen von kolorektalen oder ösophagogastrischen Anastomosen eine Anastomose vom Cushing-Typ nach Vorlagerung vorteilhafter durchzuführen als eine Lembert- oder Halstead-Naht. Von noch größerer Bedeutung als die Art der Anastomose ist die einwandfreie Durchführung der Naht selbst. Das bedeutet i. allg., daß die Einstiche bei der seromuskulären Naht 1–2 mm vom Mukosarand entfernt plaziert werden müssen. Der Abstand der jeweiligen Nähte sollte 4–5 mm betragen. Muskularis und Submukosa müssen exakt gefaßt werden, da damit die größte Heilungssicherheit erzielt wird. Außerdem dürfen die Fäden nicht zu fest angezogen werden, um ein Einschneiden derselben oder die Strangulation von Gewebe im Resektionsrand zu vermeiden. Hat eine Naht die Mukosa durchstochen und wird der Knoten zu fest angezogen, resultiert fast immer eine Anastomoseninsuffizienz. Die Nähte dürfen daher nur so fest angezogen werden, wie es für eine spannungsfreie Adaptation bzw. Apposition der Resektionsränder erforderlich ist.

Schleimhautnaht: Connell-Technik

Connell beschrieb 1892 zum ersten Mal die nach ihm benannte einreihige Darmanastomose. Bei der zweireihigen Anastomose gewährleistet die seromuskuläre Naht die Festigkeit der Anastomose. Es hat sich herausgestellt, daß es keine Rolle spielt, ob die Naht als fortlaufende oder Einzelknopfnaht nach Cushing oder Lembert oder als seromuskuläre Naht ausgeführt wird (s. Abb. B 16, im Anhang). Bei Verwendung einer fortlaufenden Naht muß sorgfältig darauf geachtet werden, daß die Naht bei jedem Durchstich nicht zu fest angezogen wird. Lassen sich die Resektionsränder leicht aneinanderlegen, sollten nur Einzelknopfnähte verwendet werden. Ein anderes Hilfsmittel, um einen zu starken Nahtzug zu vermeiden, ist die Verwendung von resorbierbarem Catgut 4-0 bei der Schleimhaut, das in den ersten 7–8 postoperativen Tagen resorbiert wird. Dies ermöglicht die bessere Aufweitung der Anastomose nach der ersten Stuhlpassage.

Auswahl des Nahtmaterials

Resorbierbares Nahtmaterial wird im allgemeinem für die Mukosaschleimhautnaht verwendet. Für die seromuskuläre Naht verwenden dagegen noch immer die meisten Chirurgen nichtresorbierbares Nahtmaterial. Die Stärke des Fadens sollte nicht mehr als 4-0 sein, um zu große Fremdkörperreaktionen zu vermeiden. Wir selbst bevorzugen Zwirn. Seide und Polyester haben den Vorteil, daß sie wie Prolene und Stahldraht monofil gestaltet sind. Dem Vorteil der geringeren Entzündungsreaktion steht aber der Nachteil der schwierigeren Knotung gegenüber.

Die synthetischen Fäden (Dexon oder Vicryl) werden etwa nach 12–14 Tagen resorbiert. Ein weiterer Vorteil dieses Nahtmaterials ist, daß es nicht für proteolytische Enzyme anfällig ist. Eine lokale Infektion wirkt sich daher nicht ungünstig auf die Resorption – wie es beim Catgut der Fall ist – aus. Diese zwei Vorteile sprechen auch dafür, das resorbiere Nahtmaterial auch für die seromuskulären Nähte, speziell bei den großen Anastomosen, sei es als fortlaufende Schleimhautnaht oder als seromuskuläre Naht zu verwenden.

Gegenwärtig liegen jedoch noch nicht genügend Daten vor, um dieses Vorgehen schon grundsätzlich und für alle Routineeingriffe zu empfehlen.

Koloproktostomie nach Baker

Einige Schwierigkeiten bestehen bei der Herstellung einer tiefen Rektumanastomose im extraperitonealen Bereich. Der Durchmesser der Rektumampulle ist fast immer größer als der des proximalen Kolonsegments, das zur Anastomose verwendet werden soll. Die Korrektur der Lumendifferenz durch Längsinzision des engeren Darmsegments, um eine End-zu-End-Anastomose herzustellen, verlangt vom Operateur ein Höchstmaß an Erfahrung in der Nahttechnik. Auf der anderen Seite kann das Lumen bei einer End-zu-Seit-Anastomose leicht weit genug hergestellt werden, wodurch sich das Resektionsende des Rektums in die seitliche Koloninzision invaginieren läßt und damit einen zusätzlichen Schutz gegen eine mögliche Insuffizienz bietet, ohne eine Stenosierung der Anastomose zu verursachen. Es braucht auch nicht ein Blindsacksyndrom befürchtet zu werden, wenn die Anastomose knapp vor dem Ende des proximalen Kolonsegments angelegt wird. In übereinstimmung mit Zollinger u. Sheppard sowie Baker sind wir davon überzeugt, daß diese Nahttechnik die beste Methode ist, um die Wiederherstellung der Kontinuität des Darms nach tiefer, vorderer Resektion herzustellen, im Gegensatz zu einer End-zu-End-Anastomose. Die geringere Gefahr einer Anastomoseninsuffizienz und einer Stenose sind die entscheidenden Vorteile dieser Anastomosenform. Das End-zu-Seit-Prinzip gilt in gleicher Weise für die Anlage einer ileokolischen Anastomose. Dabei ist hier die Erweiterung des Ileumdurchmessers zum Ausgleich einer Lumendifferenz und damit als End-zu-End-Anastomose und damit noch schneller als die End-zu-Seit-Anastomose herzustellen.

Strategie der Nachbehandlung

Wie lange soll die Magensonde liegen bleiben?

Die Auffassung der Chirurgen über die Dauer der Nasen-Magen-Sondenlage variiert beachtlich. Bei fehlender oraler Ernährung ist die gastrointestinale Gasbildung praktisch nicht vorhanden, und die Magensonde eliminiert nur verschluckte Luft. Da Patienten mit parenteraler Ernährung jedoch mehr Magensaft produzieren, ist im Falle einer Ileusbehandlung die längere Sondenlage in jedem Fall angezeigt, auch aus diagnostischen Überwachungsgründen, um die Qualität und Quantität des ileusbedingten Magenrückstaus genau beurteilen zu können. Die Magensonde verhindert damit auch die Gefahr einer Aspiration mit ihren bedrohlichen Komplikationen - gerade bei älteren Patienten - infolge gestörten Schluckreflexes. Ganz allgemein sollte die Magensonde so lange liegen bleiben, bis die Darmtätigkeit insgesamt in Gang gekommen ist, was etwa ab dem 4.-7. Tag zu erwarten ist.

Wann soll der Patient wieder oral ernährt werden?

Studien über die Wundheilung im Tierexperiment zeigen, daß vom 3. bis 7. postoperativen Tag ein erheblicher Spannungszustand im Anastomosenbereich besteht. Danach kommt es zu einer langsamen Entlastung. Auf menschliche Verhältnisse übertragen bedeutet dies, die Anastomose bis zum 7. postoperativen Tag vor jeglicher Überdehnung zu schützen. Bei guter Darmvorbereitung ist der Darmtrakt von jeglicher Ansammlung von intestinaler Sekretion frei. Erhält der Patient während der ersten postoperativen Woche keine orale Ernährung, kann man davon ausgehen, daß in dieser Zeitperiode kleine Anastomosenschwächen spontan ohne Insuffizienz verheilen. Bei unterernährten Patienten muß unbedingt eine intravenöse Hyperalimentation erfolgen. Durch die Möglichkeiten der parenteralen Ernährung ist es bei diesen Patienten daher ratsam, vor dem 7. postoperativen Tag jegliche orale Ernährung zu unterlassen, um die Mortalitätsrate der elektiven Kolektomie so gering wie möglich zu halten. Dies trifft insbesondere für die tiefen Kolorektalanastomosen unterhalb der Douglas-Umschlagsfalte zu, die bekanntermaßen die höchste Rate postoperativer Komplikationen in Form von Insuffizienz und Infektion haben.

Literatur

Baker JW (1950) Low end to side anastomosis. Arch Surg 61: 143

Chassin JL et al. (1978) The stapled gastrointestinal tract anastomosis: incidence of postoperative complications compared with the sutured anastomosis. Ann Surg 188: 689

Clarke JS et al. (1977) Preoperative oral antibiotics reduce septic complications of colon operations. Ann Surg 186: 251

Connell ME (1892) An experimental contribution looking to an improved technique in enterorrhapy whereby the number of knots is reduced to two or even one. Med Record 42: 335

Schrock TR et al. (1973) Factors contributing to leakage of colonic anastomoses. Ann Surg 177: 513

Zollinger RM, Sheppard MH (1971) Carcinoma of the rectum and the rectosigmoid. Arch Surg 102: 335

26 Kolonresektion bei Karzinombefall

Ausdehnung der Kolonresektion

Beachtenswerte Untersuchungen von Turnbull et al. sowie von Stearns u. Schottenfeld weisen darauf hin, daß die ausgedehnte Kolonresektion bei Malignombefall eine höhere 5-Jahres-Überlebensrate zeigt als die eingeschränkte Resektion. Dies trifft insbesondere für die Dukes-C-Stadien, also diejenigen zu, die histologisch einen positiven Lymphknotenbefall aufweisen. Die ausgedehnte Kolonresektion bewirkt nicht die erhöhte Überlebensrate, vielmehr die dadurch ermöglichte höhere bzw. ausgedehntere Lymphknotendissektion. Durch ihre engen Beziehungen zu den Blutgefäßen muß daher die Resektion im Zusammenhang mit der entsprechend ausgedehnteren Ligatur der Gefäße erfolgen. Tumoren des Zökums drainieren entlang der ileokolischen Gefäße. Die obere Grenze der Lymphknotendissektion ist die Verbindung der V. ileocolica mit der V. mesenterica superior. Die Lymphknoten im Bereich der A. und V. colica media sind im allgemeinen erst dann befallen, wenn auch die ileokolischen Lymphknoten vom Tumor befallen sind. (***Abb. 26.1*** illustriert die Ausdehnung der Resektion im Falle eines Zökumtumors.)

Ist der Tumor in der rechten Kolonflexur lokalisiert, erfolgt die Lymphknotendrainage sowohl zu den ileokolischen wie zu den mittleren kolischen Lymphknoten. Konsequenterweise muß die Dissektion in solchen Fällen die ileokolischen und die mittleren kolischen Blutgefäße erfassen ***(Abb. 26.2).*** Bei Tumorbefall im mittleren Kolon bzw. im linken Querkolon ist die Lymphknotendissektion am Ursprung der mittleren Kolongefäße vorzunehmen ***(Abb. 26.3).*** Tumore der linken Kolonflexur erfordern die Dissektion der linken Kolongefäße ***(s. Abb. 26.4).***

Neoplasmen im absteigenden Kolon und Sigma drainieren in die Lymphknoten entlang der A. colica und der unteren Mesenterialgefäße. Die untere Mesenterialarterie muß dabei nahe ihrem Abgang an der Aorta zusammen mit den unteren Mesenterialvenen präpariert werden, wenn die Lymphknotendissektion bis zum äußerst möglichen Punkt vorgenommen werden soll ***(Abb. 26.5).*** Obwohl bei fortgeschrittenem Karzinombefall im Bereich der linken Flexur auch ein Lymphknotenbefall im Bereich des Pankreas und im Bereich des Milzhilus festgestellt werden kann, gibt es keine ausreichenden Hinweise dafür, daß die routinemäßige Splenektomie die Überlebensrate der Patienten bei diesem Tumorbefall verbessert.

Kontroverse Auffassungen bestehen in der Behandlung des Rektumkarzinoms insbesondere hinsichtlich der Ausdehnung der Präparation der Lymphgefäße und Lymphknoten. Kommt der Abgang der unteren Mesenterialarterie nahe der Aorta in Frage oder der Punkt des Abgangs der unteren Mesenterialarterie distal von der linken Kolonarterie? Wir selbst bevorzugen das letztere Vorgehen beim Karzinom des Rektums und des rektosigmoidalen Übergangs. Goligher sowie Stearns u. Schottenfeld plädieren für die Ligatur der unteren Mesenterialarterie und verlassen sich auf die ausreichende Blutversorgung des Kolons über die mittlere Kolonarterie ***(Abb. 26.6, 26.7).***

„No-Touch“-Technik

Eine „No-Touch“-Technik des rechten Kolons bei Karzinombefall wurde zum ersten Mal 1952 von Barnes beschrieben. 15 Jahre später wiesen Turnbull et al. eine bessere 5-Jahres-Überlebensrate bei den Patienten nach, die mittels der „No-Touch“-Technik operiert wurden im Vergleich zu der konventionellen offenen Operationstechnik. Eindeutig ist noch nicht geklärt, worauf diese Ergebnisse beruhen, insbesondere nicht, ob die besseren Daten der erweiterten Resektion mit entsprechender Lymphknotendissektion zuzuschreiben sind. Stearns u. Schottenfeld erreichten die gleichen Überlebenszeiten bei ihren Patienten, die zwar nicht in der „No-Touch“-Technik operiert worden waren, aber der gleichen ausgedehnten Resektion und Lymphknotendissektion unterzogen wurden. Die „No-Touch“-Technik verlangt, daß am Tumor so lange nicht manipuliert wird, bis alle Lymphgefäßverbindungen isoliert sind.

Mittlere A. colica
A. ileocolica
V. mesenterica inferior
A. mesenterica inferior
Linke A. colica
Tumor
Resektionslinie

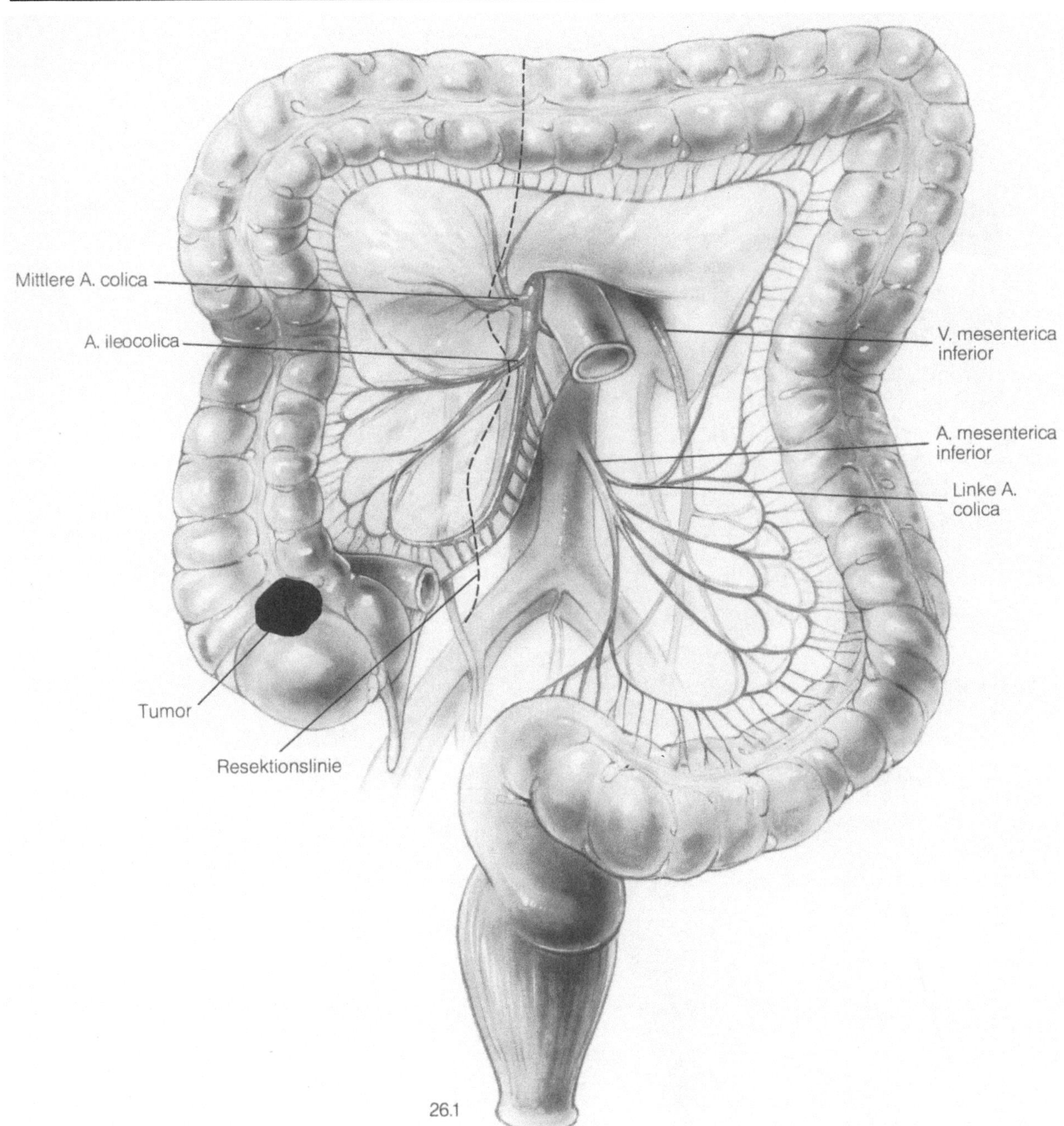

26.1

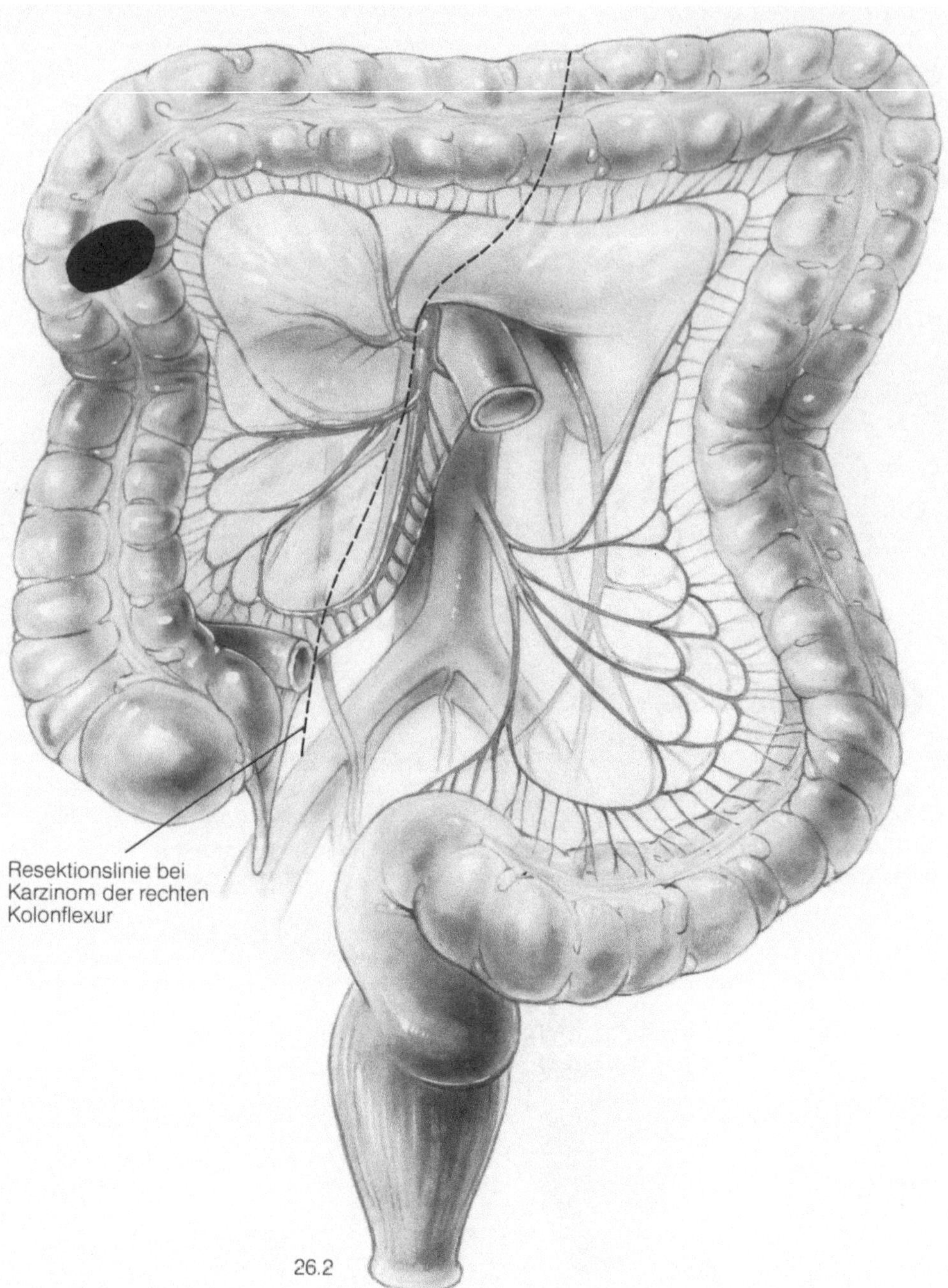
Resektionslinie bei
Karzinom der rechten
Kolonflexur
26.2

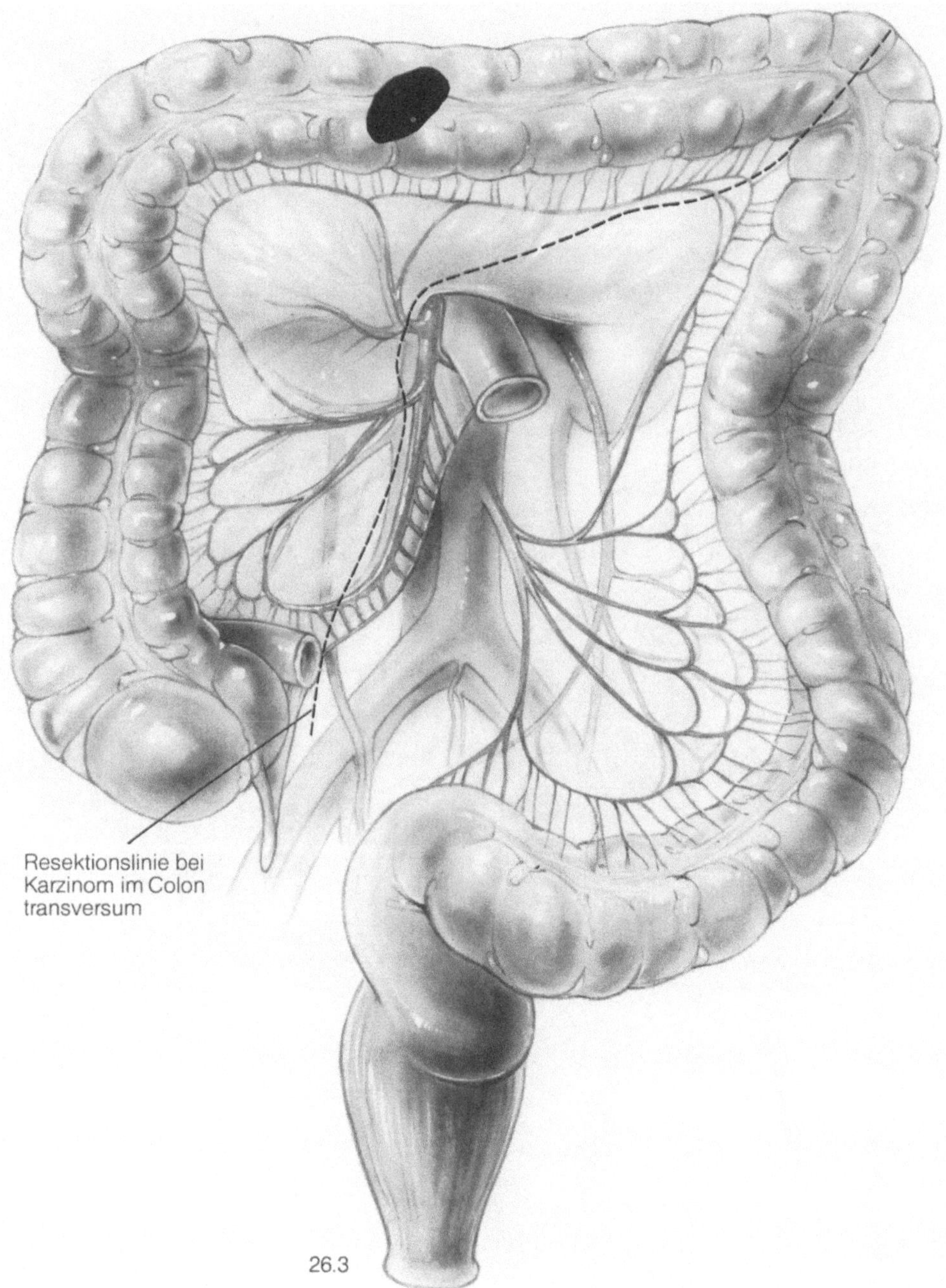

26.3

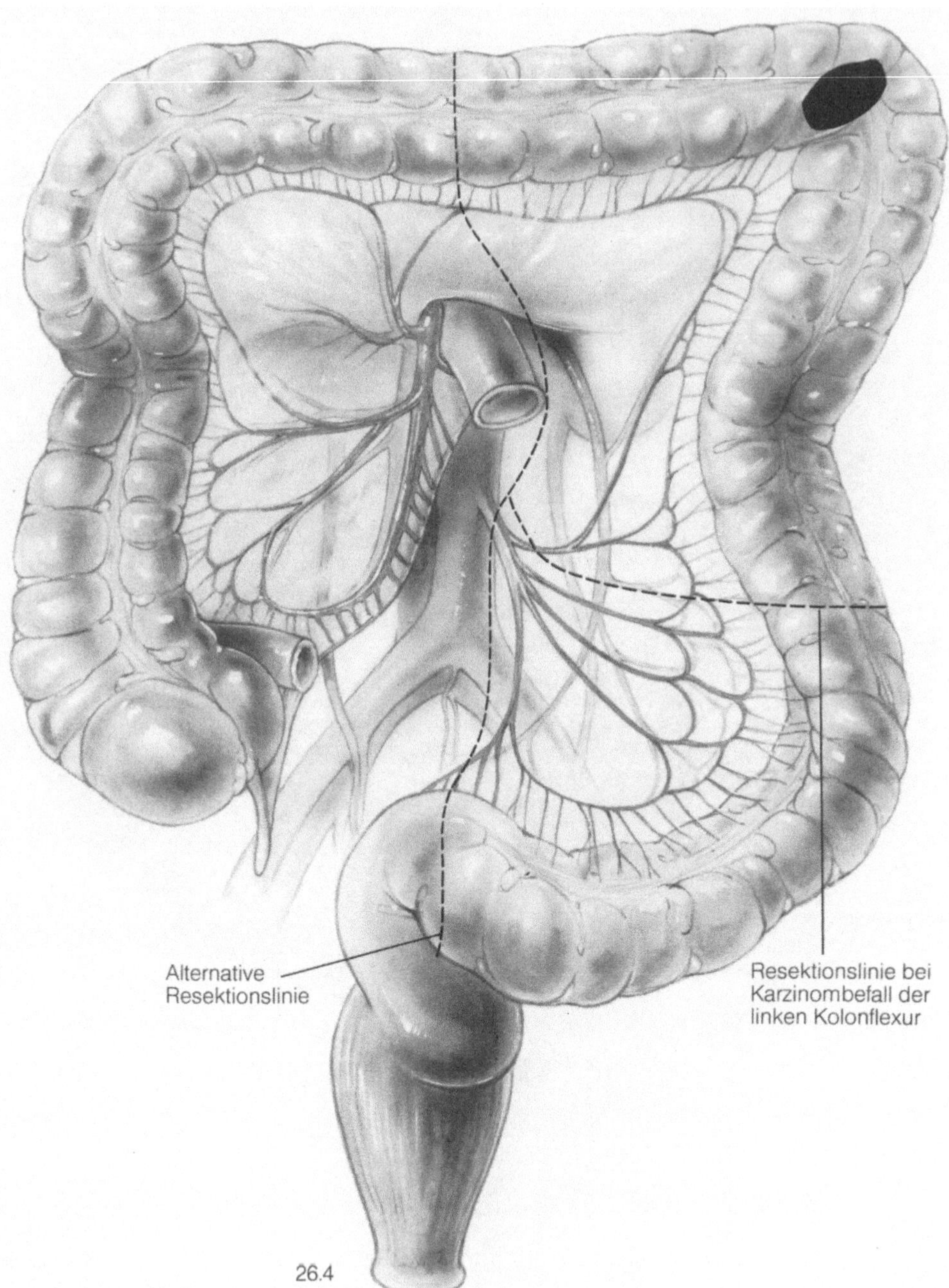
Alternative
Resektionslinie
Resektionslinie bei
Karzinombefall der
linken Kolonflexur
26.4

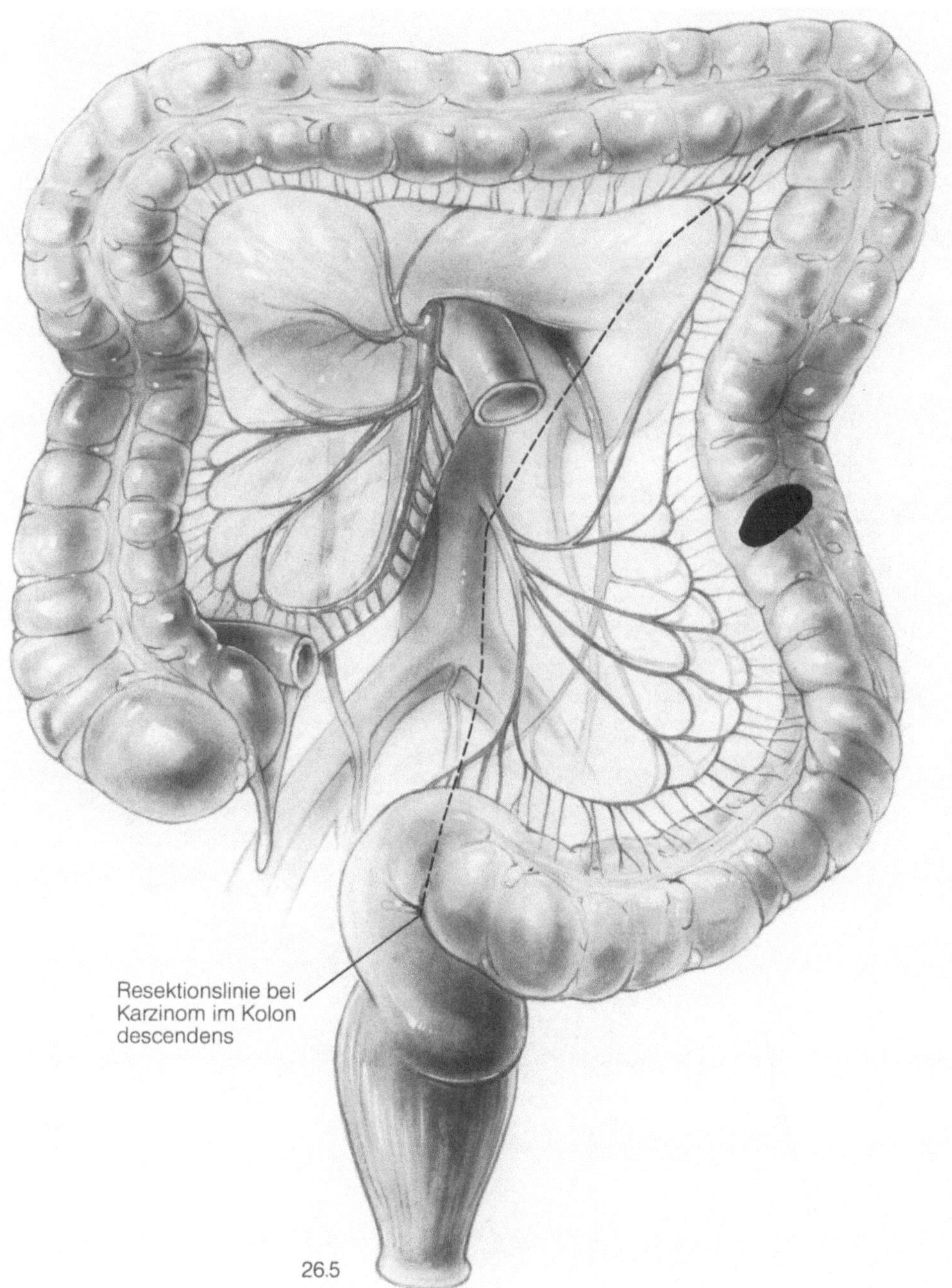

26.5

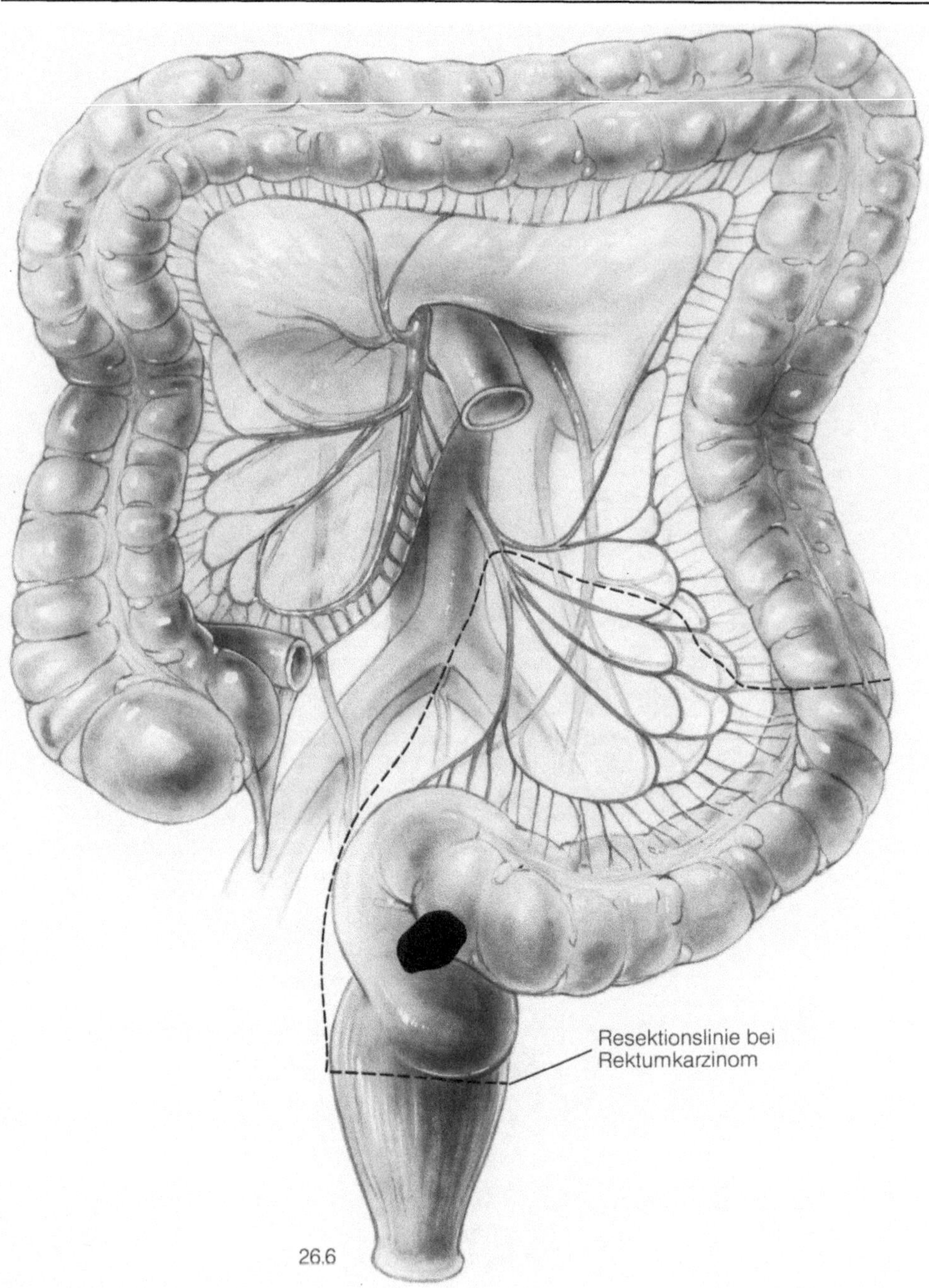

26.6

Alternative, erweiterte Resektionslinie (höhere Gefäßligatur) bei Rektumkarzinom

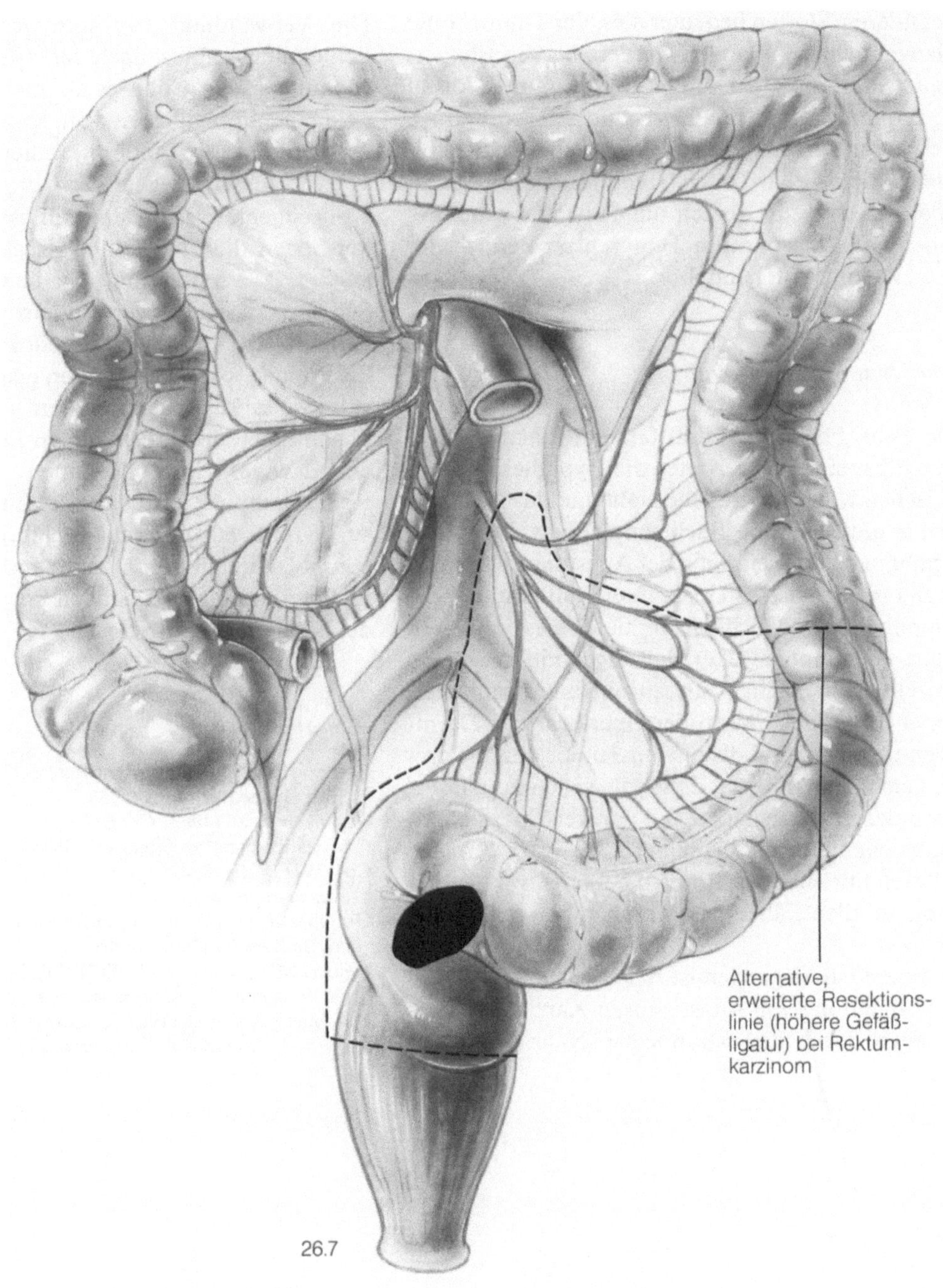

26.7

Mit anderen Worten bedeutet dies, der Tumor sollte so lange nicht angegangen werden, bis die Blutversorgung unterbrochen und das Darmlumen distal und proximal vom Tumor verschlossen worden ist. Nach unserer Erfahrung bereitet es keine Schwierigkeiten, diese „No-Touch"-Technik anzuwenden, insbesondere wenn es sich um Patienten ohne besonderers Risiko und um Tumoren im Bereich der linken Kolonflexur handelt.

Vermeidung des Lokalrezidivs

Cole et al. behaupten, daß fast alle Lokalrezidive vermeidbar sind. Sie vertreten die Hypothese, Karzinomzellen würden durch die Naht und das Nahtmaterial in die Resektionsfläche implantiert. Wenn das Darmlumen zum Zeitpunkt der Anastomose frei von Karzinomzellen ist, soll nach ihrer Auffassung diese Komplikationsmöglichkeit vermeidbar sein. Diese Autoren behaupten weiter, daß abgeschilferte Karzinomzellen nicht länger als 20 min im Darmlumen überleben können. Wenn der Operateur das Darmlumen proximal und distal vom Tumor durch Cerclage verschließt, müssen daher die später zu anastomierenden Darmsegmente frei von verschleppbaren Tumorzellen bleiben. Da man für die Darmcerclage praktisch nur ein paar Minuten benötigt, verwenden wir sie in allen Fällen von Kolonkarzinomresektionen.

Bei diesen Überlegungen ist zu berücksichtigen, daß die Vermeidung von Anastomosen-Karzinomrezidiven auch durch die extramuköse Naht begünstigt wird.

Die Verwendung von jodiertem Catgut für die Schleimhautnaht ist nach tierexperimentellen Untersuchungen von Cohn et al. auch ein günstiger Aspekt, die Implantation von Karzinomzellen in die Nahtreihe zu verhindern. Jodiertes Catgut scheint keine Nachteile gegenüber Chromcatgut zu haben. Konsequenterweise empfiehlt es sich, bei Patienten bei denen die „No-Touch"-Technik nicht möglich ist – z. B. am Rektum – jodiertes Catgut für die Schleimhautnaht zu verwenden.

Bei der Behandlung des tieflokalisierten Rektumkarzinoms, wobei das Lumen erst kurz vor der Anastomose zirkulär verschlossen werden kann, ist es ratsam nach der vollständigen Präparation entsprechend abgewickelte Klemmen zu verwenden. Die Rektumampulle wird danach transanal mit einer Lösung von 1 : 1 000 Mercur-Bichlorid, 40%igem Äthylalkohol, Aquadest oder einer anderen zytotoxischen Lösung gespült und danach das Rektum distal mit der Klemme durchtrennt.

Literatur

Barnes JP (1952) Physiological resection of the right colon. Surg Gynecol Obstet 94: 723

Cohn I Jr et al. (1963) Control of tumor implantation during operations on the colon. Ann Surg 157: 825

Cole WH et al. (1954) Carcinoma of the colon with special reference to prevention of recurrence. JAMA 155: 1549

Goligher JC (1975) Surgery of the anus, rectum and colon, 3rd ed. Bailliere Tindall, London

Stearns MW, Schottenfeld D (1971) Techniques for the surgical management of colon cancer. Cancer 28: 165

Turnbull RB Jr et al. (1967) Cancer of the colon: the influence of the no-touch isolation technique on survivals rates. Ann Surg 166: 420

27 Hemikolektomie rechts bei Malignombefall

Indikationen

Malignome im Ileozökalbereich, Colon ascendens und Querkolon.

Präoperative Vorbereitung (vgl. Kap. 25)

Fehler und Gefahrenpunkte

Verletzung oder inadäquate Ligatur der oberen Mesenterialgefäße, Verletzung des retroperitonealen Duodenums und des rechten Ureter sowie der pankreatikoduodenalen und mittleren Kolongefäße, Anastomosenfehler.

Operationstaktik

Die am Ursprung der Colica media und der ileokolischen Gefäße beginnende Präparation ermöglicht gleichzeitig auch eine entsprechend radikalere Entfernung der Lymphknoten in diesen zwei anatomisch kritischen Regionen. Des weiteren bietet die primäre vorsichtige Präparation der Lymph- und Blutgefäße den Vorteil, daß die Anatomie nicht durch Blutung oder Manipulation am Tumor und damit auch die Übersichtlichkeit möglicher anatomischer Varianten und Gefäßverläufe am Kolon erschwert wird. Zusätzlich erkennt der Operateur zu Beginn der Operation schon zu erwartende Schwierigkeiten während der Präparation, ohne dabei eine Traumatisierung der oberen Mesenterialarterie und Mesenterialvene herbeizuführen.
Im allgemeinen wird die rechte Kolonflexur von zwei Hauptgefäßen versorgt: der A. ileocolica und der A. colica media. Die mittlere Kolonarterie teilt sich früh in einen rechten und einen linken Ast. Der linke Ast bildet eine gut entwickelte Randarkade, die sich wiederum mit der linken Kolonarterie der linken Kolonflexur verbindet (Riolan-Arkade). Wird die proximale Hälfte des Querkolons entfernt, versorgt die verbleibende linke Kolonarkade ausreichend das verbleibende Colon transversum. Nur ganz selten kommt es vor, daß die arterielle Durchblutung allein über die Randarterie nicht ausreicht. In solchen Fällen muß kompromißlos die linke Flexur und gelegentlich auch das Colon descendens reseziert werden.
Nachdem die zwei Hauptgefäße ligiert worden sind, werden das Peritoneum bzw. Mesenterium des rechten Kolons und des distalen Ileums inzidiert. Danach wird nach Anlegen von weichen Klemmen jenseits der Resektionsgrenzen das gesamte Colon ascendens mit der rechten Kolonflexur isoliert und mobilisiert. Dies alles geschieht, bevor irgendeine Manipulation am Tumor im Sinne der „No-Touch“-Technik erfolgt. Das Operationspräparat wird nun nach Durchtrennung des restlichen Peritoneums entfernt. (Diskussion der verschiedenen Anastomosemöglichkeiten vgl. Kap. 25.)

Operationstechnik bei Hemikolektomie rechts und Resektion des Colon transversum

Inzision und Zugangswege

Diese erfolgen am besten durch mediane Laparotomie im Mittel- bis Unterbauch. Exploration der Bauchhöhle und Abklärung eventueller Metastasen, besonders im Bereich der Leber, des kleinen Bekkens, des Peritoneums oder der regulären Lymphknoten sind die nächsten Operationsschritte. Umschriebener metastatischer Befall der Leber ist keine Kontraindikation für die Entfernung eines lokal noch operablen Kolonkarzinoms. Eine solitäre Lebermetastase kann synchron mitreseziert werden. Der Tumorbefall wird inspiziert, die Manipulation am Tumor jedoch noch nicht bis zur zirkulären Ligatur des Kolons proximal und distal vom Tumor vorgenommen.

Netzresektion

Bei einem Karzinom im Bereich der rechten Kolonflexur wird das große Netz schrittweise – bis distal der gastroepiploischen Arkade des Magens – reseziert ***(Abb. 27.1)***. Ist der Tumor im Zökum lokalisiert, empfiehlt es sich nicht, das Netz zu resezieren, es sei denn, der Tumor ist ins Netz infiltriert. In diesem Falle wird das Netz bis zur Mitte des Querkolons reseziert. Durch Zug des Querkolons nach unten, werden die mittleren Kolongefäße am unteren Rand des Pankreas sichtbar, den retroperitonealen Duodenalabschnitt überquerend. Bei Tumorbefall im Zökum und bis 5–7 cm im Colon ascendens ist es nicht erforderlich, die mittleren Kolongefäße über ihre Aufzweigung hinaus zu ligieren. Der linke Ast der mittleren Kolonarterie wird geschont, der rechte Ast unmittelbar distal der Bifurkation ligiert ***(Abb. 27.2)***.
Bei Tumoren nahe der rechten Kolonflexur werden die mittleren Kolongefäße bis unterhalb des Pankreas freipräpariert ***(Abb. 27.3)***. Hierbei muß mit größter Sorgfalt vorgegangen werden, um nicht die benachbarten Kollateralgefäße der unteren pankreatikoduodenalen Vene und der mittleren Kolonvene zu verletzen ***(Abb. 27.4)***. Im Falle einer Gefäßverletzung entsteht hierbei leicht eine massive Blutung und die Gefahr der Gefäßretraktion. Wegen dieser leicht vulnerablen Strukturen ist vorsichtiges, schonendes Präparieren unerläßlich. Am besten wird eine Gefäßklemme nahe dem mittleren Kolongefäß angesetzt, das danach mit 2-0-Zwirn ligiert wird. Alle regionären Lymphknoten müssen entfernt werden, mit nachfolgender nochmaliger Ligatur der Gefäßstümpfe und Durchtrennung des Mesokolons bis zur Abtragungsstelle. Die Randarterie wird mit anhängendem Fettgewebe freipräpariert und exakt ligiert. Darauf erfolgt vor der Durchtrennung des Kolons das Anlegen einer Allen-Klemme am Querkolon, damit es nicht zu einer Kontamination des Operationsgebiets mit dem Koloninhalt kommt.

Freipräparation der ileokolischen Gefäße

Hierfür wird das Querkolon nach oben gehalten und der linke Zeigefinger hinter das rechte Mesokolon durch den bereits bestehenden Mesokolonschlitz geführt ***(Abb. 27.5)***. Bei weiter vorsichtiger Fingerpräparation spürt man deutlich die Pulsation des ileokolischen Astes der oberen Mesenterialarterie. Nachdem diese Gefäße so exakt identifiziert worden

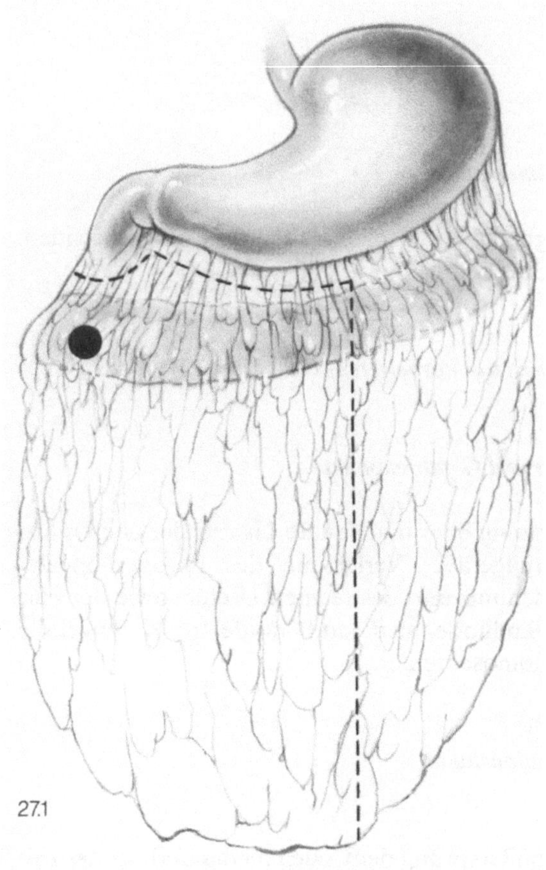

27.1

sind, ist es nur noch ein leichtes Manöver, das Peritoneum über der ileokolischen Arterie zu inzidieren. Bei weiter vorsichtigem Vorgehen werden die benachbarten Lymphknoten disseziert und die Venen mitsamt aller übrigen Gefäße über einer abgewinkelten Klemme sicher mit 2-0-Zwirn ligiert und 1,5 cm distal der Ligatur durchtrennt.

Präparation des ilealen Mesenteriums

Der linke Zeigefinger wird hinter das verbleibende rechte Mesokolon geführt und dieses darüber inzidiert. Bei Tumoren nahe der Ileozökalklappe müssen 10–15 cm Ileum in die Resektion miteinbezogen werden, für solche nahe der rechten Kolonflexur genügt eine kürzere Resektion von 8–10 cm Ileum. Das Mesenterium wird schrittweise nach Anlagen von Klemmen ligiert und reseziert.
Anschließend erfolgt unter Zug des Kolons zur Mitte die Inzision und Ablösung des rechtsseitigen parakolischen Peritoneums ***(Abb. 27.5)***.

V. mesenterica superior
V. colica media
V. collateralis
V. pancreaticoduodenalis anterior inferior

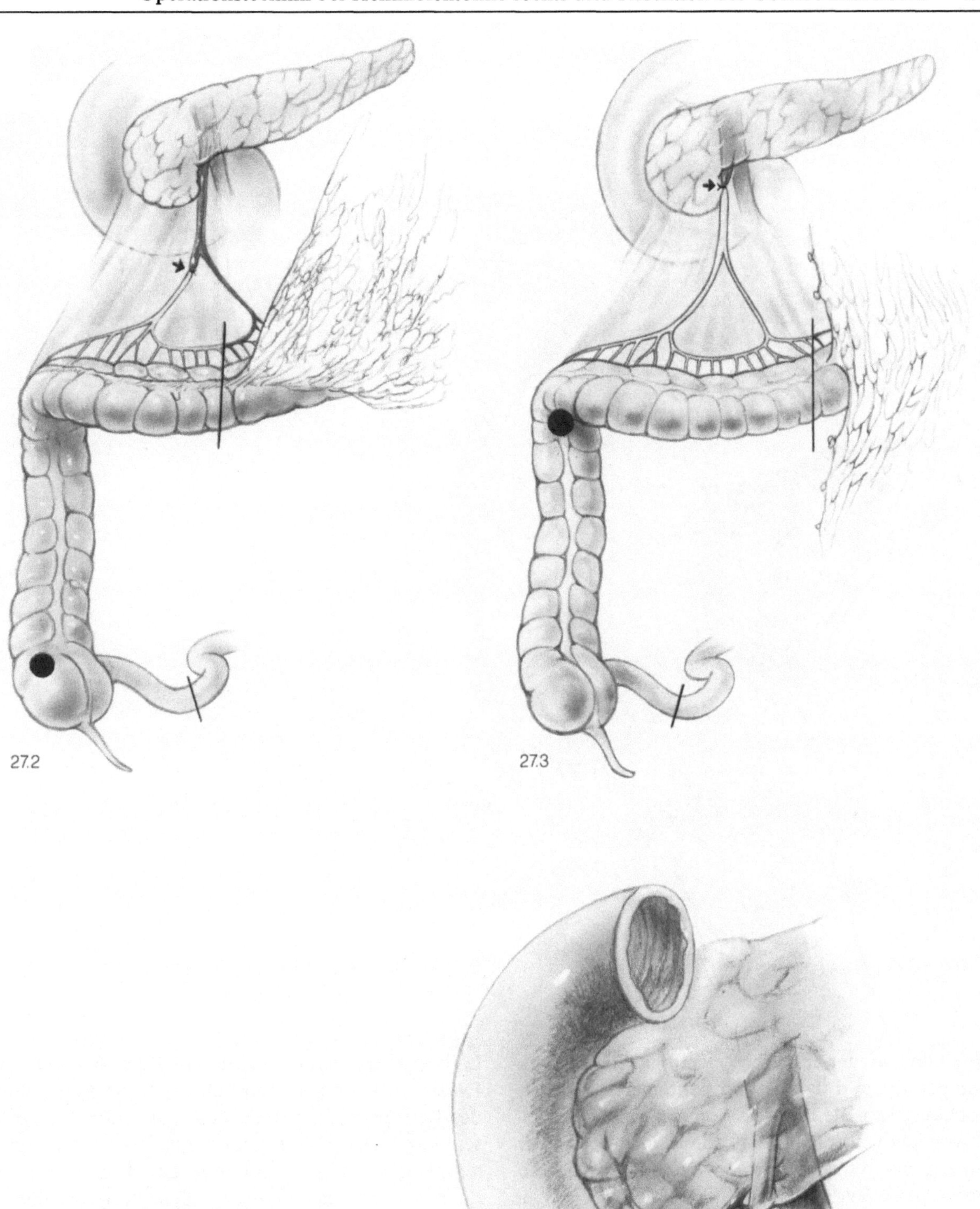

27.2

27.3

27.4

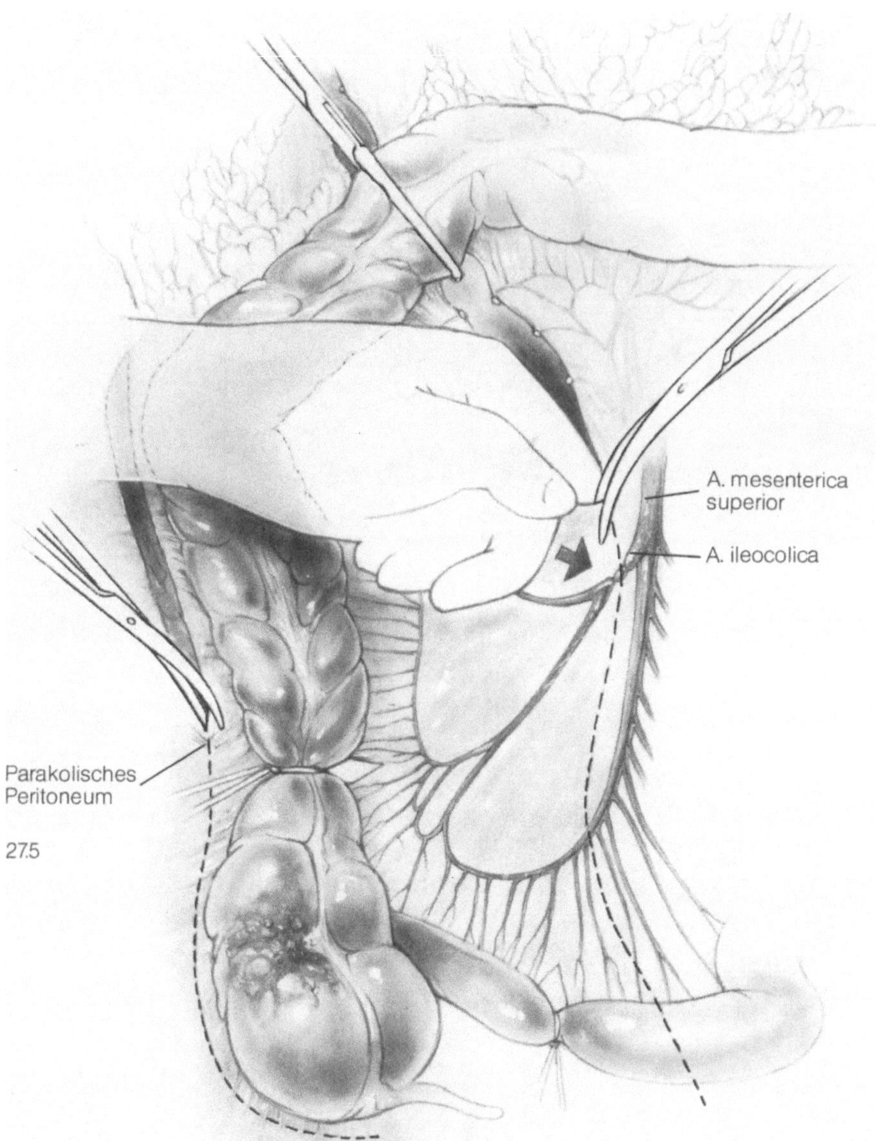

Hier kann wieder der linke Zeigefinger zur Präparation benutzt und darüber mit der Schere oder elektrochirurgisch die Inzision vorgenommen werden. Unvorsichtiges Präparieren kann leicht zu einer Verletzung des retroperitonealen Duodenums führen. Im weiteren Verlauf erfolgt die vorsichtige, weiche Abpräparation der Niere. Kaudal kommt der Ureter mit den benachbart verlaufenden A. und V. spermatica zur Ansicht.

Ist der Ureter nicht unmittelbar zu erkennen, werden die iliakalen Hauptgefäße identifiziert. Im Normalfall überquert der unverletzte Ureter die A. iliaca in Höhe ihrer Aufzweigung.

Läßt sich der Ureter in diesem Bereich nicht zur Darstellung bringen, empfiehlt sich die Freilegung des Retroperitoneums, da der Ureter hier adhärent sein kann. Der Ureter kann durch Zug am adhärenten Peritoneum verlagert sein. Durch Abklemmen des Ureters treten bei genauer Beachtung erkennbare Peristaltikwellen auf, die damit die Identifizierung ermöglichen.

Nunmehr hängt das rechte Kolon nur noch am unteren und mittleren Peritoneum des Zökums und Ileums, dessen Durchtrennung damit keine Schwierigkeiten mehr bereitet. Nach der so vollständigen Freipräparation des Tumors wird vor der Ab-

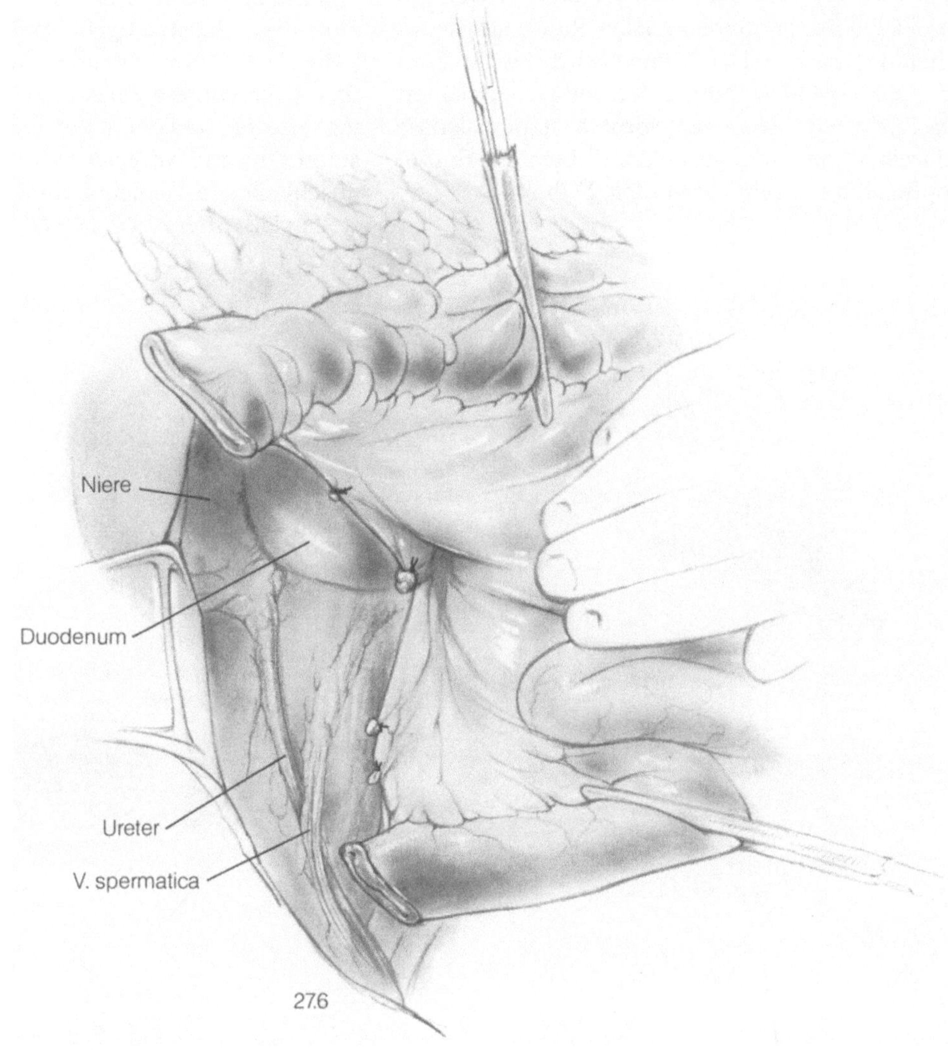

trennung des Kolons die Laparatomiewunde mit einer Folie umlegt, um eine Kontamination mit Darminhalt zu vermeiden. Die übrigen Darmanteile werden mit feuchtwarmen Tüchern abgestopft und nach Anlagen von Allen-Klemmen das tumortragende Kolonsegment reseziert.

Vorteilhaft ist das zusätzliche Anlegen von weichen oder überzogenen Darmklemmen 10 cm vom Resektionsrand entfernt ***(Abb. 27.6)***. Vor der Anastomosierung empfiehlt sich die nochmalige genaue Überprüfung der Durchblutung an den Resektionsrändern. Im allgemeinen ergeben sich am terminalen Ileum keine Probleme, wenn es nicht zu einer Hämatombildung gekommen ist. Die sichere Durchblutung im Resektionsrand des Kolons wird durch Abtastung der Arterienpulsation im Bereich der Randarterie überprüft. Letzte Sicherheit ergibt die Inzision einer kleinen Arterie nahe des Resektionsrands, und die dann erkennbare Pulsation. Besteht der geringste Zweifel an der ausreichenden Durchblutung, ist die Nachresektion unumgänglich.

Zweireihige ileokolische End-zu-End-Anastomose

Die Resektionsränder von Ileum und Querkolon werden so aneinandergelegt, daß keine Verziehung oder Verdrehung des Mesenteriums auftritt. Da der Durchmesser des Ileums dem des Querkolons angeglichen werden muß, empfiehlt sich die Längsinzision des antimesenterialen Ileums in einer Länge von 1–2 cm ***(Abb. 27.7)***. Die Ecken sollten nicht abgerundet werden. Die erste seromuskuläre Nahtreihe erfolgt mit atraumatischen Einzelknopfnähten mittels 4-0-Zwirn. Die Nahtreihe verläuft weiter mit zwei Fäden am antimesenterialen Rand, um sie als Haltefäden zu benutzen. Damit wird das Anlegen der nachfolgenden Nähte wesentlich erleichtert ***(Abb. 27.8).*** Nun wird die vordere seromuskuläre Nahtreihe mit seromuskulären Lembert-Einzelknopfnähten vervollständigt ***(Abb. 27.9).***

Nach Knüpfen aller Nähte werden diese sofort bis auf die randständigen Haltefäden durchtrennt (Abb. 27.9). Nunmehr wird durch Zug am Haltefaden A die vordere Anastomosennahtreihe nach unten gezogen, und damit die noch offene hintere Anastomosenwand vorgelagert, wodurch sich die nun anschließende Schleimhautnahtreihe leichter herstellen läßt ***(Abb. 27.10, 27.11).***

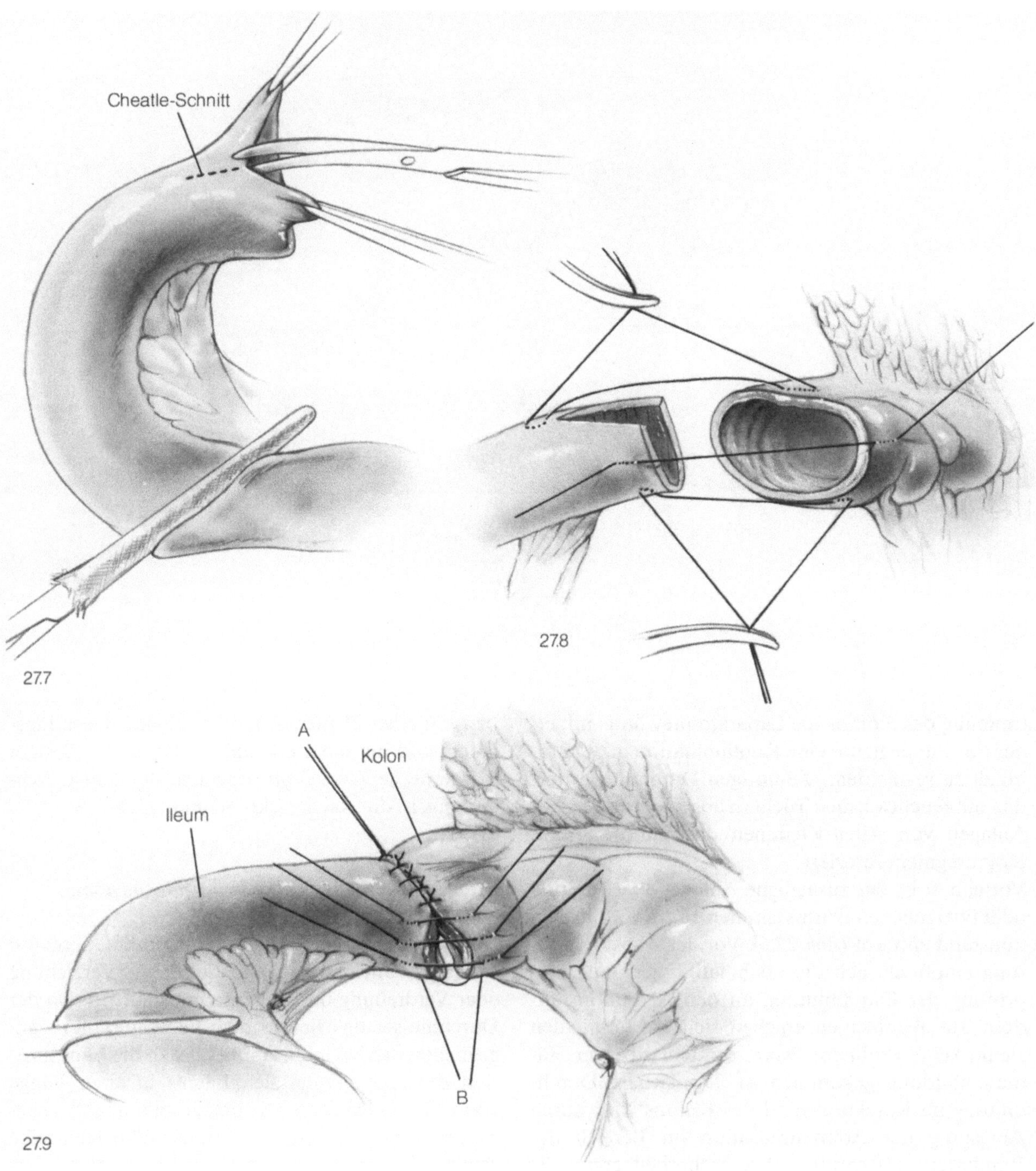

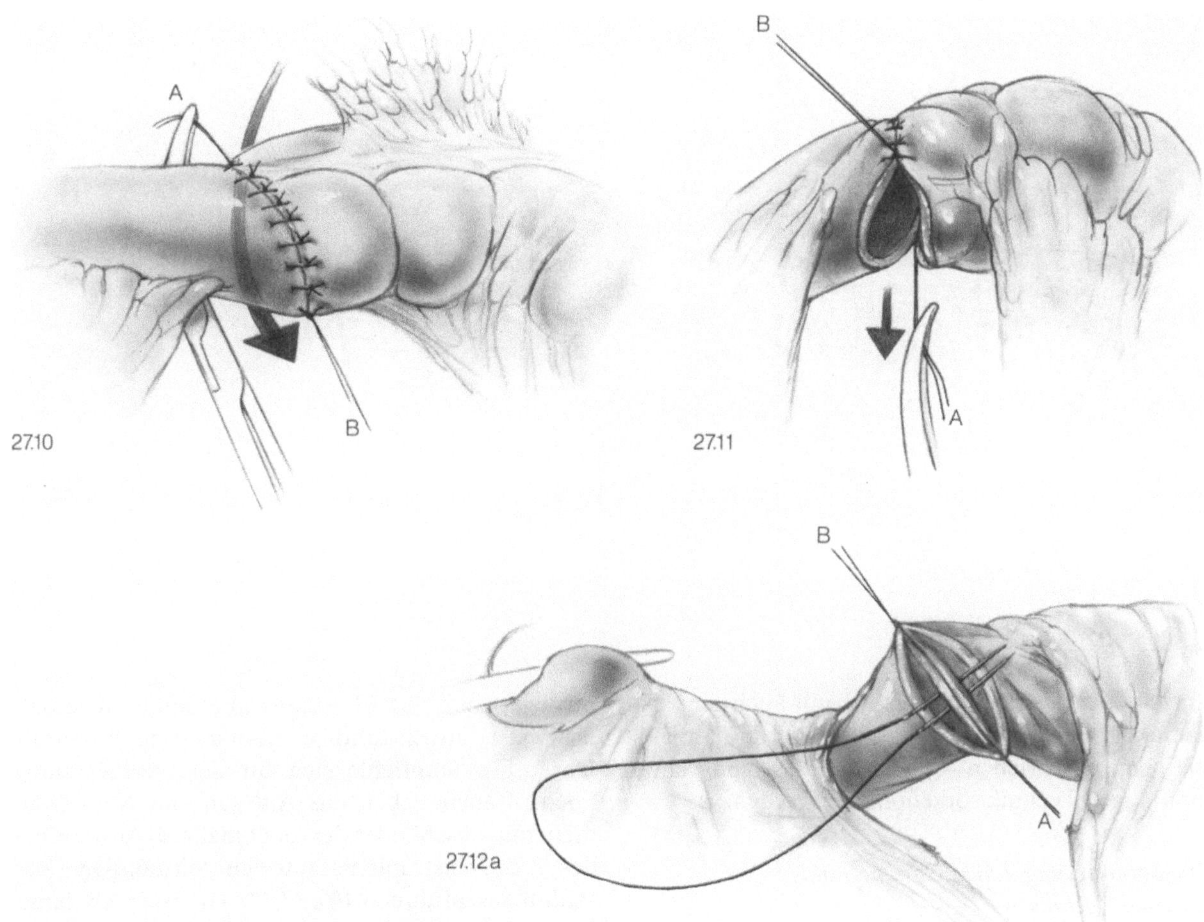

27.10 27.11 27.12a

Sie erfolgt mit doppelt armiertem 4-0-Chromcatgut mit erstem Einstich in der Mitte *(Abb. 27.12a)*, dann werden die Nadeln zur fortlaufenden Naht mit einem Abstand von 4 mm weiterverwendet. Ist der rechte Rand erreicht, wird das diesbezügliche Nadelende angeklemmt und auf der anderen Seite in gleicher Weise fortgefahren *(Abb. 27.12b)* sowie nach Vervollständigung dieser Nahtreihe die übrige noch offene Anastomose mit fortlaufenden Nähten, wiederum beginnend vom Anastomosenrand zur Mitte verlaufend, hergestellt *(Abb. 27.13)*. Die Endknotung erfolgt so in der Mitte der oberflächlichen Nahtreihe. Vervollständigt wird die Anastomose mit anschließenden seromuskulären Einzelknopfnähten mittels 4-0-Zwirn *(Abb. 27.14)*. Besondere Beachtung verdienen die Nähte am Mesenterialrand. Daraufhin werden alle Fäden abgeschnitten. Die Lumendurchgängigkeit wird zwischen Daumen und Zeigefinger überprüft und der noch offene Mesenterialdefekt mit resorbierbarem 2-0-Faden verschlossen. Sorgfältig müssen die im Mesenterium verlaufenden Gefäße bei der fortlaufenden Naht beachtet werden.

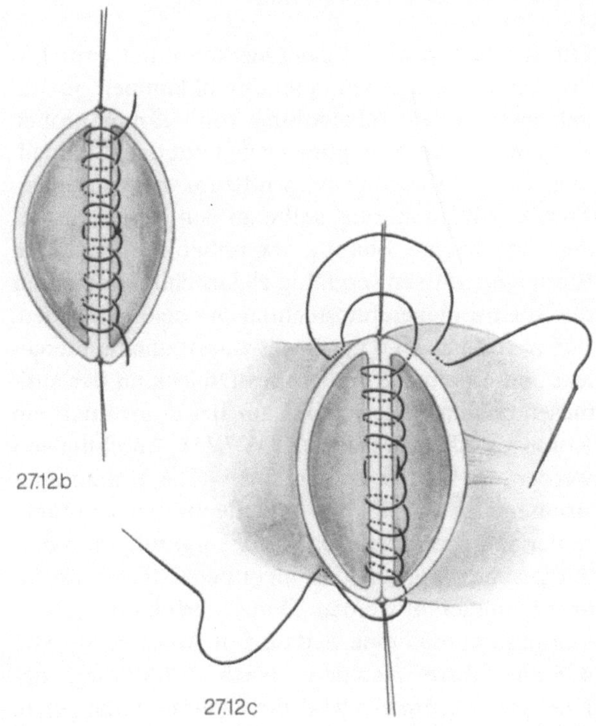

27.12b 27.12c

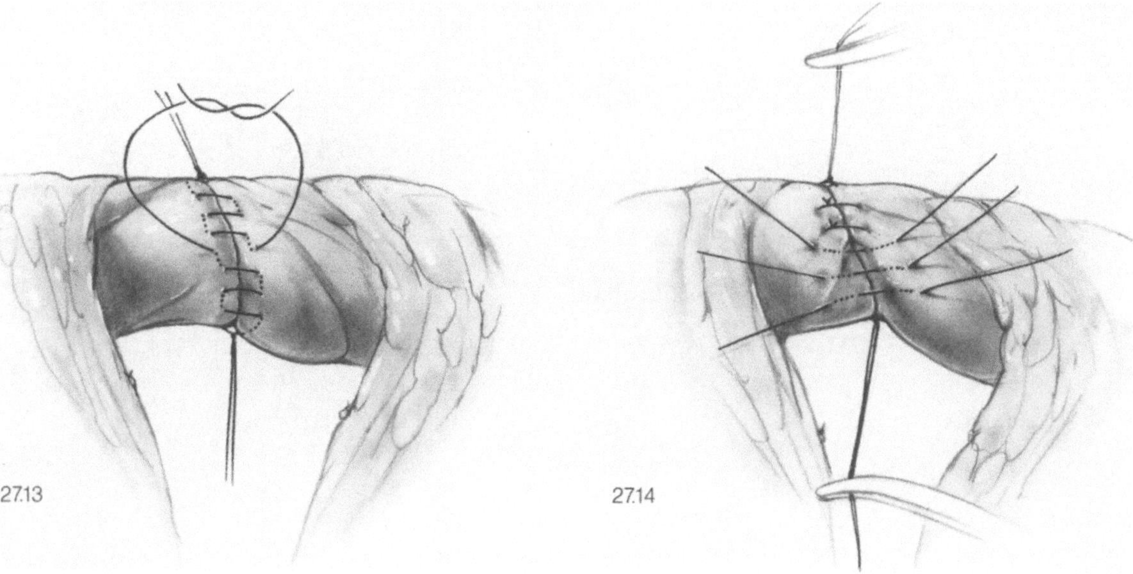

Anstelle der zweireihigen Naht kann auch eine extramuköse einreihige Naht mit Einzelknopfnähten – wie oben beschrieben – unter Voraussetzung einer sorgfältigen Technik vorgenommen werden.

Anastomosierung durch Klammernaht, Steichen-Technik (funktionelle End-zu-End-Anastomose)

Hierfür wird zunächst das Querkolon mit dem TA-44-Klammerinstrument quer durchklammert, im allgemeinen unter Verwendung von 3,8 mm großen Klammern. Die Abtragung erfolgt mit dem Skalpell. Die gleiche Prozedur wird am Ileum vorgenommen. Trotz der Klammerung sollte an den Resektionsenden eine leichte Blutung erkennbar sein. Stärkere Blutungen müssen sorgfältig elektrochirurgisch oder durch Chromcatgutumstechungen versorgt werden, Ileum und Kolon danach seit-zu-seit aneinandergelegt und ein etwa 8 mm großes Dreieck an der antimesenterialen Seite sowohl am Ileum als auch am Kolon exzidiert werden ***(Abb. 27.15)***. Anschließend werden die beiden Branchen des GIA-Klammerinstruments in das Kolon- und Ileumlumen antimesenterial eingeführt ***(Abb. 27.16)***. Sorgfältig muß darauf geachtet werden, daß nicht benachbarte Darmanteile mitgefaßt werden. Danach erfolgt die Klammerung, woraus eine Seit-zu-Seit-Anastomose von 4–5 cm Länge resultiert. Nach Entfernung des Klammerinstruments wird die Klammerreihe genau inspiziert und auf Blutungen aber auch auf möglicherweise unvollständige Klammerung überprüft! Daraufhin empfiehlt sich an den verbleibenden noch offenen Ecken das Anlegen von Allis-Klemmen mit abschließender nochmaliger Anwendung des TA-55-Instruments, um den vollständigen Verschluß auszuführen ***(Abb. 27.17)***. Hierbei muß darauf geachtet werden, daß ein kleiner Rest der bereits gelegten Klammerreihe die mit X/Y markierten Stellen mitfaßt ***(Abb. 27.18, 27.19)***. Die Durchgängigkeit der Anastomose ist wiederum zu überprüfen, die Schleimhautränder werden oberflächlich elektrochirurgisch verschorft. Nach Verschluß des Mesenteriums empfiehlt sich – wenn möglich – die Abdekkung der evertierten Klammerreihe mit anhängendem Mesenterium oder Netz.

Wir haben diese zuvor beschriebene Klammertechnik nach Steichen unter Vermeidung der zweimaligen Klammerung modifiziert. Beim ersten Teil der Klammerung wird das Klammerinstrument mit der einen Branche in das offene Ileum und mit der anderen in das offene Kolon eingeführt. Daraufhin folgt die Anwendung des GIA-Instruments, woraus eine partielle Anastomose zwischen den antimesenterialen Rändern von Ileum und Kolon entsteht. Nun werden 4 oder 5 Allis-Klemmen angelegt, um die Ränder von Ileum und Kolon evertierend aneinanderzubringen, allerdings ohne Annäherung der Punkte X und Y. Unter den Allis-Klemmen werden die Resektionsflächen geklammert ***(Abb. 27.20)***.

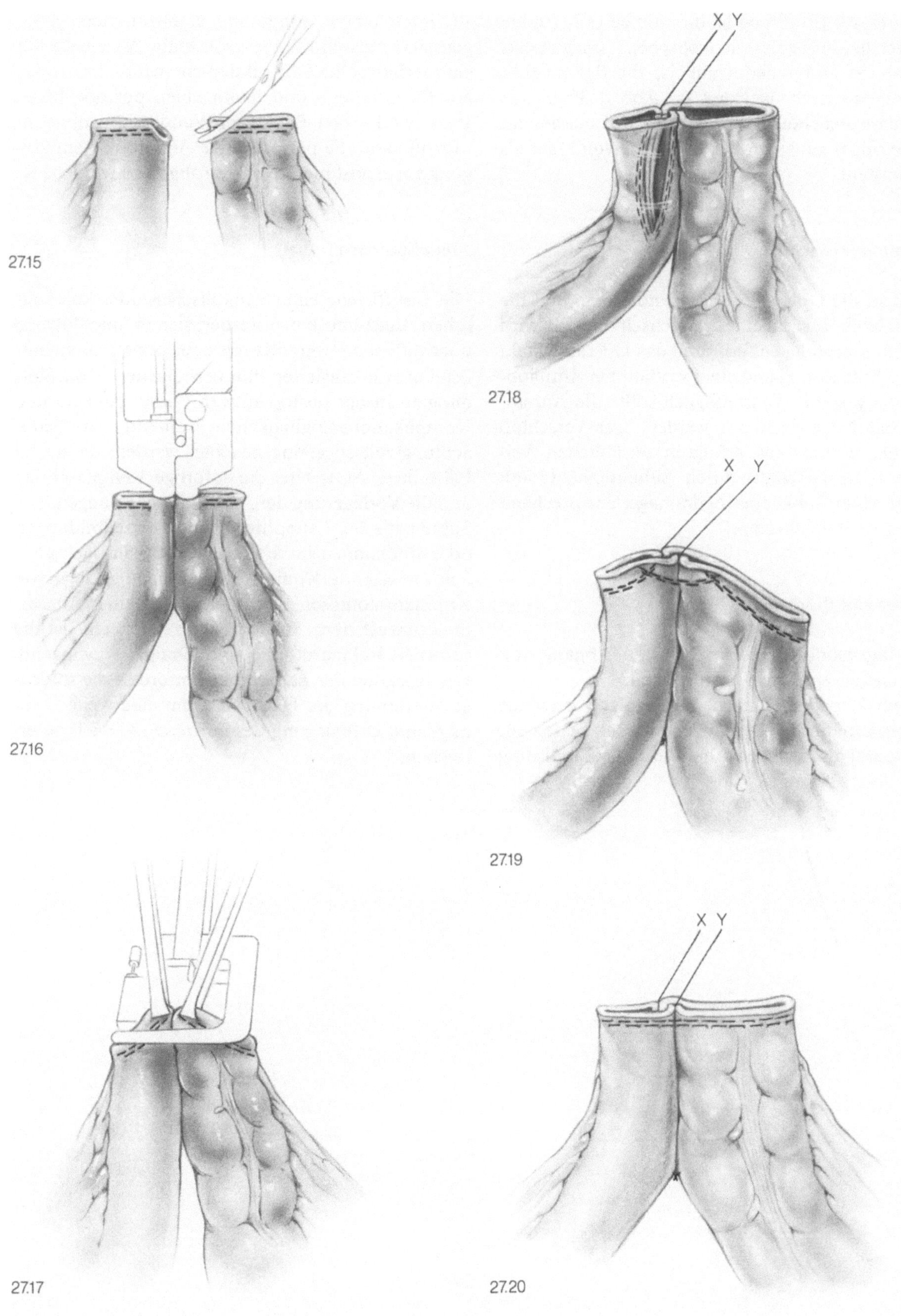

27.15

27.16

27.17

27.18

27.19

27.20

Nach unserer Erfahrung ist dies die beste Methode zur Herstellung einer ileokolischen Anastomose. Eine andere Klammertechnik ist die Seit-zu-Seit-Anastomose nach Weakley (s. Abb. 28.30–28.32). Besondere Beachtung verdient das Ileumende, damit hier nicht ein zu großer Blindsack von mehr als 1 cm entsteht.

Laparotomieverschluß

Nachdem die Operateure die Handschuhe und die verwendeten Instrumente gewechselt haben, wird die Wundrandfolie entfernt und das Operationsfeld mit Kochsalzlösung und einer verdünnten Antibiotikalösung gespült. Wenn möglich sollte die Anastomose mit Netz abgedeckt werden. Der Verschluß der Laparotomie selbst erfolgt in der üblichen Weise, der Hautverschluß durch Subkutannähte mit Einlage einer Subkutansaugdrainage, entsprechend der Beschreibung in Kap. 2.

Postoperative Behandlung

Die Magensonde verbleibt bis zum Abgang von Wind und erkennbarer Darmtätigkeit.
Ab dem 7. postoperativen Tag erfolgt vorsichtige flüssige Ernährung. Bestehen Verdachtzeichen für einen paralytischen Ileus, hat die orale Ernährung zu unterbleiben. Sorgfältige Kontrolluntersuchungen sind notwendig, um rechtzeitig Anzeichen für ein mechanisches Obstruktionsmoment – besonders am Dünndarm – und damit einen postoperativen Ileus zu erkennen. Bei glatter Wundheilung ohne Infektion kann die perioperative Antibiotikaverabfolgung am 2. postoperativen Tag abgesetzt werden.

Komplikationen

Die Insuffizienz einer ileokolischen oder kolokolischen Anastomose manifestiert sich in einer lokalen oder diffusen Peritonitis mit oder ohne Kolonhautfistel oder lokalisierten intraperitonealen Abszeßbildungen. In der postoperativen Phase müssen diese Komplikationsmöglichkeiten während der Beobachtungszeit sorgfältig beachtet werden, da sie im Falle ihres Auftretens die sofortige Relaparotomie und die Vorlagerung der Anastomose verlangen.
Subhepatische, subphrenische Abszeßbildungen oder Infektionen im kleinen Becken sind gelegentlich auftretende Komplikationen nach Anlage von Kolonanastomosen, auch bei Fehlen einer Anastomoseninsuffizienz. Im Falle ihres Auftretens ist die sofortige Relaparotomie und Drainage zwingend.
Die Infektion der Laparotomie erfordert die sofortige Entfernung der Hautnähte, um eine weite Drainage und Offenlegung des infizierten Gebiets zu erreichen.

28 Hemikolektomie links bei Kolonkarzinom

Indikationen

Tumoren der linken Kolonflexur, im absteigenden Kolon und im Bereich des Sigmoids (vgl. Kap. 26).

Präoperative Vorbereitung (vgl. Kap. 25)

Fehler und Gefahrenpunkte

Milzverletzung, Anastomosenfehler – Anastomoseninsuffizienz, Ureterverletzung.

Operationstaktik

Ausmaß der Resektion

Die Lymphdrainage von Malignomen im Bereich der linken Kolonflexur erfolgt entlang der linken Kolon- und Sigmagefäße. Im Extremfall bedeutet dies die Freipräparation der unteren Mesenterialarterie bis an die Aorta und der Mesenterialvene am Unterrand des Pankreas. Mit Ausnahme der Sigmatumoren ist der unterste Punkt der Kolondurchtrennung der obere Rand des Rektums, etwa 2–3 cm oberhalb des Promonturiums (s. Abb. 26.5). Die präsakrale Freipräparation des Rektums ist in diesem Falle nicht erforderlich, die Anastomosierung kann intraperitoneal erfolgen. Die Blutversorgung des Rektums erfolgt von der unteren und mittleren Hämorrhoidalarterie und ist im allgemeinen problemlos zu gewährleisten. Die Blutversorgung des proximalen Kolonsegments erfolgt über die mittlere Kolonarterie, unter der Voraussetzung, daß dieses Gefäß während der Präparation bzw. Skelettierung nicht tangiert worden ist.

Auslösung der linken Kolonflexur

Die Freilegung und Auslösung der linken Kolonflexur gelingt einfach, wenn der Operateur in der Lage ist, die anatomischen Schichten in dieser Region akkurat beurteilen zu können. Blutungen entstehen hierbei aus drei Ursachen:

1. Beim Zug des Kolons nach unten kommt es zum Einriß der Milzkapsel durch das adhärente große Netz. Es ist daher allgemein üblich, den unteren Milzpol zu isolieren, bevor beim weiteren Fortschreiten der Präparation ein Zug am Kolon nach unten erfolgt.
2. Eine Blutung entsteht auch, wenn der Operateur nicht die Schicht zwischen dem großen Netz und dem Appendizes am Querkolon beachtet. Die Appendizes haben eine Länge von 1–2 cm. Werden sie zu nahe an der Kolonwand abgetrennt, sind Blutungen unvermeidbar. Die unterschiedliche Beschaffenheit des Fetts im großen Netz und in den Appendices epiploicae muß beachtet werden. Während im Netz kleine, knotenförmige Fettgebilde von 4–6 mm Durchmesser enthalten sind, haben die Appendizes eine glatte Oberfläche. Bei akkurater Trennung von Netz und Appendizes entsteht bei der Präparation keine Blutung.
3. Eine Blutung kann des weiteren auftreten, wenn die Auslösung der linken Flexur zu stumpf erfolgt und hierbei Venen im oder hinter dem Verlauf des renokolischen Ligaments oder an der Oberfläche der Nierenkapsel zerreißen. Diese Blutungen können bei subtiler und sorgfältiger Darstellung der zuvor beschriebenen Strukturen und bei exakter Freipräparation vermieden werden. Wenn auch in den anatomischen Lehrbüchern nicht beschrieben, läßt sich das „renokolische Ligament“ doch als dünne Gewebestruktur identifizieren. Es dehnt sich von der Vorderfläche der Nierenkapsel zur Hinterfläche des Mesokolons aus (s. Abb. 28.2, 28.3).

Für die sichere Freipräparation der linken Kolonflexur sind drei wichtige Schritte erforderlich. Der erste ist der, das parietale Peritoneum links parakolisch nach oben bis zur Milzflexur zu inzidieren. Der zweite Schritt besteht darin, den linken Rand des großen Netzes sowohl vom distalen Querkolon als auch vom unteren Milzpol abzulösen. Als dritter und ebenso wichtiger Punkt muß das renokolische Ligament genau dargestellt und danach erst durchtrennt werden. Daraufhin wird der linke Zeigefinger im Bereich der linken Kolonflexur in dieses Ligament eingeführt (s. Abb. 28.3), welches gefäßlos ist und ohne weiteres mit der Schere durchtrennt werden kann, vorausgesetzt, daß es vom unterliegenden Fettgewebe, das noch Appendices epiploicae mit Gefäßen enthalten kann, durch Freipräparation abgelöst worden ist. Nach Durchtrennung des Ligaments zwischen Milz und Kolon sollte der Zeigefinger wiederum gefäßloses Ligament, welches vom Pankreas zum Querkolon verläuft, aufsuchen. Dieses pankreatikokolische Ligament umgibt den oberen Anteil des mittleren Mesokolons. Seine Präparation befreit das distale Querkolon und die Milzflexur bis auf das Mesokolon. Insgesamt bestehen also diese „Ligamente" aus einer gefäßlosen Membran mit verschiedenen Schichten.

No-Touch-Technik

Turnbulls No-Touch-Technik ist bei pathologischen Veränderungen im Bereich der linken Kolonflexur schwieriger als im Bereich der rechten Kolonhälfte. Sie kann in vielen Fällen dennoch ausgeführt werden, wenn das sigmaversorgende arterielle Gefäß zu Beginn der Operation am Kolon freipräpariert, die unteren Mesenterialgefäße ligiert und das Mesokolon vor der Manipulation am Tumor selbst abgetrennt werden. Gelegentlich erschweren jedoch Tumorlokalisation oder fettreiches Mesokolon dieses Vorgehen. Viele Chirurgen gehen auch so vor, daß sie den Tumor durch Auslösen der linken Kolonflexur einer besseren Mobilisierung zugängig machen, um danach erst die Gefäßpräparation und die Gefäßligaturen vorzunehmen.

Anastomosentechnik

Da die Anastomosen im allgemeinen intraperitoneal zu liegen kommen und das Rektum gut vom Peritoneum eingehüllt ist, sollte eine Anastomoseninsuffizienz bei Elektiveingriffen nicht häufiger als in 2% aller Fälle auftreten. Die Anastomose wird im allgemeinen nach der End-zu-End-Methode oder in Form der Seit-zu-End-Methode nach Baker, je nach Einstellung und Entscheidung des Operateurs, hergestellt.

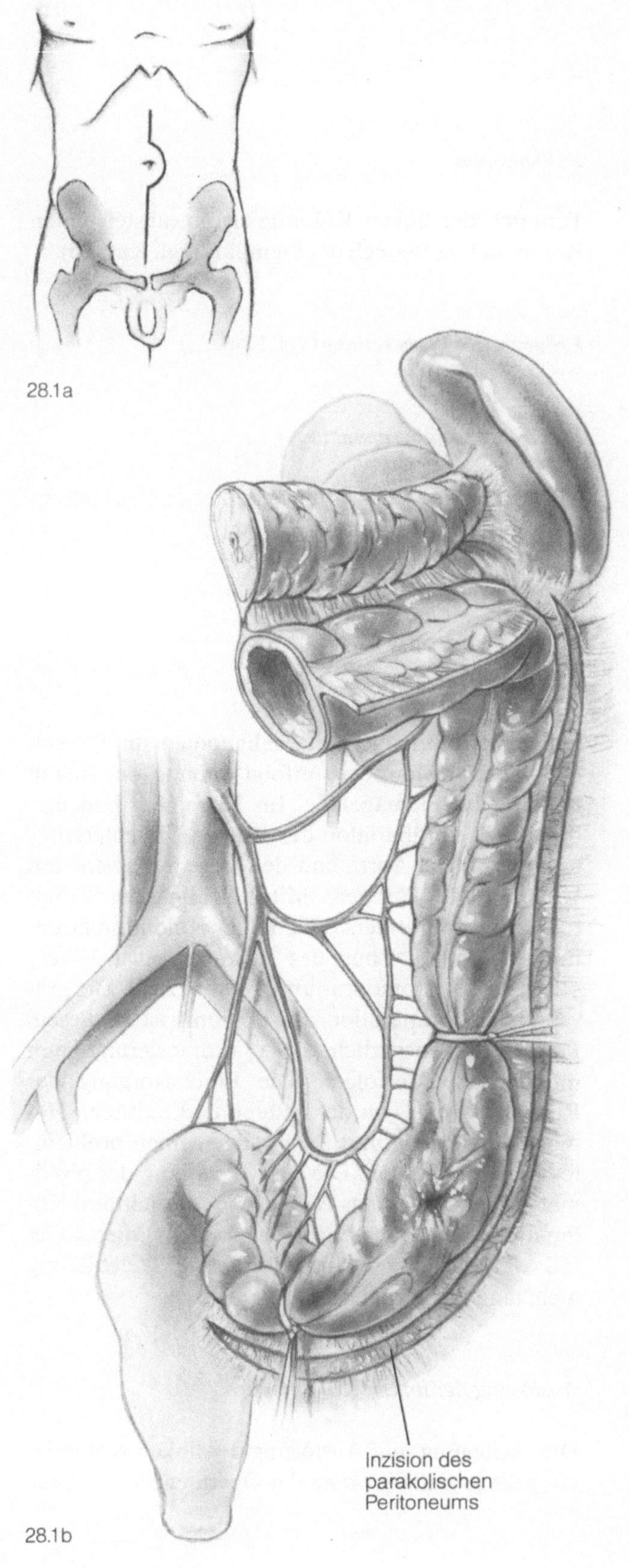

28.1a

28.1b

Soll die Klammertechnik zur Anwendung kommen, bevorzugen wir die sog. funktionelle End-zu-End-Anastomose, wie in den Abb. 28.33–28.36 dargestellt. Das EEA-End-zu-End-Klammerinstrument (s. Abb. 30.23–30.29) ist hierbei von großem Nutzen, wenn auch eine Anastomose mit einem inneren Durchmesser von nur 2,1 cm resultiert und etwas eng sein kann. In einigen Fällen haben wir beobachten können, daß diese so geklammerten Anastomosen sich nicht so wie genähte Anastomosen aufweiten. Konsequenterweise müssen die Klammeranastomosen am Darm weiter als die genähten angelegt werden.

Operationstechnik

Zugangswege und Freilegung

Mediane Laparotomie 4 cm unterhalb des Xiphoids bis zum Schambein mit anschließender Exploration des Abdomens ***(Abb. 28.1 a)***. Ein Kettenretraktor ist für die Anhebung des linken Rippenbogens nützlich. Dies ermöglicht die optimale Freilegung der linken Kolonflexur. Der Dünndarm wird in einen sterilen und feuchten Plastiksack eingehüllt und vorgelagert. Anschließend erfolgt die distale und proximale Ligatur der Zirkumferenz.

Freipräparation des Colon descendens und Sigmas

Der Operateur steht hierbei auf der linken Seite des Patienten und inzidiert das Peritoneum parakolisch links, entsprechend ***Abb. 28.1 b***. Der linke Zeigefinger hebt das proximale Peritoneum an und inzidiert es bis zur linken Kolonflexur. Die Präparation muß dicht am Darm erfolgen. Die Inzision wird bis zum Milzrand fortgesetzt. In umgekehrter Weise wird auch nach unten mit Inzision des parakolischen Peritoneums weiterpräpariert. Danach ist das Sigma bis in Höhe des rektosigmoidalen Übergangs frei von lateralen Verwachsungen.

Freipräparation des renokolischen Ligaments

Durch Zug am absteigenden Kolon nach rechts erscheint eine dünne Gewebsschicht, die die Nierenkapsel und die hintere Oberfläche des Mesokolons bedeckt ***(Abb. 28.2)***. Die meisten Operateure lösen diese Schicht stumpf unter Verwendung eines Präpariertupfers ab. Bei diesem Vorgehen können jedoch leicht kleine Venen an der Oberfläche der Nierenkapsel verletzt werden, die eine unnötige Blutung verursachen. Günstiger ist die scharfe Durchtrennung dieser Strukturen mit der Schere ***(Abb. 28.3)***.

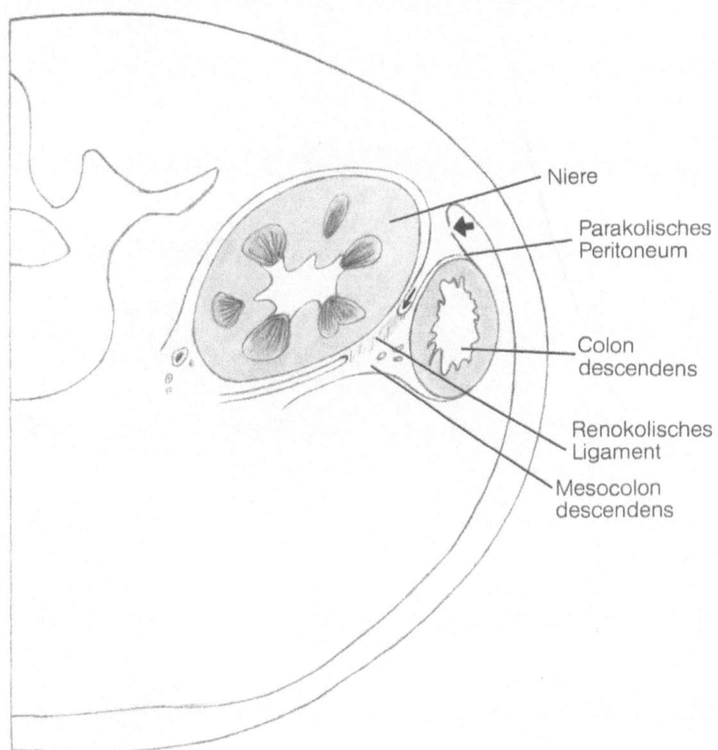

28.2

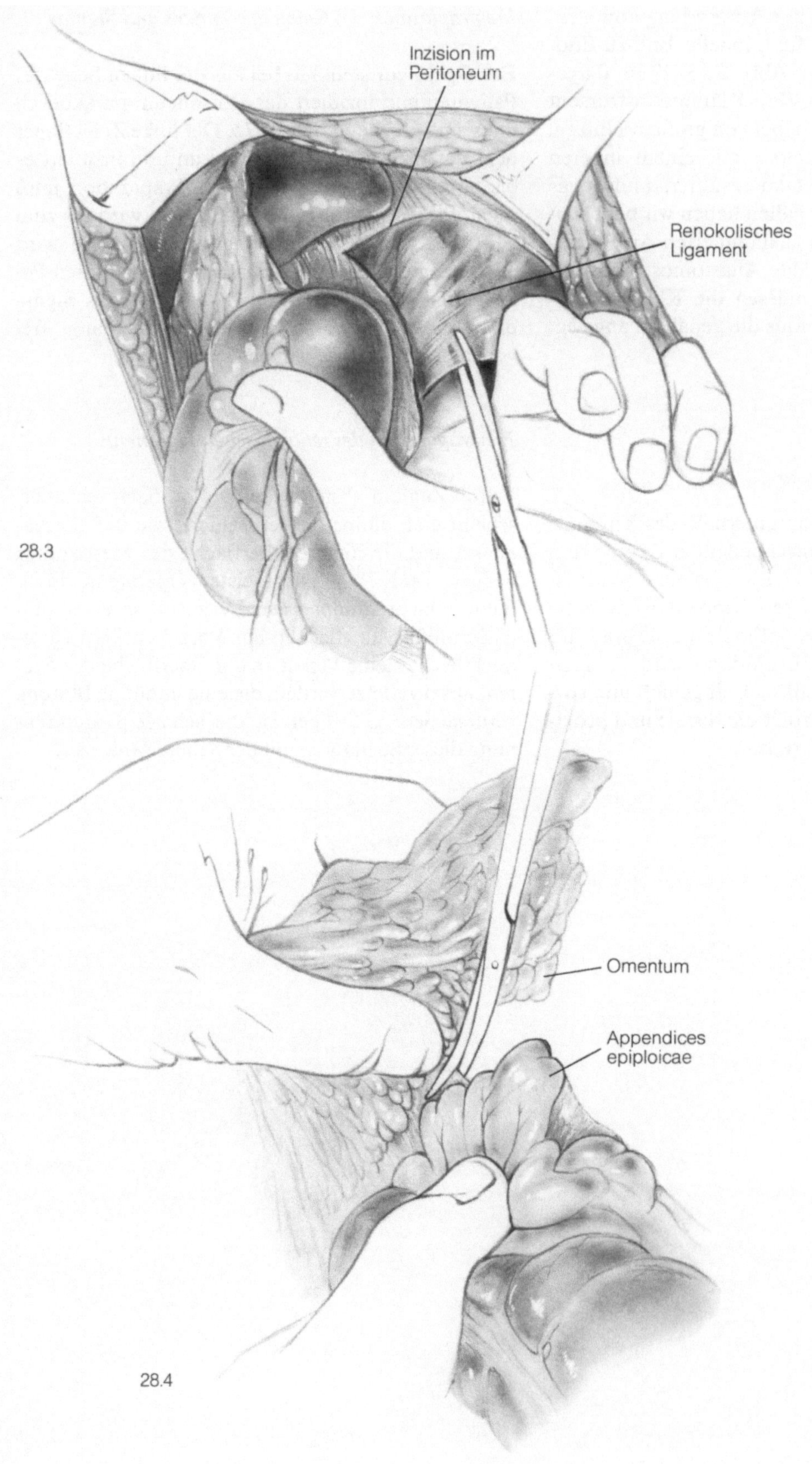
Inzision im Peritoneum
Renokolisches Ligament
28.3
Omentum
Appendices epiploicae
28.4

Nach Durchtrennung des Ligaments liegt der obere Ureter frei. Er wird bis zum Nierenbecken verfolgt, für den weiteren Verlauf der Präparation mit einem weichen Faden angeschlungen und damit genau lokalisiert.

Präparation der linken Kolonflexur

Hierbei muß der untere Milzpol genau überschaubar sein. Bestehen irgendwelche Verwachsungen zwischen dem großen Netz und der Nierenkapsel, empfiehlt sich ihre scharfe Freipräparation, da es bei stumpfem Vorgehen leicht zu einem Einriß der Nierenkapsel kommen kann. Bei Auftreten einer Kapselblutung kann diese im allgemeinen elektrochirurgisch oder durch Aufsteppen blutstillender Gaze versorgt werden, unter Verwendung von atraumatischen Nadeln. Danach werden sorgfältig die Geweheschichten zwischen dem großen Netz und der seitlichen linken Kolonflexur inspiziert. Nochmals sei an die Unterschiede des Fettgewebes vom großen Netz und der Appendices epiploicae erinnert. Das große Netz wird in einer Ausdehnung von 10–12 cm vom Querkolon abpräpariert ***(Abb. 28.4)***. Ist der Tumor im distalen Colon transversum lokalisiert, sollte das Netz am Tumor verbleiben und von der großen Magenkurvatur abgetrennt werden. Nun muß man nochmals an den Oberrand des renokolischen Ligaments gehen. Der Zeigefinger unterminiert das Ligament und spreizt es zwischen Zeigefinger und Daumen ***(Abb. 28.5)***. Der erste Assistent hebt dieses Ligament an, während der Operateur dem Assistenten seinen Zeigefinger ***(Abb. 28.6)*** am oberen Rand des Mesokolons vom Transversum entgegenführt. Sind diese Strukturen in der richtigen Schicht präpariert und danach durchtrennt, können Querkolon und Milzflexur von den restlichen retroperitonealen Verklebungen abgelöst werden. Besteht irgendeine Blutung, muß sie sorgfältig durch Ligaturen oder elektrochirurgisch gestillt werden.

Präparation und Ligatur der unteren Mesenterialarterie

Das Mesokolon wird in der Mittellinie inzidiert, die vom Duodenum bis zum Promonturium verläuft. Die untere Mesenterialarterie ist nun leicht an ihrer Pulsation direkt am Abgang von der Aorta zu erkennen. Anhängendes Lymphgewebe wird nach unten abpräpariert, mit doppelter Ligatur der freipräparierten Arterie und nachfolgender Durchtrennung etwa 1,5 cm von der Aorta entfernt ***(Abb. 28.7)***.

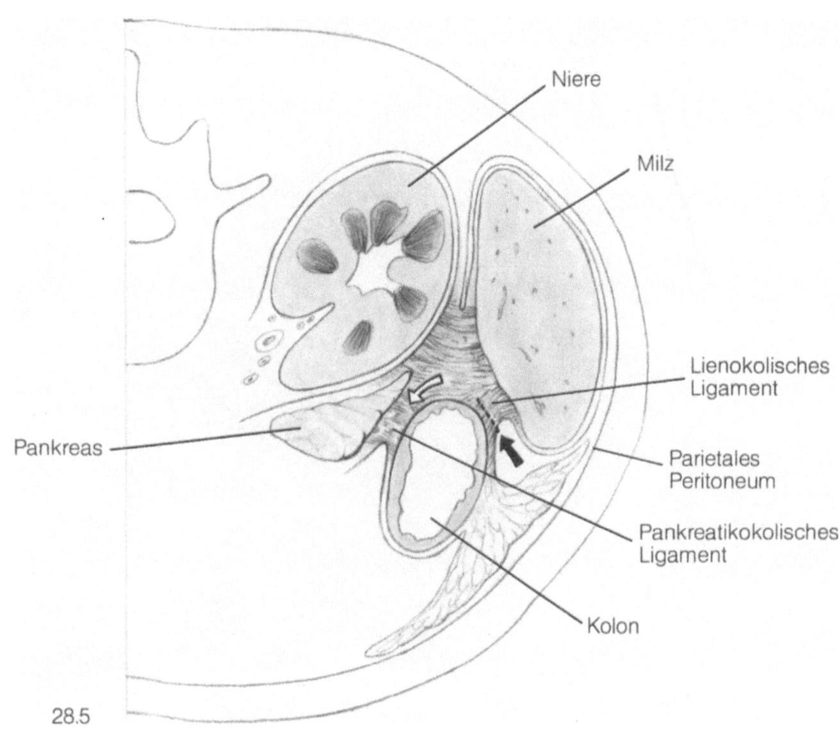

28.5

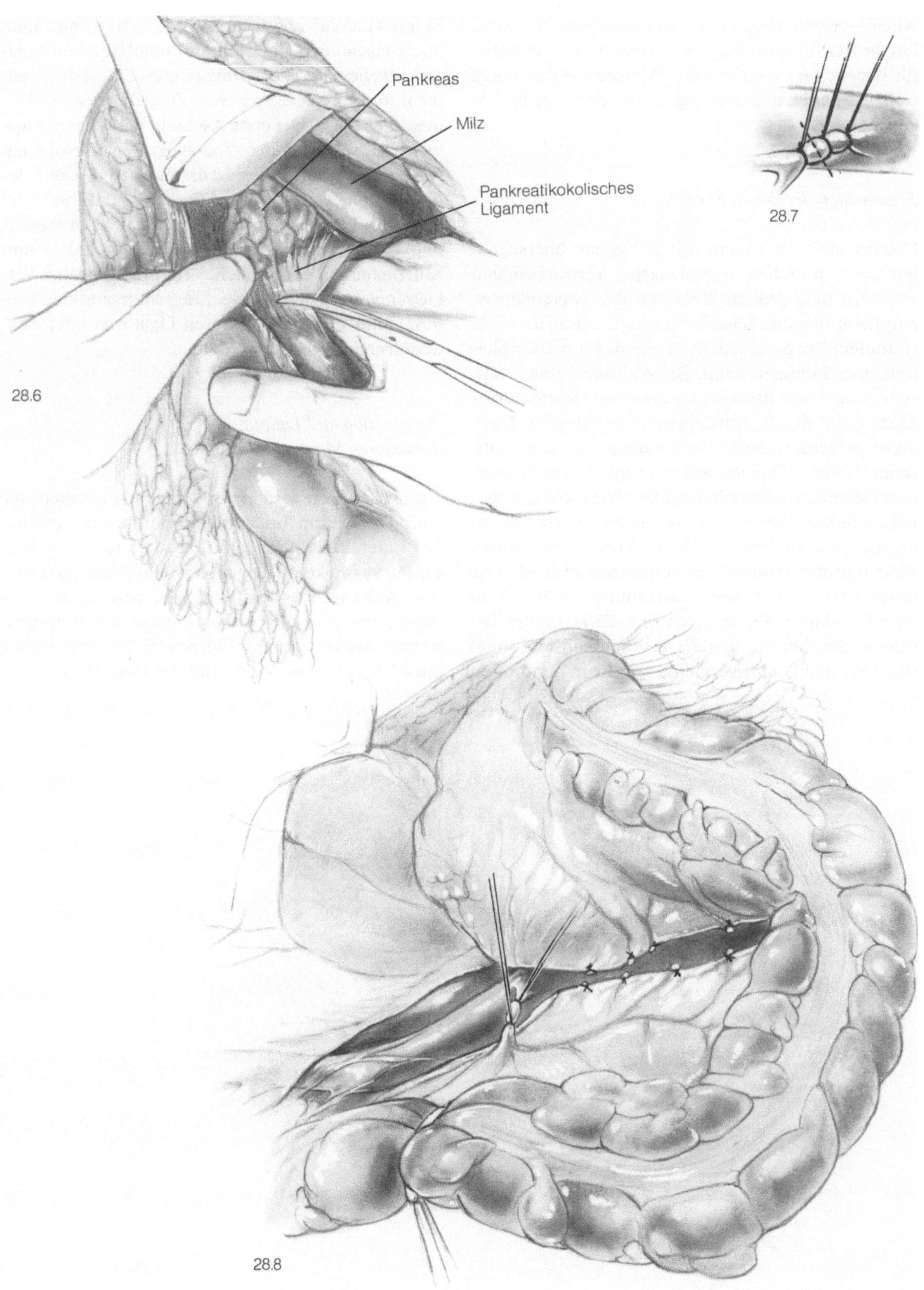
Pankreas
Milz
Pankreatikokolisches Ligament
28.6
28.7
28.8

Dabei ist es nicht erforderlich, die Vorderwand der Aorta vollständig freizulegen, da hierbei leicht para- oder präaortale Strukturen des sympathischen Nervensystems verletzt oder geopfert werden, woraus besonders beim Mann eine Dysfunktion der Sexualorgane resultieren kann. Nachfolgend werden die unteren Mesenterialvenen, besonders im Bereich ihrer Aufteilung am Duodenum und Pankreas, vorsichtig freipräpariert.

Präparation des Mesokolons

In Abhängigkeit von der Tumorlokalisation wird das Mesokolon zwischen Gefäßklemmen bis zu den Randarterien gefaßt ***(Abb. 28.8)***. Der Stiel der unteren Mesenterialarterie wird aufgesucht und im Mesokolon vor der Aorta bis zum Promonturium dargestellt. Danach wird das pararektale Gewebe zwischen Klemmen schrittweise gefaßt und durchtrennt. Anschließend erfolgen die vollständige Auslösung des Rektums und die Freipräparation umgebenden Fettgewebes bis zu dem Punkt der vorgesehenen Anastomose. Dieser liegt etwa 2–3 cm oberhalb des Promonturiums. Zwei Drittel des Rektums sind hier an der Vorderfläche und seitlich von Peritoneum bedeckt.
Im weiteren Verlauf der Präparation empfiehlt sich das Einlegen einer Wundrandfolie, um die Berührung der Laparotomiewunde mit dem Kolon zu vermeiden.

Durchtrennung von Kolon und Rektum

Nach Festlegung des proximalen Resektionspunkts wird tumorseitig eine Allen-Klemme angelegt und zusätzlich proximal eine weitere atraumatische Klemme. Um die Anastomose genau vorzubereiten, muß alles restliche Gewebe 1 cm vom proximalen Resektionsrand abpräpariert sein, damit die Serosa in der gesamten Zirkumferenz frei ist. In gleicher Weise wird der distale Resektionsrand freipräpariert. Nach Anlegen von Klemmen distal vom Tumor kann die Abtrennung des Operationspräparats erfolgen. Das Rektumlumen wird von eventuell vorhandenem restlichen Darminhalt ohne Fixierung an Klemmen leergesaugt. Für die Blutstillung werden dünne Catgut-Ligaturen am Stumpfende angelegt.

Einreihige End-zu-End-Rotationsanastomose

Für diese Anastomosenform bedarf es 8 wichtiger Voraussetzungen:

1. Überprüfung ausreichender Durchblutung der Resektionsenden.
2. 1 cm freier Saum der Darmserosa an den Resektionsenden.
3. Das proximale Kolonsegment wird in der From gewendet, daß das Mesokolon von der rechten zur lateralen Seite des Anastomosenrands zu liegen kommt, bei unveränderter Position des Rektumstumpfs ***(Abb. 28.9)***.
4. Bei zu großer Lumendifferenz wird durch Längsinzision auf der antimesenterialen Seite des engeren Kolonsegments eine Erweiterung vorgenommen (s. Abb. 27.7, 27.8).
5. Als erstes wird eine seromuskuläre Nahtreihe angelegt. Ist der Rektumstumpf nicht tief vor dem Sakrum gelegen und läßt er sich leicht um 180 Grad drehen, so ist es ratsam, zunächst die vordere seromuskuläre Nahtreihe vorzunehmen. Hierfür werden atraumatische 4-0-Zwirnfäden

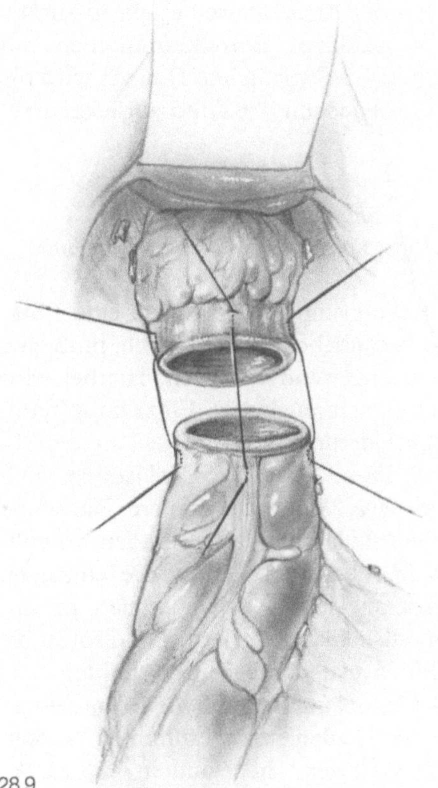

28.9

verwendet, beginnend mit dem Anlegen von Eckhaltefäden auf der lateralen Seite. Im anderen Fall wird nach den Eckhaltefäden der erste Faden in der Mitte der vorderen Anastomosenhälfte angelegt (s. Abb. 28.9). Bei jedem Durchstich sollen ein etwa 5 mm breiter Darmrand einschließlich der Submukosa gefaßt werden, beginnend am Rektum und dann weiter am angenäherten distalen Kolon.

6. Erst nach Anlage aller vorderen Nähte werden diese nacheinander geknotet ohne durchzuschneiden und danach gleich bis auf die zwei Haltefäden abgeschnitten ***(Abb. 28.10)***. Im weiteren Verlauf erfolgt die Rückdrehung der teilweise schon genähten Anastomose durch Herumziehen des Haltefadens auf die kontralaterale Seite, unter Zuhilfenahme einer hinter den Darm vorgeschobenen abgekrümmten Klemme, die den Faden durchzieht ***(Abb. 28.10–28.12)***. Durch diese Rotation kommt die Hinterwand leicht zugängig nach vorn zu liegen.
7. Für die Naht der hinteren Schleimhautränder wird wieder ein doppelt armierter 4-0-Chromcatgutfaden verwendet ***(Abb. 28.13a)*** als fortlaufende Naht, die alle Schichten erfaßt ***(Abb. 28.13b)***. ***Abb. 28.14*** zeigt die Komplettierung der Naht.
8. Der Abschluß der Anastomose besteht in zusätzlichen seromuskulären Einzelknopfnähten mit atraumatischen 4-0-Zwirnfäden. Danach wird die Anastomose wieder um 180 Grad zurückgedreht ***(Abb. 28.15)***.

End-zu-End-Anastomosen in modifizierter Technik

Ist zwischen Rektumstumpf und Kolon eine Rotation wie zuvor beschrieben nicht möglich, muß eine andere Technik angewendet werden. Hierbei wird zuerst die hintere seromuskuläre Einzelknopfnahtreihe angelegt, wiederum mit Haltefäden an den Ecken beginnend. Diese Fäden werden jedoch noch nicht geknotet ***(Abb. 28.16)***. Die hintere Nahtreihe wird mit seromuskulären 4-0-Zwirnfäden vervollständigt ***(Abb. 28.17)***. Dabei werden die einzelnen Fäden zunächst an Halteklemmen armiert gesammelt und dann nacheinander geknotet und sofort bis auf die Haltefäden an den Ecken abgeschnitten.
Die hintere Schleimhautnaht wird wieder mit einem doppelt armierten Faden mit gekrümmten Nadeln in der Mitte als Matrazennaht begonnen ***(Abb. 28.18)***.

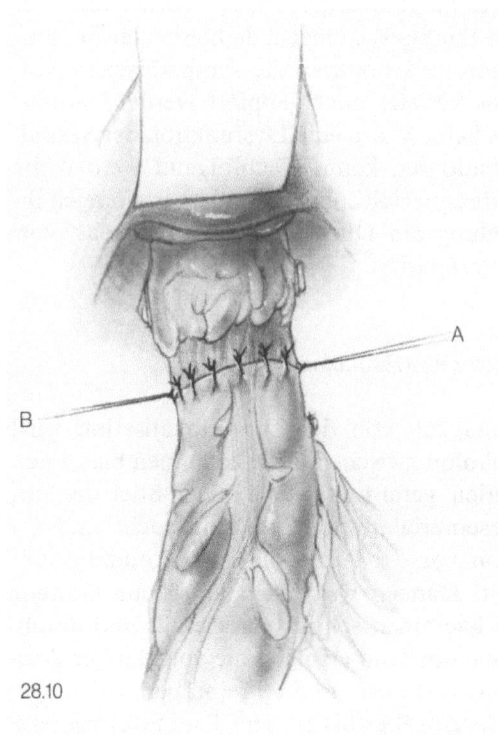

28.10

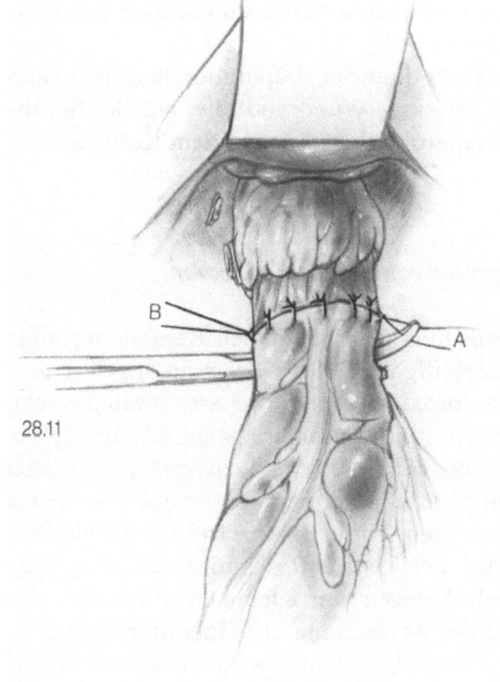

28.11

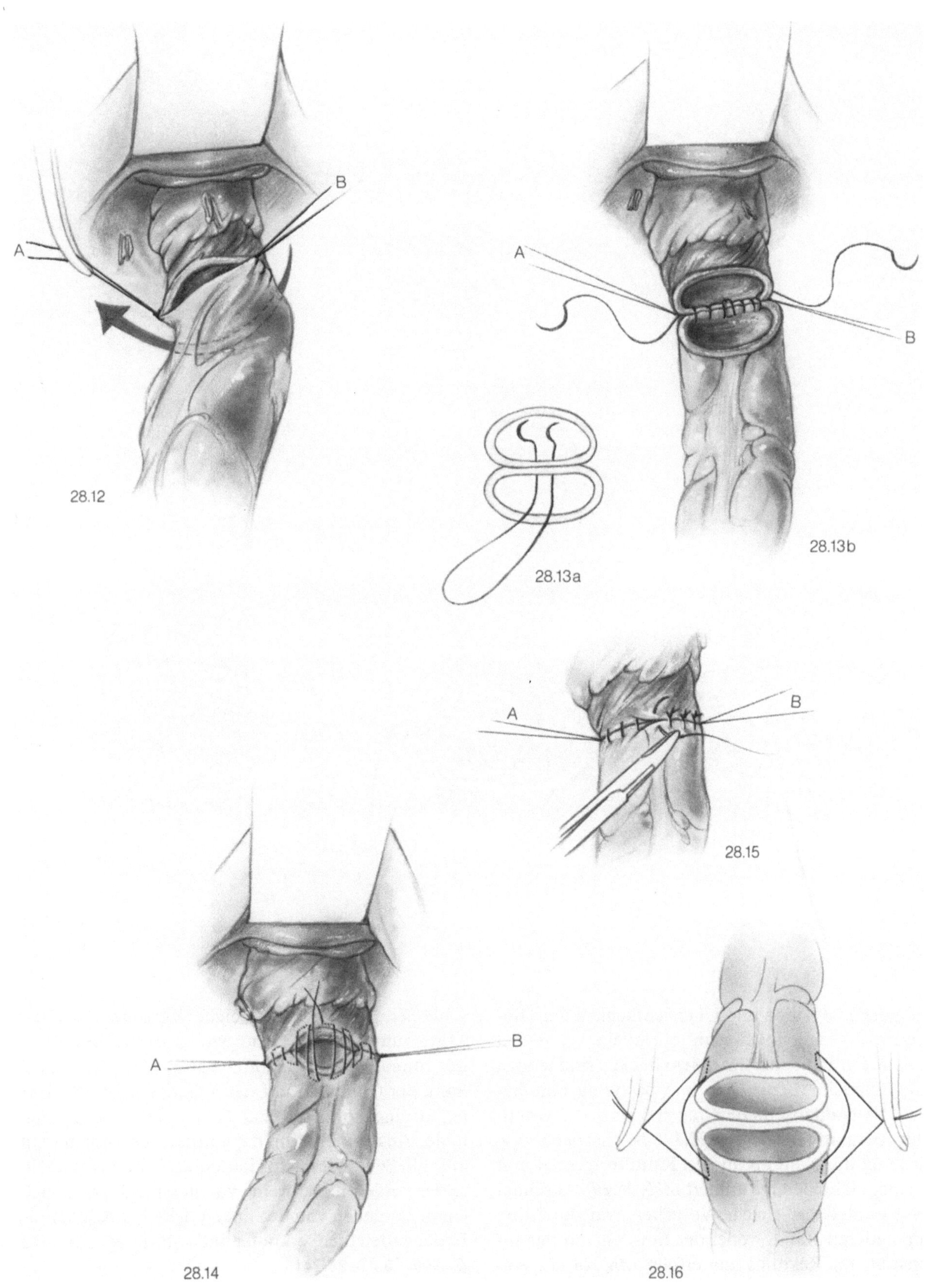
A
B
28.12
A
B
28.13a
28.13b
A
B
28.15
A
B
28.14
28.16

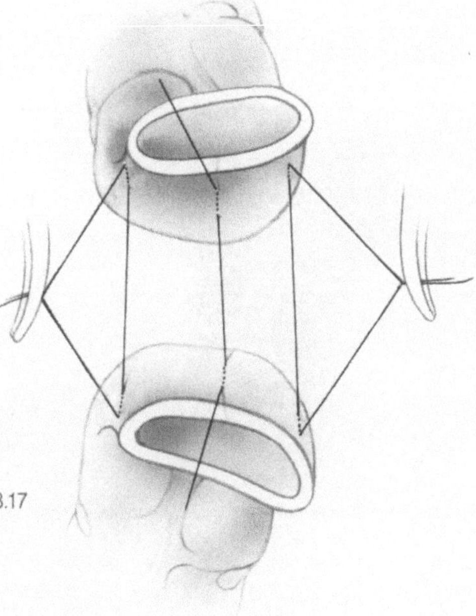

28.17

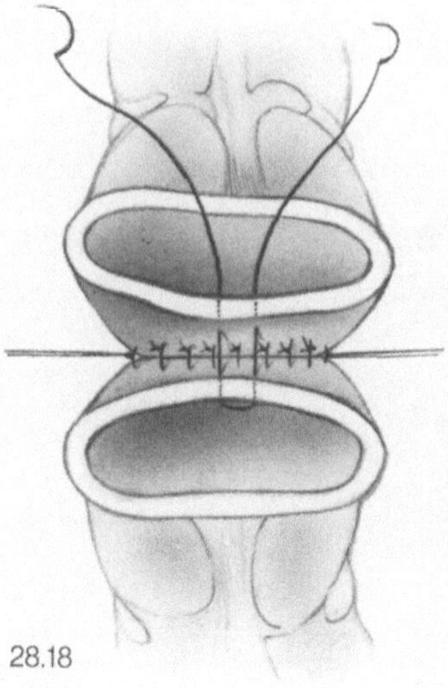

28.18

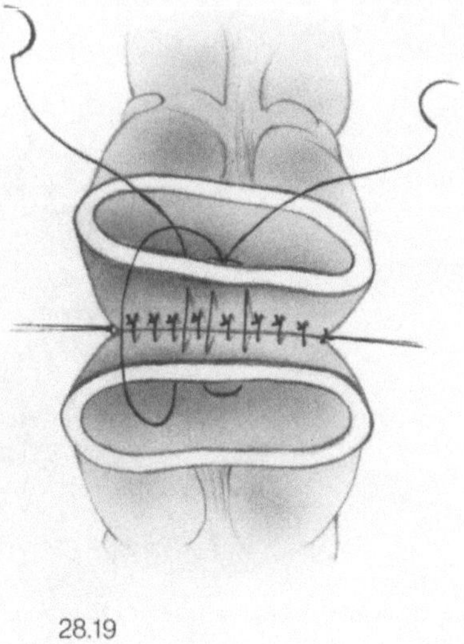

28.19

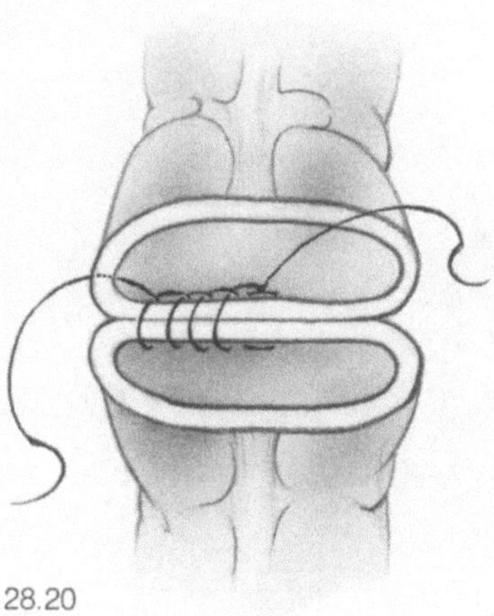

28.20

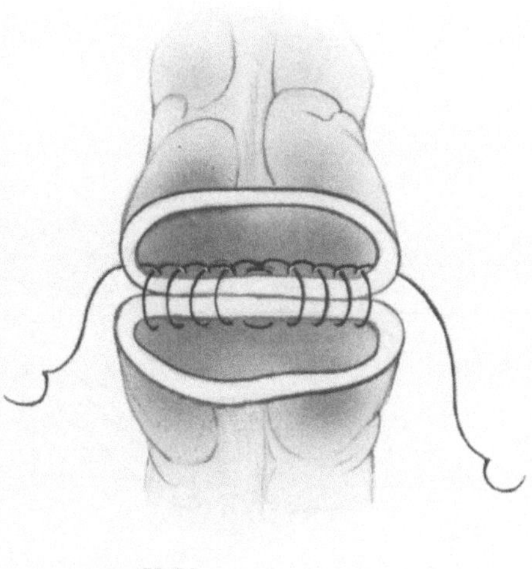

28.21

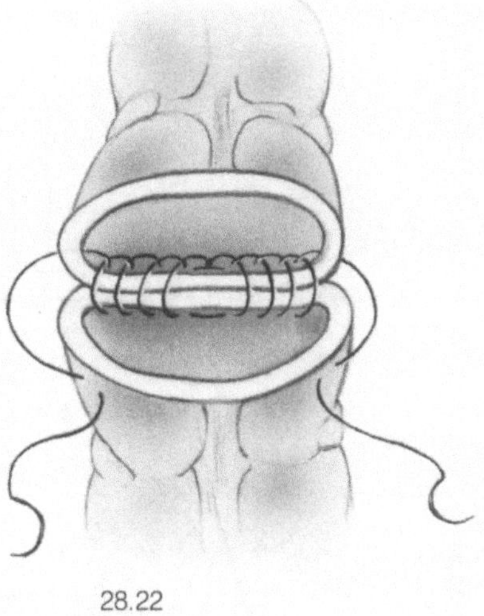

28.22

Bei guter Exposition und Übersichtlichkeit der Hinterwand können auch gerade Nadeln verwendet werden. Bei Patienten mit tiefem Becken sind jedoch runde Nadeln vorzuziehen und besser zu handhaben. Die Nahtabstände betragen 5 mm, alle Wandschichten mitfassend ***(Abb. 28.19).*** In gleicher Weise wird nun die Naht bis an den Rand fortgesetzt und an einer Halteklemme armiert ***(Abb. 28.20).*** Anschließend erfolgt das gleiche Vorgehen von der Mitte zum anderen Rand, wobei der Einstich von der Innenseite des Rektums aus erfolgt ***(Abb. 28.21).*** Anschließend erfolgt das gleiche Vorgehen von der Mitte zum anderen Rand, wobei der Einstich von der Innenseite des Rektums aus erfolgt ***(Abb. 28.21).*** Steht der Operateur auf der linken Seite des Patienten, beginnt somit die erste Naht auf der rechten Seite der Anastomose, um die vordere Schleimhaut mit anschließend wieder fortlaufender Naht bis zur Mitte der vorderen Nahtreihe vorzunehmen. Nach gleichem Vorgehen von der linken Seite her werden die Fadenenden hier verknotet und sofort abgeschnitten ***(s. Abb. 28.22–28.24).***

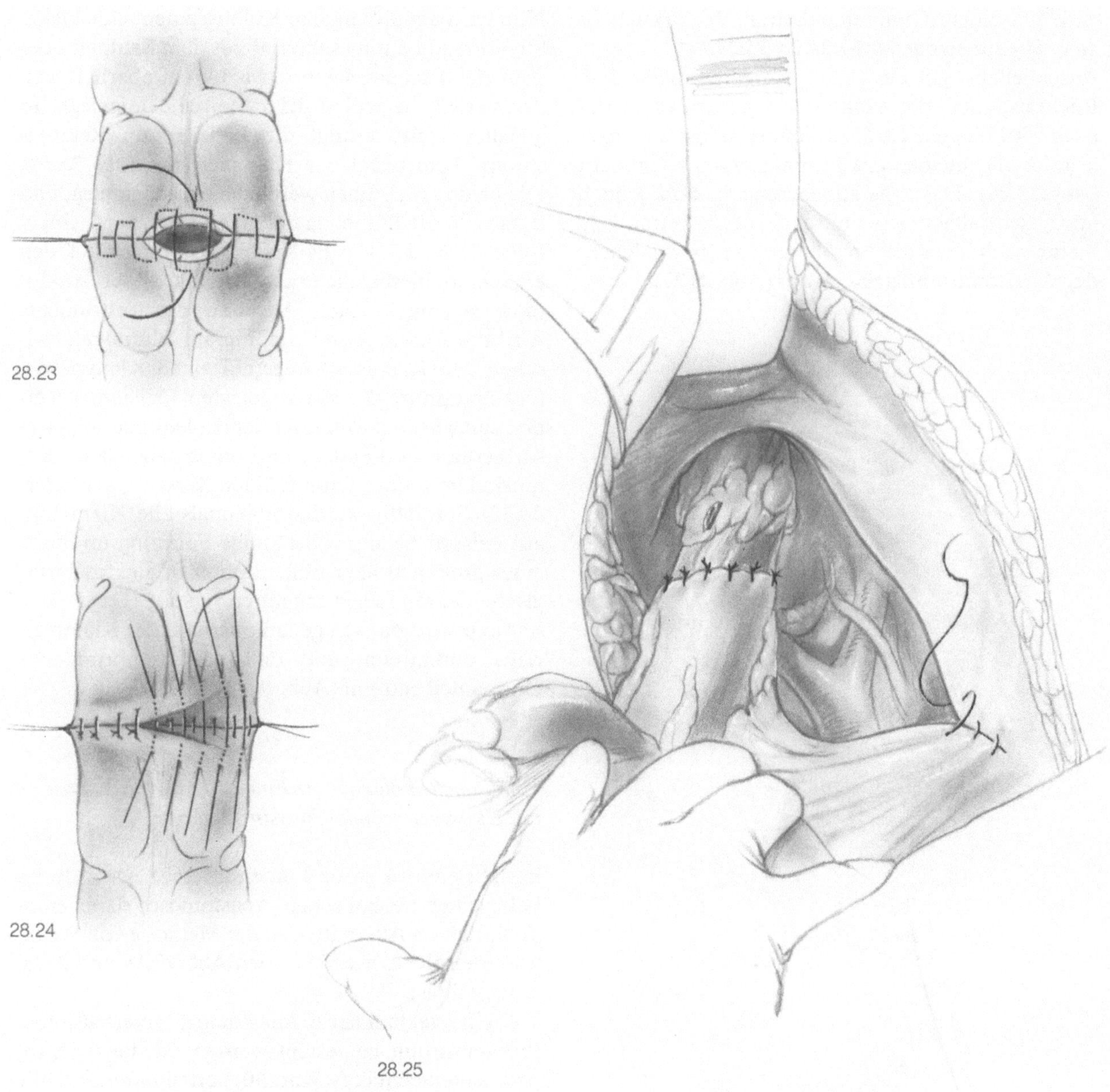

Nun erfolgt die vorsichtige Rotation der Anastomose, um die Integrität der hinteren Nahtreihe zu kontrollieren. Insbesondere muß der Durchmesser des Anastomosenlumens vor Verschluß der Mesenterialnaht durch Invagination zwischen Daumen und Zeigefinger sorgfältig überprüft werden. Ist das Lumen ausreichend weit, wird der Mesenterialschlitz mit fortlaufender Naht mittels resorbierbarem 2-0-Faden verschlossen ***(Abb. 28.25).*** Der parakolische Defekt im Peritoneum bleibt unvernäht.

Geklammerte Kolorektalanastomose, Technik nach Weakley

Bei der Weakley-Klammertechnik ist der erste Schritt der Rotationsmethode in der Weise modifiziert, daß das proximale Colon descendens durch Klammerung mit dem TA-55-Instrument zunächst verschlossen wird ***(Abb. 28.26).*** Um diese Prozedur vornehmen zu können, wird zunächst zum Tumor hin eine Allen-Klemme angelegt und dann der Darm durchtrennt ***(Abb. 28.27).*** Danach wird die Klemme wieder abgenommen und das Resektionsende mit einem Gummihandschuh, der zirkulär fixiert wird, überzogen ***(Abb. 28.28, 28.29)***.

Anschließend gilt die ganze Aufmerksamkeit dem Rektumstumpf, der exakt freipräpariert wird; danach wird hier ein TA-55-Klammerinstrument angelegt, im allgemeinen mit 3,5 mm starken Klammern (Abb. 28.26). Das Operationspräparat wird jedoch noch nicht abgetrennt und entfernt, da durch Zug hieran nach oben die Annäherung der bevorstehenden Anastomose erleichtert wird (Abb. 28.27).

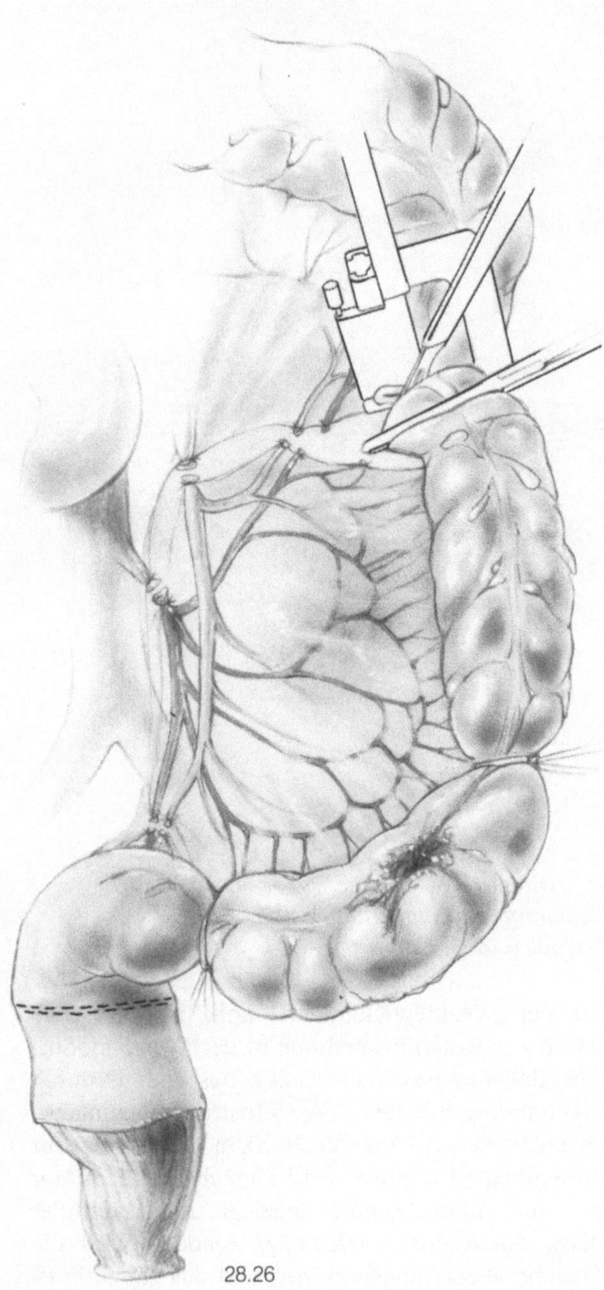

28.26

Nun wird am proximalen Kolonsegment eine kleine Stichinzision antimesenterial mit dem Skalpell oder dem elektrischen Messer etwa 5–6 cm oberhalb von der bereits liegenden Klammerreihe angelegt. In gleicher Weise erfolgt die Inzision am Rektumstumpf 1 cm distal der Klammerreihe ***(Abb. 28.30)***. Die beiden Inzisionen werden aneinandergelegt und daraufhin die Branchen des GIA-Instruments eingeführt ***(Abb. 28.31)***. Allis-Klemmen oder Haltefäden erleichtern hierbei die exakte Annähung der Anastomosenschenkel. Nach Auslösen des Instruments wird die Anastomose sorgfältig auf Blutungen zwischen den Klammern oder auf einen Klammerdefekt überprüft. Die zuvor gelegten Inzisionen werden zunächst mit fortlaufender Schleimhautnaht (resorbierbarer 4-0-Faden) und mit zusätzlichen seromuskulären Einzelknopfnähten verschlossen ***(Abb. 28.32)***. Sorgfältig werden nochmals alle Klammern auf entsprechende, vollständige Formung im Sinne eines großen B überprüft, Blutungen elektrochirurgisch oder mit feinen Ligaturen versorgt. Das Rektosigmoid wird danach genau oberhalb der Klammerreihe durchtrennt und dann der tumortragende Darmanteil entfernt (Abb. 28.32).

Funktionelle kolokolische End-zu-End-Anastomose mit Klammertechnik, Chassin-Methode

Besteht eine zu große Lumendifferenz, wie z. B. im Falle einer ileokolischen Anastomose, dann empfiehlt sich als Alternative zu der Methode von Weakley eine solche, wie sie in den Abb. 27.18 und 27.20 dargestellt ist.

Soll eine geklammerte Anastomose unterhalb vom Promonturium hergestellt werden, ist die EEA-Instrumententechnik (s. Kap. 30) vorteilhafter. Für alle anderen intraperitonealen Anastomosen zwischen Dünn- und Dickdarm haben wir eine Modifikation der End-zu-End-Anastomose entwickelt. Mit dieser soll vermieden werden, daß sechs Klammerreihen übereinander verlagert zu liegen kommen, wie es in der Methode nach Steichen möglich sein kann.

Chassin-Methode

1. Die beiden für die Anastomose vorgesehenen Darmenden werden antimesenterial im engen Kontakt parallel aneinandergelegt.

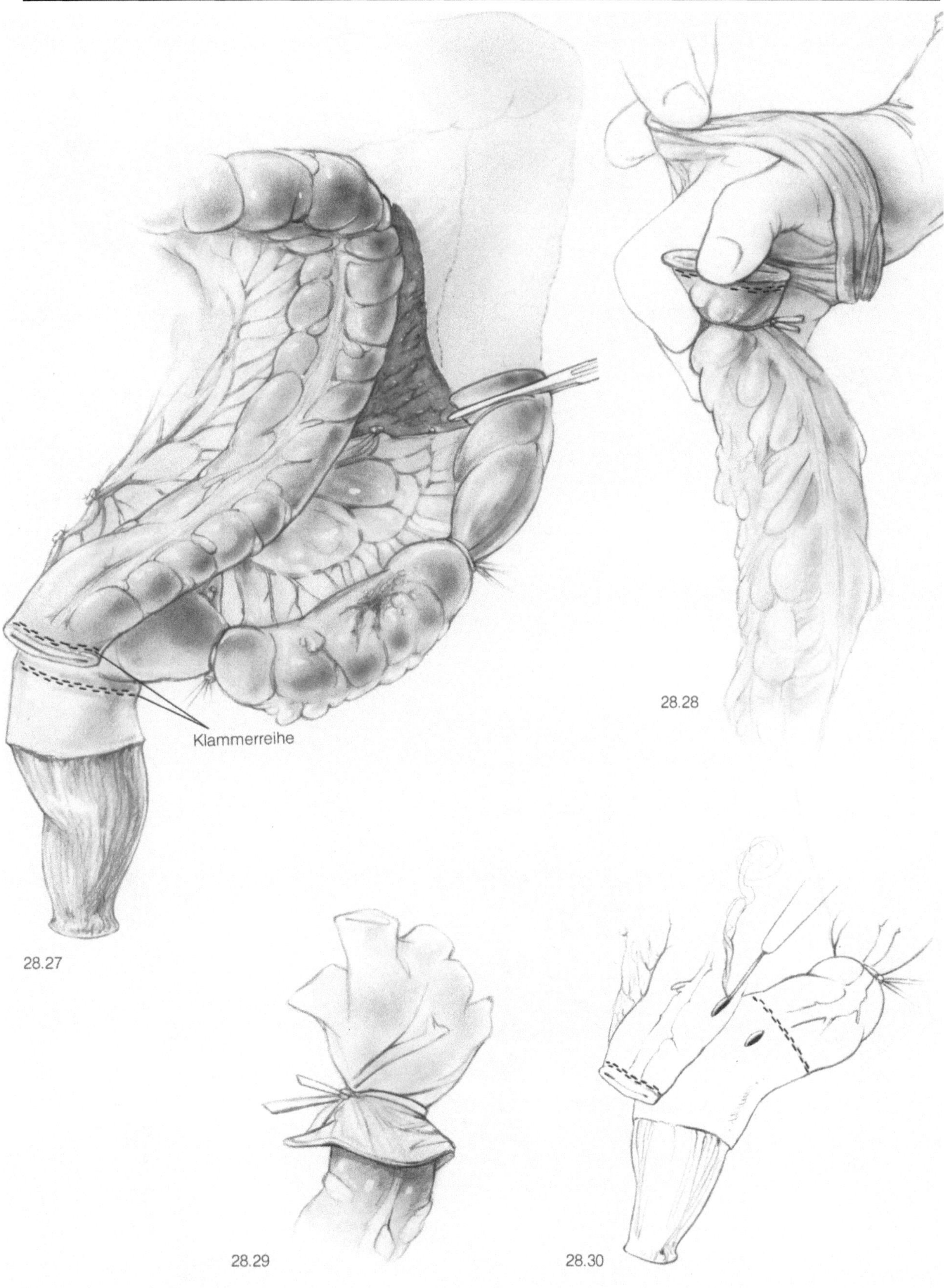

28.27

28.28

28.29

28.30

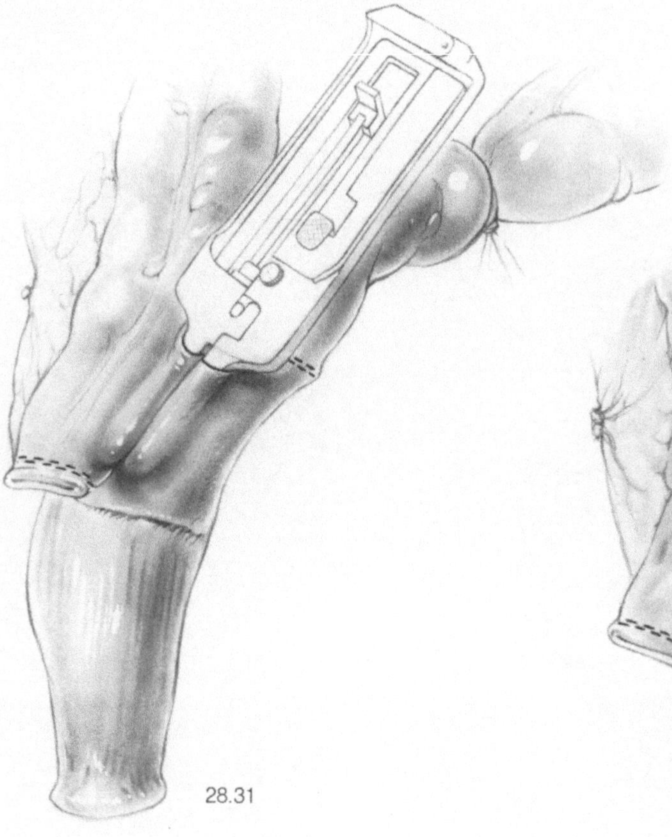

28.31

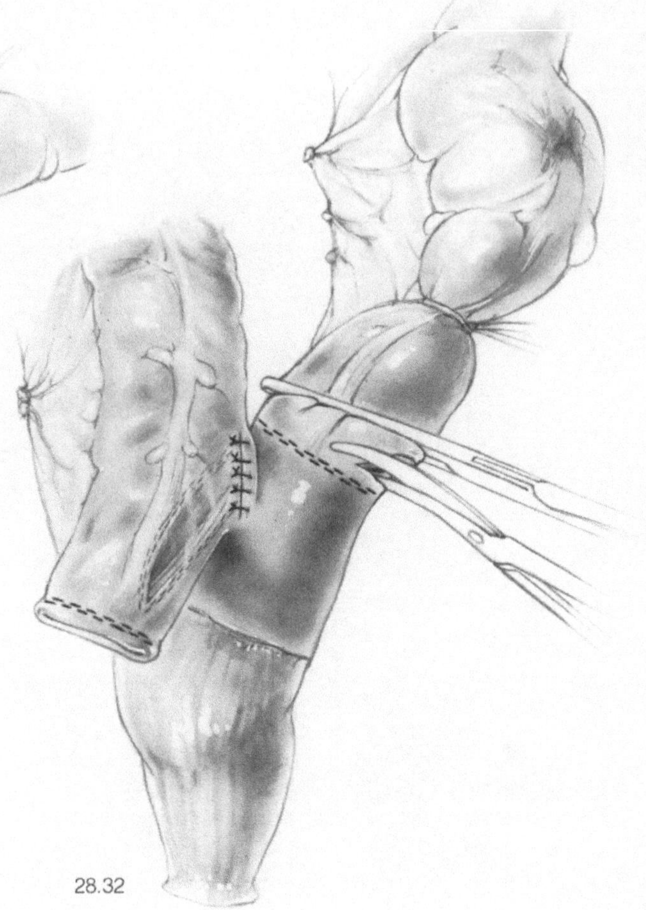

28.32

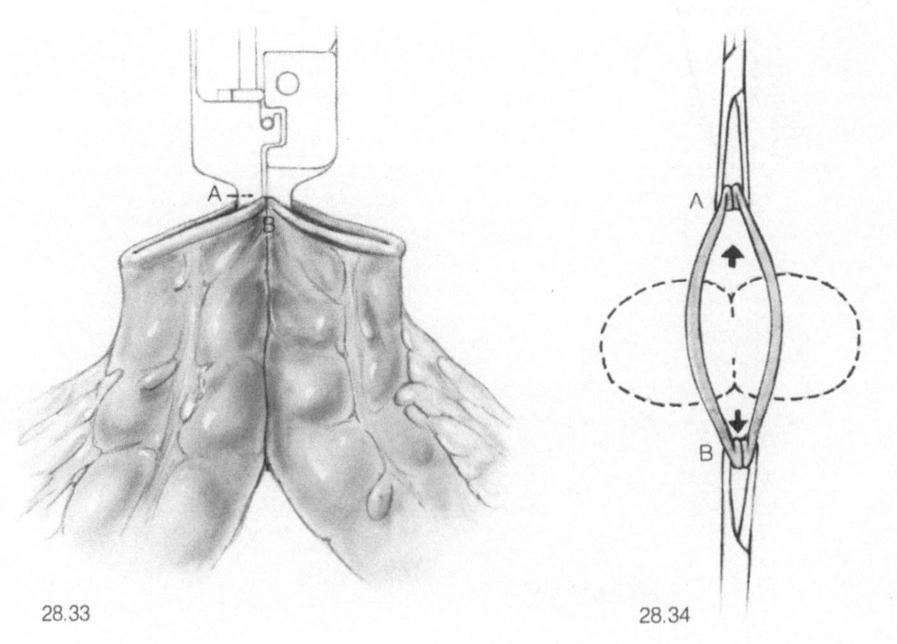

28.33

28.34

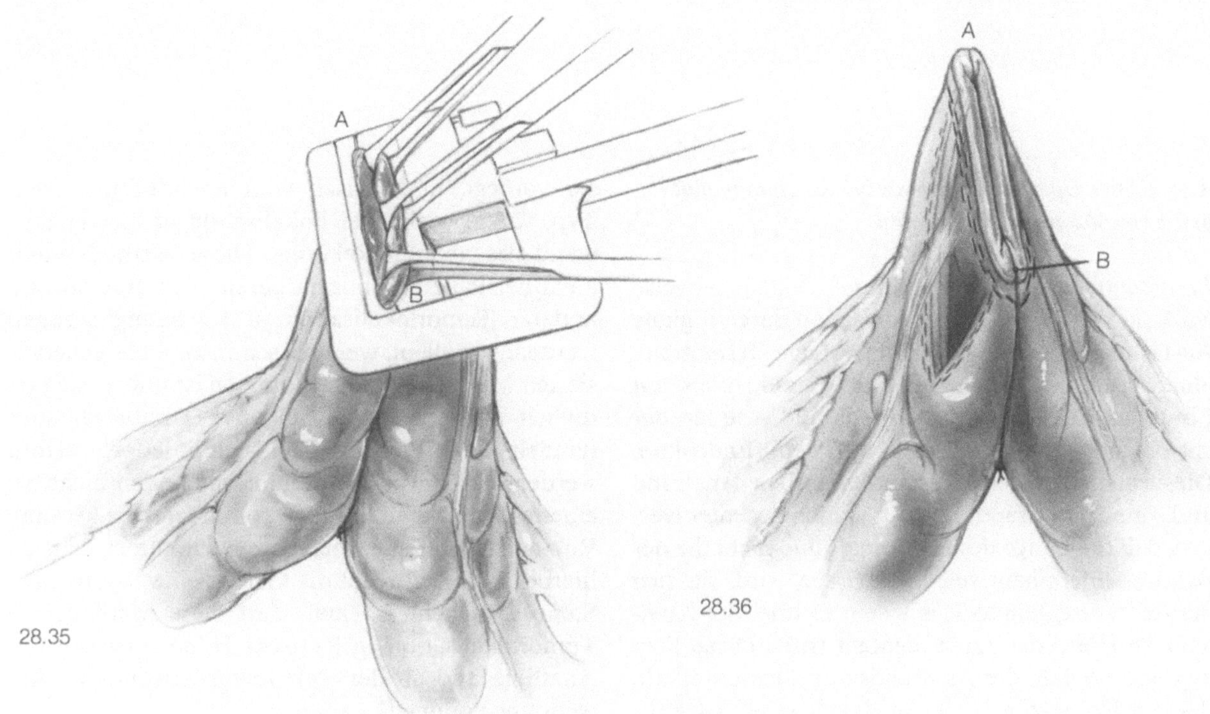

28.35

28.36

2. Dann wird das GIA-Instrument so plaziert, daß jeweils eine Branche in ein Lumen und beide nebeneinander zu liegen kommen ***(Abb. 28.33)***. Insbesondere ist darauf zu achten, daß sich der Darm nicht zwischen den beiden Gabeln knäuelt. Bei exakter Lage wird dann die Klammerung ausgelöst.
3. Nach Lösen des Instruments und Entfernung der Messer wird das ganze Instrumentarium vom Darm entfernt und jeweils eine Allis-Klemme an die Klammerreihe – entsprechend Punkt A und B in ***Abb. 28.33*** angesetzt. Die Allis-Klemmen halten die Klammerreihe vorsichtig nach beiden Seiten ***(Abb. 28.34)***.
4. Jetzt wird noch eine zusätzliche dritte Allis-Klemme in die Mitte der übrigen Anastomose gesetzt, um die Schleimhautränder vollständig aneinanderzubringen ***(Abb. 28.35)***.
5. Der übrigbleibende Defekt wird evertierend mit dem TA-90- oder zwei TA-55-Klammerungen versorgt. Hierbei muß man ganz sicher sein, daß die Klammerreihe beide Punkte (A und B) erfaßt hat. Damit wird garantiert, daß keine Lücken in der Klammerreihe bestehen.
6. Befindet sich das TA-90-Instrument in exakter Position, wird nach entsprechender Festdrehung der Flügelmutter und exakter Justierung der Markierungen die Klammerung vollzogen, überstehendes Darmgewebe mit der Schere exzidiert, die oberflächliche Schleimhaut zur Blutstillung koaguliert ***(Abb. 28.36)*** und sorgfältig wiederum die innere Anastomose kontrolliert, insbesondere ob die Klammern eine akkurate B-Form zeigen.

Abschließend wird an der Ecke der Klammernahtreihe eine atraumatische seromuskuläre 4-0-Naht angelegt, um eine Verziehung der Klammeranastomose zu verhindern. Die Operation wird mit Entfernung der Wundrandfolie und aller benutzten Instrumente, Spülung der Bauchhöhle und des Subkutangewebes mit einer Antibiotikalösung, beendet.
Der Mesokolondefekt wird am besten mit einer fortlaufenden resorbierfähigen 2-0-Naht verschlossen. Andererseits ist der Defekt im allgemeinen nicht so groß, daß bei Unterlassen des Nahtverschlusses eine innere Hernie entstehen muß. Der Verschluß der Laparotomie erfolgt – wie in Kap. 2 beschrieben – ohne Einlegen einer Drainage in die freie Bauchhöhle. Allerdings empfiehlt sich auch hierbei eine subkutane Saugdrainage, wie in Kap. 2 empfohlen.

Postoperative Behandlung und Komplikationsmöglichkeiten entsprechen denen in Kap. 27 bereits beschriebenen.

29 Operationen bei Rektumkarzinom

Auswahl der Operationsmethode bei Karzinombefall in 0-6 cm Abstand vom Analrand

Bestimmung der Tumorlokalisation. Nützlicherweise wird die Höhe der Tumorlokalisation durch digitale Austastung in Knie-Ellenbogen-Lage festgestellt, unter Verwendung eines Proktosigmoidoskops mit Einstellung des Tumorunterrands und Ablesen der entsprechenden Markierung auf dem Endoskop. Dies entspricht dem Abstand zwischen Analrand und Tumorunterrand. Es muß jedoch beachtet werden, daß die Länge des Analkanals und nicht die der Rektumschleimhaut selbst gemessen wird, da sich die Rektumschleimhaut mit dem Epithel der Analhaut in Höhe der Linea dentata trifft. Diese liegt 2–3 cm oberhalb des Analrands und 1 cm unterhalb des Analsphinkters. Der Analkanal selbst ist etwa 4 cm lang. Alle nachfolgend genannten Maße sind auf den Analrand bezogen.

Elektrokoagulation

Bei der operativen Behandlung eines malignen Tumors im distalen Rektum (0-6 cm vom Analrand) bewegt sich die chirurgische Therapie zwischen den Extremen der abdomino-perinealen Proktektomie und lokalen Maßnahmen, wie Elektrokoagulation oder lokale Tumorexzision bzw. Tumorreduktion. Die Elektrokoagulation hat sich bei diesen Tumorbefunden als effektiv – mit einer minimalen Mortalität – erwiesen. Der Nachteil der Fulgurationsbehandlung ist jedoch, daß dabei offenbleibt, ob schon ein Lymphknotenbefall besteht. Aus diesem Grunde kann diese Behandlung nicht als die Methode der Wahl bezeichnet werden, es sei denn, die Indikation ergibt sich aus dem schlechten Allgemeinzustand des Patienten.

Können bei der digitalen Austastung Lymphknotenmetastasen im präsakralen Raum getastet werden, ist die palliative Proktektomie unter bestimmten Voraussetzungen angezeigt. Das bedeutet, daß als Idealbefund für die Elektrokoagulation ein noch beweglicher Tumor von höchstens 3–5 cm Durchmesser vorliegt, histologisch vom hochdifferenzierten Typ, vorzugsweise bei Lokalisation an der Hinterwand des unteren Rektums. Diese Methode kann auch bei Patienten mit größerem Tumorbefall und anderer Tumorlokalisation in Erwägung gezogen werden, vor allem, wenn es schon zu einer generalisierten Metastasierung gekommen ist und es sich lediglich um eine lokale palliative Tumorreduktion handeln soll. Einschränkend muß jedoch betont werden, daß diese Behandlungsmethoden nicht bei einem Tumorbefall in Frage kommt, der die gesamte Rektumzirkumferenz bereits eingenommen hat, da hierbei dann erst recht die Gefahr einer kompletten Stenose entsteht. Niemals darf diese Methode bei Tumorlokalisation in 9–10 cm Höhe oberhalb der Anallinie und an der Rektumvorderwand zur Anwendung kommen!

Lokale Tumorexzision

Bei Vorfall eines kleinen Tumors, insbesondere eines villösen Adenoms durch den Anus, ist die lokale Tumorexzision mit anschließender Naht des Schleimhautdefekts ein günstiges Verfahren. Parks u. Thompson empfehlen hierfür die intersphinktere Dissektion unter Verwendung des hierfür von Parks entwickelten Analretraktors. Histologische Untersuchungen von Serienschnitten sind Voraussetzung, um präkanzeröse oder kanzeröse Veränderungen gerade beim villösen Adenom rechtzeitig festzustellen.

Radiotherapie

Ein anderes erfolgversprechendes Verfahren bei Rektumbefunden unter 3 cm Durchmesser ist die intraluminale Bestrahlung nach Papillon, wenn es sich um differenzierte Adenokarzinome des Rektums handelt. In ausgewählten Fällen scheint diese Therapie günstig zu sein, wie Sischy mitgeteilt hat.

Präoperative Radiotherapie

Obwohl es mehrere Studien und Berichte gibt, ist es immer noch nicht eindeutig geklärt, welchen therapeutischen Wert die präoperative Radiotherapie bei Patienten mit Rektumkarzinom hat. Strahlendosierungen von 20–50 Gy sind präoperativ appliziert worden, wonach einige Tumoren zusammenschrumpften. Tumorformen, die präoperativ bei der klinischen Untersuchung im präsakralen Raum oder an der Vorderwand zur Prostata fixiert sind, scheinen durch die Schrumpfung besser operabel zu werden. Daher möchten wir die präoperative Therapie für große Tumoren empfehlen, bei Patienten mit Tumoren im Duke's-C-Stadium. Die Indikation für die postoperative Radiotherapie leitet sich von der Vorstellung ab, daß hiermit dem Lokalrezidiv vorgebeugt werden kann.

Abdominoperineale Proktektomie

Abgesehen von wenigen Ausnahmen ist die abdominoperineale Proktektomie die Operation der Wahl bei Rektumkarzinom im unteren Drittel, damit 0–6 cm oberhalb des Analrands. Bei exakter Operationstechnik ist die Mortalitätsrate hierbei nicht höher als 1–2%.

Operationsverfahren bei Rektumkarzinom 6–11 cm oberhalb des Analrings

Voraussetzung zur Erzielung einer normalen Analkontinenz

Bei Verwendung der abdominoskralen oder der EEA-Klammertechnik ist es in vielen Fällen möglich, auch Tumoren im untersten Rektum zu resezieren und auch noch eine Anastomose in Höhe der Schleimhaut-Haut-Linie im Analkanal herzustellen.
Es scheint jedoch so zu sein, daß für eine Normalkontinenz ein Mindestrand von 1–2 cm Restrektum oberhalb der Linea dentata erforderlich ist. Dies setzt einen normal funktionierenden Analsphinkter und einen intakten M. puborectalis voraus. Bei den Durchzugsoperationen vom Typ Bacon oder Cutait-Turnbull verliert der Patient die sensorische Kontinenz.
Im Normalfall kann der gesunde Patient den Analverschluß willkürlich herbeiführen. Diese Konstriktion kann 40–60 Sekunden andauern, bis eine Erschlaffung einsetzt. Peristaltikwellen kommen während dieser Zeit zur Ruhe, und das Rektum relaxiert, bis die nächste peristaltische Kontraktion einsetzt. Dieser Vorgang setzt jedoch eine intakte Sensibilität und die Fähigkeit der Kontraktion des äußeren Sphinkters voraus. Nach einer Durchzugsoperation jedoch sind viele Patienten nicht mehr für flüssigen Stuhl oder Windabgang kontinent. Das gleiche tritt leicht nach vollständiger Exzision des Sphincter internus ein, der die Rektumkontinenz gewährleistet, mit Ausnahme der Situationen, in denen die Peristaltik einen geformten Stuhl austreibt.
Karzinombefunde 6 cm oberhalb der Dentatalinie sind oft der tiefen, unteren Resektion oder der abdominosakralen Resektion zugängig, mit zufriedenstellender Kontinenz. Es muß jedoch beachtet werden, daß für einige Monate nach der Operation die so operierten Patienten keine normale Reservoirfunktion haben. Beim intakten Rektum ist die peristaltische Kontraktion bei der Entleerung von einer reflektorischen anschließenden Relaxation des M. internus und des M. puborectalis begleitet. Nach einer Resektion des Rektums 3–6 cm oberhalb des Analrands fehlt – wie Bennett et al. nachgewiesen haben – dieser Rektumreflex. Die mittels dieser Methode operierten Patienten klagen über unvollständige Stuhlentleerung und kleingeformten Stuhl mit häufigen Defäkationen während des Tags. Gelegentlich kommt es auch zu einer schweren Konstipation. Nach etwa 6–12 Monaten jedoch entwickeln auch diese Patienten eine zufriedenstellende Entleerungsfunktion, auch in der Kontrolle des Windabgangs und von flüssigem Stuhl. Da die postoperativen Lebenszeiten nach der Resektion eines Karzinoms im mittleren Rektum nicht kürzer sind als nach totaler Proktektomie, ist die Kontinenzresektion die bevorzugte Alternative zur Amputation. Es ist allerdings bei der Resektion ein Sicherheitsrand von 4 cm distal vom Tumor und 1–2 cm Restrektum oberhalb der Dentatalinie erforderlich.

Anteriore Resektion

Erfahrene Chirurgen können die vordere Resektion mit Anastomose bei einem Tumorbefall 6–8 cm (bei Frauen) oberhalb des Analrands noch vornehmen. Diese Technik erfordert eine vollständige und vorsichtige Präparation des Rektums bis in Höhe der Levatoren und des Unterrands der Prostata bei männlichen Patienten. Die Anastomose ist kontraindiziert bei Patienten mit engem Becken oder Adipositas sowie in all den Fällen, in denen nicht mit Sicherheit eine Anastomose hergestellt werden kann. Unter diesen Umständen muß der Chirurg alternativ eine andere Methode – die Klammeranastomose mit dem EEA-Instrument – zur Anwendung bringen können. Hiermit wird eine 2–3 cm tiefere Anastomose im Vergleich zur Handnaht ermöglicht. Ist auch dieses Vorgehen nicht durchzuführen, kommt nur noch die abdominoperineale Proktektomie in Frage. Dieser Methodenwahl liegt die Tatsache zugrunde, daß die 5-Jahres-Überlebenszeit bei Patienten mit Tumorbefall oberhalb der 6-cm-Linie die gleiche ist, gleichgültig, ob eine abdominoperineale Proktektomie oder eine Resektion mit Anastomose erfolgte. Malignome in 0-6 cm Höhe oberhalb des Analrings zeigen Lymphknotenbefall sowohl nach kranial wie nach distal. Bei einer Tumorlokalisation 6 cm oberhalb des Analrings erfolgt die Lymphknotenmetastasierung ausschließlich nach kranial, es sei denn, die proximalen Lymphwege sind bereits schon vom Tumor selbst befallen.

Akwari u. Kelly konnten nachweisen, daß 2 Jahre nach Resektion und Anastomose von Tumoren in 6 cm Höhe die Ergebnisse genau so gut waren wie bei solchen von Patienten mit Tumorbefall in höherer Lokalisation.

Untere Kolorektalanastomose: Klammertechnik

Die vor einigen Jahren eingeführten automatischen Klammerinstrumente ermöglichen es dem Chirurgen, eine End-zu-End-Anastomose in einer Tiefe durchzuführen, die mit der konventionellen Handnaht nicht möglich wäre. Die Ergebnisse dieser Operationstechnik sind sehr erfolgversprechend. Es müssen hierbei jedoch einige Fehlermöglichkeiten und Gefahrenpunkte beachtet werden. Dies setzt eine vollkommene Beherrschung der Technik voraus, um diese Erfolge zu erzielen.

Die EEA-Technik ist vorzüglich für die Kolorektalanastomosen in Höhe oder unterhalb der peritonealen Umschlagsfalte, wo die Handnaht schwierig ist, geeignet. Für höhere Kolonanastomosen ermöglichen die handgenähten Anastomosen einen größeren Durchmesser des Lumens als 2,2 cm, wie es bei Verwendung des EEA-Instruments der Fall ist. Auch ist es noch ungeklärt, ob die geklammerte Anastomose sich so durch die postoperative Stuhlpassage aufweiten läßt, wie es im allgemeinen bei handgenähten Anastomosen der Fall ist (s. u.).

Tiefe Kolorektalanastomose – kombiniertes abdomino-sakrales Vorgehen

Localio et al. haben exzellente Ergebnisse über Resektionseingriffe bei Tumorbefall in 6–11 cm Höhe mitgeteilt. Dabei wurde das Rektum von abdominal präpariert und danach die kolorektale Anastomose auf sakralem Zugangsweg mit Kokzygektomie vorgenommen. Dies ist jedoch ein ausgedehnter Eingriff und nicht für den Anfänger unter den Operateuren geeignet. Dieselbe tiefe Resektion und Anastomose kann mit der bereits beschriebenen Klammertechnik unter Verwendung des EEA-Klammerinstruments vorgenommen werden. (Neue, *verbesserte* Auto-Suture-Instrumente s. Anhang, Kap. D: Instrumentarium!)

Literatur

Akwari OE, Kelly K (1980) Anterior resection for adenocarcinoma of the distal large bowel. Am J Surg 139: 88

Bennett RG et al. (1973) The physiologic status of the anorectum after pull-through operations. Surg Gynecol Obstet 136: 907

Localio SA et al. (1978) Abdominosacral resection for carcinoma of the midrectum: ten years' experience. Ann Surg 188: 475

Parks AG, Thompson JPS (1977) Per-anal endorectal operative techniques. In: Rob C, Smith R (eds) Operative surgery, colon, rectum and anus, 3rd edn. Butterworth, London, p. 157

30 Tiefe vordere Resektion bei Rektumkarzinom

Indikationen

Die tiefe vordere Resektion des Rektums eignet sich bei Tumorbefall im mittleren und oberen Drittel des Rektums, damit in 6–14 cm Höhe bzw. Entfernung vom Analrand.

Präoperative Vorbereitung (vgl. Kap. 25)

Fehler und Gefahrenpunkte

Anastomoseninsuffizienz, präsakrale Blutung, Verletzung des Rektumstumpfs während der präsakralen Präparation, Ureterverletzung.

Operationstaktik

Verhinderung von Anastomosenkomplikationen: Wenn eine hohe vordere Resektion in Verbindung mit einer intraperitonealen kolorektalen Anastomose vorgenommen wird, ist die Häufigkeit der postoperativen Komplikationen relativ gering. Die tiefe vordere Rektumresektion mit kolorektaler Anastomose unterhalb der peritonealen Umschlagsfalte ist dagegen nach den Literaturberichten mit einer Anastomoseninsuffizienzrate von 10,4% (Schrock et al.) und 27% (Goligher et al.) belastet. Wenn Goligher et al. ihre tiefen Anastomosen röntgenologisch durch Kontrasteinlauf am 14. postoperativen Tag untersuchten, fanden sie in 69% eine Insuffizienz. Die unterschiedlichen und zahlreichen Faktoren, die für eine Anastomoseninsuffizienz bzw. eine fehlerhafte Anastomose in Frage kommen, sind in Kap. 25 bereits diskutiert. Aus verschiedenen Gründen bestehen bei der tiefen kolorektalen Anastomose jedoch zusätzliche Schwierigkeiten:

1. Die Freipräparation und der anatomische Situs sind oft schwierig herzustellen. Dies ist insbesondere bei Männern mit engem Becken und bei adipösen Patienten der Fall. Zwangsläufig sind dann die Nähte und Knotungen nicht ideal anzulegen, vor allem auch durch die für den Operateur äußerst unhandliche Situation.
2. Durch das Fehlen des Serosaüberzugs am retroperitonealen Rektum entstehen leicht Wandverletzungen. Dadurch werden manchmal irrtümlicherweise Nähte in der falschen Schicht zwischen Schleimhaut und Submukosa vorgenommen, woraus dann fast unvermeidbar – vorwiegend durch Spannung – in der Anastomose Insuffizienzen oder Lecks entstehen. Daher ist es unabdingbar, daß die Anastomosennaht in der richtigen Schicht erfolgt!
3. Der Durchmesser der Rektumampulle beträgt im allgemeinen 5–6 cm, während das Lumen des proximalen Kolons nach exakter Präparation oft nur halb so groß ist. Die angewendete Anastomosentechnik muß diese Lumendifferenz berücksichtigen und korrigieren können.
4. Gelingt es dem Chirurgen nicht, eine einwandfreie Blutstillung im Becken herzustellen, entsteht im präsakralen Raum häufig ein Hämatom, das sich im weiteren Verlauf infiziert und zur Abszeßbildung führt. Dieses wirkt sich dann nicht selten in einer Auflösung der kolorektalen Anastomose durch Nahtinsuffizienz aus.
5. Wird das Beckenbodenperitoneum oberhalb der kolorektalen Anastomose verschlossen, kann um die Anastomose ein Totraum entstehen. Dieser wiederum disponiert zu einem Anastomosenleck.

Wir selbst haben Anastomosenlecks durch die Anwendung der kolorektalen End-zu-Seit-Anastomosentechnik nach Baker sowie nach Zollinger u. Sheppard eliminieren können. Hierbei wird eine nahezu exakte Angleichung an das Lumen der Rektumampulle erreicht. Genau gesetzte und ausreichend gewebefassende Nähte verhindern auch die Gefahr einer postoperativen Stenose. Am Ende der Anastomose ist die Rektumampulle seitwärts in das proximale Kolon invaginiert (s. Abb. 30.21). Bei Anlage der Anastomose 1 cm innerhalb des verschlossenen Kolonendes wird auch die Gefahr der Entwicklung eines Blindsacksyndroms vermieden.

Im Verlaufe einer tiefen Anastomose legen wir 1 oder 2 mehrfach perforierte Plastikdrains mit geschlossener Saugdrainage in den präsakralen Raum. 6 mm starke Silastic-Rohrdrains werden retroperitoneal durch eine Stichinzision im linken unteren Quadranten ausgeleitet und an einen sterilen Plastiksack als Dauerdrainage angeschlossen. Um die Infektion eines Hämatoms zu vermeiden, werden 50 mg Kanamycin in 50 ml Kochsalzlösung aufgelöst und durch den Katheter alle 6 h für 5 Tage eingespült, außerdem wird das Beckenbodenperitoneum nach der kolorektalen Anastomose nicht vernäht. Einige Autoren und erfahrene Chirurgen glauben, daß die Umhüllung der Anastomose mit dem großen Netz ein Anastomosenleck verhindern könne. Wir wenden dieses Vorgehen nur an, wenn das Netz leicht und ohne zusätzliche Lappenbildung an die Anastomose angelegt werden kann. Eine exakt angelegte Anastomose verlangt nicht die Umhüllung mit dem großen Netz, um problemlos zu heilen.

Es liegen noch nicht genügend Beobachtungsdaten vor, um die Komplikationsrate bei Anwendung der Klammertechnik für die kolorektale Anastomose zu beurteilen. Unsere vorläufigen Erfahrungen sind jedoch erfolgversprechend. Wir haben diese Technik erfolgreich bei der Resektion von malignen Rektumtumoren in 4–6 cm Höhe angewendet. Da die Klammertechnik die Anastomose vereinfacht, aber auch zeitlich beschleunigt – im Vergleich zu anderen mit der Hand schwierig herzustellenden Anastomosen –, eignet sie sich vorzugsweise für den altersbedingten Risikopatienten, ganz abgesehen von dem wirtschaftlichen Aspekt, durch Reduzierung der gesamten Operationsdauer. Allerdings müssen immer die Kenntnis der Gefahrenpunkte und deren Vermeidung als Voraussetzungen für die Anwendung dieser Technik gelten.

Ausdehnung der Lymphgefäßdissektion

Goligher empfahl 1975 die routinemäßige Ligatur der unteren Mesenterialarterie nahe ihrem Abgang an der Aorta, nicht nur für Tumoren im absteigenden Kolon, sondern auch für das Rektumkarzinom. Bei diesem Vorgehen muß das proximale Kolon über die Kollateralarkade, die von der mittleren Kolonarterie gespeist wird, versorgt werden. Wenn dies auch in der Mehrzahl der Fälle problemlos geschieht, so besteht doch immer die Gefahr, daß der Operateur eine unzureichende Durchblutung nicht erkennt. Wir glauben, daß das Risiko dieser ungenügenden Durchblutung größer ist als der Vorteil, den man erreicht, wenn man routinemäßig bei jedem Patienten die untere Mesenterialarterie nahe der Aorta ligiert. Bei einer tiefen Kolorektalanastomose muß eine optimale Durchblutung des proximalen Kolons gegeben sein. Konsequenterweise ligieren wir daher die untere Mesenterialarterie unterhalb des Abgangs der linken Kolonarterie (s. Abb. 26.6). Die damit geschonten linken Kolongefäße sind im allgemeinen an der arteriellen Pulsation im Mesenterium des Colon descendens zu erkennen. Bei adipösen Patienten ist die Durchleuchtung des Mesenteriums sehr hilfreich, um den zuvor beschriebenen idealen Ligaturpunkt der Arterie festzustellen.

Wird die linke Mesenterialarterie oberhalb des Abgangs der linken Kolonarterie ligiert, muß man die linke Kolonflexur mobilisieren und das Colon descendens so weit nachresezieren, bis eine ausreichende Durchblutung von der Randarterie festzustellen ist. Dies läßt sich am besten überprüfen, wenn man eine Arterie nahe der Resektionsstelle anschneidet und die Pulsation feststellt. Schwache arterielle Blutung zeigt von vornherein eine mangelhafte Anastomosenheilung auf.

In den meisten Fällen von Rektumkarzinom wird das Sigmoid mitreseziert und das Colon descendens für die Anastomose verwendet. Dieses wiederum verlangt im allgemeinen die Mobilisierung der linken Kolonflexur, die in einigen Minuten bewerkstelligt werden kann, wenn der Chirurg die hierfür erforderliche Technik beherrscht.

Goligher et al. berichteten 1970, daß sie bei 51% ihrer 73 Patienten mit vorderer Resektion eine postoperative Anastomoseninsuffizienz feststellten. Wir konnten bei 62 Fällen von Kolorektalanastomosen nach vorderer Resektion anläßlich der Röntgenuntersuchung durch Kontrasteinlauf am 10. postoperativen Tag nur zweimal ein Anastomosenleck feststellen.

Indikation für die zusätzliche Kolostomie

Bereiten die Herstellung einer tiefen Kolorektalanastomose und eine sichere Anastomosennaht irgendwelche Schwierigkeiten, empfiehlt sich das Anlegen einer Kolostomie im rechten Colon transversum. Wird diese sofort eröffnet und eingenäht (Schleimhaut-Haut-Nähte), kann die Kolostomie bereits 2 Wochen nach problemloser Anastomosenheilung und damit noch am Ende des stationären Aufenthalts wieder verschlossen werden.

Präsakrale Präparation: Verhinderung von Massenblutungen

Konträr zu anderen Auffassungen ist es nach meiner persönlichen Erfahrung nicht erforderlich, daß bei der radikalen Entfernung eines Rektumkarzinoms die Präparation bis auf das Periost des Sakrum erfolgen muß. Dagegen ist die Dissektion des perirektalen Gewebes erforderlich, um einen Lymphknotenbefall mitzuentfernen. Infiltriert der Tumor breitflächig in das Mesorektum und das präsakrale Gewebe, kann er im allgemeinen nicht mehr radikal entfernt werden.

Um das Rektum herum besteht ein ausgedehntes präsakrales Venengeflecht, das in die sakralen Foramina drainiert (s. Abb. 30.6b). Wenn dieses bei stumpfer Präparation einreißt, ist die exakte Blutstillung durch Abklemmung oder Ligatur oft unmöglich, da sich die Gefäße in die Foramina retrahieren. Die dann unvermeidbare massive venöse Blutung kann selbst durch Ligatur der A. hypogastrica nicht gestillt werden. Manche intraoperativ fatalen Zwischenfälle während einer totalen Proktektomie sind durch diesen Typ der unbeherrschbaren präsakralen Venenblutung bedingt.

Wenn der Operateur diese präsakral eingerissenen Venenblutungen nicht schnellstens fassen kann, hilft nur noch das feste Austamponieren dieser präsakralen Schicht mittels einer großen Streifentamponade. Im allgemeinen läßt sich damit die Blutung beherrschen.

Auch wenn die präsakralen Gefäße direkt vom Tumor befallen sind, muß es nicht in jedem Fall zu einer massiven präsakralen Venenblutung kommen. Jedoch ist die stumpfe Handfreipräparation im präsakralen Raum nicht die erstrebenswerte Technik. Der Operateur tut besser daran, bei der direkten scharfen Präparation und Freipräparation des perirektalen Gewebes eine lange Metzenbaum-Schere (lange, gekrümmte Schere) bei vorsichtigem Zug am Rektum nach oben zu benutzen, damit nicht die dünne Faszie, die die präsakralen Venen bedeckt, verletzt wird. Erfolgt die präsakrale Dissektion in der richtigen Schicht, werden die präsakralen Venen geschont (s. Abb. 30.6a). Gelegentlich verlaufen Äste der mittleren Sakralvenen – von hinten kommend – ins perirektale Gewebe. Diese sollten erst nach Anlegen von Hämoclips durchtrennt werden.

Die Präparation kann danach leicht nach unten bis zur Steißbeinspitze fortgesetzt werden, wo die Waldeyer-Faszie verläuft, ausgehend von der Oberfläche des Kreuzbeins, in enger Beziehung zum unteren Rektum (s. Abb. 30.8). Alle Versuche, diese Faszie stumpf zu präparieren, sind immer mit der Gefahr verbunden, daß das Rektum einreißt. Daher darf diese Schicht nur scharf mit einem Scherenschlag oder dem Skalpell inzidiert werden, wonach leicht die Levatorenmuskulatur erkennbar wird. Ist diese hintere Freipräparation erfolgt, kann die Hand des Chirurgen in den präsakralen Raum eingehen, um die vollständige Freipräparation auch zur seitlichen Beckenwand hin vorzunehmen. Dieses Manöver bringt auch die lateralen Ligamente zur Darstellung, die nach Ansetzen von abgewickelten Klemmen (z. B. Overholt) leicht zu ligieren und zu durchtrennen sind. Auch dieser Präparationsakt sollte nach Möglichkeit blutarm erfolgen.

Andere Blutungsmöglichkeiten bei der tiefen Beckenpräparation können an der seitlichen Rektumwand entstehen. Daher sollten rechtzeitig Hämoclips oder Ligaturen angelegt werden. Besondere Beachtung verdient die linke Beckenvene, die bei dieser Präparation leicht verletzt werden kann. Da die schweren Blutungen bei der Beckenpräparation meist venöser Art sind, ist daher auch die prophylaktische Ligatur der A. hypogastrica nur selten angezeigt.

Präsakrale Präparation: Vermeidung von Nervenverletzungen

Sind das Rektum und die Vorderfläche der Aorta von anhängendem Lymphgewebe vollkommen freipräpariert, werden zahlreiche präaortale Nervenäste des Sympathikus erkennbar, die zu den bilateralen unteren Beckenganglien verlaufen. Bei Männern ist ihre Schonung zur Erhaltung einer normalen Ejakulation erforderlich. Nachdem diese Nervenstränge die Aortenbifurkation und das Promontorium gekreuzt haben, verlaufen sie in 2 Hauptsträngen als sog. hypogastrische Nerven im posterolateralen Rand des Beckens in der Nähe der hypogastrischen Gefäße (s. Abb. 30.2, 30.4). Wir sind mit Goligher (1975) der Meinung, daß diese Nerven in den meisten Fällen von Operationen bei distalem Rektumkarzinom geschont werden können, ohne damit eine geringere Kurabilität bzw. Radikalität zu erzielen. Nach Präparation der Mesenterialgefäße und Dissektion der Lymphgefäße in Höhe der Bifurkation, sollen die sympathischen Nervenstränge vor der Aorta erhalten und nicht verletzt werden. Durch die Schonung dieser Äste des sympathischen Nervensystems wird gleichzeitig auch die Gefahr einer postoperativen Blasenfunktionsstörung reduziert.

Ureterverletzung

Um eine Verletzung der Ureteren zu vermeiden, müssen diese empfindlichen Strukturen während der Präparation im kleinen Becken exakt identifiziert werden. Im Normalfall kreuzt der Ureter die A. iliaca communis in Höhe ihrer Bifurkation. Da der Ureter und das benachbarte Peritoneum oft durch Zug während der Präparation verlagert sind, muß die Unterfläche des retroperitonealen Peritoneums auf den Ureterverlauf hin exakt untersucht werden. Die Erkennung des Ureterverlaufs kann durch Berührung oder weiche Anklemmung des Ureters mit entstehenden Peristaltikwellen erleichtert werden. Bestehen wegen des Ureterverlaufs auch nur die geringsten Zweifel, muß man den Anästhesisten auffordern, intravenös eine Farblösung zu verabfolgen. Dadurch kommt es zu einer Blauanfärbung des Ureters, es sei denn der Patient ist zum Zeitpunkt dieser Präparation oligurisch. Die lateralen Ligamente am Rektum dürfen prinzipiell erst durchtrennt werden, wenn der Ureter exakt dargestellt worden ist.

Allgemeiner Kommentar

„Die moderne Radikaloperation des extraperitonealen Rektumkarzinoms gründet sich auf die topographische Anatomie der retroperitonealen Grenzlamellen. Wir halten sie für Hüllfaszien, die, obwohl spinnwebendünn, für lange Zeit eine krebsdichte Verpackung garantieren. Ein Karzinom kann nur dort wachsen, wo sich auch Blutgefäße entwickeln. Diese Hüllfaszien aber sind gefäßarm und für vorwachsende Blutgefäße sehr lange Zeit undurchdringbar. Deshalb garantieren sie eine lange unüberschreitbare Grenze für einen malignen Tumor. Diese Hüllfaszien werden heute mit dem krebsbefallenen Organ herausgenommen. Die Radikaloperation eines Mastdarmkrebses ist deshalb nicht nur eine Chirurgie der Lymphknoten, sondern auch eine Chirurgie dieser Grenzlamellen.
Die Retroperitonitis kann als primäre und sekundäre Erkrankung auftreten. Sie wird über die Ureterographie erkannt. Die eigentümlichen Hüllfaszien der Nieren, der Harnleiter und der Harnblase und deren retroperitoneale Verbindung zur Bauchspeicheldrüse bedingen ebenfalls, allerdings nur schwer zu erkennende Störungen. Die Schonung der Potenz bei Eingriffen am Mastdarm ist nur über die Kenntnis dieser retroperitonealen Topographie des vegetativen Nervensystems möglich. Die akuten und chronischen pelvirektalen Infekte entwickeln sich ebenfalls in diesem komplizierten retroperitonealen Bereich. Sie sind nur über eine sichere Vorstellung von den infizierten Spatien erfolgreich und schonend zu behandeln“ (Stelzner).

Operationstechnik

Lagerung und Zugangsweg

Patienten mit Tumorbefall innerhalb 4 cm Höhe werden in Steinschnittlage operiert, wie in Kap. 31 für die abdominoperineale Proctektomie beschrieben (Lagerung nach Lloyd-Davies, ***Abb. 30.1 a, b)***. Der 2. Assistent steht zwischen den abduzierten Beinen des Patienten, der Operateur an der linken Seite des Patienten. Nach Freipräparation des Rektums muß der Operateur entscheiden, ob eine vordere Anastomose, die abdominoperineale Proktektomie oder eine End-zu-End-Anastomose mit der Klammertechnik in Frage kommt. Alle diese technischen Varianten sind bei dieser Lagerung gut durchführbar, außer der abdominosakralen Resektion und Anastomose. Beabsichtigt der Chirurg die letztere, sollte der abdominale Akt als erster vorgenommen werden, mit anschließendem Verschluß der Laparotomie. Danach wird der Patient für den hinteren Zugang nach Kraske umgelagert. Für die vordere Resektion empfiehlt sich die mittlere Laparotomie in einer Ausdehnung von 6 cm unterhalb des Xiphoids bis zum Schambein.

Exploration und Eviszeration des Dünndarms

Am Beginn stehen Inspektion und Palpation der Leber. Vereinzelte Lebermetastasen sind keine Kontraindikation für eine palliative Rektumresektion.

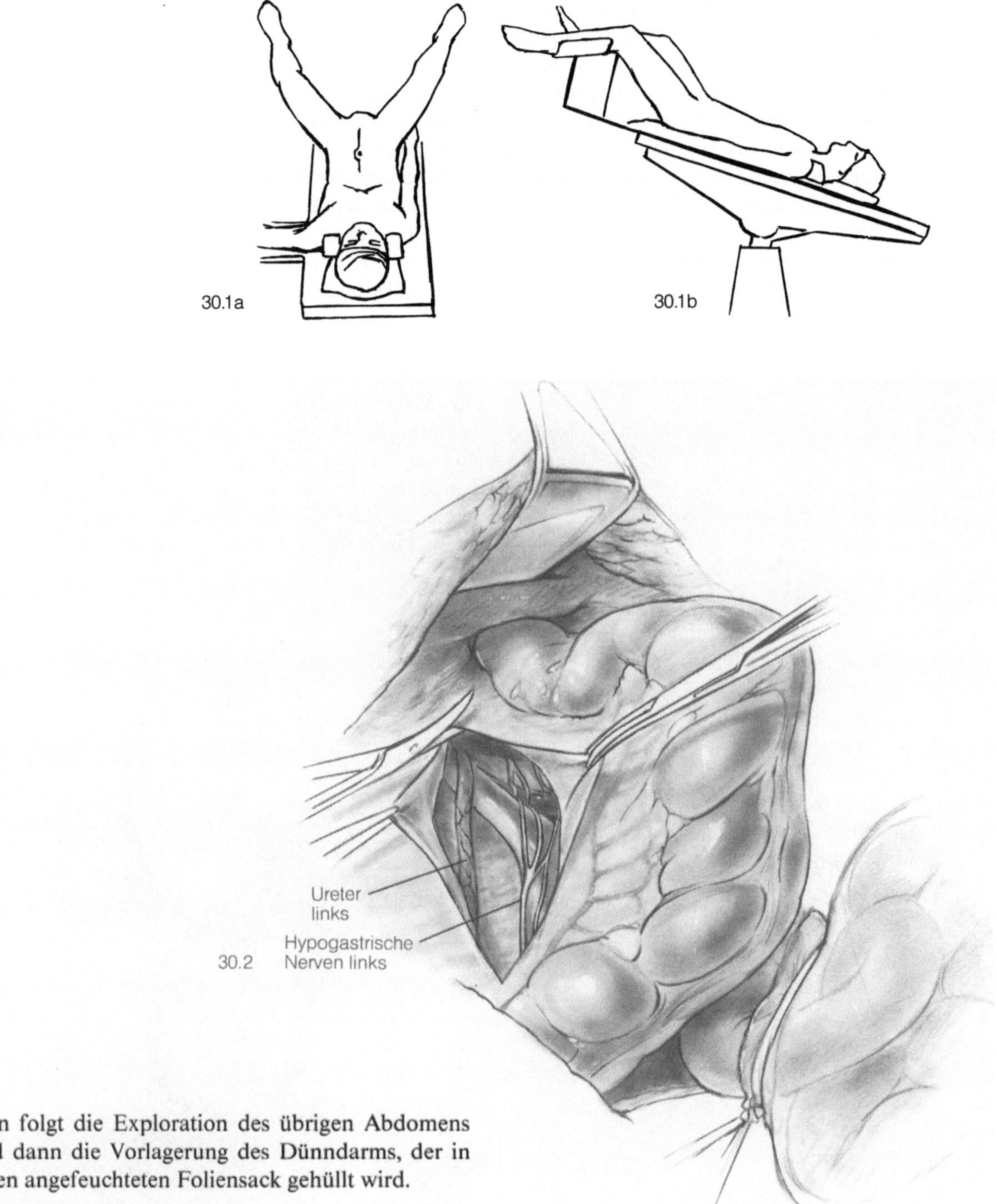

Nun folgt die Exploration des übrigen Abdomens und dann die Vorlagerung des Dünndarms, der in einen angefeuchteten Foliensack gehüllt wird.

Mobilisierung des Sigmas

Das linke, laterale Peritoneum wird dargestellt. Anschließend erfolgt die zirkuläre Ligatur des Darms distal vom Tumor. Durch Zug des Kolons zur Mitte hin, können mehrere kongenitale Verwachsungen zwischen Mesokolon und dem parietalen Peritoneum erkannt und mit der Schere durchtrennt werden ***(Abb. 30.2)***. Die laterale Inzision des Peritoneums wird nach oben und unten fortgesetzt, der Ureter identifiziert und mit einem weichen Faden angeschlungen. Die Inzision des Peritoneums wird nach distal fortgesetzt, bis zur Douglas-Umschlagfalte. Nach nochmaliger Überprüfung des Ureterverlaufs und seiner Überkreuzung in Höhe der Iliakalgefäße wird das Sigma nach lateral gezogen und die mediale Inzision des Peritoneums vorgenommen – in Höhe der Aortenbifurkation beginnend und von dort weiter nach kaudal bis zur peritonealen Umschlagfalte. Nach genauer Identifizierung des rechten Ureters wird die vordere lyraförmige Umschneidung des Rektums vervollständigt *(Abb. 30.3, 30.4)*. Die Präparation wird weiter in die Tiefe fortgesetzt, beim Mann bis hinter die Blase, bei der Frau bis hinter den Uterus. Bestehen Schwierigkeiten bei der Exposition, wird dieser Teil der Operation bis zur Präparation im präsakralen Raum aufgeschoben.

Lymphknotendissektion

Bei vorsichtigem Zug am Kolon nach vorne und oben, werden die A. und V. spermatica lateral vom Mesokolon beachtet und geschont. Der Zeigefinger geht weiter in die Schicht zwischen Mesosigma und Bifurkation der Aorta, um die Pulsation der unteren Mesenterialgefäße zu tasten. Bei fettleibigen Patienten müssen diese vor Ligatur in Höhe der Aortenbifurkation genau dargestellt werden. In der Mehrzahl der Fälle empfiehlt sich die Inzision des Peritoneums, das den Ursprung der unteren Mesenterialarterie überlagert, und die anschließende Dissektion der Lymphknoten bis zu dem Punkt, an dem die linke Mesenterialarterie von der linken Kolonarterie abzweigt *(Abb. 30.5)*. Die unteren Mesenterialgefäße werden zwischen 2 Ligaturen distal dieser Aufzweigung durchtrennt. Es empfiehlt sich eine oberflächliche Inzision des Mesokolons mit dem Skalpell an dem Punkt, an dem die unteren Mesenterialgefäße

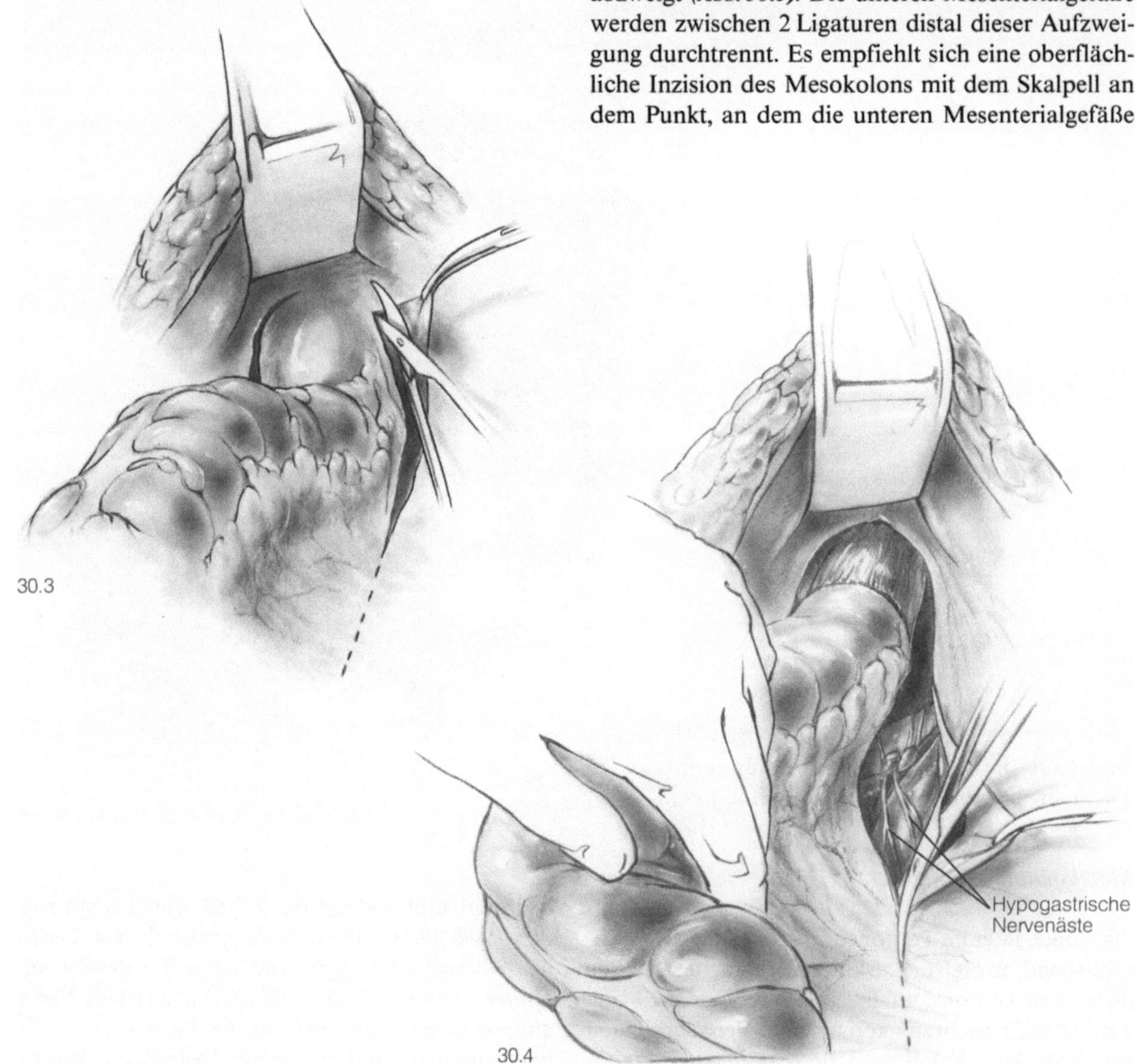

30.3

30.4

sich zum Colon descendens und oberen Sigma aufzweigen. Entlang dieser Linie müssen nun die weitere und vollständige Präparation des Mesenteriums mit anschließenden Ligaturen (mit resorbierbarem 2-0-Faden) und die Durchtrennung erfolgen. Bei mageren Patienten empfiehlt sich die Inzision des Peritoneums dort, wo der Gefäßverlauf am besten erkannt und nach sicherer Darstellung abgeklemmt und ligiert werden kann. Bei richtiger Präparationstechnik benötigt der Operateur nur 2–3 Gefäßligaturen. Das Mesosigma und das Gefäßbündel werden nach distal gezogen, wonach bei weiter stumpfer Auslösung die Vorderfläche der Aorta und die iliakalen Gefäße zu erkennen sind. Wie bereits oben erwähnt, müssen die präaortalen sympathischen Nervengeflechte intakt bleiben. Um die Zeit der Präparation sowie auch die Möglichkeit einer Kontamination mit Darminhalt zu reduzieren, sollte zu diesem Zeitpunkt am Kolon nicht weiter präpariert werden.

Präsakrale Präparation

Durch Zug am unteren Sigma nach oben und vorne erkennt man ein Gewebeband, das sich in Höhe des mittleren Os sacrum zur Rektumhinterwand und zum Mesorektum erstreckt. Der Versuch einer schroffen, stumpfen Präparation muß vermieden werden und statt dessen die scharfe Präparation mit einer Schere erfolgen (Abb. 30.6 a). Sie beginnt am besten zunächst rechts von der Mittellinie hinter dem Rektum und danach auf der linken Seite. Besondere Beachtung verdient das nun verbleibende Gewebeband, welches Äste der mittleren Sakralarterie enthalten kann. Daher empfiehlt sich das präliminare Anlegen von Klemmen oder Clips vor ihrer Durchtrennung ***(Abb. 30.6 a)***. Jetzt ist eine dünne Gewebsschicht vor dem Os sacrum zu erkennen. Oberflächlich liegende Venengeflechte in dieser Schicht deuten darauf hin, daß die Präparation zu tief erfolgt ist, mit der Gefahr einer Venenverletzung sowie einer venösen Blutung ***(Abb. 30.6 b)***. Das distale Rek-

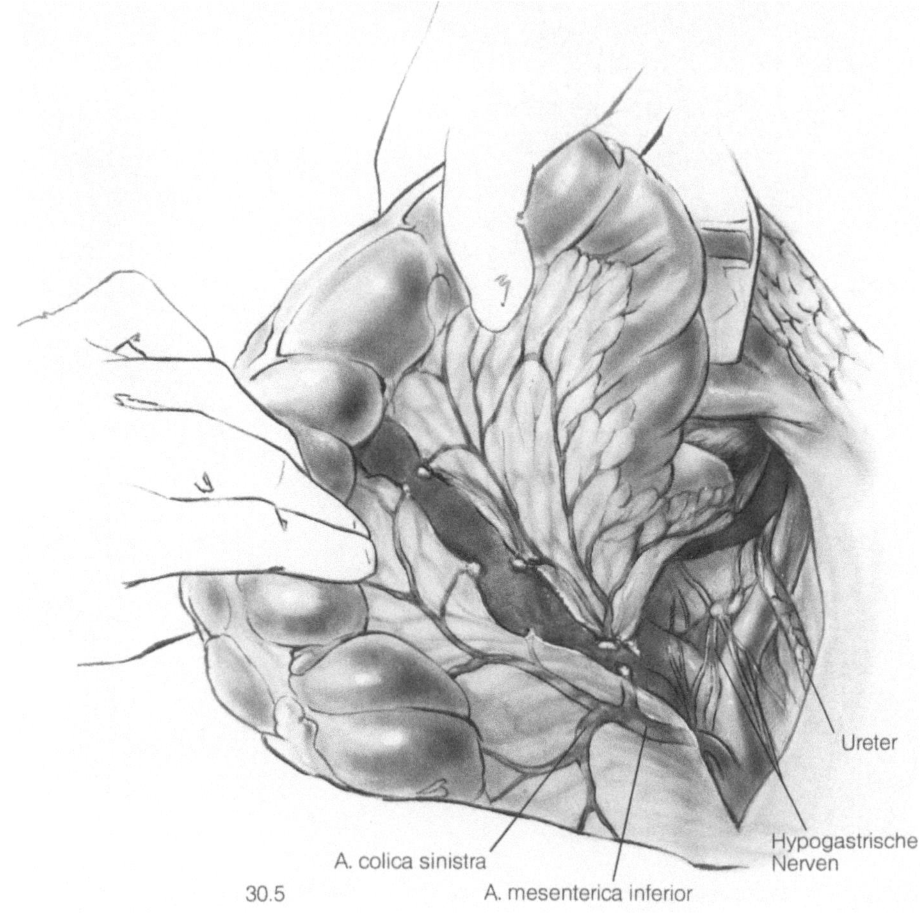

30.5

tum wird weiter aus dem unteren Becken vorgezogen. Bei exakter Präparation in der richtigen Schicht erkennt man nun – wie bereits oben beschrieben – den Verlauf der präaortalen Stränge des sympathischen Nervensystems in Form von 2 Hauptästen, die sich in laterale Aufzweigungen verteilen (vgl. Abb. 30.2, 30.4). Diese Nervengebilde werden vorsichtig vom hinteren Rektum abgelöst, es sei denn, die Nervenfasern sind vom Tumor befallen.

Nun kann der Operateur seine Hand hinter dem Rektum in den präsakralen Raum bis zur Steißbeinspitze vorschieben, ohne die seitlichen Ligamente einzureißen. Sie werden nach Anlage von Klemmen oder Hämoclips durchtrennt ***(Abb. 30.7)***. Nachdem dieses Manöver auf beiden Seiten erfolgt ist, müssen nochmals der Verlauf der ureteren und der hypogastrischen Nerven überprüft werden. Daraufhin wird die Waldeyer-Faszie durchtrennt, die sich von der Kreuzbeinspitze bis zur Hinterwand des Rektums erstreckt ***(Abb. 30.8)***. Nunmehr kann die Präparation der Rektumvorderwand vorgenommen werden. Hierbei empfiehlt sich das Einsetzen eines

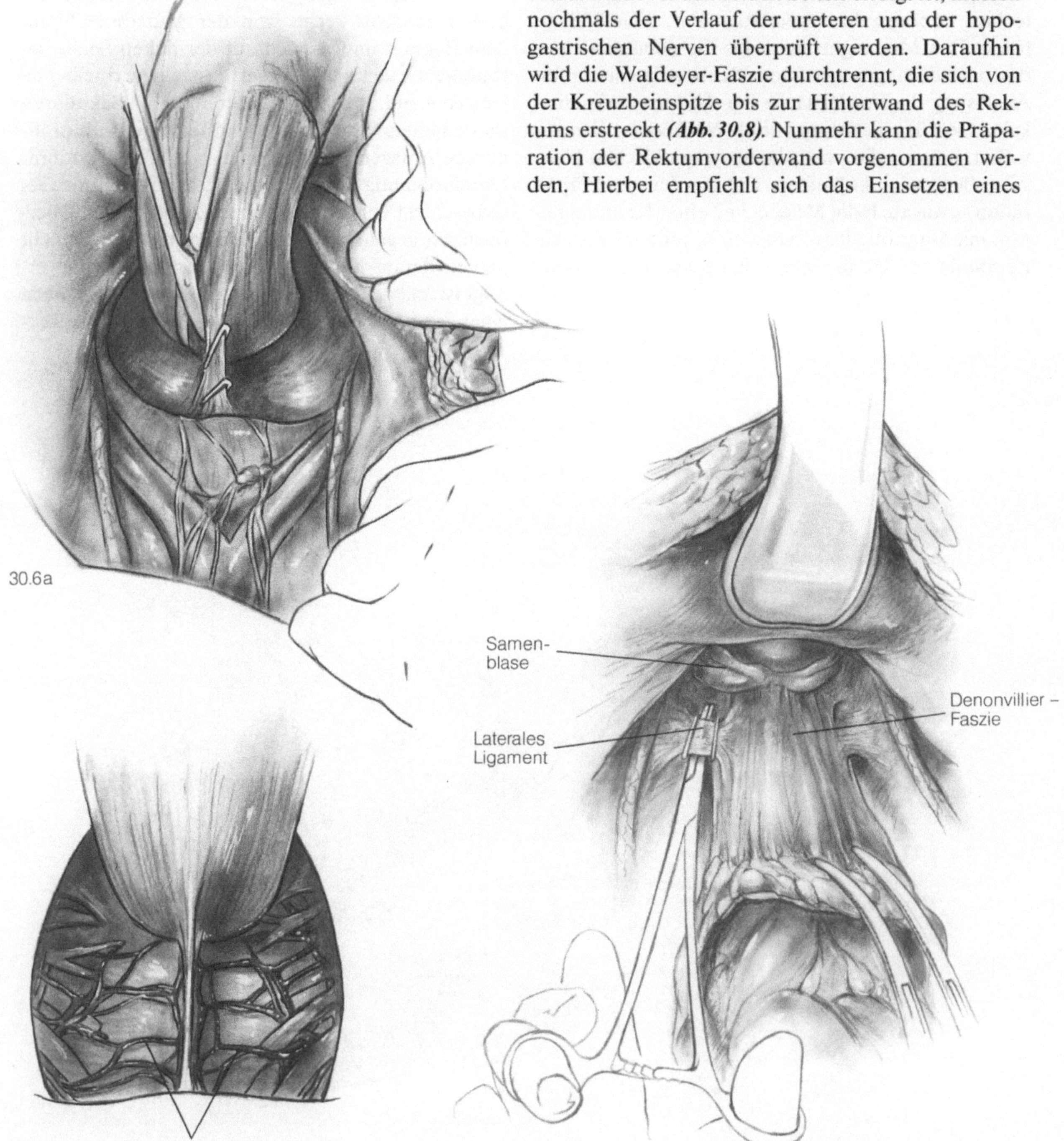

30.6a

30.6b

30.7

Lloyd-Davies-Hakens, um die Blase und bei Frauen den Uterus nach vorne und seitlich zu ziehen. Ist das Peritoneum zwischen Rektum und Blase noch nicht vollständig durchtrennt, muß dies nun entsprechend der vorausgegangenen Inzision im Peritoneum erfolgen *(Abb. 30.9a)*. Empfehlenswert ist das Ansetzen von einer oder zwei langen Klemmen an den Rand der hinteren Peritonealränder. Damit wird das Peritoneum und die Denonvillier-Faszie nach oben und hinten gezogen, sie kann so besser mit einer langen Schere durchtrennt und vom Rektum abpräpariert werden *(Abb. 30.9b)*.

Im weiteren Operationsverlauf erfolgt nun die stumpfe Fingerpräparation, um das Rektum von der Hinterwand der Prostata abzulösen; die Blutstillung an mehreren kleinen Blutungspunkten in dieser Resektion gelingt am besten durch oberflächliche Elektrokoagulation. Bei weiblichen Patienten ist die vordere Präparation leichter. Durch Weghalten des Uterus kann die Dissektion in Höhe des freipräparierten Peritoneums und der Denonvillier-Faszie vom Hinterrand der Zervix bis zur vorderen Vagina leicht erfolgen. Einige Chirurgen nehmen routinemäßig die bilaterale Salpingo-Oophorektomie vor, da häufig die Ovarien metastatisch mitbefallen sind. Ob dies unbedingt von Vorteil ist, bleibt noch ungewiß. Wir selbst nehmen diese Ausdehnung des Eingriffs, wenn keine Metastasen erkennbar sind, nicht vor.

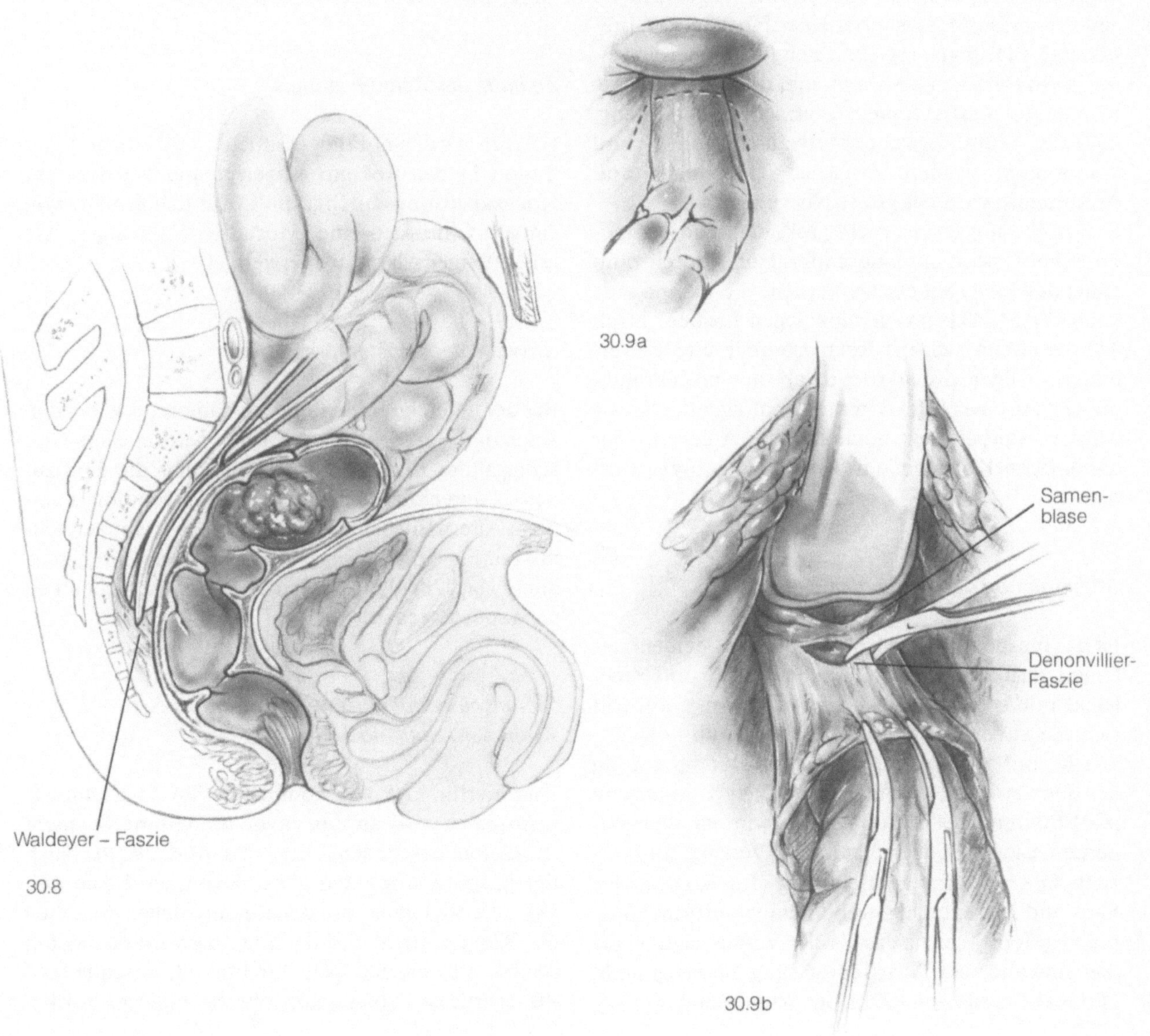

30.9a

30.8

30.9b

Blutstillung im Becken

Die Beckenbodenpräparation führt bei einwandfreier Technik nur zu einem minimalen Blutverlust. Während Hämoclips bei den im lateralen Becken gut überschaubaren Gefäßverhältnissen gut verwendet werden können, trifft dieses für den präsakralen Raum nicht zu. Hier verlaufen überwiegend dünnwandige Venen, die leicht verletzbar – beim Einsetzen der Clips oder im weiteren Verlauf des Operationsakts – sind. Mit Ausnahme von kleinen, einwandfrei erkennbaren Blutungspunkten, die sich gut mit Klemmen fassen lassen, ist auch die Elektrokoagulation nicht ungefährlich, da damit die Blutungsfläche durch Entstehen größerer Venennekrosen und damit Veneneröffnungen größer wird. Es empfiehlt sich eine Elektrode mit runder Kugel anstelle eines scharfen Messers oder einer Pinzette. Die präsakralen Blutungen ergießen sich fast immer aus einer in ein Foramen des Os sacrum retrahierten Vene. Kommt es zum Auftreten einer schweren Blutung, muß das Blutungsgebiet sofort austamponiert und komprimiert werden. Zwischen Tamponade und Anastomose wird das große Netz eingelegt.
Ist das Blutungsgebiet nicht groß, kann die Tamponade bei Operationsende entfernt und durch blutstillendes Kollagen ersetzt werden; die Tamponade kann für 24–48 h problemlos liegen bleiben. Nach 48 h empfiehlt sich die Relaparotomie und Entfernung in Allgemeinnarkose, da ab diesem Zeitpunkt die Gefahr einer Infektion mit nachfolgender Sepsis wächst. Hierbei kann nochmals das Anlegen einer temporären Kolostomie in Erwägung gezogen werden.

Mobilisierung des proximalen Kolons

Ist das für die Anastomose vorgesehene Segment des Colon descendens nicht gut beweglich und nicht leicht in das kleine Becken zu verlagern, empfiehlt sich die zuvor beschriebene Mobilisierung der linken Kolonflexur (s. Kap. 28). Nach Durchtrennung des querverlaufenden Astes der linken Kolonarterie mit Erhaltung des oberen Anteils, wird im allgemeinen eine gute Beweglichkeit und Verlängerung erzielt. Die vollständige Befreiung des Kolons von Fett- und Mesenterialgewebe 1 cm vom Resektionsrand entfernt, sei nochmals als Voraussetzung für die einwandfreie Anastomosierung herausgestellt. Nunmehr wird zum Schutz der Wundränder die Laparotomiewundfolie eingelegt und die Präparation des Rektumstumpfs vorgenommen.
Muß das Rektum sehr tief präpariert werden, ist mit einem sehr kurzen Mesorektum an der Hinterwand des Rektums zu rechnen. Nach oben teilt sich dieses in mehrere Stränge. 4–5 cm unterhalb des Tumorrands, wird die Schicht zwischen Muskularis und den umgebenden Blutgefäßen aufgesucht. Sie läßt sich durch Palpation der Gefäßpulsationen leicht auffinden. Im anderen Falle empfiehlt sich die Verwendung eines Präpariertupfers. Unter schrittweiser Präparation und Abklemmung des Fett- und Gefäßgewebes – mit nachfolgender scharfer Durchtrennung – wird das Rektum freipräpariert. Die Ligaturen erfolgen mit resorbierbarem 2-0-Faden. Vor Abtrennung des Tumors wird eine rechtwinklig gebogene Klemme an das Rektum angesetzt.

Spülung des Rektumstumpfs

Hierfür wird ein Foley-Katheter mit einem 5-ml-Ballon in das Rektum eingelegt und 500 ml einer Kochsalzlösung durchgespült. Zusätzlich wird von einigen Chirurgen eine zytostatische Lösung – wie z. B. 40%iger Alkohol – verwendet.

Auswahl der Anastomosentechnik

Bei der tiefen kolorektalen Anastomose, d. h. bei den Anastomosen, die unterhalb der peritonealen Umschlagsfalte zu liegen kommen, sollte die End-zu-Seit-Nahttechnik nicht mehr zur Anwendung kommen. Alternativ bietet sich hierfür die Klammertechnik an. Für höher gelegene Anastomosen können (s. auch Kap. 28) die anderen Anastomosentechniken verwendet werden.

Tiefe Kolorektalanastomose in End-zu-Seit-Klammertechnik nach Baker

Das hierfür in Frage kommende TA-55-Klammerinstrument wird an das zuvor präparierte Segment im Colon descendens angesetzt ***(Abb. 30.10)***. Nach der Klammerung, 1 cm distal davon, wird eine weiche Allen-Klemme tumorseitig angesetzt. Zwischen der Klammernaht und der Klemme wird das Kolon scharf mit dem Skalpell durchtrennt, anschließend die evertierte Schleimhaut oberflächlich elektrokoaguliert ***(Abb. 30.11)*** und das tumortragende Kolonsegment mit einem Gummihandschuh überzogen ***(Abb. 30.12a, b)***. Durch Zug an dem abgedeckten tumortragenden Segment nach oben, wird das Rektum gestreckt. Nun wird das proximale durch Klammerreihe verschlossene Kolon mit seiner antimesenterialen Seite an die Hinterwand des Rektumstumpfs angelegt. Die für die Anastomose in Frage kommende Stelle wird mit dem Skalpell markiert ***(Abb. 30.13)***. Nun werden 2 armierte Eckhaltefäden angelegt. Der nächste Schritt ist die Naht mit seromuskulären 4-0-Zwirnfäden im Abstand von 5 mm. Moderne Nadelhalter zur Halterung der atraumatischen Nadeln sind besonders empfehlenswert. Diese Nahtreihe wird etwa 6–7 mm unterhalb der nachfolgenden Anastomose angelegt.

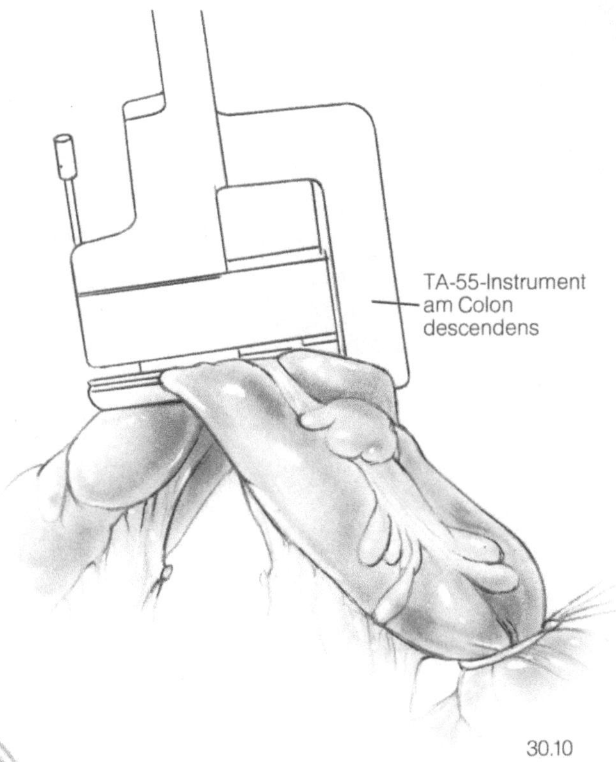

30.10

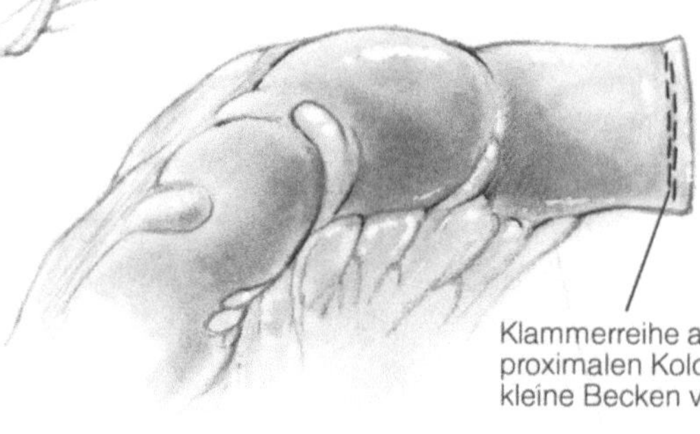

30.11

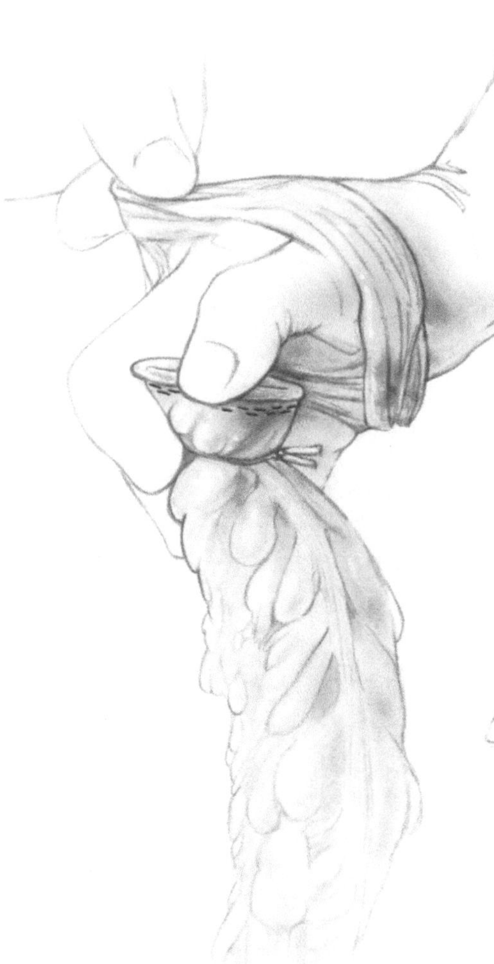

30.12a

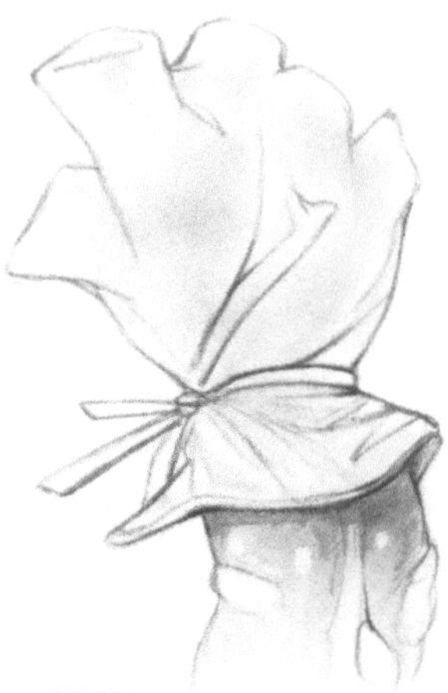

30.12b

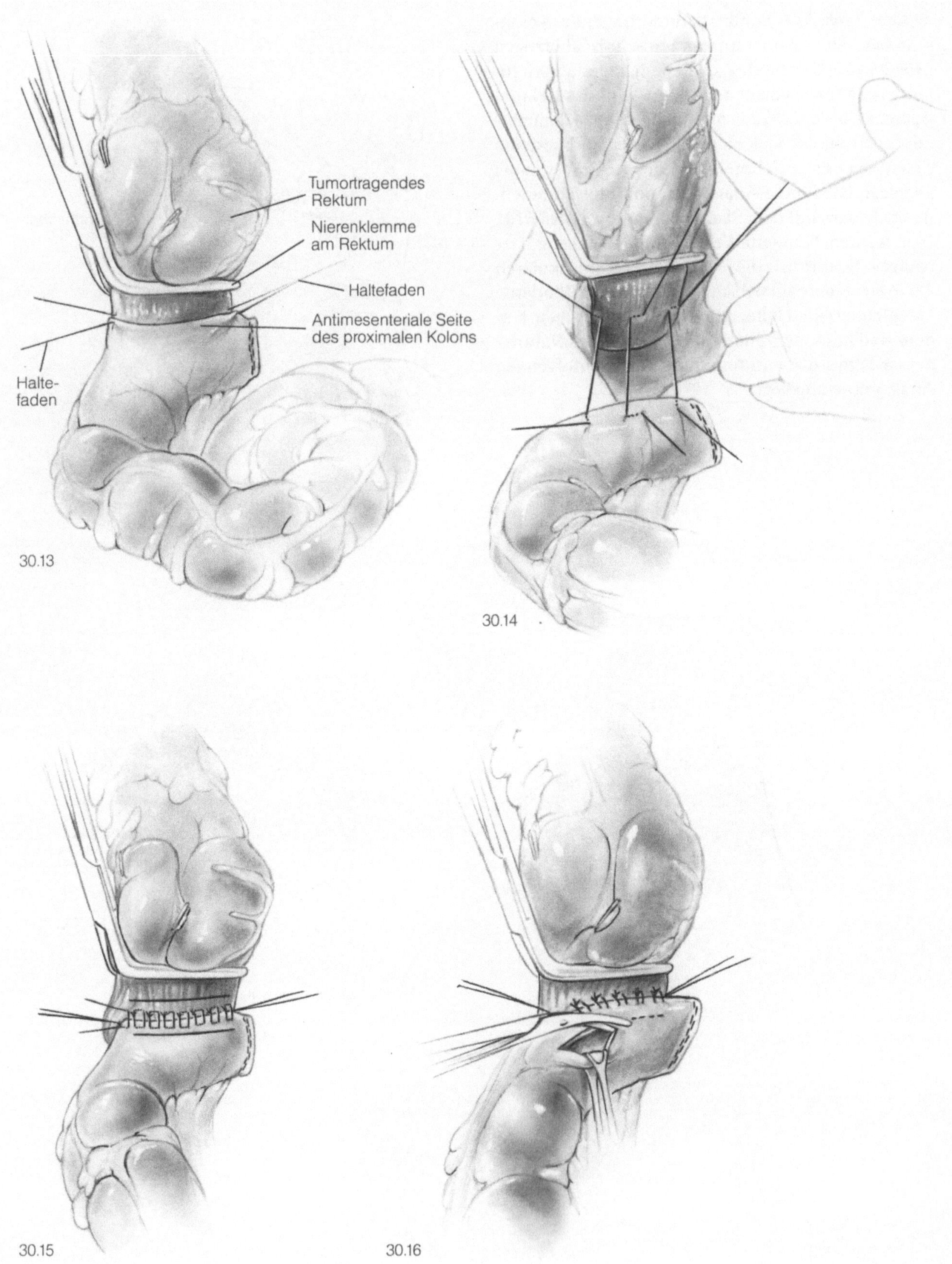
Tumortragendes Rektum
Nierenklemme am Rektum
Haltefaden
Antimesenteriale Seite des proximalen Kolons
Halte-faden
30.13
30.14
30.15
30.16

Die von uns bevorzugte Technik für die Anlage der Anastomose ist die der sukzessiven Naht mit erst dann anschließender Knotung ***(Abb. 30.14, 30.15).*** Muß die Anastomose sehr tief angelegt werden, empfiehlt sich das Hochhalten des proximalen Kolonsegments in Höhe des Promontoriums, bis alle seromuskulären Nähte an der Hinterwand angelegt sind. Sorgfältig ist darauf zu achten, daß die Nähte exakt die Muskulatur fassen. Das alleinige Nähen der Mukosa schließt Gefahrenmomente ein. Nach Vervollständigung der seromuskulären Nahtreihe wird entsprechend der Vormarkierung das proximale Kolonsegment inzidiert und eröffnet ***(Abb. 30.16).*** Eine entsprechende Querinzision erfolgt etwa 6–7 mm oberhalb der bereits am Rektum angelegten Nahtreihe (Abb. 30.15). Bei schwieriger Darstellung ist es hilfreich, zwei Haltefäden an den Ecken anzulegen.

Nach vollständiger Naht der Hinterwand werden alle Fäden abgeschnitten, bis auf die Eckhaltefäden. Die Naht beginnt in der Mitte der Hinterwand, unter Verwendung von atraumatischem, jodiertem Catgut 3-0 oder 4-0 als fortlaufende Naht zu den Rändern, unter Verwendung eines doppelt armierten Fadens mit atraumatisch runden Nadeln ***(Abb. 30.17).*** Nun wird der tumortragende Rektumanteil direkt unterhalb der zuvor angelegten, abgewinkelten Klemme durchtrennt. Gleichzeitig aber erfolgt eine Schnellschnittuntersuchung des Resektionsrands. Bei positivem Befall ist die Nachresektion erforderlich. Nun wird die vordere Schleimhautnaht fortlaufend – mit dem für die Hinterwandnaht verwendeten doppelt armierten Faden – vorgenommen ***(Abb. 30.18).*** Die Nahtreihen bzw. Fäden treffen sich von der Seite her jeweils in der Mitte der Anastomose (Abb. 30.18).

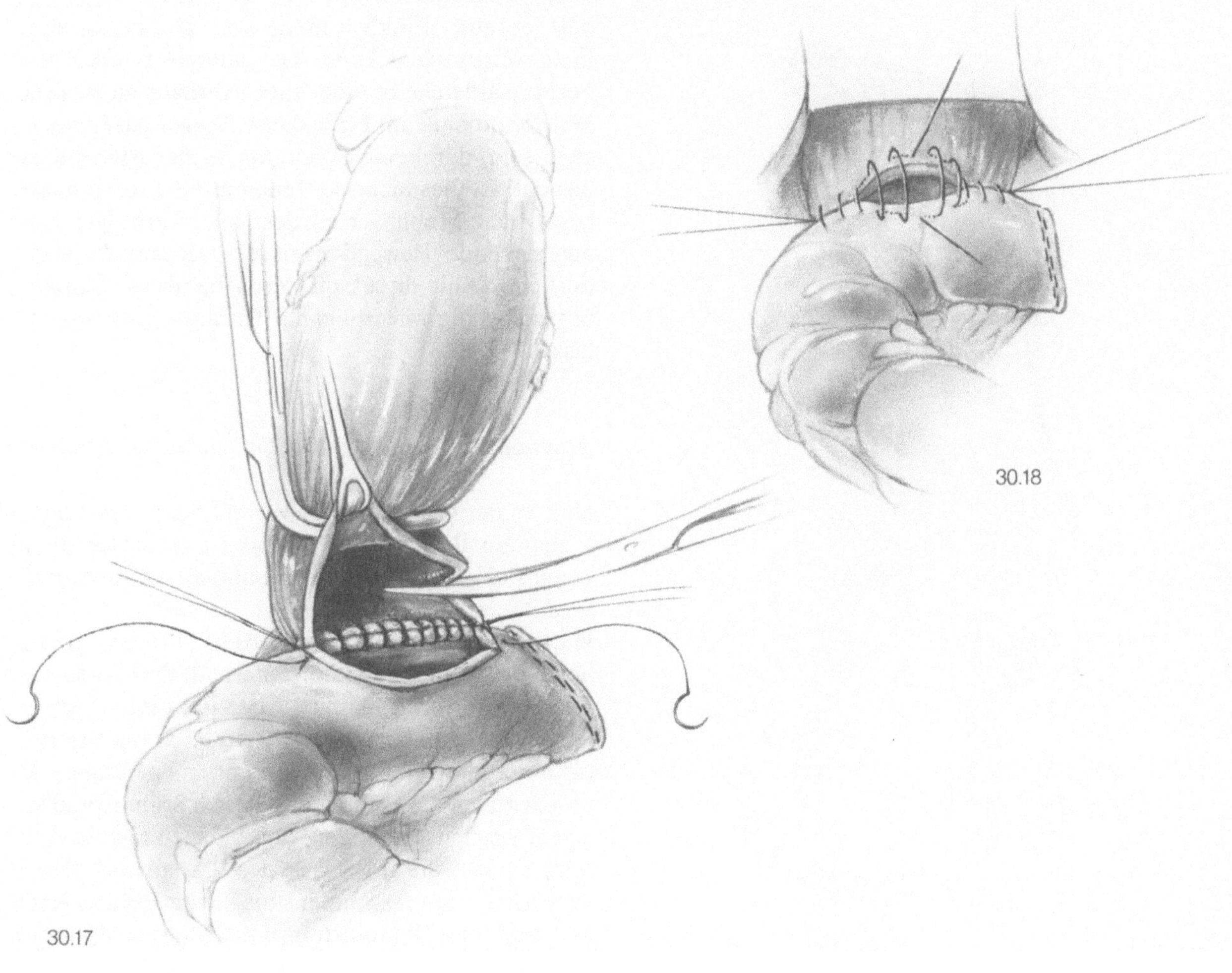

30.17

30.18

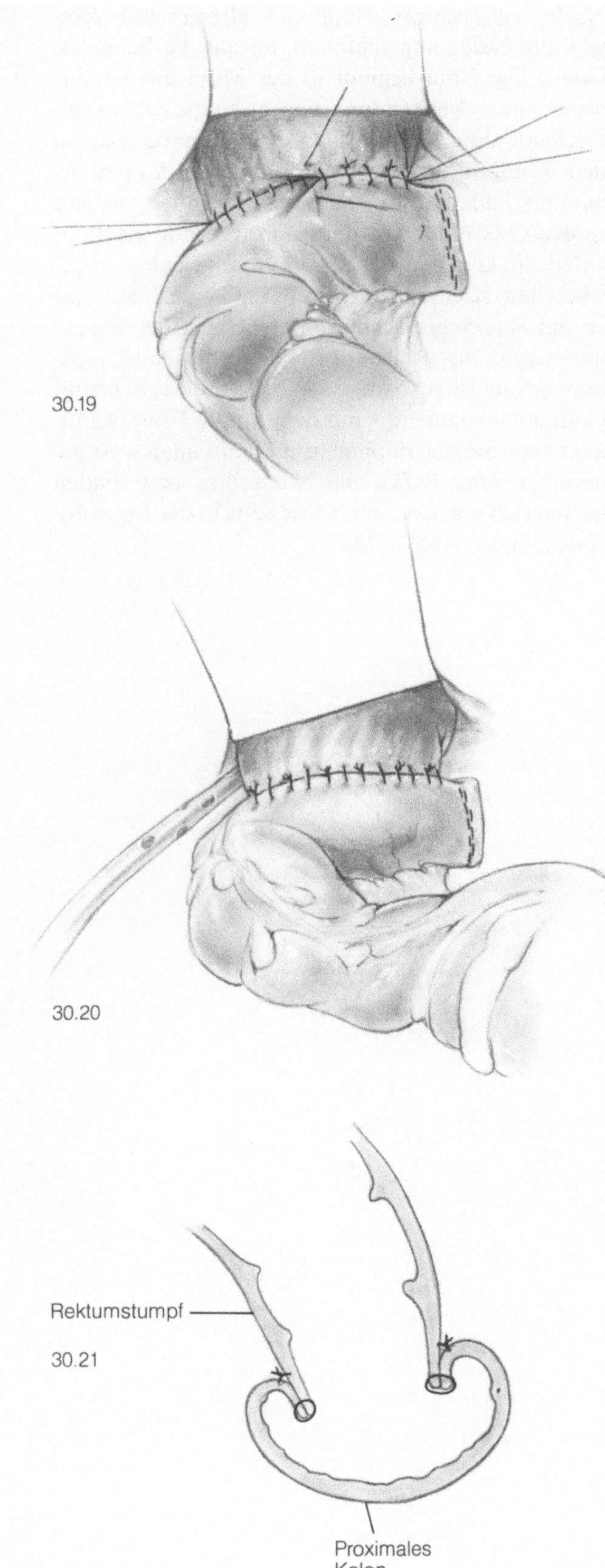

30.19

30.20

30.21

Der vorderen Mukosanahtreihe wird anschließend eine atraumatische seromuskuläre 4-0-Naht mit Zwirnfäden zugefügt ***(Abb. 30.19, 30.20)***. Diese Nahtreihe muß etwa 6 mm oberhalb der Mukosanahtreihe zu liegen kommen, wodurch auch eine leichte Invagination des Rektums in das Kolon erreicht wird ***(Abb. 30.21)***. Da die Anastomose end-zu-seit erfolgt, ist eine Stenosierung nicht zu befürchten. Nach Komplettierung der Anastomose wird die Hinterwand sorgfältig auf Defekte überprüft, notfalls durch Zusatznähte versorgt und nach Abschneiden aller Fäden das Becken mit einer Antibiotikalösung ausgespült.

Der große Defekt im präaortalen Peritoneum kann durch eine fortlaufende, atraumatische Naht mit resorbierbarem 2-0-Faden verschlossen werden. Das Peritoneum an der Vorderwand und linksseitig von der kolorektalen Anastomose sollte nicht verschlossen werden. Vielfach muß der Verschluß des Mesokolondefekts unterbleiben. Dies hat jedoch keine schwerwiegenden Folgen, da der Defekt so groß ist, daß er eine Einklemmung von Dünndarmteilen nicht verursachen kann. Der laterale parakolische Peritonealdefekt braucht nicht vernäht zu werden. Wiederum muß am Ende dieses Vorgehens sichergestellt sein, daß keine Spannung an der Anastomose besteht. Ist dies nicht der Fall, muß die weitere oder zusätzliche Mobilisierung des Kolons erfolgen. Eine ausreichende Beweglichkeit des Kolons ist erforderlich, damit dieses die Kreuzbeinhöhle ausfüllt, um so wenig wie möglich Totraum entstehen zu lassen.

Alternative zur kolorektalen End-zu-Seit-Anastomose

Hält es der Operateur für vorteilhafter, den tumortragenden Rektumanteil sofort zu entfernen, dann bietet sich als Alternative eine andere Anastomosenform an:

Hierbei wird, wie bei dem in Abb. 30.10 beschriebenen Vorgehen, der Tumor unterhalb der angelegten Klemme entfernt. Damit ist der Rektumstumpf offen. Damit es nicht zu einer Retraktion des Stumpfs bis unterhalb der Prostata kommt, müssen lange Allis-Klemmen am rechten und linken Stumpfrand angelegt werden. Um guten Überblick zu haben, empfehlen sich die Lloyd-Davies-Blasenhaken. Nun wird das Colon descendens ins kleine Becken verlagert und dem Rektumstumpf in Höhe des Promontoriums genähert. Das Ende des Kolonsegments wird zuvor mit dem TA-55-Instrument verschlossen.

An der antimesenterialen Seite des Kolons, 1 cm proximal von der Klammerreihe entfernt, wird die Inzision in etwa 4–5 cm Ausdehnung – entsprechend dem Durchmesser der Rektumampulle – mit zwei atraumatischen 4-0-Zwirnhaltefäden an den Ecken angelegt. Der restliche Verschluß der Hinterwand erfolgt mit horizontalen Matratzen-Einzelknopfnähten mittels atraumatischem 4-0-Zwirn. Der erste Faden kommt wiederum in der Mitte zu liegen. Runde, atraumatische Nadeln sind zu bevorzugen. Der Einstich beginnt am besten am proximalen Kolon von innen nach außen verlaufend und alle Wandschichten erfassend. Danach läuft die Nadel von außen nach innen in den Rektumstumpf. Es ist von entscheidender Bedeutung, daß die Mukosa des Rektums in die Nahtreihe miteinbezogen wird. Oft retrahiert sich die Muskularis bis zu 1 cm oder mehr unterhalb der überstehenden Mukosa! Die einzelnen Matratzennähte werden zunächst alle angeklemmt und dann erst geknotet, wobei die Knoten auf der Mukosa zu liegen kommen. Es empfiehlt sich wiederum in der Mitte zu beginnen und danach zwischen den seitlichen Haltefäden in der Mitte den zweiten Faden anzulegen und so fortfahrend die Zwischenräume mit den restlichen Fäden zu erfassen ***(Abb. 30.22)***. Das Kolon muß hierbei spannungsfrei dem Rektumstumpf genähert werden, während ein Assistent alle angeklemmten Fäden hält. Diese Fäden werden danach geknotet, aber noch nicht abgeschnitten. Durch Zug an den Fäden kann die Anastomosenhinterwand gut zur Darstellung gebracht werden. Die restliche Anastomosennaht verläuft wie oben bereits beschrieben.

Klammertechnik für die tiefe Kolorektalanastomose

Bei Anwendung der Klammertechnik empfiehlt sich die Lloyd-Davies-Lagerung mit abgewinkelten Beinen, gut exponiertem Anus und angehobenem Bekken auf einem unterlegten Sandsack. Bei Tumoren in Höhe von 6–9 cm oberhalb des Analrands ist es erforderlich, das Rektum bis in die Höhe der Levatorenmuskulatur freizupräparieren. Dieses erfordert die vollständige Durchtrennung der Waldeyer-Faszie an der Hinterwand, die Ablösung des vorderen Rektums von der Prostata und die Durchtrennung der lateralen Ligamente bis zu den Levatoren.

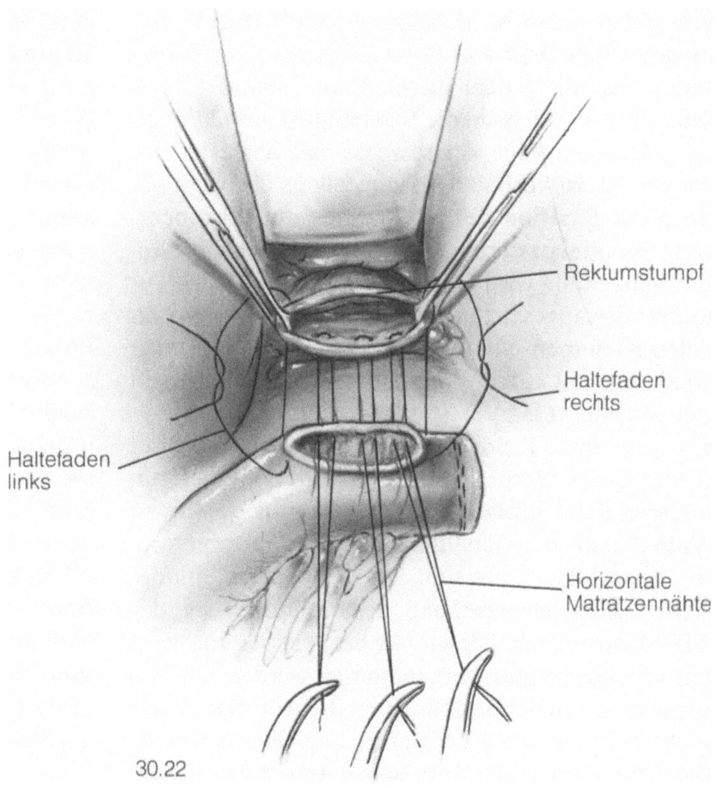

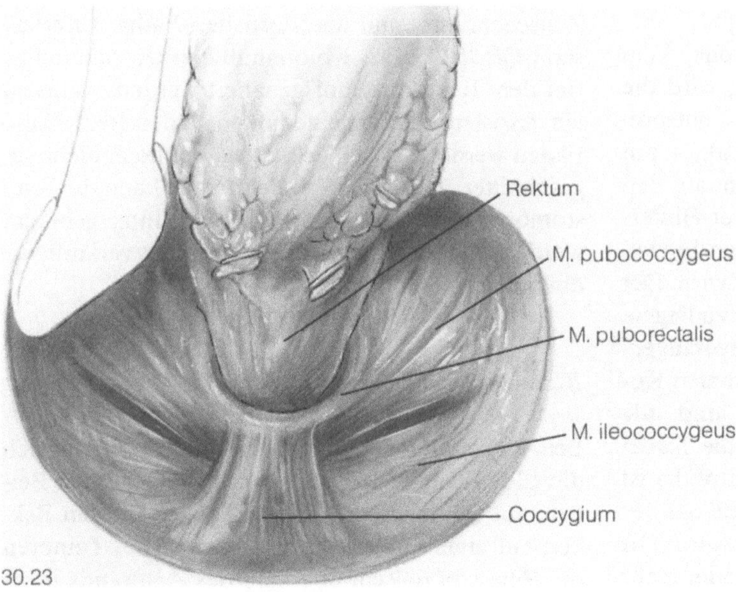

30.23

Hat der Patient ein nicht zu enges Becken, kommt das Diaphragma mit den Levatoren gut zur Ansicht ***(Abb. 30.23)***. Alle nun erkennbaren perirektalen Lymphknoten können leicht dargestellt und freipräpariert werden. Anschließend wird die Rektumhinterwand bis zum M. puborectalis ausgelöst. Dieser markiert den Oberrand des Analkanals. Die Präparation darf nicht über diesen Punkt hinaus fortgesetzt werden, um nicht die Schließmuskelfunktionen zu gefährden. Eine Anastomose mit der Haut im Analkanal ist technisch herzustellen, erfordert jedoch die Exzision des M. internus mit postoperativen Kontinenzstörungen. Eine abgewinkelte Nierenstielklemme wird hierbei 1 cm unterhalb des Tumorrandes angesetzt und das obere Kolon zwischen Allen-Klemmen durchtrennt, das Resektionsende wiederum mit einem Gummihandschuh überzogen und abgedeckt (s. Abb. 30.12 a und 30.12 b).

Das proximale Kolon muß nun ohne Spannung gut in das kleine Becken verlagert werden können, im anderen Falle erfolgen die Mobilisierung der linken Kolonflexur, die Abnahme der Allen-Klemme und die vorsichtige Dilatation des Kolons auf mindestens 3,2 cm, entsprechend dem Durchmesser des EEA-Instruments. Dieser Akt der Aufweitung muß mit größter Sorgfalt vorgenommen werden, um Serosaeinrisse zu vermeiden. Kann die wünschenswerte Aufweitung von 3,2 cm nicht erreicht werden, ist die Klammertechnik unmöglich. Im weiteren Verlauf werden zirkulär 2-0-Prolenefäden für jeden fortlaufend – entsprechend ***Abb. 30.24 a*** – angelegt. Wiederum muß darauf geachtet werden, daß alles Fett- und Mesenterialgewebe bis mindestens 1,5 cm vom Resektionsende abpräpariert ist, damit es nicht zu einer Interposition dieser Gewebeanteile in die Klammerreihe kommt. Bei der späteren Durchtrennung könnte es zur Eröffnung der Gefäße und dadurch bedingt zu schweren Blutungen in das Rektumlumen kommen. Diese wiederum sind nur schwer übersehbar und kontrollierbar. Alternativ kann das Spezialinstrument für die Tabaksbeutelnaht verwendet werden, wie es im Anhangskapitel D (Abb. D. 7 a) abgebildet ist (s. auch Kap. 4).

Nunmehr empfiehlt sich das Einsetzen eines kurzen Proktoskops in den Analkanal, um das Rektum leer zu saugen, möglicherweise auch um Tumorreste auszuspülen. Als nächstes erfolgt das Anlegen der Tabaksbeutelnaht am Rektumstumpf. Um dies zu erreichen, wird eine kleine Inzision am linken Vorderrand vorgenommen, mindestens 4 cm vom Tumorrand entfernt. Verwendet wird ein atraumatischer 2-0-Prolenefaden, der Einstich beginnt am linken Rand des Rektumstumpfs ***(Abb. 30.24 b)***. Der Faden verläuft dann weiter an der Vorderwand des Rektums zur rechten Seite und – unter Weiterverwendung desselben Fadens – entlang der Hinterwand des Rektums ***(Abb. 30.24 c–e)***.

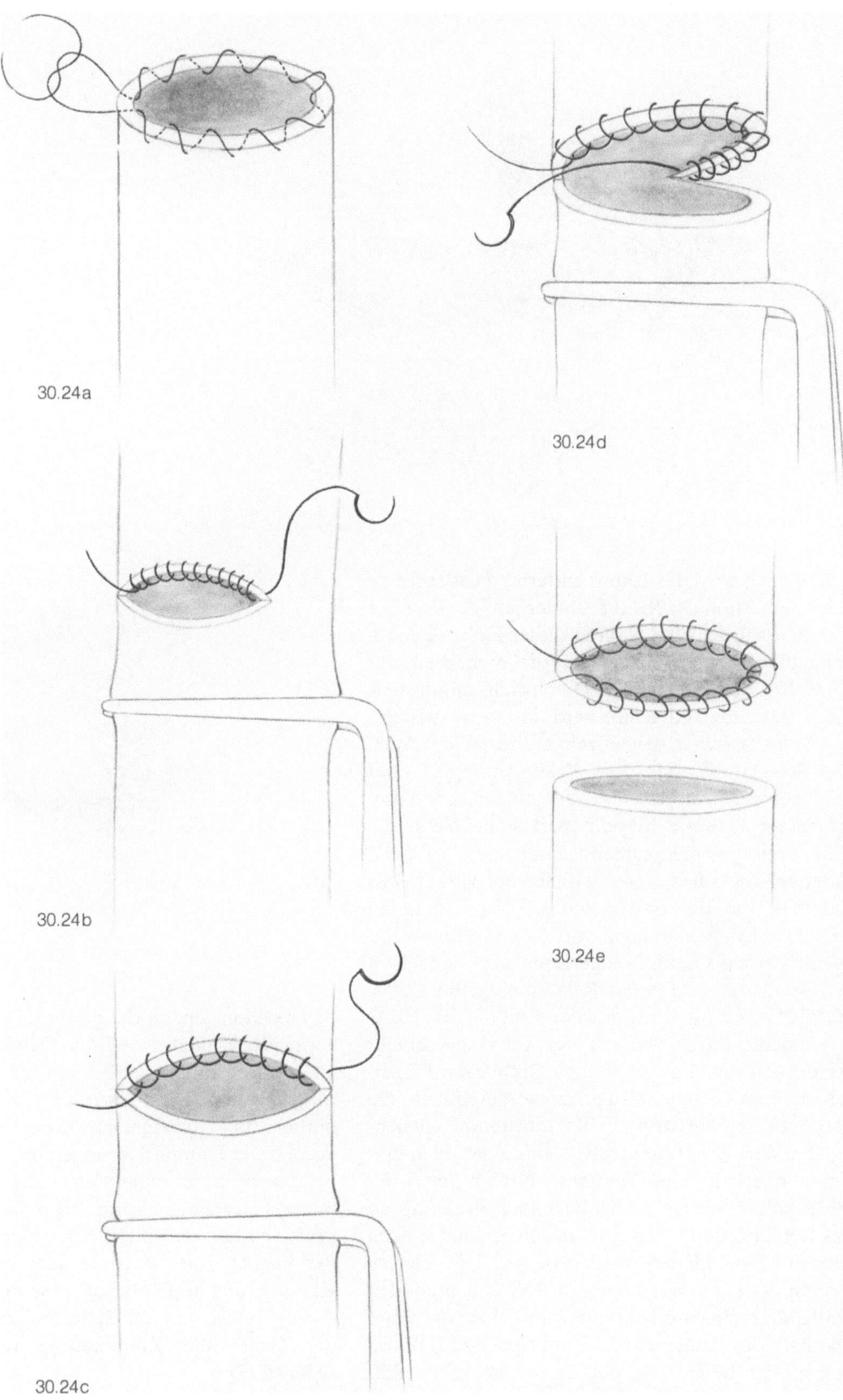
30.24a
30.24b
30.24c
30.24d
30.24e

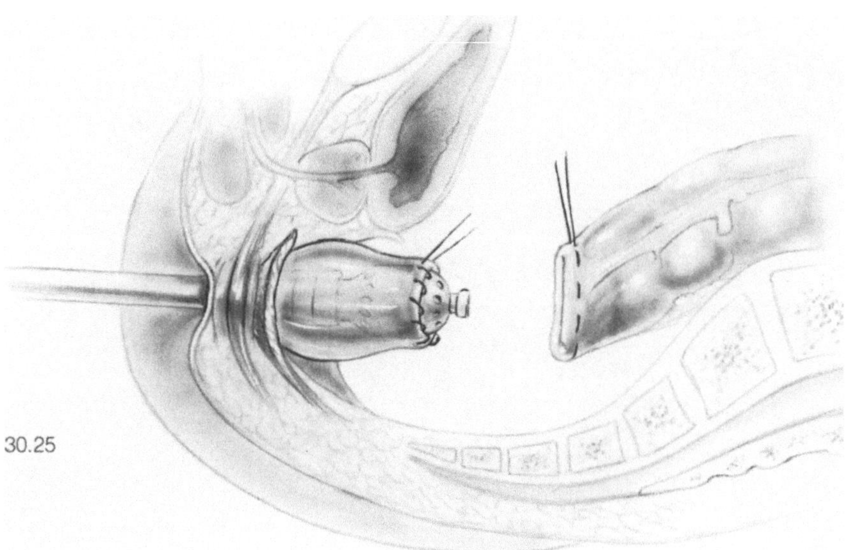

30.25

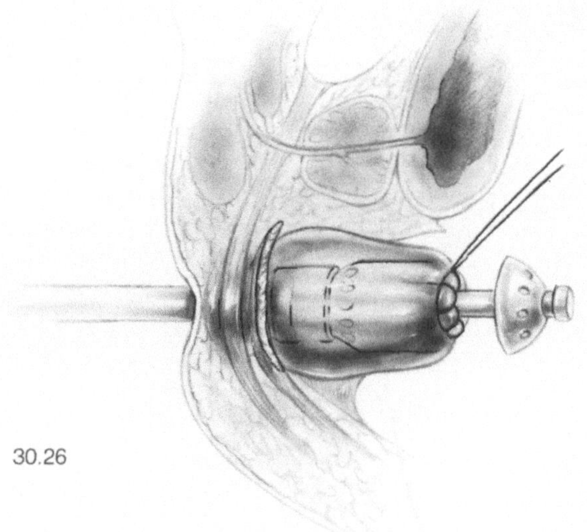

30.26

Erst danach wird der Tumor entfernt, da es sonst zu einer Retraktion des Rektums unterhalb der Prostata kommen würde. Eine Naht in dieser Höhe ist dann unmöglich. Voraussetzung für die Sicherheit der Naht ist, daß bei jedem Durchstich mindestens 4 mm Rektumwand gefaßt wird, in einem Abstand von 6 mm zwischen den einzelnen Einstichen. Auch der Resektionsrand des Rektumstumpfs muß 1,5–2 cm weit von Fett- und Blutgefäßen sowie umgebendem Gewebe freipräpariert sein. Wenn die Klammerung vorgenommen werden soll, darf keine Interposition von Gewebe zwischen der Mukosa des Rektums und des proximalen Kolons vorhanden sein. Das EEA-Instrument wird vor Einführen mit einem sterilen Gleitgel eingerieben und danach in den Analkanal und in das Rektum eingeführt ***(Abb. 30.25)***. Vorsichtig wird nun der Amboß des EEA-Instruments durch den mit der Tabaksbeutelnaht versehenen Rektumstumpf unter Drehen der Flügelschraube im Gegenuhrzeigersinn vorgeschoben, die Tabaksbeutelnaht wird am Rektumstumpf vorsichtig über dem Schaft des Instruments angezogen und 5 mm oberhalb des Knotens durchtrennt ***(Abb. 30.26)***. Nun werden 3 Allis-Klemmen dreieckig an das Resektionsende des proximalen Kolons, dessen Lumen zuvor dilatiert worden ist, angelegt. Der zu Beginn der Operation angelegte Tabaksbeutelfaden am Kolonende wird angezogen und ebenfalls 5 mm oberhalb des Knotens abgetrennt ***(Abb. 30.27)***. Es ist von großer Bedeutung, daß diese Tabaksbeutelfäden exakt liegen, da der geringste Defekt hieran unvermeidbar auch zu einem Defekt der Klammeranastomose führen muß. Nun erfolgt die Klammerung mit dem EEA-Instrument, indem die Flügelmutter im Uhrzeigersinn angezogen wird ***(Abb. 30.28)***. Die Feinmarkierungen müssen hierbei überprüft werden, um eine vollständige Verschlußklammerung zu erzielen. Sorgfältig muß insbesondere geprüft werden, daß nicht benachbartes Gewebe von der Vagina, von der Blase oder vom Ureter in die Klammerung miteinbezogen wird. Nun kann der Abzug gelöst und durch festes Zusammendrücken der Griffe die Klammerung vollzogen werden ***(Abb. 30.29)***.

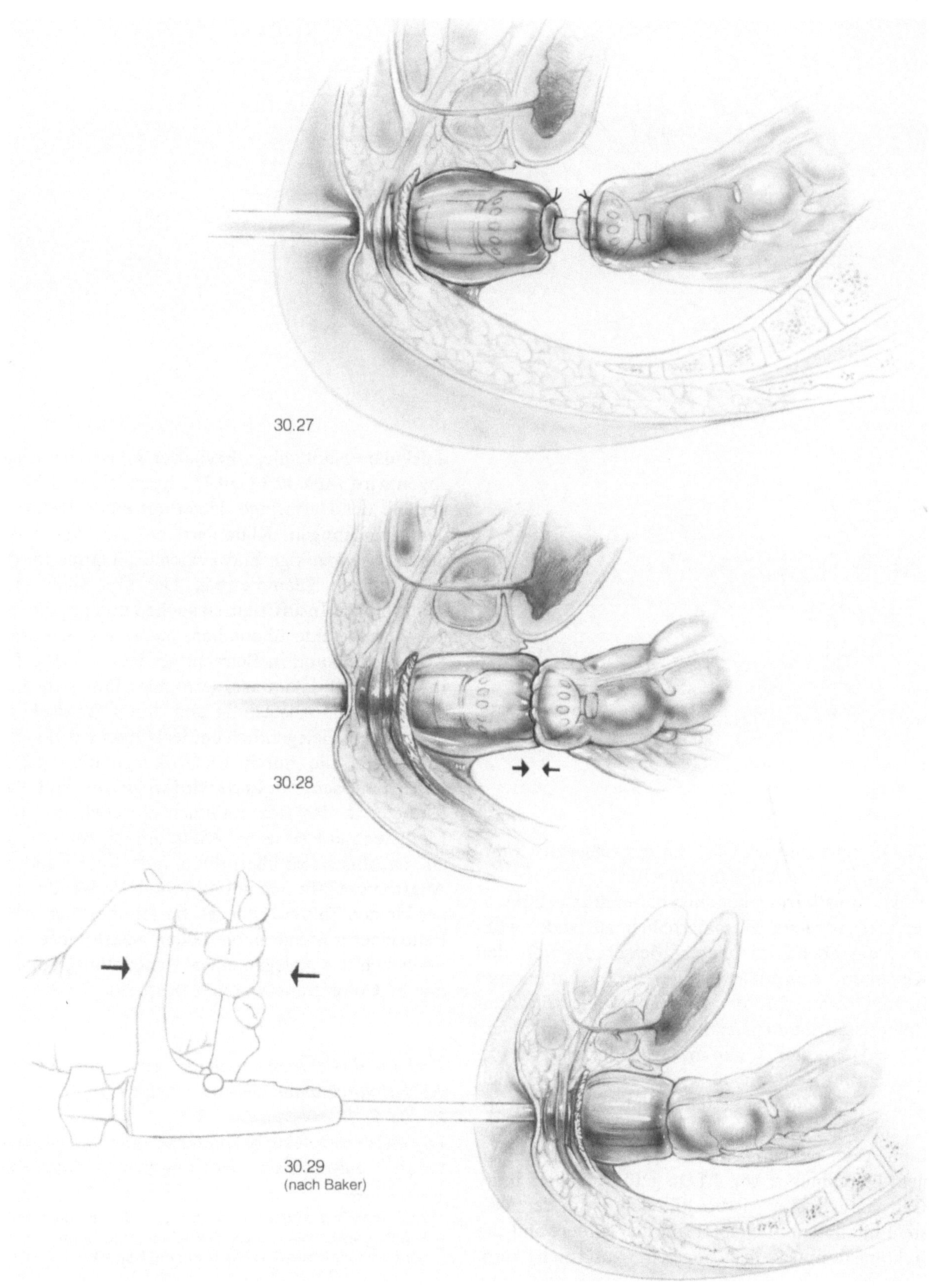

30.27

30.28

30.29
(nach Baker)

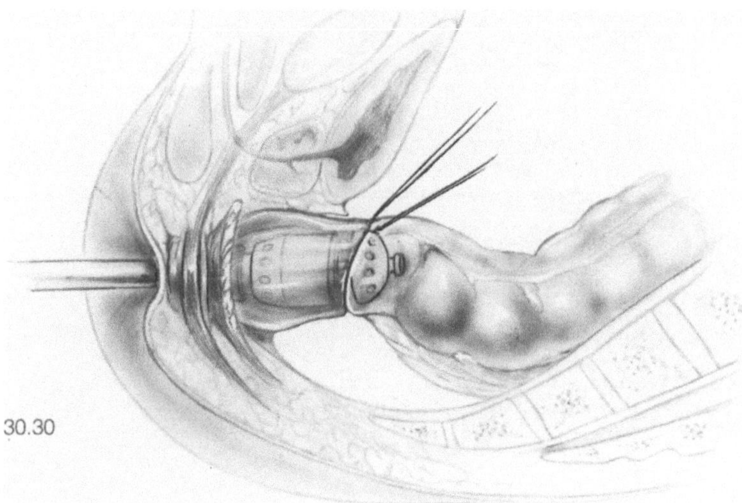

30.30

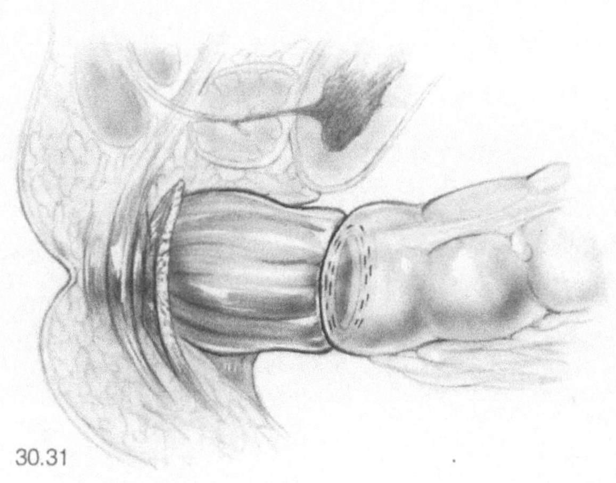

30.31

Die Kompression läßt sich an der schwarzen Markierung im Schaft des Instruments überprüfen. Bei exakter Ausführung kommen dadurch zwei zirkuläre, konzentrische Klammerreihen zustande, während ein ebenso zirkuläres Messer das von den Klammern komprimierte Gewebe im Kolon und Rektum durchschneidet. Hieraus resultiert die Anastomose mit einem inneren Durchmesser von 2,1 cm. Die Flügelmutter ist nun im Gegenuhrzeigersinn zu drehen, um den Amboß wieder zu lösen. Klarheit sollte immer darüber bestehen, daß die Amboßkapsel mit einem Durchmesser von 3,2 cm durch das Lumen der geklammerten Anastomose mit nur einem Durchmesser von 2,1 cm geführt werden muß. Gelegentlich ist es hierbei hilfreich, wenn der Assistent mit einem Stieltupfer auf die Vorderwand des Rektumstumpfs drückt oder eine zusätzliche seromuskuläre Naht anlegt, bevor der Amboß herausgezogen wird ***(Abb. 30.30, 30.31)***. Irgendeine Lücke innerhalb der Darmringe deutet auf einen Defekt in der ringförmigen Klammerreihe hin, verursacht durch das vorzeitige Entweichen des Darms vor der vollständigen Klammerung. Der Operateur muß nach solchen Insuffizienzen suchen und gegebenenfalls die Defekte übernähen, auch eine protektive Kolostomie kann in Betracht gezogen werden. Die Integrität der Klammeranastomose läßt sich auch durch digitale Austastung und durch Proktoskopie überprüfen. Gelegentlich entdeckt man dabei kleine Blutungen, die durch Elektrokoagulation gestillt werden müssen. Am Ende wird wiederum ein Foley-Katheter in das Rektumlumen eingelegt und eine Methylenblaulösung eingefüllt, um die Anastomose auf Dichtigkeit zu überprüfen. Die Hinterwand der Anastomose läßt sich notfalls durch Verwendung eines kleinen Zahnarztspiegels besser überblicken. Im Falle einer unsicher hergestellten Anastomose empfiehlt sich das Anlegen einer Ausschaltungskolostomie im Colon transversum (s. Kap. 39).

Fehler und Gefahrenpunkte bei Verwendung der EEA-Kolorektalanastomose (s. auch Kap. 4)[1]

Die meisten Defekte bei dieser Klammeranastomose beruhen auf einer unvollständig bzw. fehlerhaft an-

1 Auf die Bedienungsanweisung für die modernisierten Klammerinstrumente der Deutschen Auto-Suture GmbH wird nochmals verwiesen (s. Anhang, Kap. D)

gelegten Tabaksbeutelnaht. Wird durch diese nicht eine einwandfreie Aneinanderreihung der Resektionsränder des Darms und des Rektums erreicht, kann mit dem EEA-Instrument keine vollständige Klammerung der Darmwandzirkumferenz erzielt werden. Hieraus muß unvermeidbar ein Defekt und ein Anastomosenleck resultieren. Wir verwenden eine Überwendlings-Tabaksbeutelnaht, um diese Komplikation zu vermeiden. Bei Vorliegen der zuvor schon beschriebenen vollständigen Resektionsringe, kann eine komplette Klammerung ohne Defekt angenommen werden. Die tiefe Kolorektalklammeranastomose ist auch dann fehlerhaft, wenn zuviel Darmgewebe jenseits der angelegten Tabaksbeutelnaht stehen bleibt und damit eine zu dicke Gewebeschicht in die Klammerpatrone zu liegen kommt. Hieraus resultiert später bei unvollständiger Klammerung ein Auseinanderweichen des Gewebes nach der Kompression und aus dem dabei devitalisierten Gewebe eine Wundheilungsstörung. Wird anstelle der gewöhnlichen Tabaksbeutelnaht eine Überwendlingsnaht am Rektum und Kolon verwendet, ist die Möglichkeit dieser Komplikation geringer. Ebenfalls von Bedeutung ist es, alles benachbarte Fettgewebe von der Darmwand in der Nähe der anzulegenden Klammerreihen zu entfernen. Eine Ausnahme für die Anwendung der Überwendlingsnaht besteht bei der hohen Kolorektalanastomose, da hierbei der Rektumdurchmesser weit größer ist. In diesem Falle eignet sich die reguläre Tabaksbeutelnaht besser als die Überwendlingsnaht ***(Abb. 30.32).***

Auf einen weiteren Gefahrenpunkt und eine Täuschungsmöglichkeit muß hingewiesen werden. Wenn die Abzugshebel am Instrument nicht vollständig zusammenliegen, durchschneidet das zirkuläre Messer ebenfalls unvollständig. Die Klammern werden zwar durchgedrückt, die Kolon-Rektum-Resektionsränder innerhalb des Ambosses werden jedoch nicht vollständig durchtrennt. Grobe Entfernung des EEA-Instruments unter diesen Bedingungen reißt dabei die innere Anastomose auf. Eine unvollständige Klammerung bzw. zirkuläre Durchtrennung ist auch möglich, wenn der Prolenetabaksbeutelfaden nicht kurz genug über dem Knoten abgeschnitten ist. Das zirkulär schneidende Messer ist nicht stabil genug, um überstehende 2-0-Probefäden zu durchtrennen. Läßt sich der Amboß nicht leicht entfernen, so darf keine Gewalt angewendet werden. Besser ist es dann, eine Kolotomie am antimesenterialen Rand des Kolons 3–4 cm oberhalb der Klammerlinie vorzunehmen und den Amboß hierdurch zu entfernen. Die Extraktion des EEA-Instruments durch den Anus ist nicht einfach. Die Inspektion des Anastomosenunterrands durch die Kolostomie ist auch aus diesem Grunde angezeigt. Liegt invertiertes Darmgewebe im Lumen der geklammerten Anastomose, muß dieses mit einer abgewinkelten Pott-Schere exzidiert und die Kolostomie mit dem TA-55-Instrument verschlossen werden.

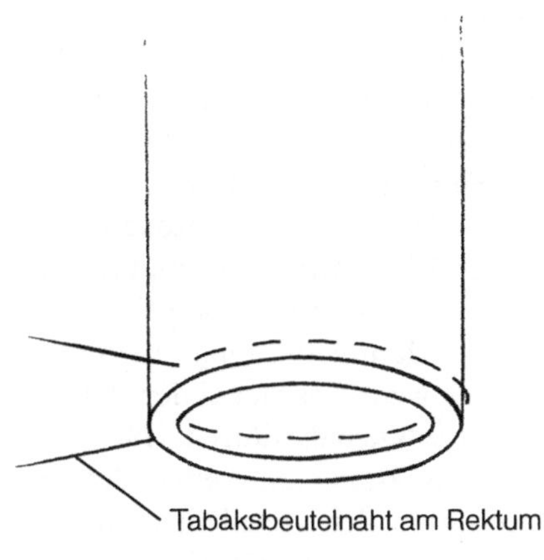

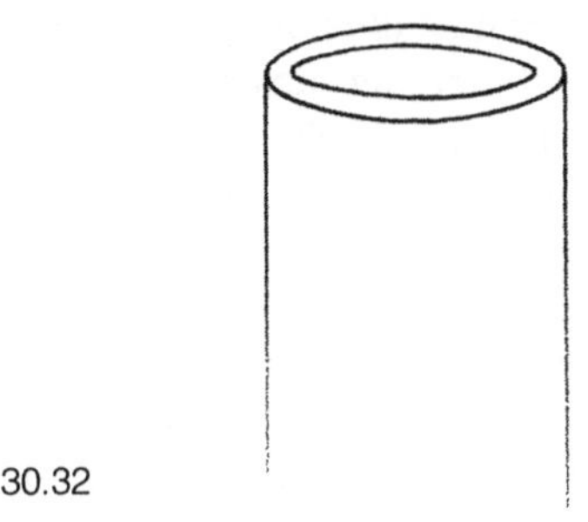

30.32

Ein offensichtlich häufig auftretender Fehler bei der Anwendung des EEA-Instruments ist die irrtümliche Verwendung einer leeren Klammerpatrone. In diesem Falle funktioniert zwar die zirkuläre Durchtrennung, aber es erfolgt keine Klammerung und damit keine Anastomosierung der Darmenden. Um diesem Irrtum vorzubeugen, muß vor jeder Anwendung des Instruments das Klammermagazin auf Vollständigkeit der Klammern und das Einliegen des Messers überprüft werden. Wird die Flügelmutter nicht durch Drehung entgegen dem Uhrzeigersinn gelockert, kann das Instrument nach der Klammerung nicht aus dem Rektum entfernt werden, da die beiden Darmenden noch zwischen Klammermagazin und Andruckplatte gehalten sind. Zwangsläufig tritt bei forciertem Entfernen des Klammerinstruments ein Einriß an der Anastomose auf. Wie oben schon festgestellt, ist folgendes auch noch von großer technischer Bedeutung: Ist der Amboßverschluß nicht fest oder die Flügelmutter am Handgriff nicht vollständig vor der Klammerung angezogen, wird der Abstand zwischen Klammerpatrone und der Andruckplatte zu groß, wodurch der exakte Verschluß durch vollständige Klammerbildung verhindert wird. Die Anastomose weicht dann bei dem leichtesten Zug auseinander. Niemals dürfen Hämoclips am Darm bzw. am Resektionsrand verwendet werden, da die Interposition der Metallclips eine einwandfreie Klammerung sowie die Durchschneidung verhindert. Sind Mesenterialgefäße mit in die Klammerlinie einbezogen und bei der anschließenden Durchschneidung eröffnet, tritt leicht eine intraluminale Blutung auf. In diesem Falle muß versucht werden, durch das Proktoskop elektrochirurgisch oder durch Naht die Blutstillung herbeizuführen.

Kommt die Klammeranastomose im oder oberhalb des Analrings zu liegen, damit am oder oberhalb des puborektalen Anteils des Levatormuskels, geht die anale Kontinenz nicht verloren. Da jedoch das proximale Kolonsegment nicht wie die Rektumampulle eine Reservoirfunktion ausüben kann, hat der Patient in den ersten Monaten häufiger als zuvor Stuhlentleerungen. Er ist jedoch für flüssigen Stuhl kontinent. Bei Anastomosen unterhalb der Dentatalinie dagegen resultiert der Verlust des Sphinktermuskels in einer Inkontinenz, mindestens für einen Zeitraum von 3–6 Monaten und gelegentlich auch für dauernd.

Goligher beschrieb 1979 eine Technik, bei der die oben angegebene für die Klammertechnik erforderliche Tabaksbeutelnaht transanal nach Dehnung des Anus und Einsetzen eines Analretraktors nach Parks vorgenommen wird. Goligher empfiehlt dieses Vorgehen für die Fälle, in denen die Tabaksbeutelnaht von abdominal her nicht angelegt werden kann. Unglücklicherweise jedoch resultiert die Technik von Goligher in einer Exzision des inneren Analsphinkters und produziert damit eine Analinkontinenz unterschiedlichen Grads, zumal die Klammeranastomose unterhalb der Dentatalinie angelegt wird. Bei diesem transanalen Vorgehen muß alles versucht werden, die Tabaksbeutelnaht mindestens 1 cm oberhalb des Analrings anzulegen und den inneren Sphinktermuskel zu erhalten. Läßt sich keine einwandfreie Naht am Rektumstumpf bewerkstelligen, dann kann man auch die transanale End-zu-End-Anastomose mittels der Methode nach Parks versuchen. Bei diesem Vorgehen wird der innere Analsphinkter erhalten.

In allen anderen Fällen bleibt nur noch das Durchzugsverfahren oder die permanente Kolostomie. Eine gelegentliche Spätkomplikation ist die rezidivierende Koprostase. Diese tritt auf, wenn der innere Durchmesser der geklammerten Anastomose nur 2,1 cm beträgt. Durch die Klammerung ist es für eine unbestimmte Zeit nach der Operation nicht möglich, daß es zu einer Erweiterung der Anastomose kommt. Auch die Aufweitung des Lumens durch Bougierung ist nicht möglich. Trotz der Konstipation tolerieren die meisten Patienten diesen Zustand jedoch ohne Beschwerden. Dieses funktionelle Ergebnis ist ein Befund, der die Anwendung der Klammeranastomose etwas in Frage stellt.

Zum gegenwärtigen Zeitpunkt tendieren wir jedenfalls mehr zur Anwendung des Klammerinstruments bei den kolorektalen Anastomosen, hierbei besonders bei den tiefen, bei denen es Schwierigkeiten bereiten würde, eine genähte Anastomose ohne transsakrales Vorgehen herzustellen. Wir haben Tumoren in 6 cm Höhe reseziert, mit nachfolgender Klammeranastomose.

Eine Kolostomie und präsakrale Drainage bei derartig angelegten Klammeranastomosen empfiehlt sich, ähnlich wie bei unter schwierigen Bedingungen genähten Kolorektalanastomosen. Routinemäßig haben wir im allgemeinen die Kolostomie nicht vorgenommen, aber immer eine geschlossene präsakrale Saugdrainage eingelegt. Bei den intraperitonealen Anastomosen in Höhe oder oberhalb des Promontoriums ziehen wir die geklammerte funktionelle End-zu-End- (s. Abb. 28.33–28.36) oder die Weakley-Anastomose (s. Abb. 28.26–28.32) auch aus Zeitgründen der mit dem EEA-Instrument geklammerten Anastomose vor. Auch beinhaltet die End-zu-End-Anastomose mehr Komplikationsmöglichkeiten als die geklammerte funktionelle End-zu-End- oder die Weakley-Methode. (Modernisiertes Klammerinstrumentarium s. Anhang, Kap. D).

Wundverschluß und Drainage

Nach Entfernung der Wundrandfolie und aller benutzten Instrumente werden die Ausspülung der Bauchhöhle mit einer Antibiotikalösung und der schichtweise Verschluß der Laparatomie in üblicher

Weise vorgenommen, insbesondere aber auch das Einlegen einer geschlossenen Saugdrainage ins Subkutangewebe.

Postoperative Behandlung

Nasen-Magen-Sonde bis zum Ingangkommen der Darmtätigkeit, keine orale Ernährung während der ersten 7 Tage, perioperative Antibiotika für 24 h, Blasenkatheter für 6–7 Tage; präsakrale Saugdrainagen mit intermittierender Instillation einer Antibiotikalösung (Kanamycin) alle 6 h; Entfernung der Drainagen unter der Voraussetzung, daß die Sekretion kontinuierlich abgenommen hat; Nachbestrahlung bei Tumoren im Duke-B- und Duke-C-Stadium.

Komplikationen

1. Nach der tiefen, vorderen Resektion, insbesondere bei männlichen Patienten mit Prostatabeschwerden, kann eine Blasenstörung auftreten. Sie ist jedoch viel seltener als nach einer abdominoperinealen Rektumamputation. Im allgemeinen ist nach 6–7 Tagen die normale Harnentleerung wieder möglich.

2. Infektion und Abszeßbildung auf dem Boden einer Anastomoseninsuffizienz sind die häufigsten und bedrohlichsten Komplikationen nach tiefer Kolorektalanastomose. Jeder Patient mit erhöhter Temperatur, Leukozytose und Ileussymptomen muß sorgfältig unter dem Verdacht einer Anastomoseninsuffizienz und Abszeßbildung im kleinen Becken beobachtet werden. Die klinischen Verdachtszeichen bei Auftreten dieser Komplikationen sind im allgemeinen zwischen dem 6. und 9. postoperativen Tag zu bemerken. Vorsichtige digitale Untersuchung des Rektums zur Überprüfung eines Anastomosendefekts – im allgemeinen an der Hinterwand lokalisiert – ist ratsam. Ebenso empfiehlt sich eine sorgfältige Untersuchung mit dem Proktoskop, um irgendeinen Defekt in der Nahtreihe zu erkennen.
Eine Abszeßbildung im kleinen Becken ist auch ohne Vorliegen einer Anastomoseninsuffizienz möglich. Daher muß im Zweifelsfalle die frühzeitige Relaparatomie mit Drainage des septischen Prozesses erfolgen. In diesen Fällen ist zu überlegen, ob eine Ausschaltungskolostomie im Transversum angezeigt ist.
Patienten mit nur diskreten Symptomen einer verdächtigen Beckeninfektion, können zunächst so behandelt werden, daß die orale Ernährung unterbleibt, während intravenös Antibiotika verabfolgt werden, mit konsequenter parenteraler Hyperalimentation. Gelegentlich drainiert sich ein präsakraler Abszeß spontan durch die Anastomose in das Rektum, ohne daß der Patient in einen bedrohlichen Allgemeinzustand gerät. Immer sollte man sich bewußt sein, daß eine Anastomoseninsuffizienz und eine Beckeninfektion tödliche Komplikationen zur Folge haben können.

3. Störungen der Sexualfunktion sind bei männlichen Patienten nach tiefer Rektumresektion, speziell bei Vorliegen großer Tumore mit notwendigerweise ausgedehnter Präparation im präsakralen Raum und Durchtrennung der lateralen Ligamente, möglich.

Literatur

Baker JW (1950) Low end to side rectosigmoidal anastomosis. Arch Surg 61: 143

Goligher JC et al. (1970) Anastomotic dehiscence after anterior resection of the rectum and sigmoid. Brit J Surg 57: 109

Goligher JC (1975) Surgery of the anus, rectum and colon, 3rd edn. Bailliere, Tindall, London, p. 662

Goligher JC (1979) Use of circular stapling gun with peranal insertion of anorectal purse-string suture for construction of very low colorectal or colo-anal anastomoses. Brit J Surg 66: 501

Parks AG, Thomson JPS (1977) Per-anal endorectal operative techniques. In: Rob C, Smith R (eds) Operative surgery, colon, rectum and anus, 3rd edn. Butterworth, London p. 157

Schrock TR et al. (1973) Factors contributing to leakage of colonic anastomoses. Ann Surg 177: 513

Stelzner F (1981) Kommentar zu: Chirurgische Anatomie des retroperitonealen Raumes. Chir Praxis 29: 63

Thiede A, Jostarndt L, Hanselmann H (1982) Nähinstrumente in der gastroenterologischen Chirurgie. Taktik und Technik. In: Breitner B (Hrsg) Chirurgische Operationslehre. Urban & Schwarzenberg, München

Zollinger RM, Sheppard MH (1971) Carcinoma of the rectum and the rectosigmoid, a review of 729 cases. Arch Surg 102: 335

31 Abdominoperineale Proktosigmoidektomie bei Karzinom

Indikationen

Rektumkarzinom, invasives Karzinoid im unteren Rektum von über 1,8 cm Durchmesser, Analkarzinom nahe der Dentatalinie, größer als 1 cm im Durchmesser.

Präoperative Vorbereitung

Rektosigmoidoskopie mit Biopsie, Behandlung und Korrektur der Blutungsanämie, falls erforderlich intravenöses Pyelogramm, Darmvorbereitung entsprechend Kap. 25, orthograde Darmspülung, Blasenkatheter bzw. suprapubische Blasenfistel, Nasen-Magen-Sonde, perioperative Antibiotikaverabfolgung.

Fehler und Gefahrenpunkte

Blutung insbesondere aus Verletzungen der präsakralen Venen, der linken V. iliaca, der mittleren Hämorrhoidalarterie und Ästen der A. hypogastrica.

Komplikationen am Darm

Einriß des Rektums bei der Präparation, Randnekrose der Kolostomie mit postoperativer Bauchwandphlegmone, unter Spannung eingenähte Kolostomie mit postoperativer Retraktion, Bauchwandphlegmone, intraperitonealer Infektion und Peritonitis.
Nahtinsuffizienz des Beckenbodenperitoneums mit Hernienbildung und Dünndarmeinklemmung, inadäquate Mobilisierung, Entstehen von Hohlräumen im kleinen Becken mit Disposition zu Sekundärinfektionen.

Genitourologische Komplikationen

Ureterverletzung speziell während der Präparation am Rektum oder unbemerkte Ligatur des Ureters beim Beckenbodenverschluß, bei männlichen Patienten Urethraverletzungen während der Rektumauslösung.

Operationstaktik

Abdominaler Operationsakt

Subtile präsakrale Präparation, insbesondere Vermeidung einer Blutung. Entgegen der allgemeinen Auffassung verlangt die radikale Karzinomchirurgie des Rektumkarzinoms *nicht* das Miterfassen der präsakralen Region bis auf das Periost. Die Freipräparation des perirektalen Gewebes proximal vom Tumor ist für die Entfernung von verschlepptem Tumorgewebe in benachbarte Lymphknoten notwendig. Ist der Tumor bereits breitflächig in das Mesorektum und in das präsakrale Gewebe eingebrochen, besteht im allgemeinen nicht mehr die Möglichkeit einer radikalen Entfernung (Stelzner).
Ein Netzwerk von Venen liegt über dem präsakralen Periost. Diese Venen drainieren alle in die Foramina des Kreuzbeins (s. Abb. 30.6b). Reißen diese Venen bei der stumpfen Präparation ein, ist die Blutstillung durch Abklemmung oder Ligatur oft unmöglich, da sich die Blutgefäße in die Foramina zurückziehen. Die nachfolgende venöse Massenblutung kann auch nicht durch Ligatur der hypogastrischen Arterien beherrscht werden. Viele intraoperativ fatale Zwischenfälle während der Rektumamputation sind durch diesen Typ der präsakralen venösen Massenblutung verursacht. Kann der Operateur bei diesem Zwischenfall nicht rasch die Blutung unter Kontrolle bringen, sollte das Blutungsgebiet mit blutstillender Gaze (z. B. Surgicel), über die eine große Streifentamponade zur Ausfüllung der Kreuzbeinhöhle eingelegt wird, komprimiert werden. Im allgemeinen läßt sich damit die Blutung beherrschen. Nur wenn die präsakralen Venen in den Tumorprozeß schon

mit einbezogen sind, kann die massive präsakrale Venenblutung nicht von vorneherein vermieden werden. Auf jeden Fall ist die stumpfe Dissektion des präsakralen Raums keine geeignete Präparationstechnik.

Ligatur der unteren Mesenterialarterie und Präparation der präaortalen Lymphknoten. Der höchste Punkt, bis zu dem es praktikabel erscheint, die Lymphknotendissektion bei Rektumkarzinom auszudehnen, ist die Aufzweigung der unteren Mesenterialarterie an der Aorta. Die Ligatur dieser Arterie unterhalb ihres Abgangs von der Aorta, zusammen mit der präaortalen Lymphknotendissektion, wird als allgemeine Routinemaßnahme gefordert. Es gibt jedoch nicht genügend überzeugende Daten, die damit eine bessere postoperative Überlebenszeit garantieren. Der Aufzweigungspunkt der linken Kolonarterie ist von der unteren Mesenterialarterie (s. Abb. 22.6) nur 4 cm weiter von der Aorta entfernt. Die meisten Lymphknoten können aus diesem Bereich auch ohne die hohe Ligatur abgelöst werden. Andererseits ist es natürlich eine zwingende Maßnahme, die Lymphknotendissektion bis in diese Höhe vorzunehmen, wenn der Operateur feststellt, daß die Lymphknoten nahe der Aorta bereits Tumorabsiedlungen enthalten. Dann ist die Ligatur der unteren Mesenterialarterie vor der Aorta zwingend (s. Abb. 26.7).

Kolostomie. Die Kolostomie wird am besten im linken unteren Quadranten entweder in die mediane Laparotomie oder durch den linken Rektusmuskel angelegt. Findet die Plazierung weiter lateral statt, empfiehlt sich – wenn möglich – der retroperitoneale Durchzug des Kolons, da damit am besten eine Lücke zwischen Darm und lateralem Peritoneum vermieden wird. Andernfalls muß diese mit einer Raffnaht verschlossen werden. Wird die Kolostomie nahe der Mittellinie angelegt, ist es nicht erforderlich, den offenen Raum zwischen Kolon und seitlichem Peritoneum zu verschließen, da dieser so groß ist, daß es nicht zu einer Einklemmung des Dünndarms kommen kann. Goligher berichtete 1958 über die Kolostomieanlage durch einen retroperitonealen Tunnel (s. Abb. 31.29–31.32). Läßt sich das Beckenbodenperitoneum mit einer fortlaufenden Naht verschließen, ist diese von Goligher angegebene Methode befriedigend. Läßt sich das Beckenbodenperitoneum dagegen nicht problemlos – insbesondere nicht spannungsfrei – verschließen, bringen wir die Kolostomie in der Mittellinie an. Um eine Nekrose am Stoma zu verhindern, muß zunächst die ausreichende Durchblutung des freipräparierten Kolon- bzw. Resektionsrands sicher gewährleistet sein. Auch bei erkennbarer arterieller Pulsation, ist eine Ischämie des Stomas möglich, wenn ein fettreiches, dickes Mesenterium durch eine zu kleine, einengende Inzision hindurchgezogen wird. Die postoperative Retraktion des Kolostomas entsteht durch Verziehung der Bauchwand. Aus diesem Grunde muß das durchgezogene Kolonsegment vor der endgültigen Stomaeinnähung spannungsfrei etwa 5 cm die Stomaöffnung in der Bauchwand überragen. Danach erst erfolgt die Stomaeinnähung durch Schleimhaut-Haut-Nähte. Damit wird am besten einer postoperativen Striktur oder einer Prolapsbildung am Stoma vorgebeugt. Zusätzliche Nähte sind bei einwandfrei vorgenommener, zirkulärer Schleimhaut-Haut-Naht am Stoma nicht erforderlich.

Beckenboden. Viele Chirurgen fürchten die Einklemmung von Dünndarm in eine Lücke des verschlossenen postoperativ insuffizienten Beckenbodenperitoneums. Läßt sich das Retroperitoneum nicht so mobilisieren, daß ein spannungsfreier Verschluß des Beckenbodens erzielt wird, fällt der Dünndarm bis in Höhe der vernähten Levatorenschenkel oder des Subkutangewebes im Perineum vor. Eine Dünndarmeinklemmung scheint bei diesen derart versorgten Fällen nicht aufzutreten. Im Falle eines späteren Adhäsionsileus ist dann jedoch eine ausgedehnte Freipräparation und Mobilisierung des Dünndarms erforderlich. Hieraus resultiert leicht eine entsprechend ausgedehnte Serosaverletzung, die häufig eine Resektion nach sich zieht. Insofern ist es logisch, immer den primären Beckenbodenverschluß anzustreben, um diese Komplikation zu vermeiden. Allerdings muß das Peritoneum gut mobilisierbar und spannungsfrei zu nähen sein. Damit wird gleichzeitig auch einer Totraumbildung zwischen Beckenboden und den anderen Gewebestrukturen im Perineum vorgebeugt. Wird die totale Proktektomie zur Entfernung von Tumorbefall im unteren Rektum vorgenommen, ist es nicht erforderlich, das perirektale Peritoneum mitzuresezieren. Man sollte soviel wie möglich Peritoneum erhalten. Erscheint ein sicherer Beckenbodenverschluß nicht möglich, ist das Offenlassen vorzuziehen. Andernfalls wird der Totraum zwischen Beckenboden und Darm leicht zur Ruptur der Beckenbodennaht mit nachfolgender innerer Hernie führen. Außerdem disponiert der Totraum immer auch zu Wundheilungsstörungen und Infektion.

Perinealsakrale Operationsphase

Lagerung. Die Lagerung des Patienten in Bauchlage bzw. Knie-Ellenbeugen-Lage ergibt zwar den besten Zugang, beinhaltet aber andererseits auch ebenso viele Nachteile für den Patienten. In erster Linie ist der Kreislauf in dieser Lage stärker belastet. Auch bedeutet die spätere Umlagerung eine Verlängerung der Operationszeit. Das gleiche trifft für die seitliche Lagerung nach Sims zu. In den letzten Jahren hat sich die Lagerung nach Lloyd-Davies im Sinne der Steinschnittlagerung mit gespreizten Beinen und angehobenem Becken durch Lagerung auf einem Sandsack durchgesetzt. Der abdominale Akt der Operation wird dadurch nicht behindert, auch kann sich ein Assistent zwischen die gespreizten Beine des Patienten stellen und von dort aus gut den Blasenhaken halten (s. Abb. 31.1 a, b). Diese Position entspricht der für die sog. synchron-kombinierte Methode bei totaler Proktektomie angewandten. Ob die abdominoperinealen Operationsphasen vom gleichen oder von einem zweiten synchron arbeitenden Operationsteam vorgenommen wird, hängt von der Einstellung des Operateurs und der Übersichtlichkeit des Eingriffs ab. Ebenso, ob er bei schwieriger Präparation von der einen zur anderen Position wechselt. Auf alle Fälle bringt diese Lagerung Vorteile bei der lateralen Dissektion gerade von großen Tumoren und die bessere Möglichkeit einer übersichtlichen und damit sicheren Blutstillung im kleinen Becken. Viele Blutungen können leichter von sakral her als von abdominal her eingesehen und versorgt werden. Zusätzlich können nach Verschluß des Beckenbodenperitoneums die Saugdrainagen von unten her besser eingelegt und ein möglicher Totraum besser beurteilt werden. Nach Entfernung des Tumors ist es nicht schwierig, gleichzeitig sowohl das Abdomen als auch das Perineum zu verschließen.

Verschluß der sakralen Wundhöhle. Traditionell legt die Mehrzahl der Chirurgen nach der Exzision des Rektums eine Gazepackung oder eine Tamponade in die Sakralhöhle ein, mit leichter Adaptation der Perinealhaut. Der Gazestreifen wird zwischen dem 3. und 7. postoperativen Tag entfernt. Die so offenbleibende Perinealwunde verlangt im Zusammenhang mit der postoperativen Wundbehandlung wiederholte Spülungen und Sitzbäder und verlängert erheblich die Wundheilung. Sekundärinfektionen der großen Wundhöhle sind nicht ungewöhnlich. Ist es bei der Rektumauslösung nicht zur Eröffnung des Darms und damit zur Wundverunreinigung gekommen, besteht keine Veranlassung, die Sakralhöhle offenzulassen. Wir konnten beim Primärverschluß der Sakralwunde auch eine Per-primam-Heilung unter der Voraussetzung erzielen, daß zwei geschlossene Saugdrainagen angelegt wurden, mit Antibiotikaspülungen alle 6 h während der ersten 5 Tage (Kanamycin 25 mg in 25 ml Kochsalzlösung). Damit werden die Katheter offengehalten und die retroperitonealen Wundräume ausgespült. Die Saugung an den eingelegten Kathetern begünstigt die Verziehung des Beckenbodens nach unten und damit eine Verkleinerung der Wundhöhle. Bei Patienten, in deren Wundhöhle wegen schwerer intraoperativer präsakraler Blutung austamponiert wurde, wird der Tamponadestreifen am 1. oder 2. postoperativen Tag im Operationssaal entfernt.
Patienten mit bereits intraoperativ feststellbarer Beckenbodeninfektion sollten einen lockeren Verschluß der Sakralwunde mit Einlegen von sowohl leichten Latexdrainagen wie Saugdrainagen mit häufigen postoperativen Antibiotikaspülungen erhalten. Bei weiblichen Patienten hängt die Behandlung der perinealen Wunde davon ab, ob die Hinterwand der Vagina mitreseziert werden mußte. Bei kleinen Tumoren an der Rektumvorderwand empfiehlt sich die Mitnahme der benachbarten Hinterwand der Vagina. Der Primärverschluß der Restvagina mit resorbierbarem Fadenmaterial ist empfehlenswert. Danach wird das Perineum schichtweise in Höhe des Levatormuskels, des subkutanen Fettgewebes und der Haut genäht. Der hierbei entstehende Defekt an der Vagina kann mit locker eingelegten Streifen ausgefüllt werden. Bei Primärheilung der Perinealwunde wird durch Granulationsbildung schnell die Wundhöhle ausgefüllt, und das Vaginaepithel kann sich in den nächsten 3 Monaten regenerieren. Die Resektion der Vagina ist nicht erforderlich bei den Tumoren, die an der Hinterwand des Rektums lokalisiert sind.

Präparation – Dissektion des Perineums. Der häufigste und auch schwerwiegendste Fehler beim sakralen Operationsakt ist die unvorsichtige Abpräparation der Urethra. Dieser kann vermieden werden, wenn der vordere Teil der Rektumablösung verschoben wird, bis die Levatorenmuskulatur durchtrennt ist und danach die Prostata identifiziert und besser übersehen werden kann. Von großer Bedeutung ist es, den M. rectourethralis nicht oberhalb des Rands der hinteren Prostata zu durchtrennen (s. Abb. 31.21). Alternativ kommt zur Orientierung die genaue Darstellung der queren Darmmuskulatur in Frage. Erfolgt die Dissektion in einer Schicht dorsal hiervon, ist die Gefahr einer Urethraverletzung praktisch gebannt.

Blutstillung. Alle Blutungen im Verlauf einer perinealen Rektumdissektion können bei akkurater Anwendung der Elektrokoagulation kontrolliert werden. Dies setzt jedoch voraus, daß das Blutgefäß frei von umhüllendem Fettgewebe ist. Ob die Elektrokoagulation direkt oder über einer angesetzten Klemme vorgenommen wird, hängt von der Erfahrung des Operateurs ab. Diese Blutstillungstechnik verursacht keinen größeren Blutverlust.

Operationstechnik

Lagerung

Der Patient wird so gelagert, daß einmal das Becken durch Lagerung auf einem Sandsack gut angehoben ist und gleichzeitig die Beine in Abduktionsstellung leicht im Kniegelenk gebeugt werden. Ein guter Zugang zum Anus ist damit auch gegeben. Die Beine werden gepolstert (wie z. B. nach Lloyd-Davies) gelagert ***(Abb. 31.1 a, b).*** Die Knie brauchen nicht extrem gebeugt zu werden. Der zweite Assistent steht während der abdominellen Phase des Operationsakts zwischen den Beinen des Patienten. Der eingelegte Blasenkatheter wird an einen Plastikbeutel angeschlossen, um während der Operation die Urinausscheidung beobachten und kontrollieren zu können. Beim männlichen Patienten wird die Skrotalhaut mittels einer Naht an die Leiste fixiert, der Analkanal zuvor mit einer starken Tabaksbeutelnaht verschlossen, die Haut im Operationsgebiet in üblicher Weise desinfiziert und danach die sterile Abdeckung vorgenommen. Danach beginnt die Operation entweder mit zwei synchron arbeitenden Operationsteams oder einem Operationsteam, das zwischen Abdomen- und Perineumpräparation wechselt.

Laparotomieschnitt und Freilegung: Überprüfung der Operabilität

Mediane Laparotomie vom mittleren Oberbauch bis zum Schambein (s. Abb. 31.1 a). Durch Separierung des M. pyramidalis wird der Zugang um 1–2 cm erweitert. Finden sich 1 oder 2 isolierte Lebermetastasen und ist der Patient in einem guten Allgemeinzustand, sollte – in Abhängigkeit vom individuellen Tumorbefund – die Solitärmetastase exzidiert werden, vorausgesetzt, daß der Primärtumor selbst operabel ist. Foster u. Berman haben bei derartigen Fällen in 20% 5-Jahres-Überlebenszeiten beobachtet.
Zu diesem Zeitpunkt der Präparation ist in den meisten Fällen die Operabilität eines Rektumkarzinoms noch nicht zu beurteilen bzw. möglich, sondern erst nach Eröffnung des präsakralen Raumes. Bei multiplen Lebermetastasen verbietet sich eine Proktektomie. Eine Ausnahme in dieser Regel sind solche Tumorpatienten, die schon zum Operationszeitpunkt unter schweren Tenesmen oder Tumorblutungen leiden, denn diese Symptome können nicht al-

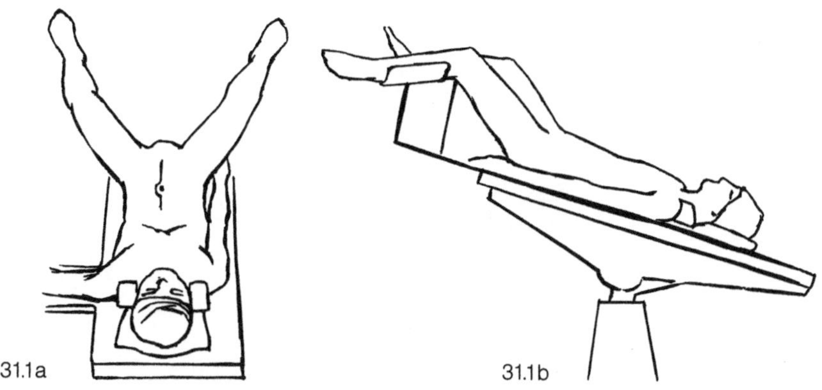

lein durch die palliative Kolostomie beseitigt werden. Bestehen schon intraperitoneal ausgedehnte Metastasen, ist die palliative Tumorreduktion durch Elektrokoagulation zu versuchen. Unglücklicherweise besteht bei derartigen Fällen jedoch schon eine zirkuläre Stenose, die wiederum die Fulguration verbietet, da diese bei zirkulären Tumorstenosen durch Fibrosierung und Obstruktion zu einer Verstärkung der Stenose führt. Darf man prognostisch annehmen, daß der Patient noch etwa 1 Jahr leben wird, ist auch eine palliative Proktektomie zu vertreten. Nach anatomischen Kriterien muß man jedoch das Operationsrisiko sorgfältig abschätzen. Denn bei Tumorausbruch zum Sakrum hin, ist die einwandfreie Präparation in der richtigen Schicht nicht möglich, woraus sich bei erzwungener Präparation gefährliche Situationen ergeben können. Bleiben große Tumorreste im präsakralen Raum zurück, dann ist der palliative Eingriff nicht zu vertreten, da infolge Invasion des Tumors in die präsakralen Nerven die oft unerträglichen Symptome der Schmerzen nicht beseitigt werden. Auf der anderen Seite gibt es Tumorbefunde, die zwar mit dem vorderen Sakrum adhärent sind, ohne jedoch schon hier ausgebrochen zu sein; diese sollten reseziert werden. Fälle von fraglich radikaler Resektion können von einer postoperativen Nachbestrahlung mit eventueller Reoperation profitieren. Die lokale Infiltration des Tumors in den Ureter stellt keine Kontraindikation für die Resektion dar, da bei tiefer Resektion der Ureter neu in die Blase implantiert werden kann.

Mobilisierung des Sigmas

Patient liegt in Trendelenburg-Position. Nach Eröffnung des Abdomens wird der Dünndarm in einem angefeuchteten Plastiksack vorgelagert und nunmehr das Sigma nach median gezogen. Die kongenitalen Verwachsungen zwischen Mesokolon und seitlichem Peritoneum werden durchtrennt *(Abb. 31.2)*.

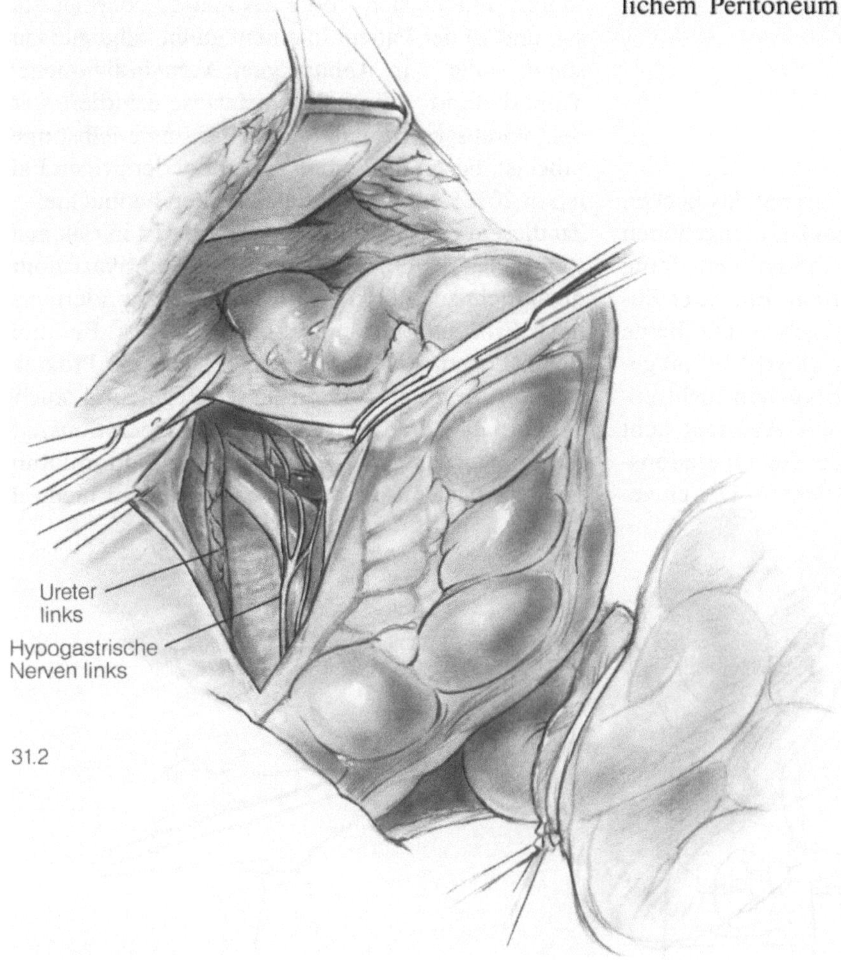

Danach muß der linke Ureterverlauf identifiziert werden. Wenn nicht ein durch pathologischen Befund bedingt abnormer Situs vorliegt, kreuzt der Ureter die A. iliaca communis in Höhe ihrer Bifurkation. Der Ureter wird mit einem weichen Faden angeschlungen. Bei weiterer Präparation mit der Schere wird die Peritonealinzision auch auf der medianen Seite bis zur Douglas-Umschlagsfalte vorgenommen ***(Abb. 31.3)***. Den distalen Ureterverlauf ins kleine Becken muß man weiter gut im Auge behalten. Die meisten Tumore, die eine totale Proktektomie erforderlich machen, sind unterhalb der peritonealen Umschlagsfalte lokalisiert. Es sollte immer versucht werden, daß soviel wie möglich Beckenbodenperitoneum erhalten wird. Nun wird das Sigma nach links lateral gezogen, die Inzision in Höhe der Aortenbifurkation begonnen und über die Vorderwand bis zur lateralen Inzision fortgesetzt – bei guter Übersicht bis hinter die Blase bzw. bis hinter den Uterus unter weichem Zug am Blasenhaken ***(Abb. 31.4)***. Bei schlechter Übersicht und schwierigen Präparationsverhältnissen erfolgt zunächst die präsakrale Dissektion und das Anspannen des Rektums nach oben, wodurch die Verhältnisse an der Vorderwand übersichtlicher werden.

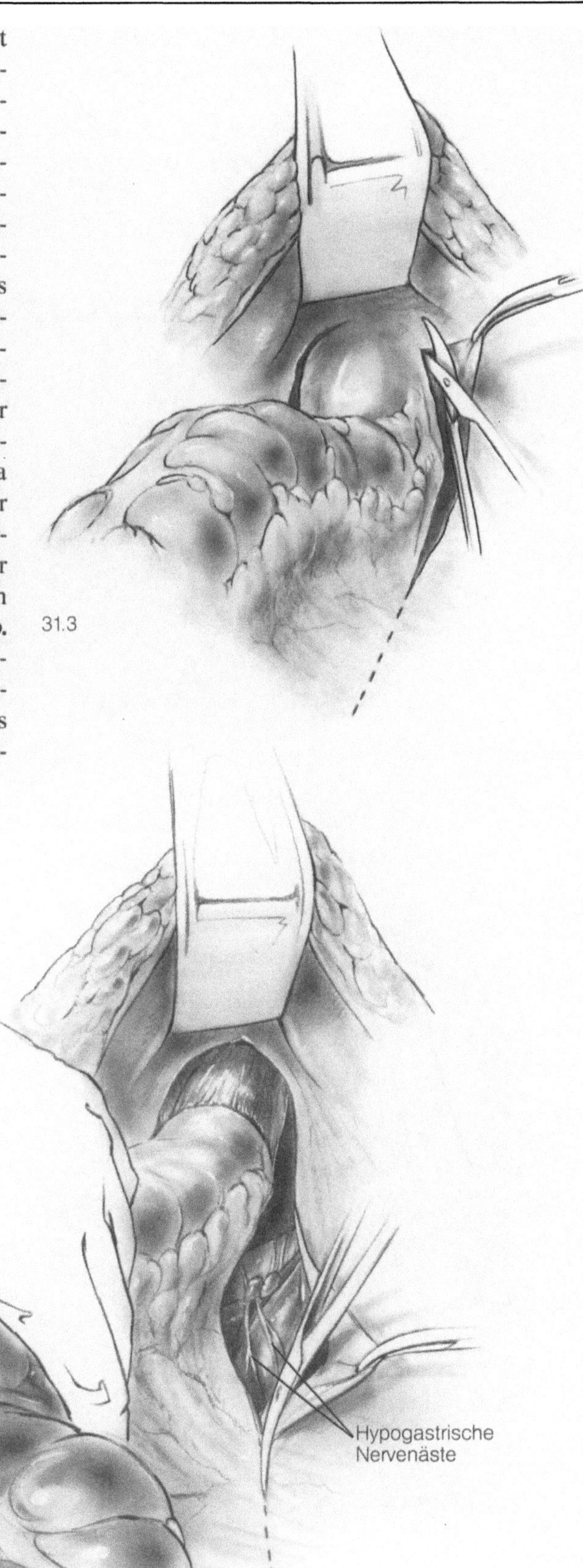

31.3

31.4

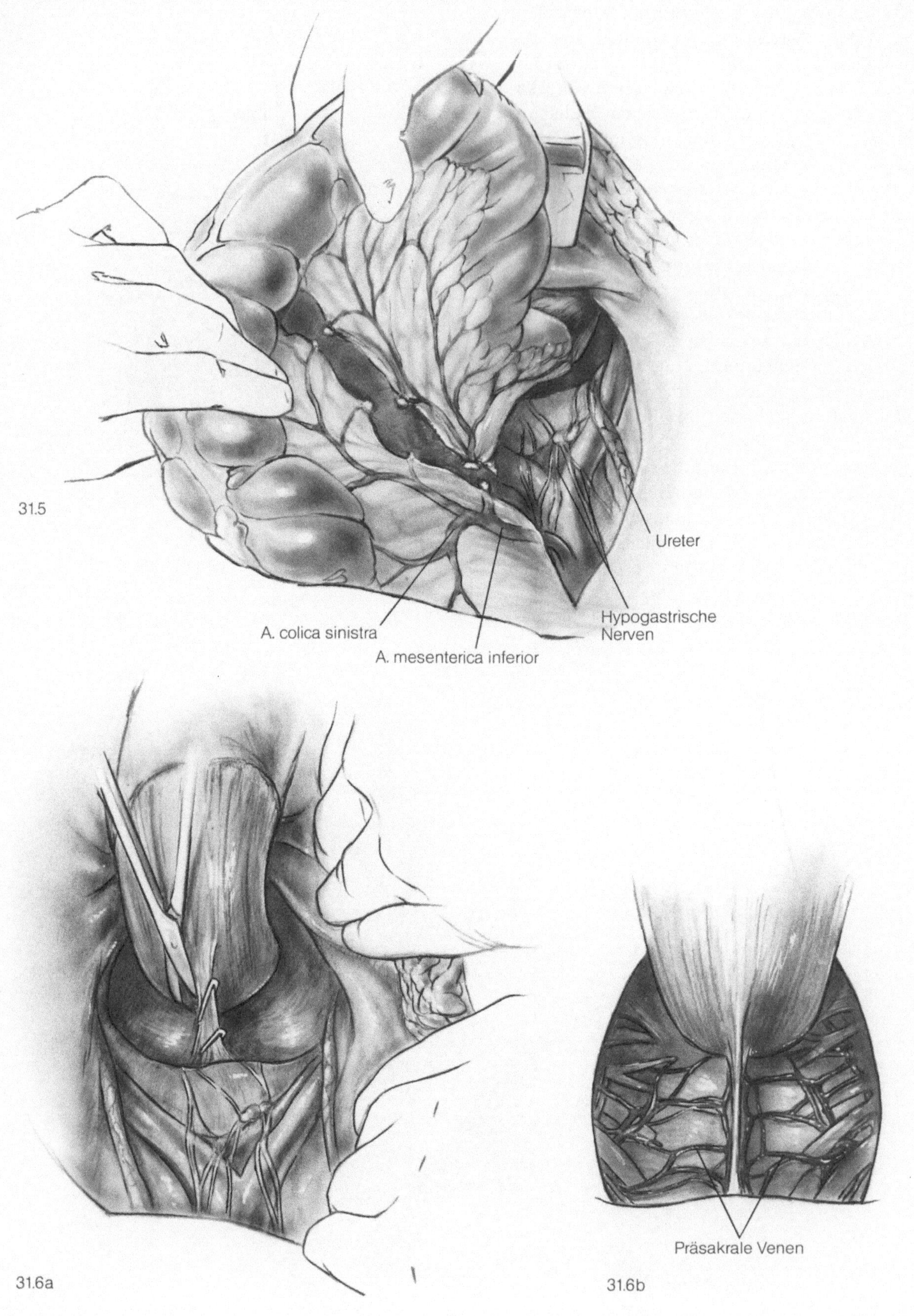

31.5

31.6a

31.6b

Präparation der Lymphgefäße und Lymphknotendissektion (vgl. Kap. 30 und ***Abb. 31.5–31.9***)

Der letzte Schritt im Verlauf der abdominalen Präparation ist die Durchtrennung des Sigmas in optimaler Höhe, damit das Colon descendens gut mit spannungsfreiem Überstehen für die Einnähung zum Stoma verwendet werden kann.

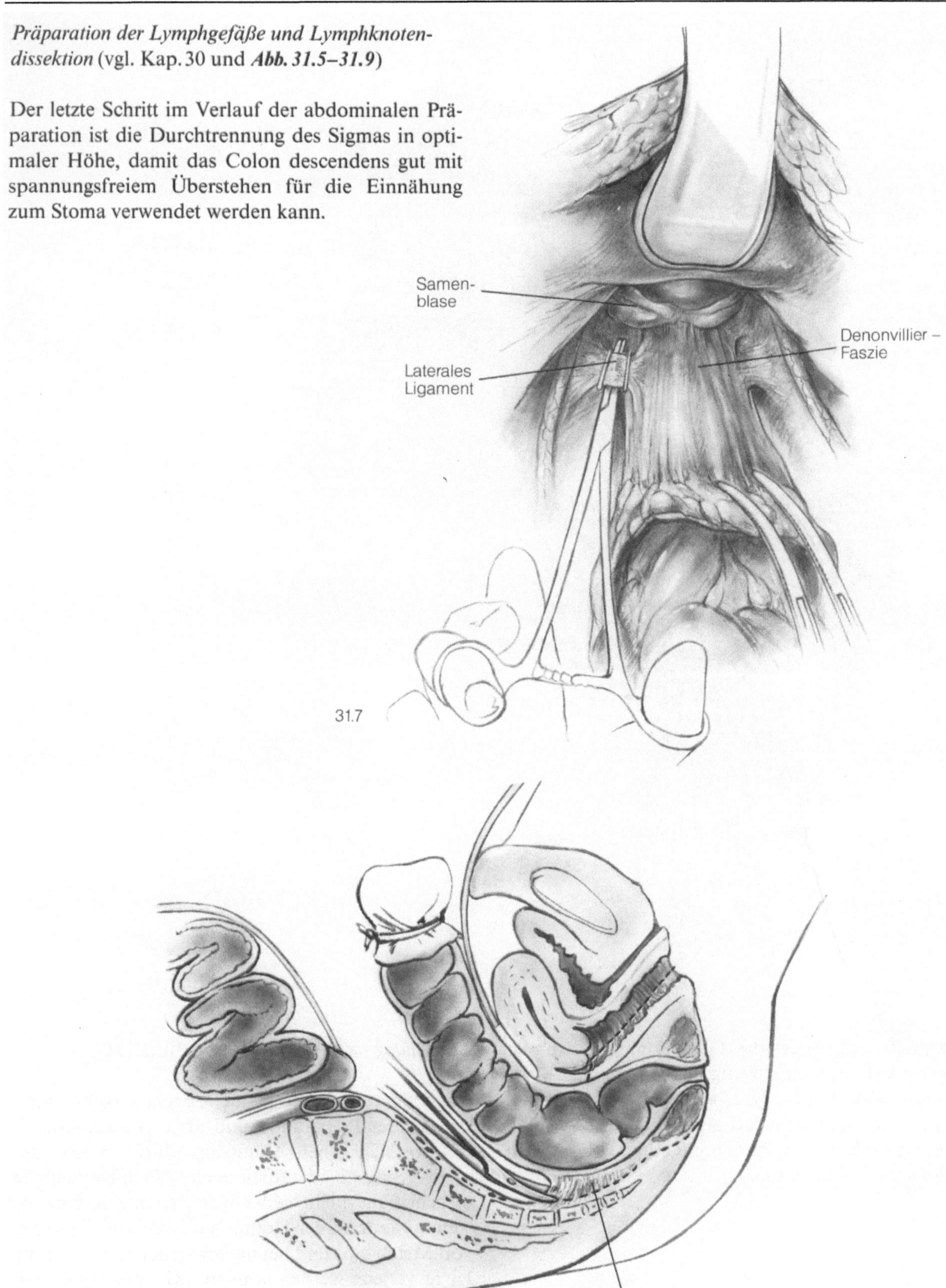

31.7

31.8

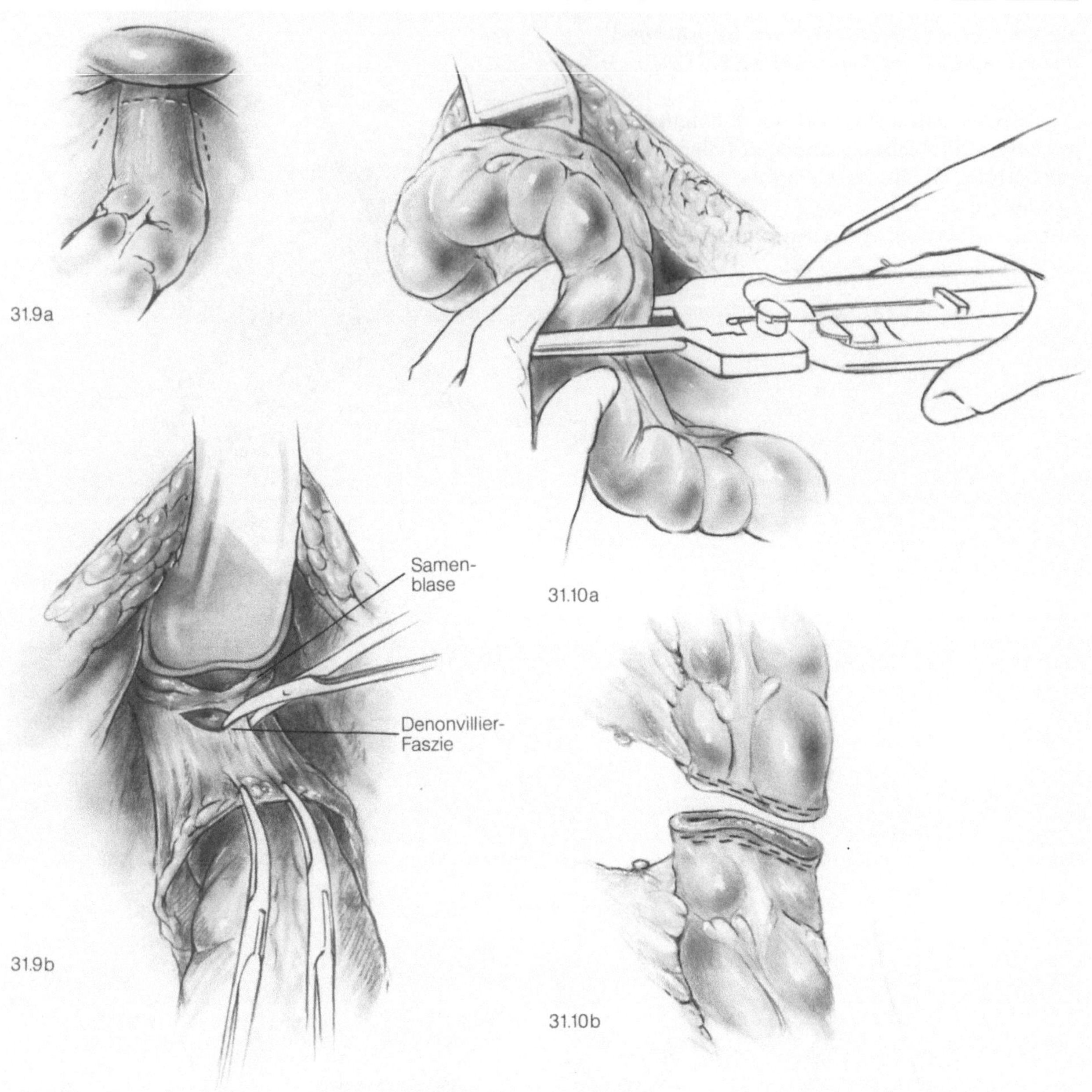

Hierbei wird wieder das GIA-Klammerinstrument verwendet, das gleichzeitig klammert und durchtrennt ***(Abb. 31.10a, b)***. Über die Resektionsenden wird ein Gummihandschuh gezogen und festgeknüpft ***(Abb. 31.11a, b)***. Hiermit endet vorläufig die abdominale Präparation.

Blutstillung im Becken (vgl. Kap. 30, S. 225)

Die Präparation im kleinen Becken sollte unter schonender Präparation und ohne großen Blutverlust vor sich gehen. Hämoclips dürfen wegen der nicht genau zu identifizierenden Gefäßverläufe in diesem Falle nicht verwendet werden, da hier die Venenwände äußerst dünn sind und bei Ansetzen von Metallclips und bei nachfolgender Ausstopfung leicht verletzt werden können. Mit Ausnahme kleiner, genau erkennbarer Blutungspunkte, die mit

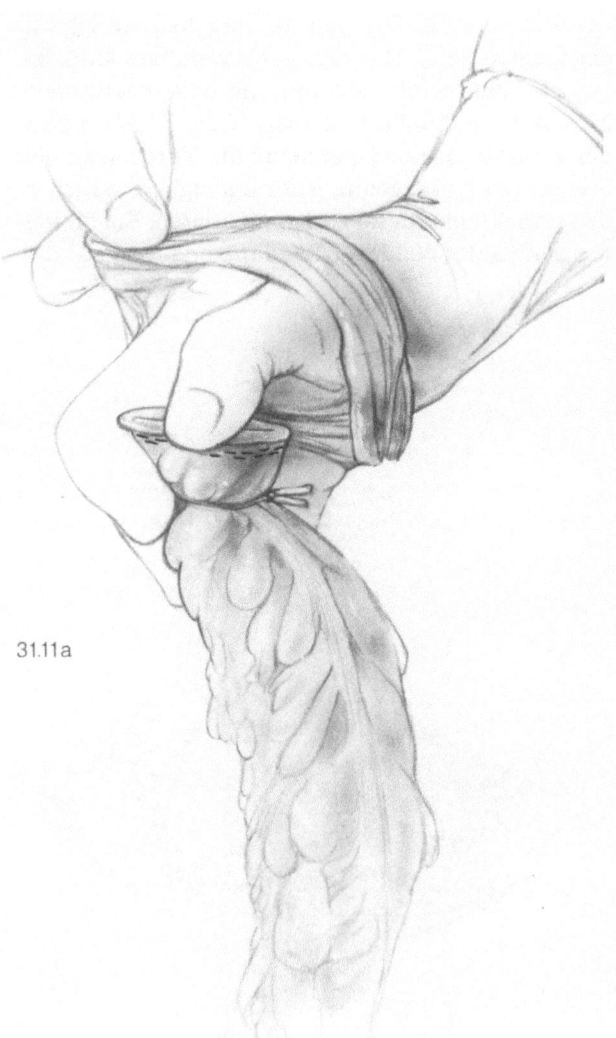

31.11a

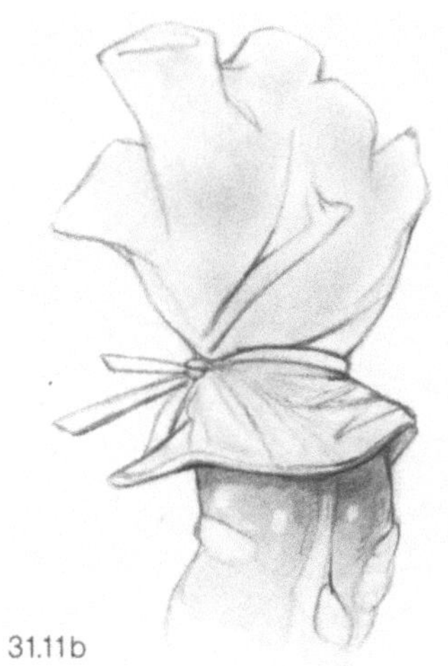

31.11b

Klemmen gefaßt werden, ist auch die Elektrokoagulation problematisch, da sich im allgemeinen durch Nekrose der Venenwand die Blutungsquelle vergrößert. Wenn überhaupt, wird am besten eine Kugelsonde bei der Elektrokoagulation verwendet. Im allgemeinen beruhen die präsakralen Blutungen immer auf dem Einriß einer Vene, die in die präsakralen Foramina verläuft. Läßt sich die Blutstillung nicht prompt durch Abklemmung beherrschen, sollte sie sofort durch Abdecken mit blutstillender Gaze (Surgicel) oder durch Ausstopfen mit feuchten Tüchern versehen werden. Bei kleineren Blutungsgebieten, die nicht größer als 2 cm^2 sind, kann die Tamponade wieder entfernt werden. Damit steht im allgemeinen die venöse Blutung. Andernfalls muß die Tamponade für 24–28 h verbleiben, um danach unter genauer Sicht und in Allgemeinnarkose durch die perineale Inzision entfernt zu werden.

Perineale Präparation

Der bereits zirkulär mit einer starken Ringnaht verschlossene Anus wird zirkulär umschnitten, beim männlichen Patienten in elliptischer Form 3–4 cm oberhalb des Anus zum Kokzygeum verlaufend ***(Abb. 31.12)***. Bei weiblichen Patienten mit kleinem Hinterwandtumor beginnt die Inzision knapp an der Hinterwand der Scheide und danach wiederum zum Kokzygeum verlaufend. Bei Tumorbefall an der Rektumvorderwand verläuft die Inzision bis in die Scheidenhinterwand ***(Abb. 31.13, 31.14)***. Die weitere mit dem Skalpell vorgenommene Präparation erfolgt in das perirektale Fettgewebe bei 3 an den Inzi-

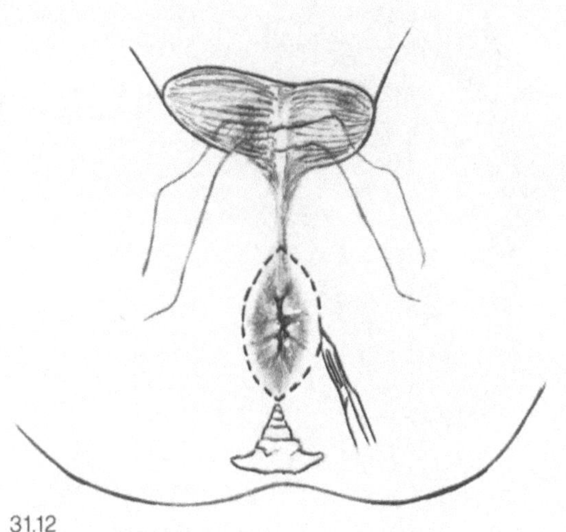

31.12

sionsrand angesetzten Allis-Klemmen. Der Anus wird nach rechts gezogen, der Assistent setzt einen Haken ein, um Haut und Darmgewebe nach links zu ziehen. Dann erfolgt das tiefe Einschneiden bis in Höhe der Levatorenmuskulatur ***(Abb. 31.15)***. Im allgemeinen können 2 Äste der unteren Hämorrhoidalgefäße knapp oberhalb der Levatoren erkannt werden. Jeder wird einzeln gefaßt und durch Elektrokoagulation gestillt. Das gleiche Vorgehen erfolgt auf der rechten Seite. Das nun gut erkennbare anokokzygeale Band wird wiederum mit dem elektrischen Messer quer durchtrennt ***(Abb. 31.16, 31.17)***. Tastet der Zeigefinger des Operateurs die Vorderseite der Spitze vom Kokzygeum, ist es unmöglich, weiter in den präsakralen Raum vorzupräparieren. Ein breites Faszienband (Waldeyer-Faszie) verläuft von der

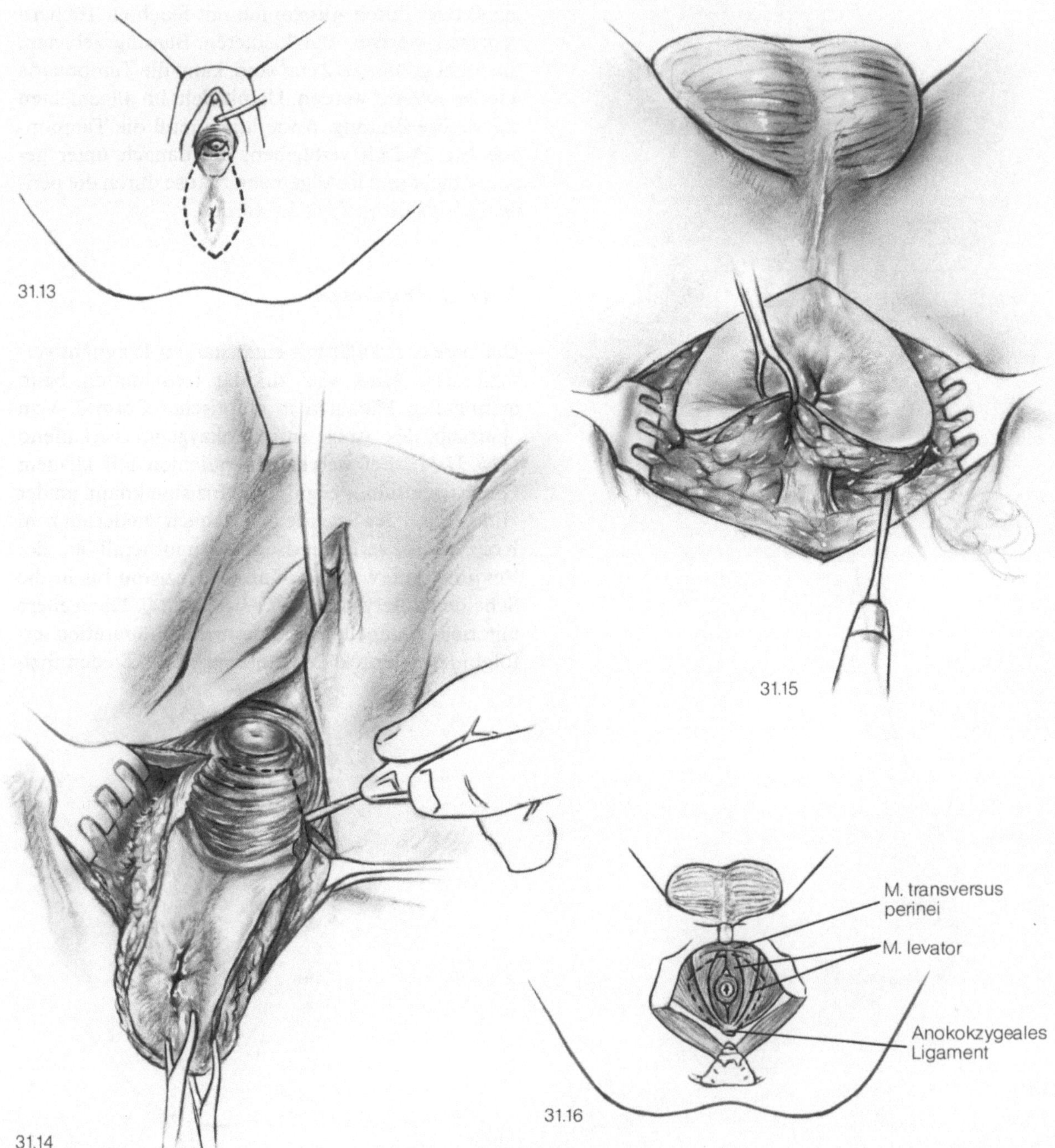

31.13

31.15

31.14

31.16

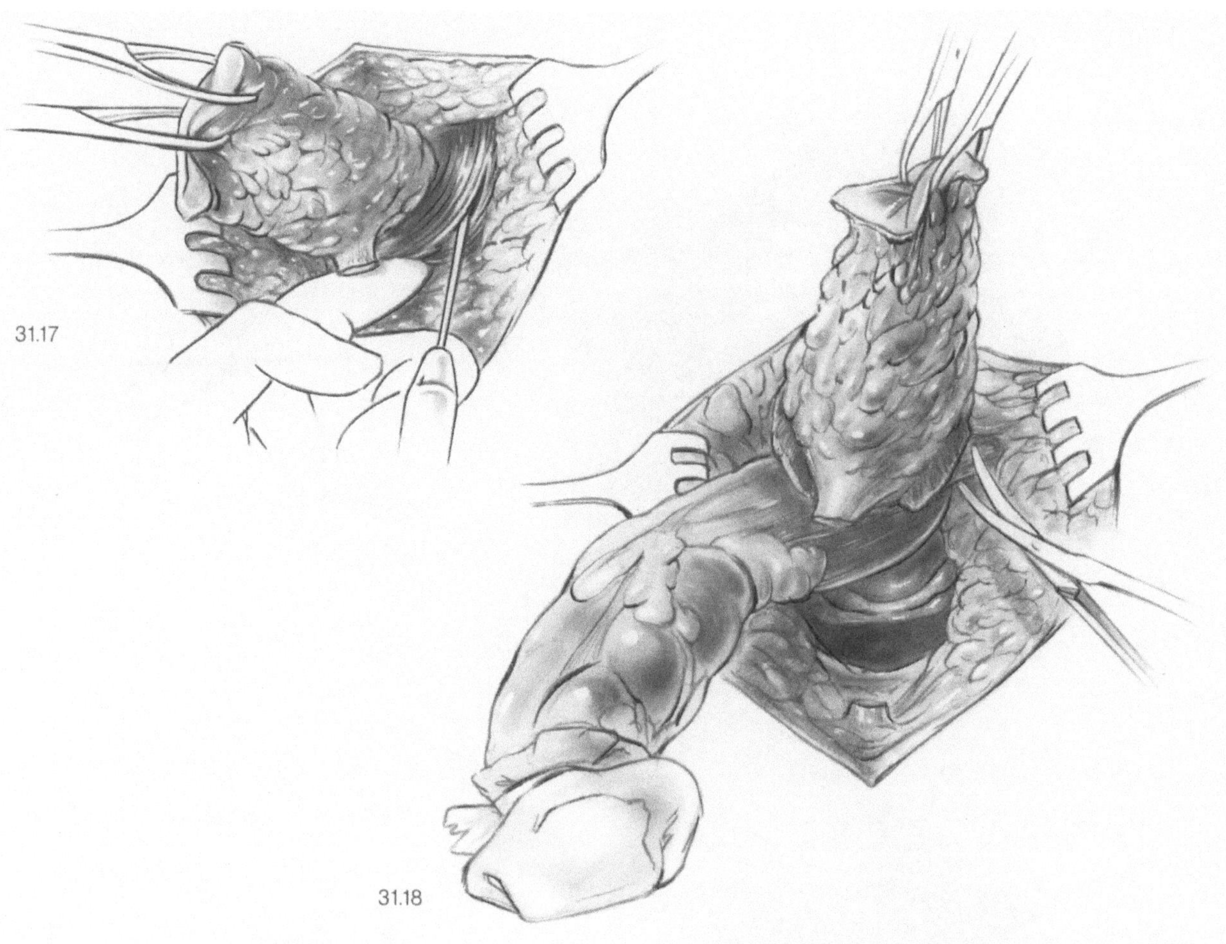

Rektumhinterwand zum vorderen Kreuzbein in die präkokzygeale Region. Wenn diese Faszie stumpf vom Kreuzbein abgelöst wird, reißen leicht die adhärenten Venengeflechte mit nachfolgend starker Blutung ein. Daher darf die Waldeyer-Faszie immer nur unter genauer Sicht und scharf durchtrennt werden, entweder am Ende der abdominalen präsakralen Präparation oder an diesem Punkt der Rektumauslösung auf sakralem Wege.

Im allgemeinen ist dies ein einfaches Manöver, da es nur die scharfe Durchtrennung der beschriebenen Faszie mit dem Skalpell oder dem elektrischen Messer verlangt, allerdings in der richtigen, tieferen Schicht unterhalb des Anokokzygealligaments. Ist dies erfolgt, erkennt man, daß abdominaler und perinealer Präparationsakt jetzt zur vollständigen Freilegung geführt haben.

Nun führt der Operateur seinen linken Zeigefinger hinter den linken Anteil des Levatormuskels und durchtrennt diesen mit dem elektrischen Messer von unten nach oben. Ein Rest davon verbleibt am Tumor (Abb. 31.17). Die Präparation wird bis zum Erkennen der Puborektalis-Schlinge im vorderen Abschnitt der Perinealwunde weitergeführt, ohne daß sie durchtrennt wird. In gleicher Weise erfolgt die Durchtrennung des M. levator auf der kontralateralen Seite. Da die größte Gefahr bei der perinealen Präparation die Verletzung der Urethra darstellt, sollte die Ablösung an diesem Punkt als letzte vorgenommen werden. Daher wird zunächst das proximale, tumortragende Rektum aus dem kleinen Becken durch die Sakralwunde vorgezogen (Abb. 31.18) und nun erst der linke Zeigefinger des Operateurs hinter die Puborektalis-Schlinge eingeführt mit anschließender Durchtrennung ***(Abb. 31.18, 31.19).*** Die Prostata ist während der Präparation vom Abdomen her schon zur Darstellung gekommen. Sie kann jetzt palpiert, genau eingestellt und durch die Sakralwunde inspiziert werden ***(Abb. 31.20).*** Genau in Höhe der Prostatahinterwand verläuft der M. rectourethralis.

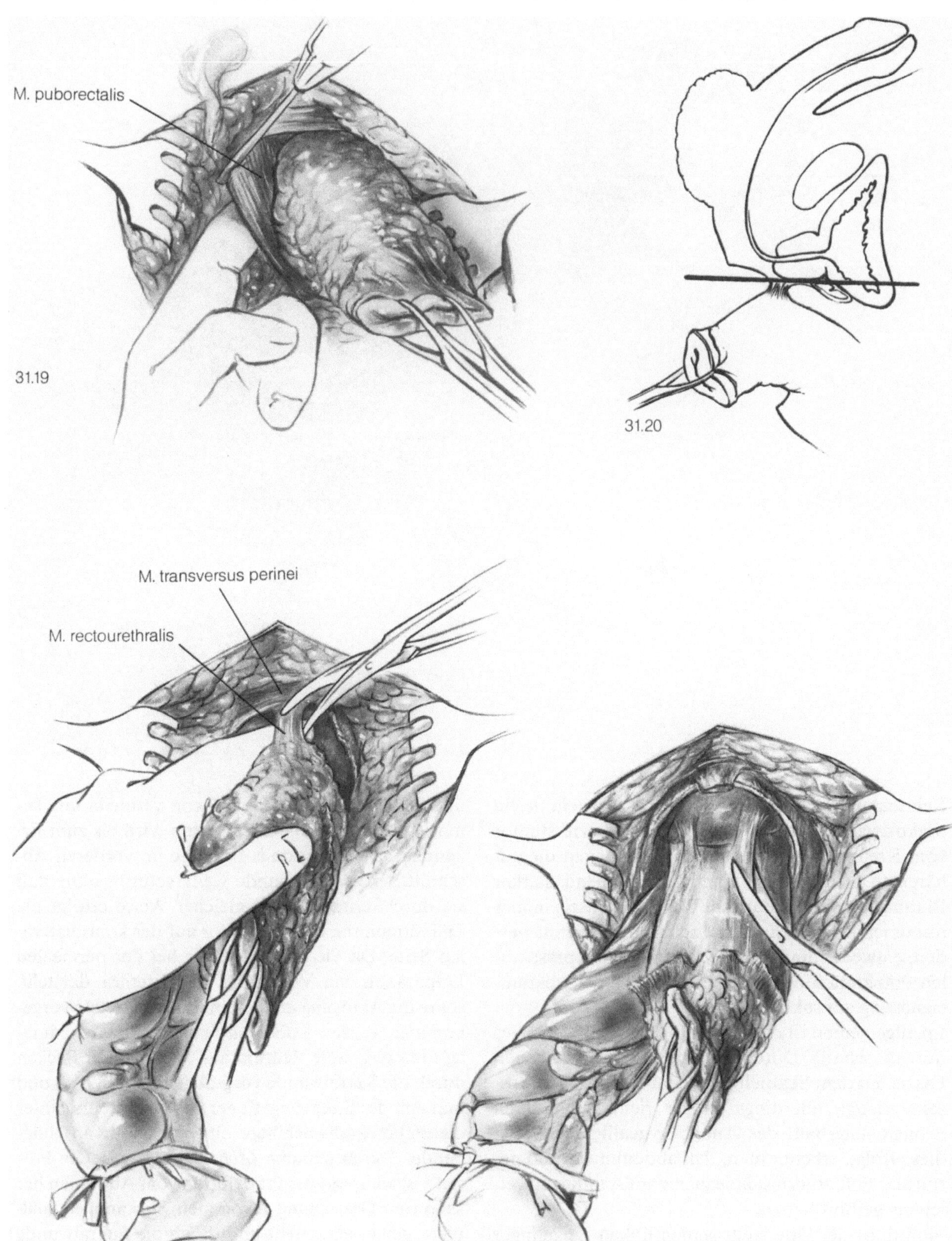
M. puborectalis
31.19
31.20
M. transversus perinei
M. rectourethralis
31.21
31.22

Dieser wird nun vorsichtig und schrittweise durchtrennt und das Operationspräparat entfernt ***(Abb. 31.21)***. Bei fettleibigen Patienten ist es manchmal schwierig, diese querverlaufende Muskulaturschicht zu identifizieren. Daher sollte man sich streng an die Regel halten, die Präparation in der Schicht vor diesen Muskeln vorzunehmen. Restliches Gewebe, das noch an der Prostata hängt, wird exzidiert ***(Abb. 31.22)***. Bei weiblichen Patienten sind diese zuvor beschriebenen Vorsichtsmaßnahmen zwischen Prostata und Beckenbodenmuskulatur nicht so zwingend. Allerdings darf die Scheidenhinterwand nicht verletzt werden, da hieraus leicht - auch durch Elektrokoagulation - Fisteln entstehen können. Es ist besser, die Hinterwand der Vagina scharf zu exzidieren als sie teilweise bei der Präparation zu devaskularisieren. Muß die Scheidenhinterwand wegen Tumorbefall entfernt werden, erfolgt die Exzision mit dem elektrischen Messer vom Scheideneingang her (s. Abb. 31.14). Aus Radikalitätsgründen muß die Vagina im Gesunden reseziert werden.

Nun wird die sakrale Wundhöhle mit einer Antibiotikalösung gespült, nachdem exakte und vollständige Blutstillung erreicht worden ist. Dies ist, wie bereits oben dargelegt, insbesondere bei synchroner, abdominosakraler Präparation gut möglich.

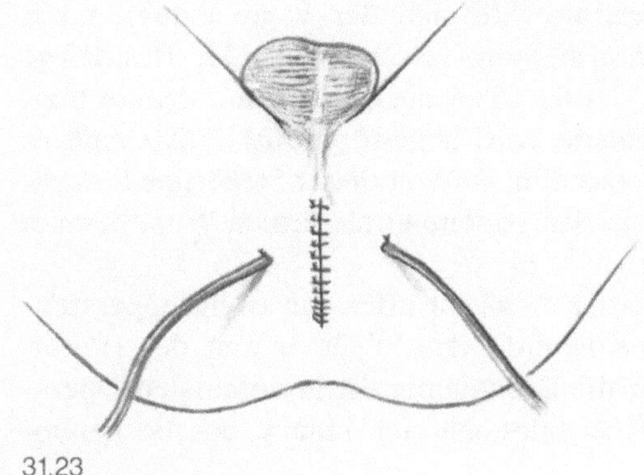

31.23

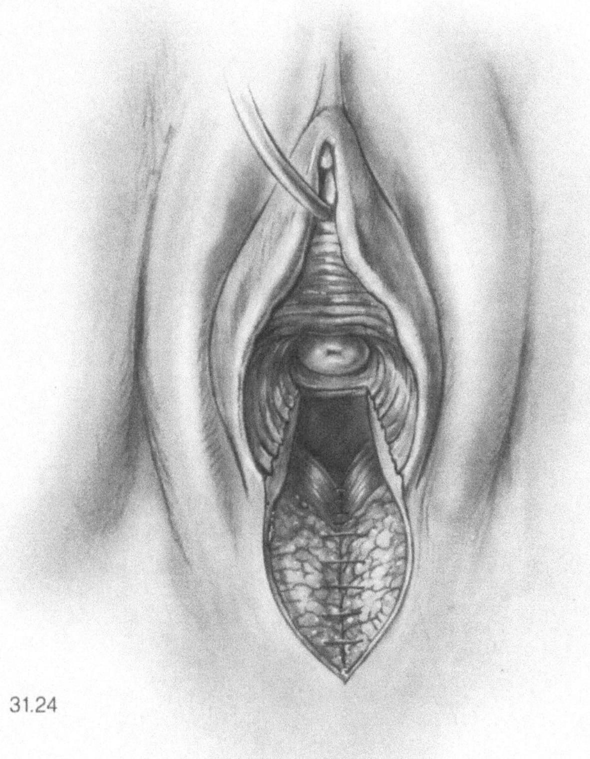

31.24

Beckenbodenverschluß

Bei weiblichen Patienten mit intakter Scheidenhinterwand und bei männlichen Patienten kann im allgemeinen ein primärer Verschluß der sakralen Wundhöhle erfolgen, falls nicht bei der Operation durch Rektumverletzung und Eröffnung eine Kontamination des Wundgebiets erfolgte und die Blutstillung einwandfrei war. Als erstes wird präsakrallateral jeweils eine geschlossene Saugdrainage von 6 mm Durchmesser eingelegt. Die Drains werden durch eine Stichinzision 4 cm lateral vom Os coccygeum entfernt angelegt und sofort mit einer Hautdurchstechungsnaht fixiert ***(Abb. 31.23)***. Die Spitze des Drains liegt im oberen präsakralen Hohlraum. In einigen Fällen ist es möglich, die hinteren Levatorenschenkel partiell durch Naht zu rekonstruieren, unter Verwendung von resorbierbarem 2-0-Nahtmaterial. Der übrige Beckenbodenverschluß erfolgt mit ein oder zwei zusätzlichen Nahtreihen resorbierbarer Einzelknopfnähten im Subkutangewebe, die Haut selbst wird mit resorbierbarem 4-0-Faden verschlossen. Nachdem der Operateur auf der abdominalen Seite das Beckenbodenperitoneum verschlossen hat, werden zwei Saugdrainagen angelegt, wodurch das Peritoneum nach unten angesaugt wird. Immer muß der Operateur darauf bedacht sein, so wenig wie möglich Hohl- oder Toträume entstehen zu lassen. Mußte die Scheidenhinterwand exzidiert werden, kann die Herstellung der Hinterwand durch die Naht des perinealen Fettgewebes und der restlichen Levatormuskulatur mit resorbierbarem Faden versucht werden ***(Abb. 31.24)***. Einige Monate nach der Operation wird sich der Vaginadefekt durch Granulationsheilung verschließen. Der Restdefekt wird mit steriler Gaze, die durch eine separate Inzision ausgeleitet wird, abgestopft *(Abb. 31.25)*. Falls es nützlich erscheint, wird an dieser Stelle eine Sumpfdrainage in den vorderen präsakralen Wundbereich eingelegt.

Während der Assistent oder der zweite Operateur die Perinealwunde verschließt, nimmt der Hauptoperateur die Beendigung der abdominalen Operation vor. Es empfiehlt sich immer, das Beckenbodenperitoneum von der seitlichen Beckenwand und von der Blase abzulösen, da hierdurch eine spannungsfreie Naht ermöglicht wird *(Abb. 31.26)*. Als Naht wird ein fortlaufender resorbierbarer 2-0-Faden verwendet. Steht nicht genügend Peritoneum zur Verfügung, bleibt es besser offen.

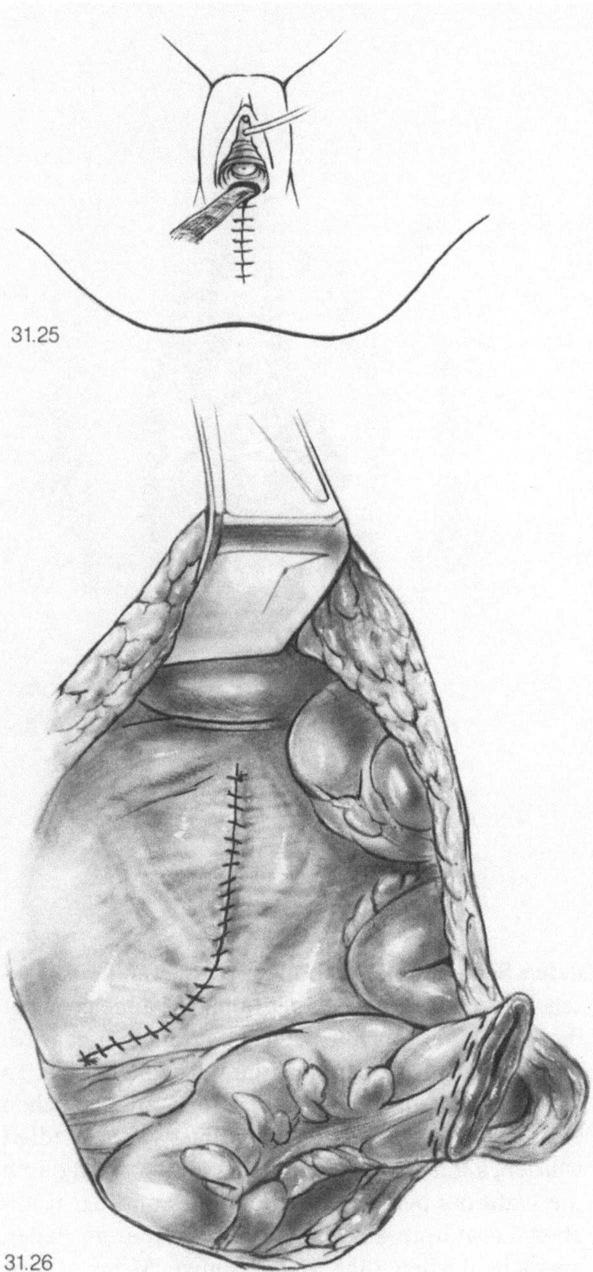

31.25

31.26

Kolostomie

Die Kolostomie wird am Oberrand der medianen Laparotomie angelegt, wobei der Darm 5 cm spannungsfrei die Bauchwand überragend plaziert wird. In der Nähe des Nabels sollte dieser aus Gründen einer besseren postoperativen Hautpflege exzidiert werden. Die Laparotomie wird mit Stahldraht verschlossen, jedoch ohne Einengung des Stomas, das für den Zeigefinger gut eingängig sein muß. Die Haut ober- und unterhalb des Stomas wird mit einer fortlaufenden Subkutannaht mittels resorbierbarem 4-0-Faden verschlossen. Vor der Hautnaht wird eine kleine Subkutandrainage mit mehreren Perforationen eingelegt und suprapubisch ausgeführt. Sie sollte als geschlossene Saugdrainage für 4 Tage und ebenso zur Spülung des subkutanen Fettgewebes mit einer Antibiotikalösung verwendet werden (s. auch Kap. 2).

Danach wird das überstehende Kolon unterhalb der Klammernahtreihe durchtrennt und das Stoma mit einer fortlaufenden Naht oder mit Einzelknopfnähten mittels resorbierbaren 4-0-Fadens zwischen Haut und Subkutangewebe eingenäht *(Abb. 31.27, 31.28)*. Zusätzliche Nähte sind nicht erforderlich.

Läßt sich der Beckenboden spannungsfrei vernähen, ist im allgemeinen auch der retroperitoneale Duschzug des Kolons zur Stomaöffnung in der Bauchwand möglich. Das Peritoneum wird hierbei mit dem Zeigefinger von der seitlichen Beckenwand und der Bauchwand abpräpariert. Über dem Zeigefinger erfolgt die Inzision des Rektusmuskels. Bei Wahloperationen muß präoperativ die optimale Lokalisation des Stomas im Stehen markiert werden *(Abb. 31.29, 31.30)*. Im allgemeinen ist das Stoma 4–5 cm unterhalb des Nabels plaziert. Vorher wird ein entsprechendes zirkuläres Hautsegment exzidiert und die Faszie der Rektusmuskulatur kreuzförmig inzidiert. Die Bauchwandinzision muß so groß sein, daß sich gut 2 Finger einlegen lassen. Das Kolon wird durch den retroperitonealen Tunnel nach außen gebracht *(Abb. 31.31)*. Der Beckenbodenverschluß erfolgt nahe der Blase.

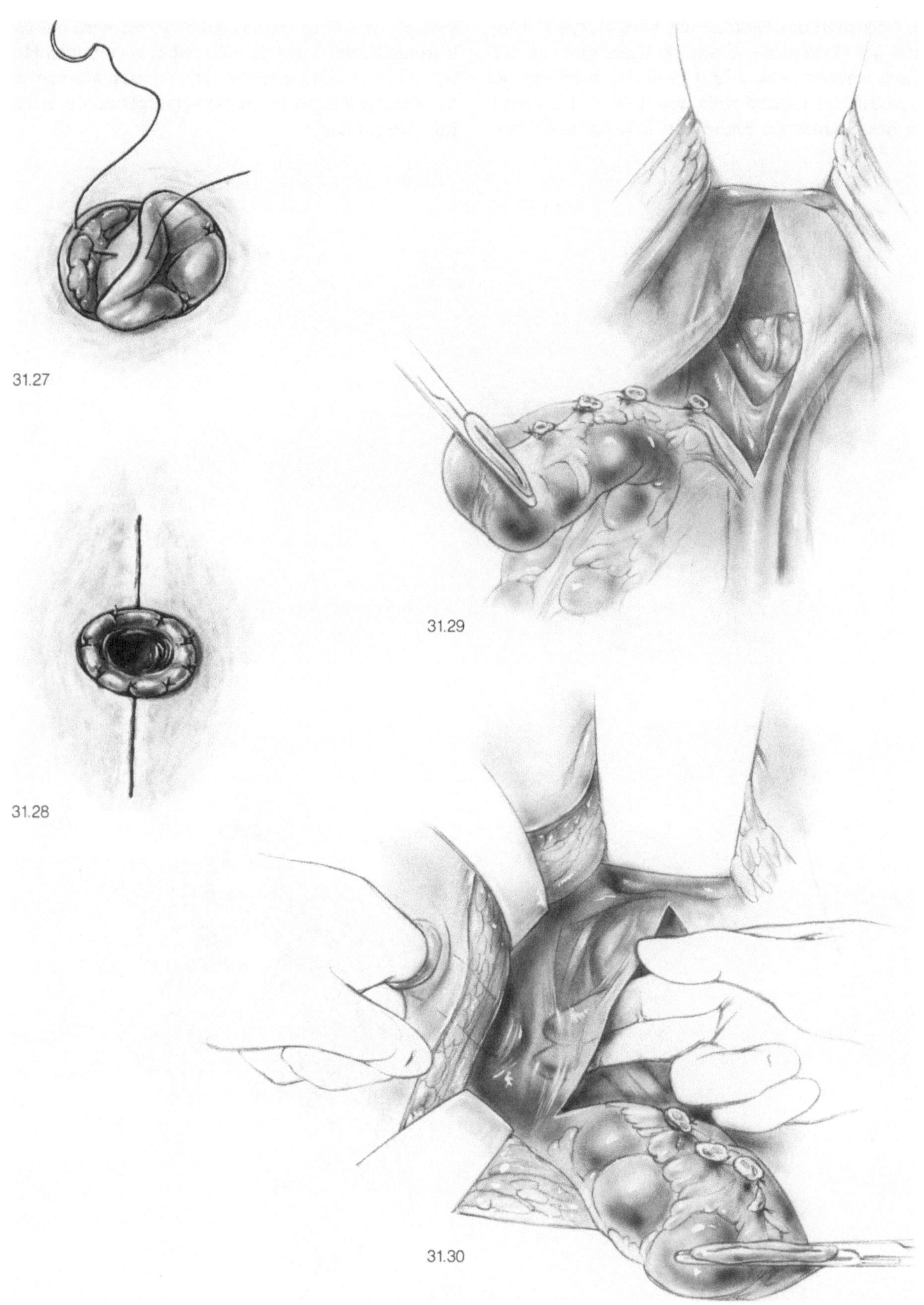

31.27

31.28

31.29

31.30

Der Oberrand des Peritoneums wird an die Vorderwand des Sigmas mit seromuskulären Einzelknopfnähten vernäht *(Abb. 31.32)*. Schließlich erfolgt der Verschluß der Laparotomie und danach das Einnähen des Stomas im Sinne von Schleimhaut-Haut-Nähten, wie oben beschrieben. Sofort wird ein Kolostomiebeutel angelegt. Wir selbst bevorzugen Hollister-Beutel, die weiter benutzt werden können, bis der Patient selbst sein Stoma versorgt und die Irrigation gelernt hat.

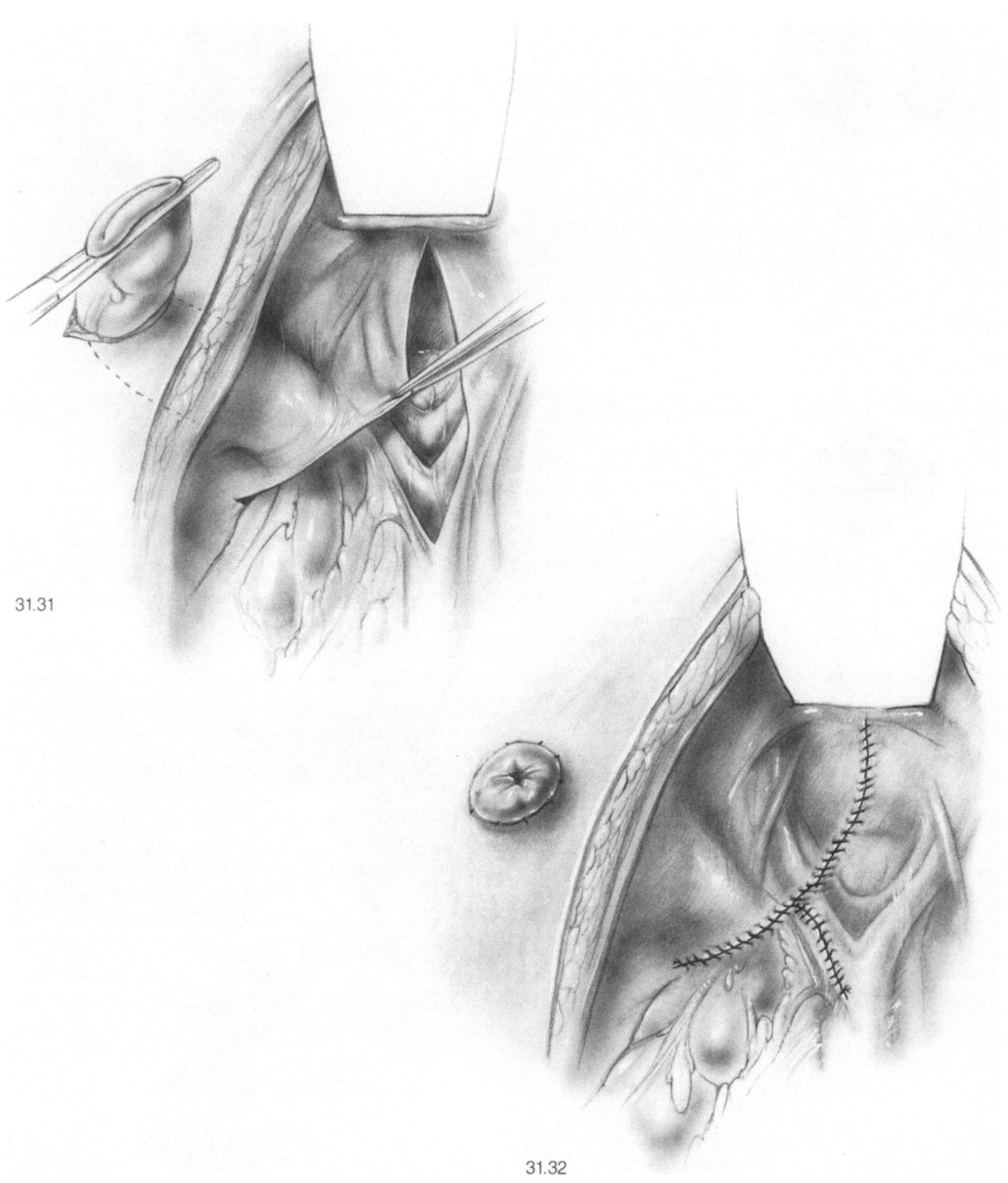

31.31

31.32

Postoperative Behandlung

Antibiotika

Perioperative Antibiotikaverabfolgung 2 h vor der Operation beginnend bis 24–48 h nach der Operation.

Nasen-Magen-Absaugung

Fortlaufende Magensonde bis zum Einsetzen der Magen-Darm-Tätigkeit.

Blasenkatheter

Der Katheter in der Blase bleibt im allgemeinen bis zum 7. postoperativen Tag liegen. Dann wird eine Blasenfüllung mit steriler Kochsalzlösung vorgenommen und der Katheter entfernt. Kann der Patient danach nicht innerhalb der nächsten 2 h die Blase spontan entleeren, muß der Katheter erneut für etwa 3 Tage eingelegt werden, unter 3maliger Instillation von 15 mg Bethanechol-Chlorid, um den Blasentonus zu stimulieren.

Versorgung und Überwachung der Sakralwunde

Bei Patienten, bei denen eine Exzision der Vaginahinterwand erforderlich war, wird für einige Tage der vordere Wundraum der Sakralhöhle hinter dem Vaginadefekt mit einer Gazepackung versorgt, am besten am 3. postoperativen Tag wieder entfernt, mit nachfolgenden täglichen Kochsalzspülungen der Wundhöhle.

Bald darauf, wenn es der gebesserte Allgemeinzustand erlaubt, wirken sich tägliche Sitzbäder mit restlichen Wundspülungen auch im Wundgefühl günstig für den Patienten aus.

Patienten mit größerer Wundtamponade zur Blutstillung der präsakralen Venenblutung erhalten ab 2. postoperativen Tag im Operationssaal den Verbandwechsel in Allgemeinnarkose. Im allgemeinen wird keine neue Tamponade eingelegt. Die bei der Blutstillung mitverwendete blutstillende, resorbierbare Gaze bleibt unberührt. Allerdings muß nach diesem Verbandwechsel mit Entfernung der großen Tamponade strenge Überwachung für den Fall einer Rezidivblutung erfolgen, damit diese sofort vollständig unter Kontrolle gebracht werden kann. Bei offenem Beckenbodenverschluß wird der zuvor bestehende Tamponadenraum durch die tiefertretenden Dünndarmschlingen ausgefüllt. Um die liegenbleibenden Saugdrainagen wird sich der Beckenboden nun vollständig verschließen. Bleibt dennoch ein großer Hohlraum bestehen, empfiehlt sich die Einlage einer Saugdrainage oder mehrerer weicher Latexdrains und der lockere Verschluß des Beckenbodens um diese herum. Postoperative, weitere Spülungen mit 0,1%iger Kanamycinlösung durch den Saugkatheter alle 6 h haben sich uns als nützlich erwiesen.

Die meisten der von uns operierten Patienten erhielten den Primärverschluß der sakralen Wundhöhle mit 6stündlicher Spülung in die 2 geschlossenen Saugkatheter (25 ml einer 0,1%igen Kanamycinlösung). 20 min nach der Instillation wird der Katheter wieder an die Saugdrainage angeschlossen. Kann postoperativ eine Abnahme und Sistierung der Wundabsonderung festgestellt werden – im allgemeinen am 5. postoperativen Tag –, ist die Entfernung der Drainagen angezeigt. Nun werden im weiteren Verlauf 2mal am Tag Sitzbäder vorgenommen.

Chronische Perinealfisteln können nach Proktektomie bei Kolitis auftreten. Diese oft über Jahre bestehenden Wundfistelungen sind in ihrer Ätiologie noch ungeklärt. Am wahrscheinlichsten sind chronische Infektionen und inadäquate Drainagen. Die Lokalbehandlung besteht in Kürettagen und Wasserstrahlspülungen – wie von Sohn u. Weinstein berichtet – und in allgemeiner Perinealhygiene. Häufige und exakte Haarentfernung im Dammbereich ist unerläßlich, um eine Fremdkörperwirkung und sekundäre Granulombildung auszuschließen.

Stomanachsorge

Die Kolostomie muß täglich kontrolliert werden, insbesondere um das Auftreten einer postoperativen Nekrosebildung am Stomarand rechtzeitig zu erkennen. Während der ersten 6–7 Tage nach der Operation kann noch keine vollständige Stomafunktion bestehen. Allerdings muß streng darauf geachtet werden, daß sich nicht ein postoperativer Ileus entwickelt. In jedem Verdachtsfalle muß durch Röntgen-Abdomenleeraufnahmen die sorgfältige Überwachung insbesondere im Hinblick auf einen Dünndarmadhäsionsileus erfolgen. Ab dem 7. postoperativen Tag erhält der Patient tägliche Stomairrigatio-

nen. Kein Patient sollte das Krankenhaus verlassen, ohne die vollständige Versorgung seines Stomas und insbesondere die Stomairrigation zu beherrschen.
Die Bedeutung der Stomairrigation besteht nicht in der einfachen Spülung des Stomasegments. Die Instillation hat den Zweck der Dilatation des distalen Kolons, damit eine reflektorische Peristaltik und Entleerung erfolgt. Viele Patienten benötigen daher bis zu 1 l Wasser, bis sie dieses Gefühl der „Verkrampfung" verspüren. Dann wird der Katheter vorsichtig entfernt und der Patient angewiesen, die Stomaöffnung noch für einige Minuten verschlossen zu halten, bis die Peristaltikwelle in Gang kommt.
Je nach Intelligenz und Kooperationsfähigkeit kann der Patient durch Manipulationen am Stoma – insbesondere Zusammendrücken der Bauchwand um das Stoma herum – zum vorübergehenden Verschluß der Stomaöffnung beitragen. Auch gibt es verschiedenartige Stomaversorgungen, die beim Sanitätsfachhandel erfragt werden können. Entscheidend ist bei der Irrigationsbehandlung, daß genügend – aber vorsichtig – Flüssigkeit instilliert wird, um den Entleerungsreflex herbeizuführen. Gelegentlich sind Kolonperforationen auch bei erfahrenen Stomapatienten zu beobachten. Daher sollte jeder Stomapatient über diese Komplikationsmöglichkeit aufgeklärt werden, damit im Unglücksfall – erkennbar an heftigsten Bauchschmerzen – die sofortige Operation erfolgt.

Komplikationen

Akuter Dünndarmileus

Ein mechanischer Dünndarmileus durch Adhäsionsbildungen oder durch Einklemmung des Dünndarms in einem Defekt des Beckenbodenperitoneums ist möglich. Wenn die Kolostomiefunktion nicht spätestens am 7. postoperativen Tag in Gang gekommen ist, muß mit der Röntgenkontrolluntersuchung durch Abdomenleeraufnahme begonnen werden. Kann der Verdacht einer Strangulation ausgeschlossen werden, erfolgt zunächst die Dünndarmabsaugung durch Einlegen einer langen Intestinalsonde. Läßt sich damit in den weiteren nachfolgenden 2–3 Tagen keine Besserung erzielen, ist die unverzügliche Relaparotomie zwingend.

Nachblutung

Nachblutungen sind bei exakt durchgeführter Operation extrem selten. Besteht der Hinweis auf eine Blutung – lokal an der Entleerung von Blut aus dem Katheter erkennbar oder klinisch an der Anämie –, ist die frühzeitige Relaparotomie von größerem Vorteil, als abwartende Behandlung.

Wundinfektion, Peritonitis

Eine Infektionsbildung nach Primärverschluß der sakralen Wundhöhle läßt sich im allgemeinen leicht erkennen. Das Begleitsymptom hohes Fieber, lokaler Wundschmerz und purulente Entleerung aus den Drainagen, sind zuverlässige Verdachtssymptome. Unter diesen Bedingungen muß die sakrale Wundhöhle sofort eröffnet und mit den Zeigefingern revidiert werden. Insbesondere ist jetzt das Einlegen einer Saugdrainage und mehrerer Latex- oder Penrose-Drainagen erforderlich. Zusätzlich erfolgt die fortlaufende Wundspülung mit einer Antibiotikalösung. Sind diese Maßnahmen nicht erfolgreich, muß auch die Bauchwunde durch Relaparotomie inspiziert werden, mit Einlage einer Gaze-Packung in die sakrale Wundhöhle bei täglichem Verbandwechsel.

Störungen der Sexualfunktionen

Fast alle Fallstudien von Patienten mit Radikaloperationen bei Rektumkarzinom lassen Funktionsstörungen der Sexualorgane erkennen, obwohl Golighers Beobachtungen in dieser Beziehung nicht ganz so negativ sind. Die Komplikation einer Sexualimpotenz ist seltener nach Operationen bei gutartigen Erkrankungen, vorausgesetzt allerdings, daß die Eingriffe mit entsprechender Vorsicht vorgenommen wurden (s. Kap. 36).
Blasenatonie bzw. Harnverhaltungen verlangen entsprechend symptomatische oder kausal orientierte Behandlung (suprapubische Blasenfistel).

Stomakomplikationen

Postoperative Stomakomplikationen, insbesondere Wundinfektion, werden gelegentlich beobachtet, fast immer auf dem Boden einer Nekrose am Stomarand. Die neue Stomatechnik mit Schleimhaut-

Hautnähten hat diese Komplikationen ebenso wie die Spätkomplikationen in Form von Stomastriktur und Stomaprolaps weitgehend beseitigt.

Chronische Fistelung der Sakralwunde

Selten nach Rektumresektion bei Karzinom auftretend, ist diese Komplikation häufiger nach Operationen bei entzündlichen Darmerkrankungen zu sehen. Wenn alle lokalen Behandlungsmaßnahmen fehlschlagen und die Fistelung über Jahre besteht, empfiehlt Silen die Exzision des Fistelgangs bis auf den Fistelgrund mit Resektion des Os coccygum. Eine andere von Turnbull angegebene Technik besteht in der Einlage von perforierten dünnen Hauttransplantaten nach lokaler Fistelkürettage und Wundreinigung.

Literatur

Anderson R, Turnbull RB Jr (1976) Grafting the unhealed perineal wound after coloproctectomy for Crohn's disease. Arch Surg 111: 335

Foster JH, Berman MM (1977) Solid liver tumors. Saunders, Philadelphia, p. 225

Goligher JC (1958) Extraperitoneal colostomy or ileostomy. Br J Surg 46: 97

Goligher JC (1975) Surgery of the anus, rectum and colon, 3rd edn. Baillière, Tindall, London, p. 760

Silen W, Glotzer DJ (1974) The prevention and treatment of the persistent perineal sinus. Surgery 75: 535

Sohn N, Weinstein MA (1977) Unhealed perineal wound: lavage with a pulsating water jet. Am J Surg 134: 426

Stelzner F (1981) Kommentar zu: Chirurgische Anatomie des retroperitonealen Raumes. Chir Praxis 29: 63

32 Subtotale Kolektomie mit Ileoproktostomie oder Ileostomie und Sigma-Mukosa-Fistel

Indikationen

Familiäre Polyposis coli, chronische Colitis ulcerosa, präkanzeröse über 10 Jahre bestehende Pankolitis, toxisches Megakolon, therapierefraktäre Systemkomplikationen wie Arthritis, Pyodermie, Leberbegleiterkrankung bei Kolitis, Ileocolitis Crohn, äußere und innere Kolonfisteln, massive Kolonblutung, Kolonperforation, Kolonobstruktion, lokale Entzündungskomplikationen bei konservativer Behandlung.

Wahl des Operationsverfahrens

Bei der Behandlung der oben aufgelisteten Befundkonstellationen muß der Chirurg zwischen totaler Kolektomie mit Proktektomie, subtotaler Kolektomie mit Ileoproktostomie oder subtotaler Kolektomie mit Ileostomie und Rektumstoma wählen. Bei lokalisierter, segmentierter Ileocolitis Crohn kommen Segmentresektionen in Frage. Die familiäre Polyposis coli wird durch subtotale Kolektomie und Ileoproktostomie bzw. Ileorektostomie behandelt, unter der Voraussetzung einer lebenslangen Kontrolle der Restpolypen im Rektum.

Ist diese zweifelsfreie postoperative Kontrolle des Rektums nicht mit Sicherheit gegeben, ist es besser, die primäre totale Proktektomie vorzunehmen, um der Gefahr einer Karzinomentwicklung auf dem Boden der Restpolypen vorzubeugen.

Bei den entzündlichen Kolonerkrankungen ist für die Wahl des Operationsverfahrens der Rektumbefund von ausschlaggebender Bedeutung. Daher verlangen chronische Erkrankungsprozesse bei Mitbefall des Rektums, oder in Fällen mit multiplen perinealen Fistelbildungen, die einzeitige totale Proktokolektomie. Die Ileorektostomie kann dann vorgenommen werden, wenn das Rektum noch vom Krankheitsprozeß verschont ist. Die Hälfte dieser Patienten zeigt damit zufriedenstellende Behandlungsergebnisse. Bei Patienten mit chronischer Kolitis und mäßiggradigem Mitbefall des Rektums ermöglicht die subtotale Kolektomie mit Ileostomie und Rektum-Sigma-Schleimhautfistel die Weiterbehandlung und Erholung des Patienten aus dem bedrohlichen Zustand. Nach 1 Jahr etwa, speziell dann, wenn mit dem Ileostoma eine Stuhleindikkung erreicht worden ist, kann beim Zweiteingriff die Ileorektostomie vorgenommen werden. Allerdings bleibt der Befund im Rektum für den Patienten ein unsicheres Moment. Die Ergebnisse in der Behandlung der Patienten mit Colitis ulcerosa sind sehr unterschiedlich. Die totale Proktektomie wird notwendig, wenn ein schweres Rezidiv im belassenen Rektum auftritt oder die Gefahr eines Kolitiskarzinoms besteht. Fortwährende Beobachtung ist erforderlich. Viele Chirurgen sind daher der Auffassung, daß die Ileorektostomie zur Behandlung der Colitis ulcerosa nur selten angezeigt ist.

Bei Notfalloperationen zur Behandlung des bedrohlichen toxischen Megakolons hat Turnbull das Anlegen einer Ileostomie und einer zusätzlichen Kolostomie empfohlen – anstelle der sofortigen Kolonresektion –, um die Gefahr der Verletzung des entzündlich veränderten und hochvulnerablen Kolons auszuschließen, und in einem Zweiteingriff die Kolektomie. Zum gegenwärtigen Zeitpunkt liegen jedoch noch nicht überzeugende Ergebnisse auch von anderen Chirurgen über den Vorteil dieses Operationsverfahrens vor.

Die totale Kolektomie einschließlich Proktektomie in der Soave-Technik (Erhaltung der Rektumserosa und des äußeren Schließmuskels mit nachfolgender Ileoanalanastomose) ist wieder neu in Diskussion gekommen. Martin et al. und Ravitch u. Sabiston haben allerdings berichtet, daß das erhaltene Sphinkterorgan nur wenig zufriedenstellende Funktion zeigt.

Daher muß dieses Vorgehen vorläufig auch noch als im experimentellen Stadium befindlich bewertet werden.

Die kontinente Ileostomie nach Kock erspart dem Patienten das Tragen eines Ileostomiebeutels. Da diese Operation jedoch mit vielen Komplikationen behaftet ist, kann die Kock-Ileostomie nicht zur allgemeinen Anwendung empfohlen werden.

Präoperative Vorbereitung

Sie ist die gleiche wie bei Patienten mit Malignombefall, ausgenommen Kolitispatienten im reduzierten Allgemeinzustand, die wenn möglich immer eine intensive präoperative Infusionsbehandlung erhalten sollten. Im Falle der Notfallkolektomie müssen massive Blut- und Elektrolytinfusionen verabfolgt werden. Beim toxischen Megakolon oder bei Kolonperforation ist die zusätzliche, massive Antibiotikatherapie unerläßlich.

Fehler und Gefahrenpunkte

Infektion der Bauchhöhle durch Austritt von Darminhalt, insbesondere beim toxischen Megakolon, unkorrekte Anlage der Ileostomie.

Operationstaktik

Bauchhöhleninfektion und Sepsis nach notfallmäßiger Kolektomie bei toxischem Megakolon oder anderen Komplikationen sind keine Seltenheit, wie bei der Crohn-Erkrankung das Auftreten innerer oder äußerer Fistelbildungen. In einigen Fällen bestehen auch parakolische Abszesse, die die Infektion der Bauchhöhle nahezu unvermeidbar machen. Präoperative Behandlungen, einschließlich Antibiotikatherapie und intraoperative Bauchhöhlenspülungen, sind daher unerläßlich. Wird beim toxischen Megakolon die Resektion vorgenommen, muß der Operateur sich von vorneherein der Rupturgefahr des entzündlich veränderten Kolons auch bei der geringsten Manipulation bewußt sein. Dadurch ist die Gefahr massiver Bauchhöhleninfektion mit fatalen Folgen fast immer gegeben. Sie muß dennoch nach Möglichkeit vermieden werden. Insbesondere lohnt sich nicht der geringste Versuch, das große Netz vom Querkolon abzupräparieren. Das Einsetzen eines Rippenbogenretraktors zur besseren Übersicht an der linken Kolonflexur ist empfehlenswert.

Eine andere Vorsichtsmaßnahme, die Kolonperforation während der Operation zu vermeiden, ist das Einführen eines Absaugkatheters durch das Ileum nach Anlage einer Tabaksbeutelnaht. Der Katheter wird in das Colon ascendens vorgeschoben und der Darminhalt abgesaugt. Die Kolonskelettierung erfolgt nahe der Darmwand, ganz im Gegensatz zur Kolonresektion bei Malignombefall. Ebenso erübrigt sich die extensive Mitresektion des Mesenteriums. Die postoperativen Ileostomiekomplikationen lassen sich weitgehend verhindern, wenn auf eine einwandfreie Stomatechnik – insbesondere die Verwendung von Schleimhaut-Haut-Nähten – geachtet wird. Stomastrikturen und Stomaprolaps treten nur selten bei primärer Stomaheilung auf. Hauterosionen in der Nachbarschaft des Ileostomas oder andere Probleme können auf ein Minimum reduziert werden, wenn der Operateur das Ileostoma so einnäht, daß es etwa 2 cm rüsselförmig das Hautniveau überragt. Dadurch kann ein einwandfreier, dichter Stomaverschluß ohne die Möglichkeit von Hautmazerationen erreicht werden. Schließlich muß bei der Anlage des Ileostomas darauf geachtet werden, daß zwischen Mesenterium und lateraler Bauchwand keine Lücke mit der Gefahr einer inneren Hernienbildung besteht.

Operationstechnik

Lokalisierung bzw. Plazierung des Ileostomas

Am Tag vor der Operation sollte der Operateur selbst die beste Lokalisation am sitzenden Patienten für die optimale Plazierung des Ileostomas vornehmen. Andernfalls kommt das Stoma leicht zu nahe am Rippenbogen oder zu nahe und zu tief in der Nähe der vorderen Darmbeinschaufel zu liegen. Im allgemeinen ist der äußere Rand des Rektusmuskels der ideale Punkt, d.h. 5 cm lateral der Mittellinie und unterhalb des Nabels. Im übrigen muß das Stoma so angelegt sein, daß der Patient es selbst bei aufrechter Position gut überblicken kann.

Operationslagerung

Bei einzeitiger Kolektomie und totaler Proktektomie ist die Lagerung nach Lloyd-Davies angezeigt – wie in Abb. 31.1a und 31.1b angegeben –, ansonsten kommt die einfache Rückenlage in Frage.

Laparotomie und Zugangsweg

Wir selbst bevorzugen die mediane Laparotomie insbesondere deswegen, um die seitliche Bauchwand für die Anlage des Ileostomas unberührt zu lassen. Andere Chirurgen wenden den linken Pararektalschnitt an, um noch mehr freie Bauchwand zwischen Ileostoma und der späteren Operationsnarbe zu haben. Die Laparotomie verläuft vom oberen Epigastrium bis zum Schambein ***(Abb. 32.1)***. Da in vielen Fällen von Colitis ulcerosa oder beim toxischen Megakolon die linke Kolonflexur durch Schrumpfung verkürzt ist, wird ihre Freilegung durch Verwendung eines Rippenbogenretraktors erleichtert. Im anderen Falle kann der Zugang durch Erweiterung der Längsinzision mit einem Oberbauchquerschnitt (Hockeyschnitt) in ähnlicher Weise erleichtert werden.

Entleerung und Dekompression des Kolons

Bei Patienten, die sich bei akutem toxischem Megakolon einer Notoperation unterziehen müssen, empfiehlt sich eine Ileostomie mit der Vorderfläche des terminalen Ileums nach Einlegen der Laparotomieschutzfolie. Durch die Ileuminzision wird ein großer, mehrfach perforierter Gummikatheter in das aufsteigende Kolon eingeführt und der Darminhalt abgesaugt; nach der so erfolgten Darmkompression wird der Katheter wieder entfernt und die zuvor angelegte Tabaksbeutelnaht geknotet.

Präparation und Skelettierung der rechten Kolonflexur und des großen Netzes

Laterale Inzision des Peritoneums rechts mit Präparierschere ***(Abb. 32.2)***. Bei starker, entzündungsbedingter Vaskularisation empfiehlt sich die Verwendung des elektrischen Messers.
Schonende Handhabung des Kolons vermindert die

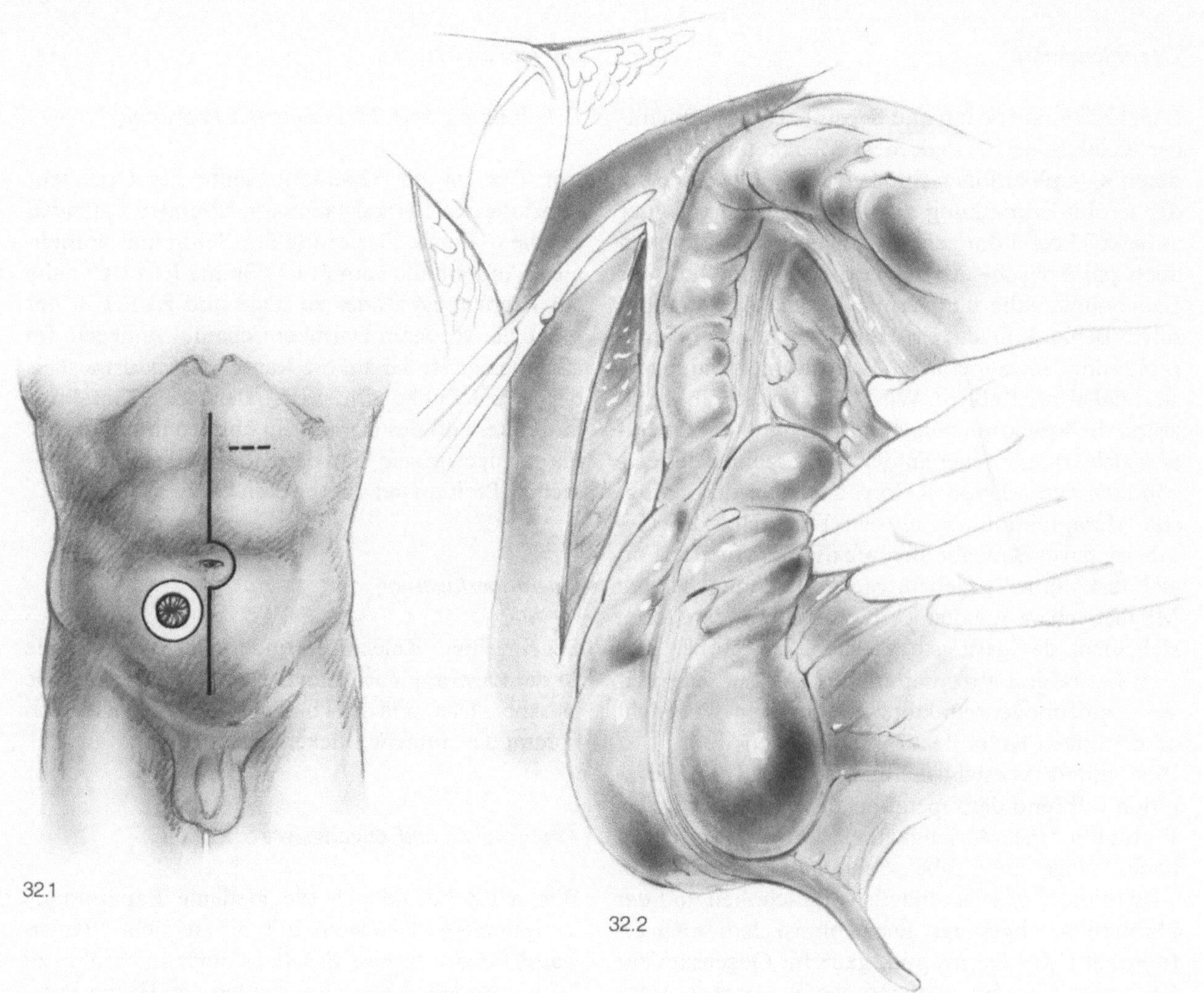

32.1

32.2

Gefahr einer Ruptur. Die Inzision wird nach oben fortgesetzt, bis zur Freilegung des vorderen Duodenalrands.
Bei Elektivoperationen läßt sich das große Netz im allgemeinen in der gefäßlosen Schicht abpräparieren (*Abb. 32.3*). Am schnellsten läßt sich die Netzablösung z. B. im Falle einer Notfalloperation bei toxischem Megakolon durch doppelseitig angelegte Klemmen bewerkstelligen. Bei Verklebungen des Netzes mit dem Mesokolon müssen beide separat skelettiert und durchtrennt werden.

Präparation und Skelettierung der linken Kolonflexur

Der Operateur steht rechts vom Patienten. Parakolische Inzision des Peritoneums links, beginnend am Sigma. Linker Zeigefinger und linker Daumen halten die linke Kolonflexur nach rechts unter Fortführung der Inzision nach oben mit der Präparierschere. In gleicher Weise erfolgt die Auslösung zur Mitte hin (*Abb. 32.4*). Nach Ablösen aller peritonealen Verklebungen wird das renokolische Ligament in kranialer Richtung durchtrennt (*Abb. 32.5*) bis das gefäßlose Ligament zwischen Pankreas und der linken Konflexur erkennbar wird (*Abb. 32.6*). Bei toxischem Megakolon muß diese Abpräparation mit größter Vorsicht vorgenommen werden, da es hierbei leicht zu einer Perforation kommen kann.

Freipräparation des Mesokolons

Der Operateur wendet sich nun wieder der Ileozökalregion zu. Ist das terminale Ileum nicht in den Krankheitsprozeß miteinbezogen, sollte seine Blutversorgung erhalten werden und die Abtrennung des Ileums unmittelbar vor der Ileozökalklappe erfolgen. Das Mesokolon wird nun entsprechend der *Abb. 32.7* inzidiert. Da die meisten an dieser Krankheit leidenden Patienten abgemagert sind, ist das Mesokolon fettarm. Die Gefäße sind gut bei der Durchleuchtung zu erkennen und können nach doppelseitiger Abdämmung leicht durchtrennt werden. Jede Ligatur sollte mit resorbierbarem 2-0-Faden oder Zwirn erfolgen – in gleicher Weise Durchtrennung und Ligatur der ileokolischen Gefäße und der Äste der linken A. colica und der das Sigma versorgenden Arterien.

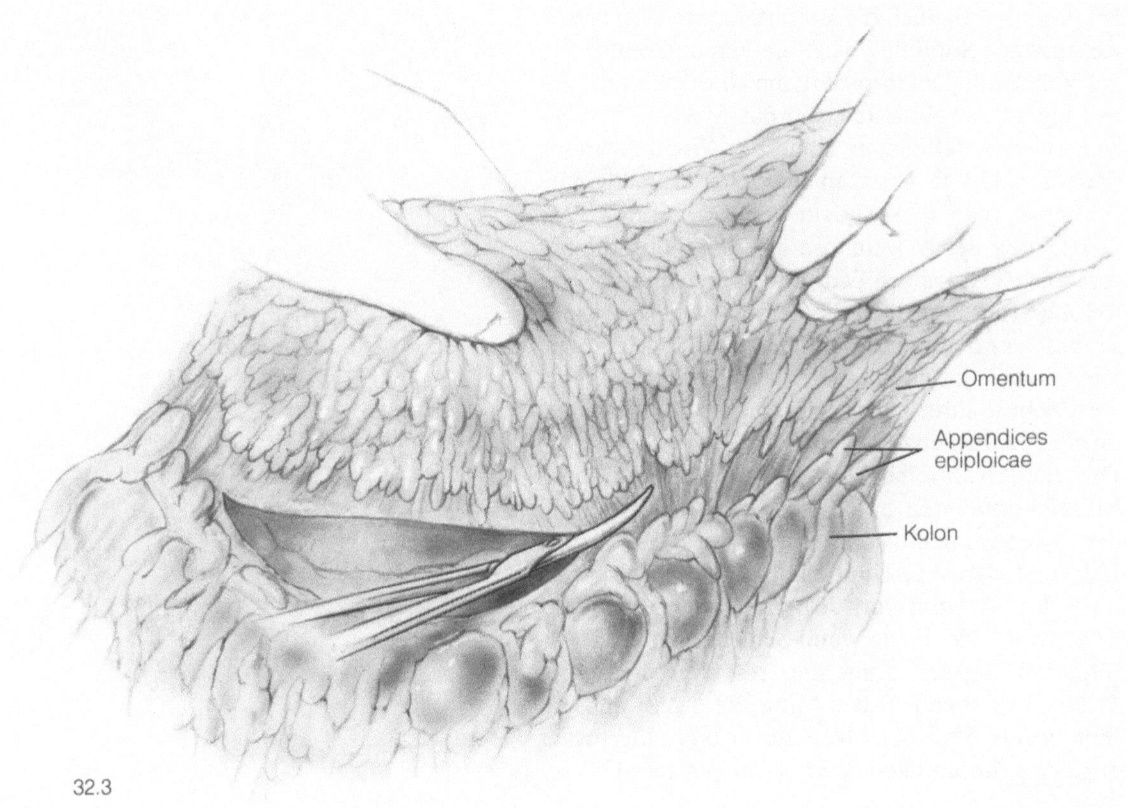

Ileostoma und Sigma-Mukosa-Fistel

Die Operationstechnik zur Anlage eines permanenten Ileostomas, insbesondere die Naht des Mesenteriumrands, ist ausführlich in den Abb. 34.1–34.9 illustriert. Die A. sigmoidia wird nahe am distalen Sigma dargestellt und angeklemmt, danach das Kolon oberhalb des Sigmas abgetragen, die Wundfolie entfernt und der Sigmastumpf durch den unteren Laparotomiewundpol vorgezogen. Das Sigmaende wird vorübergehend mit einer DeMartel-Klemme verschlossen ***(Abb. 32.8)***, bis der Sigmastumpf mit resorbierbarem 3-0-Faden eingenäht und die übrige Laparotomiewunde um den Sigmastumpf verschlossen ist.

Ileoproktostomie

Ist eine Ileorektalanastomose vorgesehen, bevorzugen wir die Seit-zu-End-Technik wie in den Abb. 30.10–30.21 in der Methode nach Baker dargestellt. Nach Skelettierung des Mesenteriums am idealen Punkt wird das TA-55-Klammerinstrument mit 3,4 mm großen Klammern verwendet. Nach Anlegen einer Allen-Klemme auf der Seite des Resektionspräparats wird das Ileum durchtrennt, anschließend erfolgt elektrochirurgisch die Blutstillung der Mukosa und danach die Entfernung des Klammerinstruments. Sorgfältig wird die Klammernahtreihe auf Vollständigkeit inspiziert, um eine sichere Klammerung zu gewährleisten und das Mesenterium bis zum oberen Rektum in Höhe des Promontoriums skelettiert. Durch Ansetzen einer Nierenstielklemme vermeidet man den Austritt von Darminhalt. Vor Herstellung der Anastomose wird sorgfältig die Serosa des Rektums von Fett- und Mesenterialgewebe freipräpariert und dann die Seit-zu-End-Anastomose zwischen Ileum und Rektumstumpf angelegt. Die Inzision auf der antimesenterialen Seite des Ileums entspricht in ihrer Länge dem Lumen des Rektums, im allgemeinen etwa 4–5 cm.

Die erste Nahtreihe besteht aus seromuskulären Einzelknopfnähten mit 4-0-Zwirn. Nach Knotung der Fäden werden diese gleich bis auf die seitlichen Eckhaltefäden abgeschnitten. In gleicher Weise wird nun das Rektum an der Hinterwand inzidiert ***(Abb. 32.9)***. Die Hinterwand-Schleimhaut-Naht erfolgt mit doppelt armiertem resorbierbarem 4-0-Faden, beginnend in der Mitte der Anastomosenhinterwand. Von der Mitte aus erfolgt eine locker angelegte fortlaufende Naht bis an den Rand.

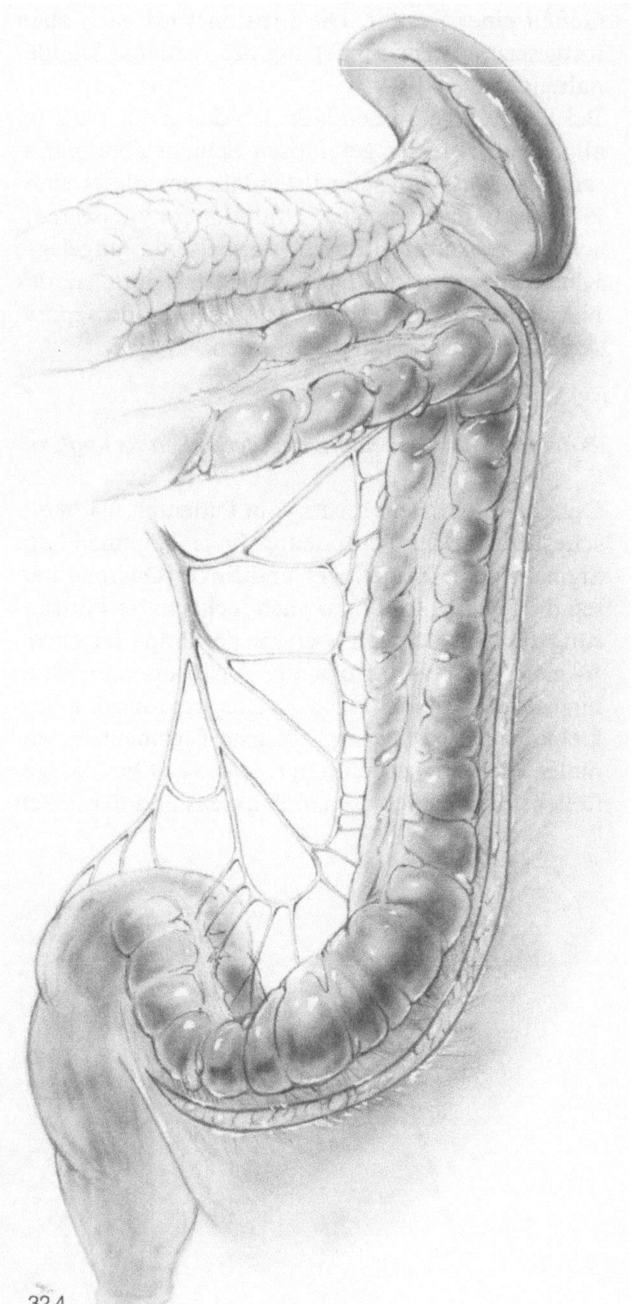

32.4

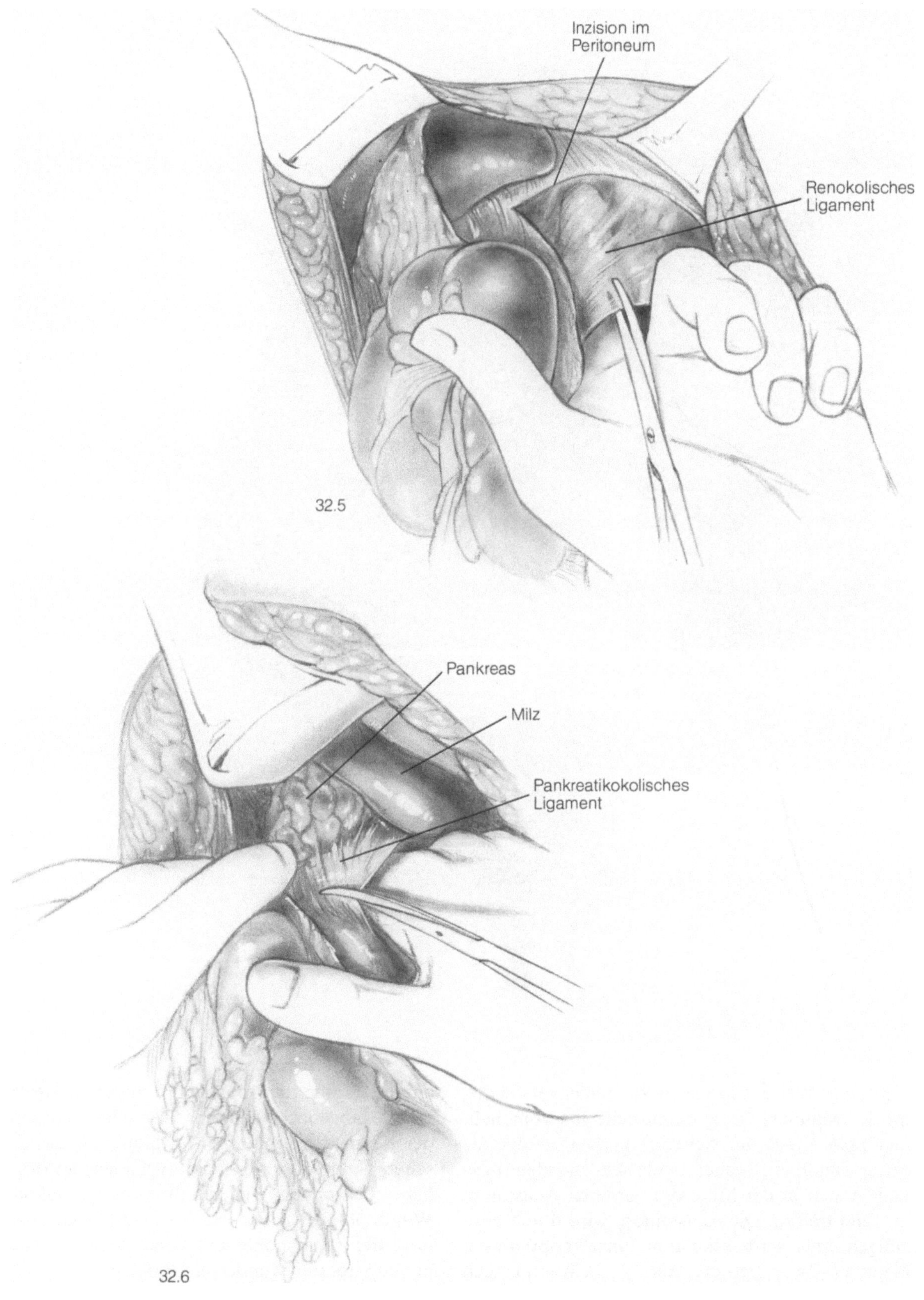
Inzision im
Peritoneum
Renokolisches
Ligament
32.5
Pankreas
Milz
Pankreatikokolisches
Ligament
32.6

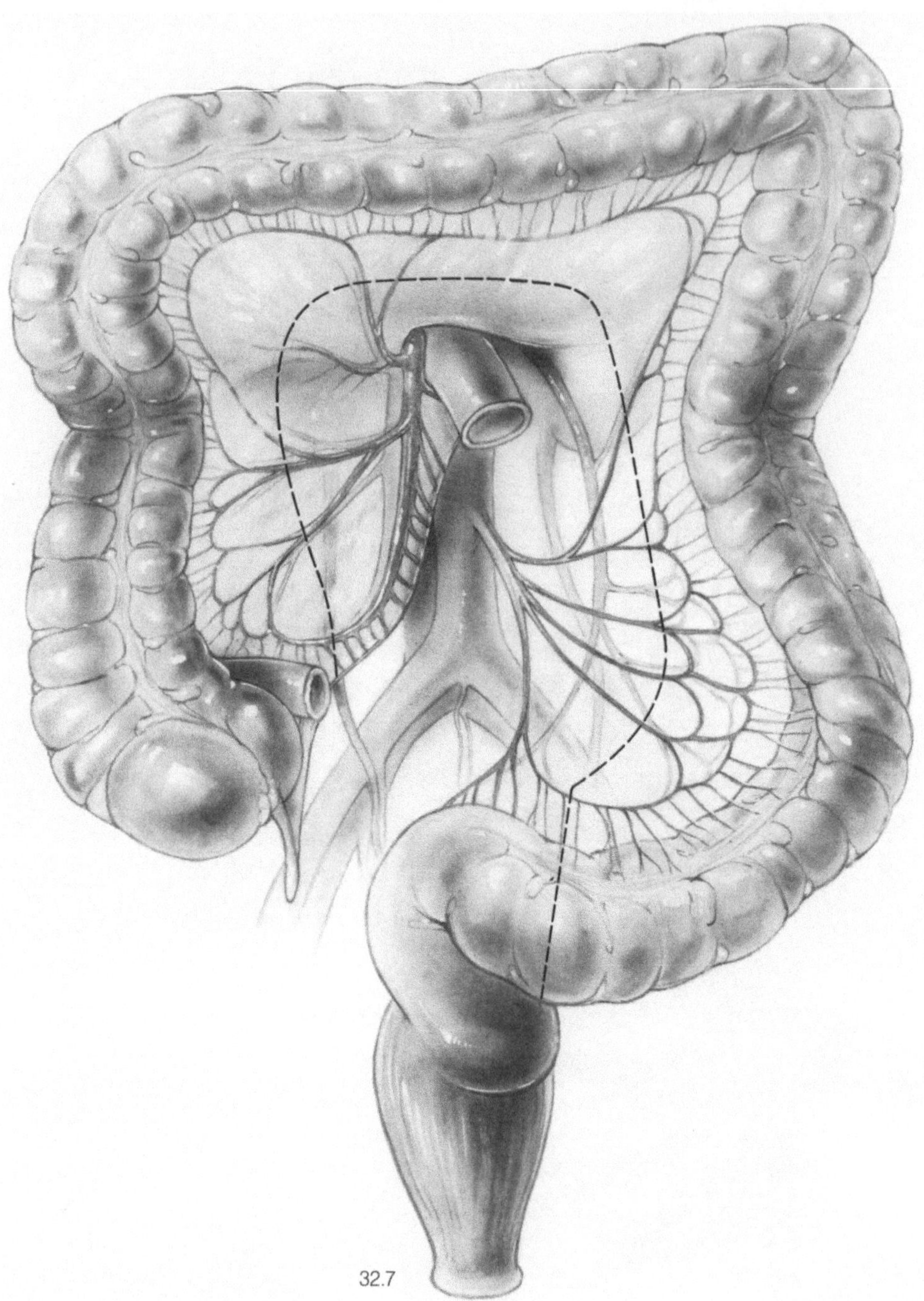

In gleicher Weise wird die zweite Nadel verwendet, um das Manöver zur anderen Seite hin vorzunehmen *(Abb. 32.10)*. Im weiteren Verlauf erfolgt die Vorderwandnaht, wobei beide Fadenenden bzw. Nadeln sich in der Mitte der vorderen Anastomosenwand treffen. Die Anastomose wird durch Hinzufügen einer seromuskulären Einzelknopfnahtreihe mit 4-0-Zwirn beendet *(Abb. 32.11)*. Wenn es sich anbietet, sollte die Anastomose mit einer Netzmanschette abgedeckt werden. Der Mesenteriumrand des Ileums wird mit einer fortlaufenden atraumatischen Naht (resorbierbarer 2-0-Faden) an das seitliche Peritoneum fixiert, die linke parakolische Wundhöhle nicht verschlossen und nach Ausspülung der Bauchhöhle mit einer Antibiotikalösung die Laparotomiewunde verschlossen.

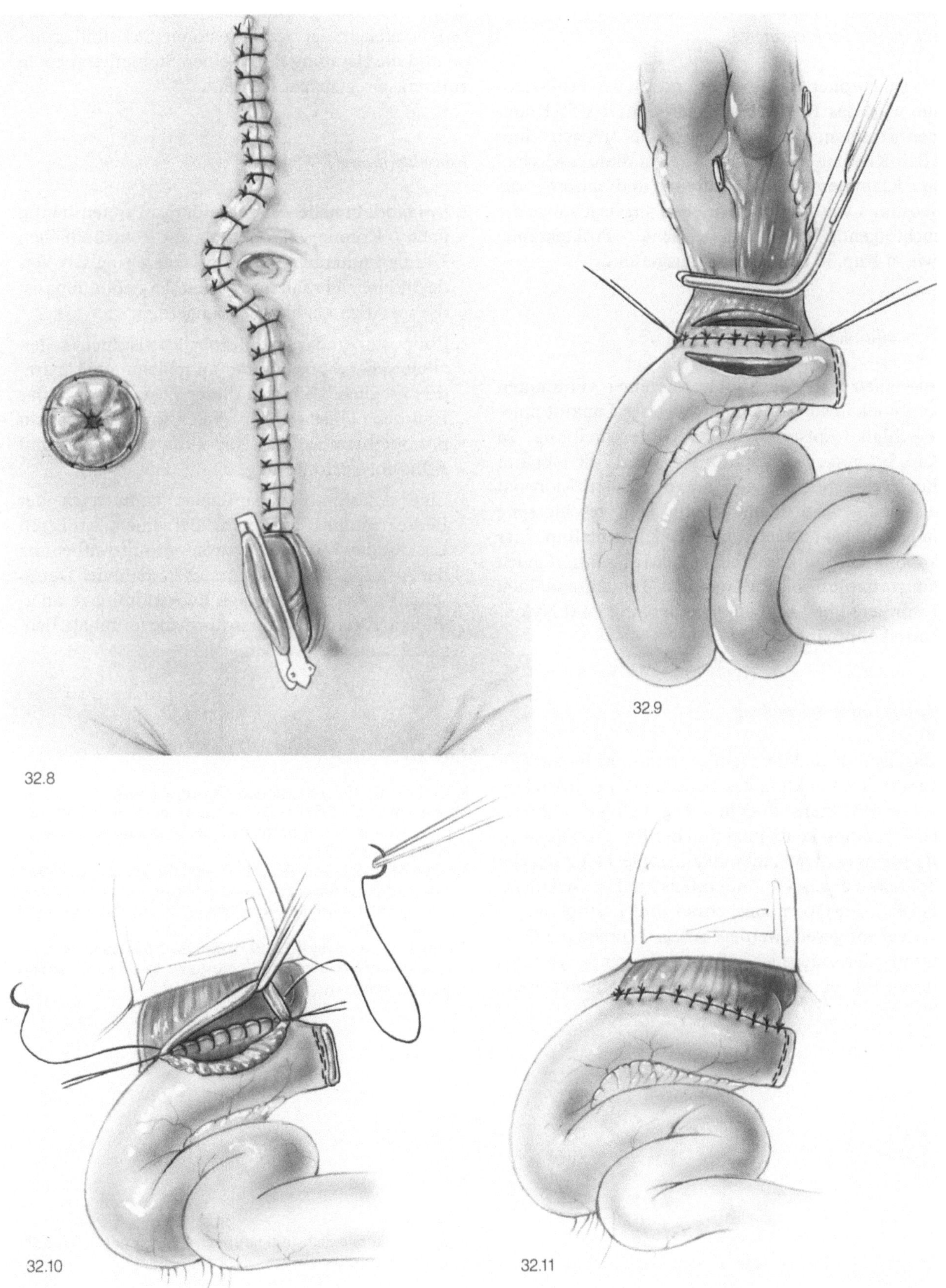

32.8

32.9

32.10

32.11

Subtotale Kolektomie in Kombination mit totaler Proktektomie

Bei synchroner Kolektomie und totaler Proktektomie wird das Rektosigmoid mit dem TA-55-Klammerinstrument verschlossen. Nach Anlegen einer Allen-Klemme zur Kolonseite wird dieses zwischen den Klammerreihen durchtrennt und entfernt, das Ileostoma wie zuvor beschrieben angelegt sowie die nachfolgende abdominoperineale Proktektomie (wie in Kap. 36 beschrieben) ausgeführt.

Verschluß der Laparotomie

Ausspülen der Bauchhöhle mit einer verdünnten Antibiotikalösung und schichtweiser Laparotomieverschluß (entsprechend der Beschreibung in Kap. 5), lange subkutane Drainage, die separat durch eine Stichinzision am oberen Inzisionspol ausgeleitet wird, damit sie für eine geschlossene Saugdrainage und intermittierende Instillation einer Antibiotikalösung verwendet werden kann, danach Hautverschluß mit fortlaufenden Intrakutannähten (resorbierbarer 4-0-Faden) oder mit 4-0-Nylon-Einzelknopfnähten.

Postoperative Behandlung

Magensonde und intravenöse Ernährung bis zur einwandfreien Funktion des Ileostomas, bei Ileorektostomie spätestens ab dem 7. Tag. Erfolgte während der Operation keine Infektion der Bauchhöhle, wird die perioperative Antibiotikatherapie 24 h nach der Operation abgesetzt. Andernfalls muß sie in Abhängigkeit vom Operationsbefund und postoperativen Verlauf fortgesetzt werden. Schon während der Operation oder spätestens bei Operationsende wird das Stoma mit einem Stomahäsive-Plastikbeutel abgedeckt. Rechtzeitig sollte der Stomaträger auf die Möglichkeiten der Ileokolostomie-Selbsthilfegruppe und die Beratung durch einen Stomatherapeuten aufmerksam gemacht werden[1].

Komplikationen

1. Intraabdominelle Abszeßbildungen treten häufig nach Kolonresektionen nach entzündlichen Darmerkrankungen auf. Bei dem geringsten Verdacht einer intraabdominellen Abszeßbildung ist die sofortige Laparotomie angezeigt.
2. Ein postoperativer Adhäsionsileus ist nicht selten allein schon aufgrund der ausgedehnten Präparation möglich. Läßt sich dieser Zustand durch das Einlegen einer langen Intenstinalsonde nicht prompt beseitigen, ist die Frühlaparotomie mit Adhäsiolyse notwendig.
3. Eine Anastomoseninsuffizienz kann nach der Ileorektostomie auftreten. Bei einem größeren Leck ist die sofortige Laparotomie mit Aufhebung der Anastomose und separater Einnaht der Darmschenkel sowie ausgiebige Beckendrainage unerläßlich. Alternativ kann sofort eine terminale Ileostomie angelegt werden.

Literatur

Kock N et al. (1977) Ileostomie. Curr Probl Surg 14: 1
Martin LW et al. (1977) Total colectomy and mucosal proctectomy with preservation of continence in ulcerative colitis. Ann Surg 186: 477
Ravitch MM, Sabiston DC (1947) Anal ileostomy with preservation of the sphincter: a proposed operation in patients requiring total colectomy for benign lesions. Surg Gynecol Obstet 84: 1095
Turnbull R, Weakley FL (1971) Surgical treatment of toxic megacolon: ileostomy and colostomy to prepare patients for colectomy. Am J Surg 122: 325

1 Ileokolostomie-Selbsthilfegruppen-Vereinigung (Deutsche ILCO, München)

33 Subtotale Kolektomie bei massiver Darmblutung

Indikationen: Angiodysplasie, Divertikulitis

Konzept

Bei vielen älteren Patienten mit Divertikelkrankheit ist die Kolonblutung – ätiologisch eine Angiodysplasie – im rechten Kolon lokalisiert. Kann diese durch die Arteriographie nachgewiesen bzw. aufgedeckt und lokalisiert werden, ist die rechtsseitige Hemikolektomie empfehlenswerter als die subtotale Kolektomie. Während die subtotale Kolektomie von den meisten Patienten gut toleriert wird, treten gelegentlich belastende Diarrhön auf. Ottinger berichtete, daß bei 16% seiner so operierten Patienten nach subtotaler Kolektomie bei nichtentzündlichen Kolonerkrankungen 6 und mehr Stuhlgänge am Tag auftraten.

Im allgemeinen ist das Ausmaß der Darmblutung bei der Divertikelerkrankung nicht größer als 1500 ml. Insbesondere bei Divertikelausdehnung vom Zökum bis zum Sigma kann die Blutung jedoch ein lebensbedrohliches Ausmaß annehmen. In diesen Fällen ist die Blutungsquelle mit größerer Wahrscheinlichkeit im rechten als im linken Kolon lokalisiert. Auch ist es möglich, daß nur in einem Divertikel die Blutungsquelle vorliegt. Aus diesem Grunde haben Drapanas et al. die notfallmäßige subtotale Kolektomie verlangt. Auf der anderen Seite fanden Boley et al., daß bei präoperativer Lokalisation der Blutung durch Angiographie die partielle Kolektomie ausreichend ist und daß nur in etwa 20% der Fälle eine Rezidivblutung auftritt. Nach angiographisch nachgewiesener isolierter Blutung führen wir nur die segmentale Kolektomie – speziell beim älteren Patienten – durch. In Einzelfällen kann die Blutung auch durch intraarterielle Verabfolgung von Vasopressin gestillt werden, womit sich eine Notoperation erübrigt.

Präoperative Vorbereitung

In den meisten Fällen einer Darmblutung erfolgt die Operation notfallmäßig und damit ohne die routinemäßige Darmvorbereitung. Nach Ersatz des Blutverlusts werden eine Magensonde und ein Blasenkatheter angelegt sowie die perioperative Antibiotikaverabfolgung eingeleitet.

Operationstaktik

Der operationstechnische Vorgang ist wegen der nur geringfügig entzündlichen Veränderung am Darm relativ einfach. Die Skelettierung des Kolons erfolgt nahe der Kolonwand mit isolierter Ligatur der rechten, mittleren und linken Kolonarterie. Im unteren Colon descendens werden die Sigmagefäße separat ligiert, wiederum nahe der Darmwand. Die Seit-zu-End-Anastomose wird zwischen Ileum und oberem Rektosigmoid hergestellt, eine spezielle Auslösung des Rektums im präsakralen Raum ist nicht erforderlich. Im allgemeinen kann man davon ausgehen, daß sich die postoperative Diarrhö im weiteren Verlauf zurückbildet, wenn das gesamte terminale Ileum erhalten werden konnte. Dies setzt voraus, daß keine Ligatur der ileokolischen Gefäße erfolgt. Daher sollte das Ileum knapp vor der Ileozökalklappe reseziert werden, zumal das terminale Ileum entscheidend an den Rückresorptionsvorgängen im Darm beteiligt ist. In Übereinstimmung mit Drapanas et al. bevorzugen wir eine Seit-zu-End-Anastomose nach Baker, da sie sich technisch einfacher und sicherer als die End-zu-End-Anastomose zwischen Ileum und Kolon, die zudem eine Erweiterung durch Längsinzision am Ileum erfordert, herstellen läßt.

Operationstechnik (vgl. Kap. 32)

Literatur

Boley SJ et al. (1979) Lower intestinal bleeding in the elderly. Am J Surg 137: 57

Drapanas T et al. (1973) Emergency subtotal colectomy: preferred approach to management of massively bleeding diverticular disease. Ann Surg 177: 519

Ottinger LW (1978) Frequency of bowel movements after colectomy with ileorectal anastomosis. Arch Surg 113: 1048

34 Prominente endständige Ileostomie

Indikationen

Subtotale oder totale Kolektomie bei entzündlichen Kolonerkrankungen, gelegentlich als temporäre Ileostomie mit separater Kolostomie nach Resektion eines gangränösen Kolonsegments oder nach Zökumperforation mit primär nicht möglicher Anastomose.

Fehler und Gefahrenpunkte

Zu weite Präparation und Devaskularisation des terminalen Ileums mit sekundärer Randnekrose und Striktur, Ileokutanfistel durch zu tiefe seromuskuläre Durchstichnähte bei der Anlage des Ileostomas.

Operationstaktik

Die sofortige Einnähung des Ileostomas mit Schleimhaut-Haut-Nähten, wodurch eine Serositis durch Exposition der Serosa vor die Bauchwand vermieden wird, hat auch Ileostomiekomplikationen wie Prolaps und Obstruktion beseitigt. Zur Vermeidung von Hautmazerationen peripher des Ileostomas infolge Austritt von fermenthaltigem Dünndarminhalt unterhalb des Stomarings auf die Haut, muß eine prominente Ileostomie angelegt werden. Exakt hergestellt, überragt dabei das Ileum 2–2,5 cm das Hautniveau. Zur Vermeidung einer Hernienbildung muß der Mesenteriumrand des Ileums dicht mit dem lateralen Bauchwandperitoneum vernäht werden.

Operationstechnik

Präoperative Bestimmung der Ileostomieplazierung

Zunächst wird die Ileostomieringplatte an verschiedenen Stellen der rechten Bauchwand aufgelegt, um bei sitzender Position des Patienten den besten Punkt zwischen Rippenbogenrand und Darmbein zu eruieren. Die Stomaringplatte darf dabei nicht die Mittellinie oder den Nabel überragen. Im Falle einer Notoperation, wobei die Anlage der definitiven Ileostomie zunächst nicht in Erwägung gezogen wird, empfiehlt sich als beste Lokalisation der Punkt etwa 5 cm rechts der Mittellinie und 4 cm unterhalb des Nabels.

Stoma-Hautexzision

Eine kreisförmige Hautinzision bzw. Hautexcision erfolgt am zuvor markierten optimalen Lokalisationspunkt mit einem Durchmesser von etwa 2 cm ***(Abb. 34.1).*** Im Rahmen einer Notfalloperation wird das Stoma an der mutmaßlich günstigsten Stelle unter Berücksichtigung der zuvor genannten Überlegungen angelegt. Die Exzision von subkutanem Fettgewebe ist nicht erforderlich. Danach wird die vordere Rektusscheide längsinzidiert, danach die Faszienränder und der Muskel auseinandergehalten ***(Abb. 34.2),*** 2 Klemmen an die Faszienränder angesetzt und dann das Peritoneum längsinzidiert. Nach Spreizung der Öffnung kann der Durchzug des Ileums erfolgen ***(Abb. 34.3, 34.4).***

Versorgung des Mesenteriums am Ileum

Etwa 6–7 cm Ileum müssen spannungsfrei über das Hautniveau vorgezogen werden, um eine exakte, prominente Ileostomie anlegen zu können. Wird das Mesenterium in der gleichen Ausdehnung vom Ileum entfernt, sind Nekrosebildungen in den meisten Fällen nicht vermeidbar. Konsequenterweise muß genügend Mesenterium am Ileum verbleiben. Hierfür ist die Identifizierung der Randarterie 2 cm vom Resektionsende entfernt erforderlich. Dieses Gefäßsegment muß bei der Präparation unbedingt geschont werden. Die vollständige Mesenteriumentfernung kann an den letzten 2–3 cm des Ileums vorgenommen werden.

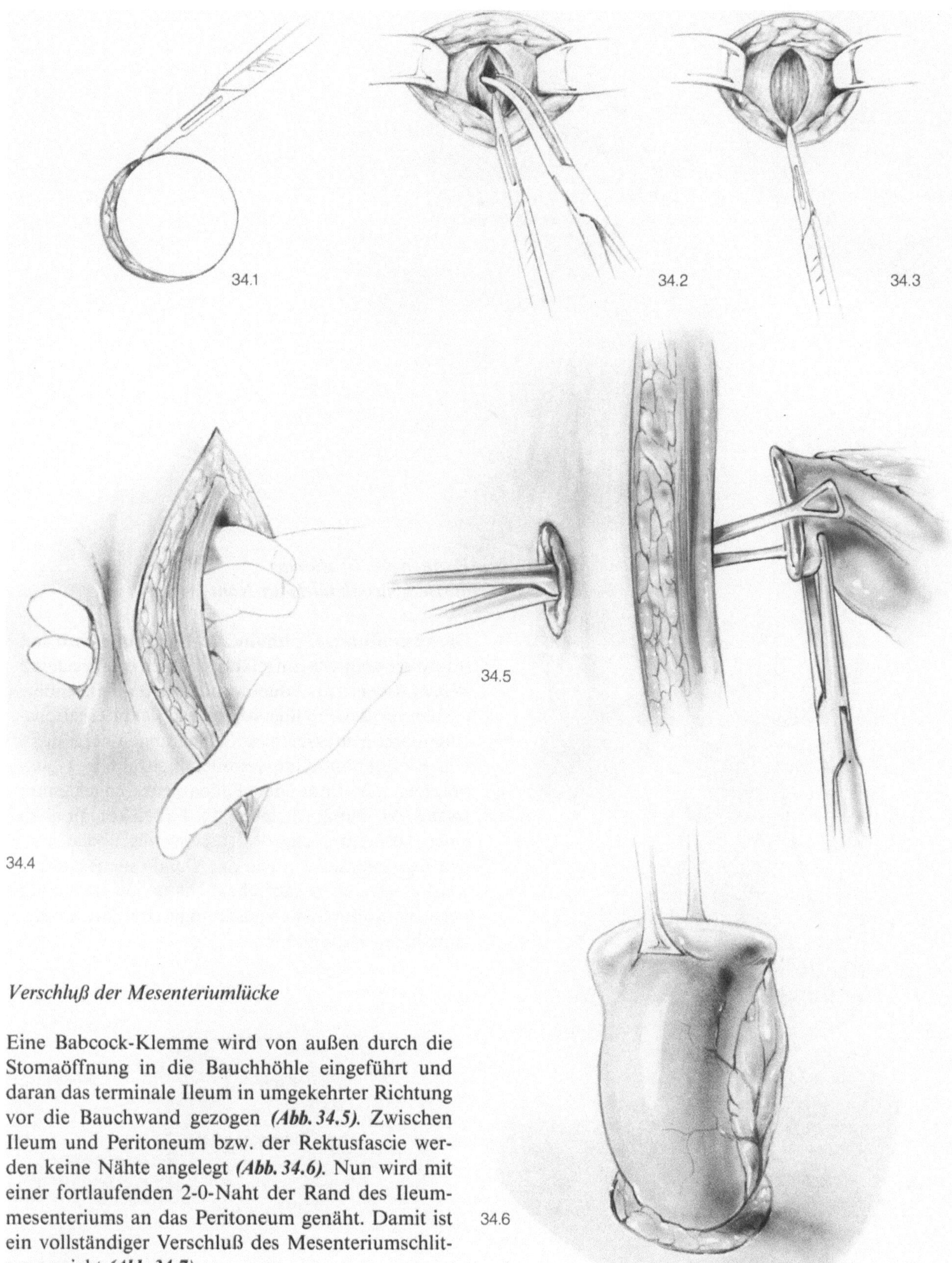

Verschluß der Mesenteriumlücke

Eine Babcock-Klemme wird von außen durch die Stomaöffnung in die Bauchhöhle eingeführt und daran das terminale Ileum in umgekehrter Richtung vor die Bauchwand gezogen ***(Abb. 34.5).*** Zwischen Ileum und Peritoneum bzw. der Rektusfascie werden keine Nähte angelegt ***(Abb. 34.6).*** Nun wird mit einer fortlaufenden 2-0-Naht der Rand des Ileummesenteriums an das Peritoneum genäht. Damit ist ein vollständiger Verschluß des Mesenteriumschlitzes erreicht ***(Abb. 34.7).***

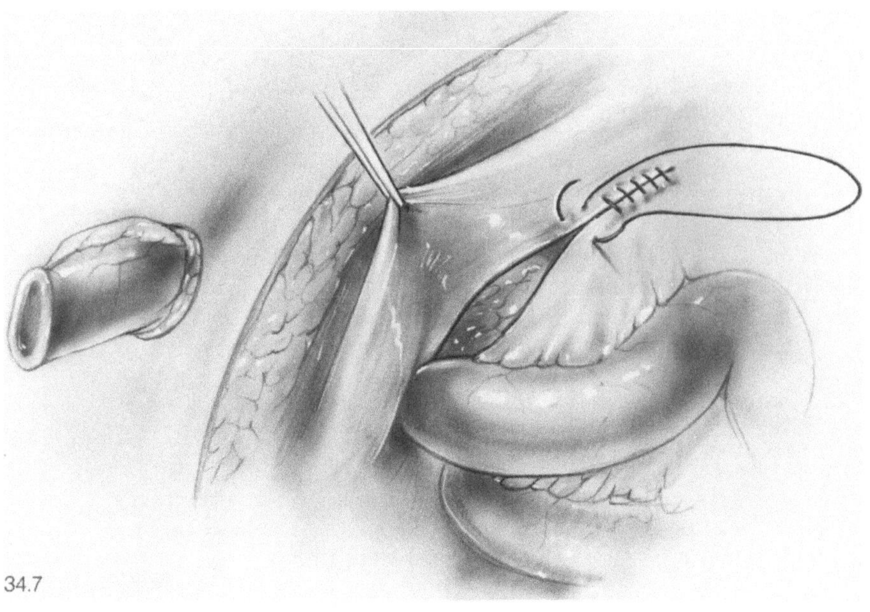

34.7

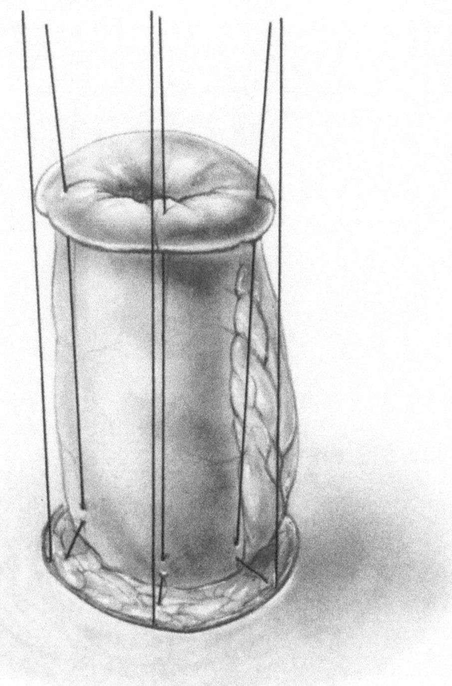

34.8

Fixation des Ileostomas durch Schleimhaut-Haut-Nähte

Die rüsselförmige, prominente Ileostomie wird mit resorbierbaren 4-0-Einzelknopfnähten entsprechend ***Abb. 34.8*** zwischen Bauchwandexzision, benachbarter Ileumwand und überstehendem Ileumresektionsende unter Mitfassen aller Schichtungen hergestellt. Die Einzelknopfnähte verteilen sich auf je 1 Quadranten, das Ende der Fäden wird angeklemmt ***(Abb. 34.9)***. Durch Anziehen der Fäden kommt es zu einer Auskrempelung des rüsselförmig überstehenden Ileostomas. Zwischen den Quadranteneckfäden werden je eine zusätzliche Schleimhaut-Hautnaht angelegt, wodurch die vollständige, zirkuläre Stomaeinnaht gewährleistet ist.

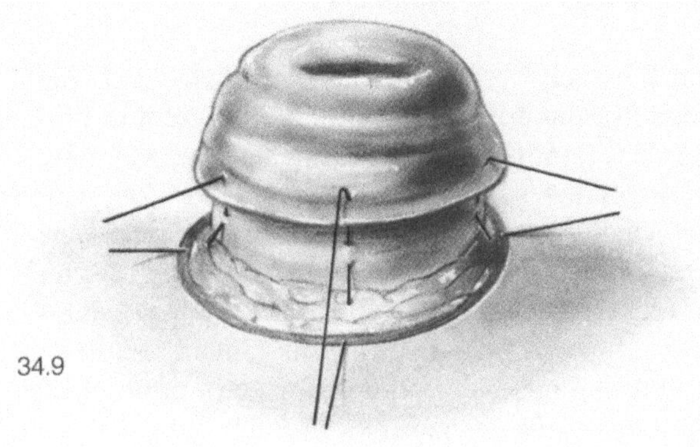

34.9

Postoperative Behandlung

Nasen-Magen-Sonde bis zum einwandfreien Funktionieren des Ileostomas, perioperative Antibiotikaverabfolgung, schon während der Operation Anlegen des Stomabeutels, rechtzeitige Aufklärung des Patienten über die Stomafunktion und -versorgungsmöglichkeiten.

Komplikationen

Frühkomplikationen: Obwohl bei guter Technik selten auftretend, sind die Retraktion des Stomas, peristomale Infektionen oder Stomafisteln beschrieben worden.

Spätkomplikationen: Ileostomieprolaps, -striktur, -obstruktion durch Nahrungsbestandteile, peristomale Hautulzeration.

35 Temporäre Schlingenileostomie

Indikationen

Erstmaßnahme bei der subtotalen Kolektomie zur Behandlung von Komplikationen entzündlicher Kolonerkrankungen. Sie ist von Turnball u. Weakley in der Kombination mit einer Querkolonkolostomie zur Behandlung des toxischen Megakolons empfohlen worden. Temporäre Ausschaltung einer Ileorektostomie nach subtotaler Kolektomie.

Fehler und Gefahrenpunkte

Eine vollständige Stuhlableitung wird nur dann erreicht, wenn das Ilestoma am richtigen Punkt lokalisiert und eingenäht ist.

Operationstaktik

Exakt ausgeführt ist dies eine gute Methode, um vorübergehend eine vollständige Stuhlableitung aus dem Dünndarm zu erzielen. Sie kommt daher als Erstmaßnahme bei einer subtotalen Kolektomie in Frage. Beim Zweiteingriff wird das distale Ileum zurückverlagert bzw. reanastomosiert.

Operationstechnik

Wird als primäre Maßnahme eine Schlingenileostomie vorgenommen, empfiehlt sich eine mediane Unterbauchlaparotomie. Das distale Ileum muß genau identifiziert und das für die Ileostomie ausgesuchte Ileumsegment exakt überprüft werden, wobei eine Naht den proximalen Stomarand markiert. Gleichzeitig wird exakt der Punkt für die Stomaanlage im rechten Unterbauch lokalisiert (s. Kap. 34) und das kreisförmige Hautstück exzidiert, sowie die Rektusfaszie 2 cm lang inzidiert (Abb. 34.1), mit nachfolgender Spreizung der Muskelränder und Längsinzision mit weiterer Eröffnung des Peritoneums (Abb. 34.2, 34.4). Eine Babcock-Klemme von außen durch die Bauchinzision in die Bauchhöhle geführt, faßt das Ileum distal der Markierungsnaht, so daß das proximale Segment an die untere Seite der Öffnung zu liegen kommt. Von innen wird die Ileumschlinge vorsichtig mit dem Zeigefinger durch die Stomaöffnung nach außen vorgelagert. Der proximale Rand mit der Markierungsnaht sollte nun am Unterrand gelegen sein. Dicht am Unterrand des Ileums wird eine Klemme durch das Mesenterium geschoben, nachfolgend ein runder Glasstab, und dann die Vorderwand des Ileums 2 cm distal des Markierungsfadens querverlaufend auf der kranialen Seite der Schlingenrundung eröffnet ***(Abb. 35.1)***. Dadurch wird die distale und proximale Stomaeröffnung unterschiedlich groß gestaltet ***(Abb. 35.2)***.

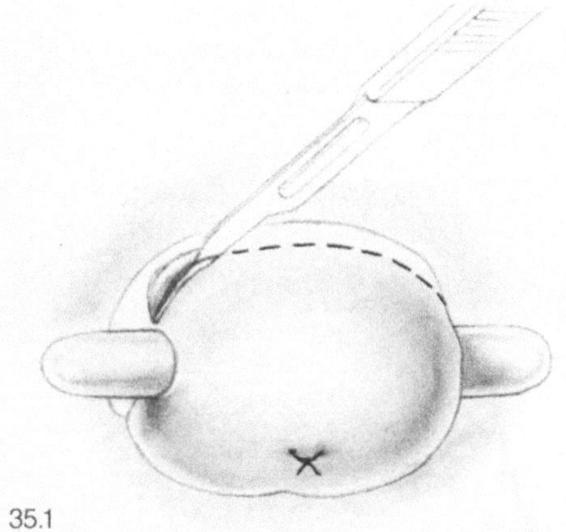

35.1

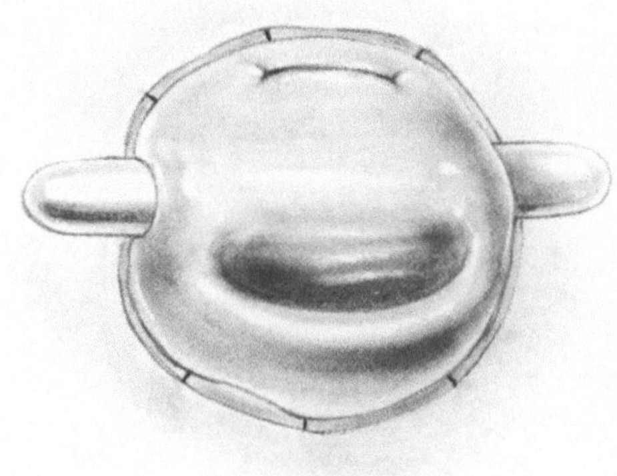

35.2

Das proximal größere Stoma dominiert in der Entleerungsfunktion, womit die Stuhlableitung erreicht wird. Die Schnittränder der Ileostomie werden mit Schleimhaut-Hauteinzelknopfnähten mittels atraumatischem, resorbierbarem 4-0-Faden eingenäht. Die Nähte müssen alle Schichten des Ileums und die Subkutanschicht der Haut erfassen. Der Glasstab bleibt für etwa 5 Tage liegen, ohne daß das Auflegen eines Ileostomiebeutels dadurch erschwert ist.

Postoperative Behandlung (vgl. Kap. 34)

Komplikationen (vgl. Kap. 34)

Literatur

Turnbull R, Weakley FL (1971) Surgical treatment of toxic megacolon: ileostomy and colostomy to prepare patients for colectomy. Am J Surg 122: 325

36 Abdominoperineale Proktektomie bei benignen Kolonerkrankungen

Indikationen

Entzündliche Darmerkrankungen, insbesondere Colitis ulcerosa und Ileocolitis Crohn mit Rektumbefall, familiäre Polyposis.

Präoperative Vorbereitung (vgl. Kap. 31)

Fehler und Gefahrenpunkte

Verletzung des vegetativen Nervensystems im kleinen Becken, Infektion im kleinen Becken speziell bei Patienten mit Perinealfisteln, inadäquate Behandlung der Perineal-Sakralwunde mit postoperativ chronisch persistierenden Drainagefisteln.

Operationstaktik

Die postoperativen Störungen der Sexualfunktion beim männlichen Patienten sind durch Verletzung der hypogastrischen sympathischen Nervenstränge, die vor der unteren Aorta verlaufen, verursacht. Jenseits der Aortenbifurkation teilen sich diese Nerven in 2 Bündel rechts und links der Arterien verlaufend und sich zum unteren Plexus hypogastricus auf jeder Seite vereinigend. Nach Lee et al. werden die parasympathischen sakralen autonomen Nerven dann unterbrochen, wenn die Paraproktien zu weit lateral vom Rektum oder zwischen Rektum und Prostata durchtrennt werden. Die Verletzung der parasympathischen Nerven resultiert in einer Störung der Erektion. Eine vorsichtige Präparation verlangt, daß das Mesenterium im Rektosigmoidbereich nahe der Darmwand durchtrennt wird, damit genügend Fett- und Mesenteriumgewebe präsakral zur Schonung der hypogastrischen Nerven verbleibt.
Solange nicht ausgedehnte Perinealfisteln bestehen, ist es generell möglich, eine primäre Wundheilung der Sakralhöhle zu erreichen, auch unter der Bedingung, daß Toträume zwischen den verschlossenen Levatoren und dem Beckenboden vermieden werden. Da nicht wie bei der Malignomchirurgie die Notwendigkeit einer radikalen Exzision besteht, sollten diese anatomischen Strukturen geschont werden, durch Mobilisierung des Beckenperitoneums von lateral und von der Blasenwand. Ist genügend Peritoneum vorhanden, kann das Beckenbodenperitoneum verschlossen werden. Durch den engen Kontakt mit den rekonstruierten Levatorschenkeln wird der Bildung von Toträumen vorgebeugt. Im anderen Falle ist es besser, den Beckenboden offenzulassen, damit die Dünndarmschlingen den präsakralen Hohlraum ausfüllen können. Zusätzlich empfiehlt sich zur Vermeidung einer chronischen Infektion immer die Einlage von Saugdrainagen in den präsakralen Raum mit postoperativer Antibiotikaspülung. Bei der Proktektomie zur Behandlung von Komplikationen entzündlicher Darmerkrankungen empfehlen Lyttle u. Parks die Schonung des Sphincter externus. Sie beginnen die perineale Präparation mit einer Inzision nahe der Dentatalinie im Analkanal und setzen die Dissektion in den intersphinktären Raum zwischen innerem und äußerem Sphinkter fort. Dann wird das Rektum aus dem Analkanal exzidiert, mit Erhaltung des intakten äußeren Sphinkter und der Levatorenmuskulatur. Damit werden unnötige Traumatisierungen und Totraumbildungen auf ein Minimum reduziert. Wir selbst haben diese Technik nicht praktiziert. Sie verspricht jedoch die Möglichkeit, Nervenverletzungen auszuschließen. Die von Parks mitgeteilten Ergebnisse beweisen allerdings nicht, daß diese Technik mit Sicherheit eine primäre Heilung der Sakralwunde garantiert.

Operationstechnik: Abdominaler Akt

Zugang und Lagerung

Der Patient wird nach Lloyd-Davies mit abduzierten und leicht gebeugten Knien gelagert. Eröffnung der Bauchhöhle in der Mittellinie vom mittleren Oberbauch bis zum Schambein (s. Abb. 31.1 a). Wurde der Patient bereits – anläßlich einer vorausgegangenen Operation – einer subtotalen Kolektomie mit Ileostomie und Mukosafistel unterzogen, wird der zugehörige Darmschenkel aus seinen Verwachsungen ausgelöst, das Lumen geschlossen und mit einem Gummihandschuh überzogen.

Mesenteriumpräparation

Das Mesenterium wird zwischen Kelly-Klemmen nahe der Hinterwand des Rektosigmoids durchtrennt, die Dissektionslinie in den präsakralen Raum fortgesetzt. Damit bleibt genügend Fett- und Mesenteriumgewebe zur Schonung der hypogastrischen Nervenbündel bestehen (***Abb. 36.1***, vgl. Abb. 31.2, 31.4).

Rektumpräparation (vgl. Kap. 30 und 31)

Das Peritoneum wird lyraförmig umschnitten und soviel wie möglich erhalten (s. Abb. 31.3, 31.4) Sorgfältig muß der Ureterverlauf beachtet werden. Das hintere Mesorektum wird in Höhe des mittleren Kreuzbeins durchtrennt. Nun kann die Hinterwand des Rektums – mit den seitlich einmündenden Rektumgefäßen – gut übersehen werden. Das Rektum wird nach vorne gezogen und stumpf abpräpariert, mit nachfolgender scharfer Scherendurchtrennung der Waldeyer-Faszie dicht am Rektum. Nun erfolgt der Zug nach oben mit Anspannung des Peritoneums zwischen Rektum und Blase bzw. Blase und Uterus, das damit gut mit der Schere zu durchtrennen ist. Die seitlichen Ligamente werden mit einer großen Klemme gefaßt und nahe am Rektum durchtrennt (s. Abb. 31.7). Diese Präparationstechnik wird so lange wiederholt, bis die lateralen Ligamente gut auf jeder Seite zu sehen sind. Durch Zug am Rektum nach oben und Einsetzen eines Blasenhakens kann die Denonvillier-Faszie in Höhe des oberen Prostatarandes durchtrennt werden (s. Abb. 31.9 b). Bei der weiteren Präparation hält man sich dicht an der Rektumvorderwand, mit nachfolgender Abpräparation von der Prostata bzw. Vagina. Hat die Präparation die Spitze des Os coccygeum erreicht, erfolgt die perineale Dissektion.

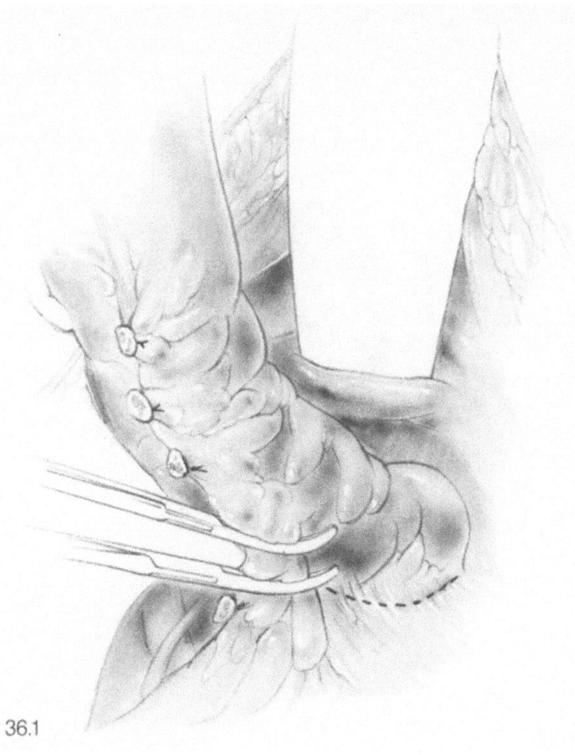

36.1

Operationstechnik: Perinealer Akt

Inzision

Der Anus wird zunächst mit einer starken zirkulären Tabaksbeutelnaht verschlossen ***(Abb. 36.2)***. Danach wird eine zirkuläre Inzision bis auf die Analmuskulatur vorgenommen. Die Durchtrennung erfolgt bis auf die Levatorenschenkel ***(Abb. 36.3)***. Die unteren Hämorrhoidalgefäße sind jetzt im Präparationsgebiet erkennbar. Sie verlaufen oberhalb des M. levator zum Rektum. Diese Gefäße können elektrochirurgisch gestillt werden. Nach weiterer Inzision beiderseits bis in die Levatorenschenkel wird die Spitze des Os coccygum freigelegt, mit anschließender Durchtrennung des anokokzygealen Ligaments mit dem elektrischen Messer. Danach ist der präsakrale Raum hinter dem Rektum zugängig. Die Waldeyer-Faszie, welche zwischen Vorderfläche des unteren Kreuzbeins und hinterem Rektum verläuft, bildet eine Barriere, die zunächst den Eingang in den präsakralen Raum von unten auch nach Durchtrennung des anokokzygealen Ligaments verhindert. Wird diese Faszie durch stumpfe Präparation vom Periost abgelöst, kann es zu massiven venösen Blutungen und zur Verletzung der präsakralen Nerven kommen. Konsequenterweise muß sie scharf mit einer Schere oder dem Skalpell – am besten vom Abdomen her – durchtrennt werden (s. Abb. 31.8)! Sie

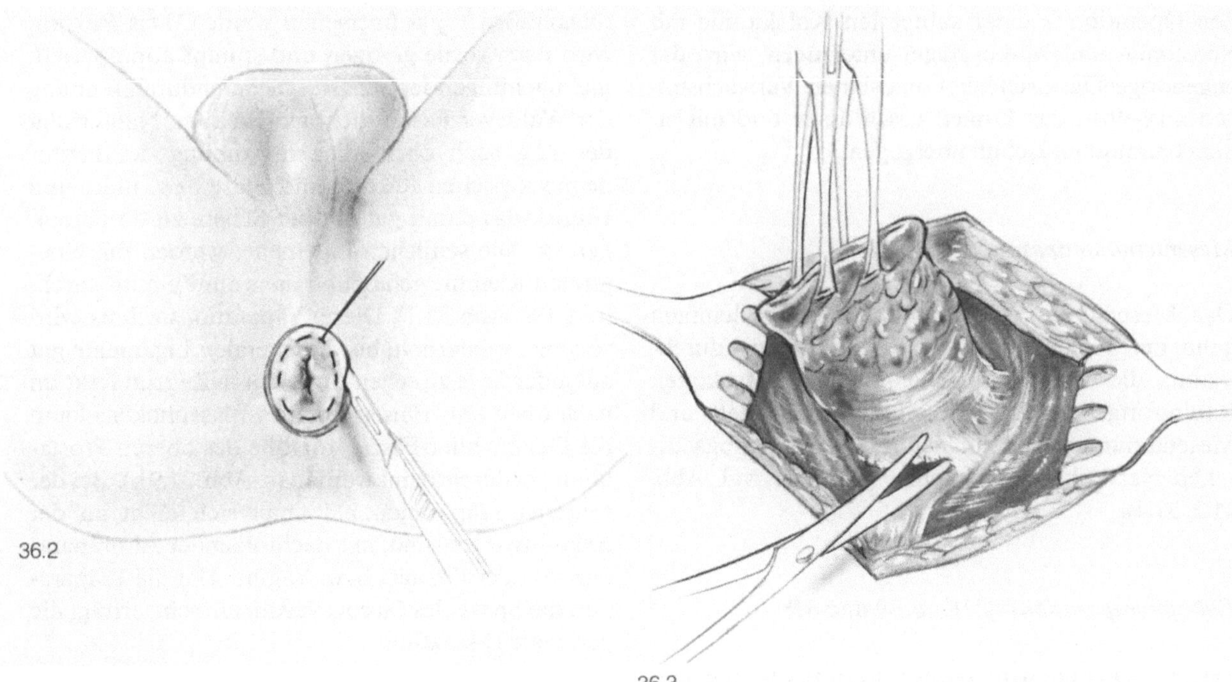

36.2

36.3

kann aber auch scharf von unten vor dem Zugang in den präsakralen Raum durchtrennt werden.

Durchtrennung des Levatorbodens

Vom sakralen Zugang her wird der linke Zeigefinger in die Öffnung des präsakralen Raums gelegt, indem Rektum und Levatormuskulatur angehoben werden. Nun erfolgt die Durchtrennung mit dem elektrischen Messer dicht am Rektum auf jeder Seite. Danach kann das Operationspräparat durch das hintere Perineum unter exakter Beachtung der Prostata vorgezogen werden. Abschließend wird die Mm. puborectalis und rectourethralis an der Vorderseite des Rektums durchtrennt. Nun kann das gesamte Operationspräparat entfernt werden.

Verschluß des Beckenbodens

Dieser wird nach Einlegen eines 6 mm dicken Plastikdrains durch die Levatormuskulatur seitlich der analen Exzision in den präsakralen Raum zur Verwendung als Saugdrainage vorgenommen. Die Levatoren werden mit Einzelknopfnähten (resorbierbarer 2-0-Faden) unter Voraussetzung perfekter Blutstillung verschlossen, nach vorausgehender ausgiebiger Spülung des Beckenbodens mit einer Antibiotikalösung ***(Abb. 36.4)***. Die Hautwunde wird mit

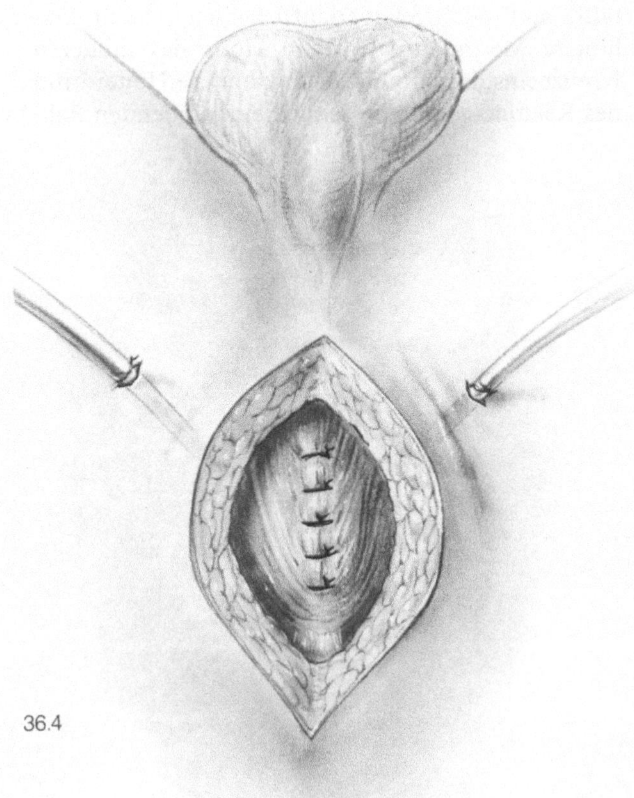

36.4

Subkutannähten mittels resorbierbarem 2-0-Faden verschlossen, die seitlichen Saugdrainagen fixiert, während vom Abdomen her der 1. Assistent das Beckenbodenperitoneum mit einer fortlaufenden Naht mittels resorbierbarem 2-0-Faden verschließt.

Laparotomieverschluß

Nach einwandfreiem Beckenbodenverschluß wird die Bauchhöhle mit einer Antibiotikalösung gespült. Der Laparotomieverschluß erfolgt schichtweise in der Modifikation vom Smead-Jones. Vor Verschluß der Haut wird eine subkutane Saugdrainage eingelegt, die durch eine separate Stichinzision am unteren Pol nach außen geleitet wird.

Postoperative Behandlung (vgl. Kap. 31)

Komplikationen (vgl. Kap. 31)

Literatur

Lee JF et al. (1973) Anatomic relations of pelvic autonomic nerves to pelvic operations. Arch Surg 107: 324

Lyttle JA, Parks AG (1977) Intersphincteric excision of the rectum. Br J Surg 64: 413

37 Operationen bei Kolonobstruktion – Kolonileus

Primäre Resektion mit Anastomose versus mehrzeitiges Vorgehen

Viele anerkannte und erfahrene Abdominalchirurgen vertreten den Standpunkt, daß bei einer mechanischen Obstruktion des Kolons die primäre Resektion im Sinne der Hemikolektomie rechts mit Ileoanastomose zu vertreten ist. Anastomosen bei mechanischen Verengungen des Dünndarms sind viel leichter auszuführen, als solche am Kolon. Besteht jedoch aufgrund einer Dickdarmverlegung eine Stuhlanstauung im Transversum, ist es besser, die Primäranastomose zu unterlassen. Ebenso sollten Anastomosen nicht primär bei solchen Patienten erfolgen, die notfallmäßig einer Resektion bei bereits eingetretener Peritonitis unterzogen werden müssen. Derartige Fälle werden besser durch Resektion mit temporärer Ileostomie und separater Einpflanzung der proximalen bzw. distalen Resektionsränder behandelt. Man sollte die primäre Resektion und Anastomose bei Obstruktionen im Bereich des linken Kolons nicht erzwingen. Diese Eingriffe haben eine viel höhere Mortalität als wenn der Prozeß im Sinne des mehrzeitigen Vorgehens ausgeführt wird. (Zunächst Entlastungskolostomie, beim Zweiteingriff Resektion und beim Dritteingriff Rückverlagerung der Kolostomie). Bei Kolonperforationen auf dem Boden von Dickdarmverlegungen im Bereich des linken Kolons empfiehlt sich immer die sofortige Resektion bzw. Vorlagerungsoperation mit nachträglicher Anastomosierung.

Zökostomie oder Kolostomie?

In der Vergangenheit sind über den Wert der Zökostomie und Kolostomie bei Kolonobstruktionen – speziell im linken Kolon – erhitzte Debatten geführt worden. Eine objektive Analyse offenbart jedoch klare Indikationen für jedes dieser Verfahren.

Patienten mit erheblicher Zökumdistension entwikkeln leicht eine ischämische Nekrose. Das Anlegen einer Kolostomie im Transversum bei derartigen Fällen vermeidet daher nicht mit Sicherheit die Perforationsgefahr mit nachfolgender Peritonitis. Konsequenterweise muß in solchen Fällen, besonders wenn die Röntgenuntersuchung eine exzessive Zökumaufdehnung auf über 12–15 cm erkennen läßt, die Zökostomie zur Dekompression am Ort erfolgen. Dies erlaubt darüber hinaus auch die direkte Inspektion des Zökums. Meint ein Operateur dennoch, sich für die Transversumkolostomie entscheiden zu müssen, muß auf alle Fälle das Zökum sorgfältig exploriert werden, um die Möglichkeit einer Gangrän bzw. einer Perforation zu erkennen bzw. auszuschließen. In den vergangenen Jahrzehnten hat die Zökostomie an Popularität zur Behandlung des linksseitigen Kolonileus verloren. Dies ist in erster Linie darauf zurückzuführen, daß die röhrenförmige Zökostomie nur eine inadäquate bzw. ineffektive Dekompression ermöglicht. Auch bei Verwendung von größeren Kathetern ist die Entfernung des gestauten Darminhalts selbst nach mehreren Spülungen nicht optimal, ganz abgesehen von dem Fehlen des entsprechend ausgebildeten Pflegepersonals. Die einzige Attraktivität der Zökalröhrenfistel besteht darin, daß sie sich im günstigen Fall spontan schließt. Eine gut angelegte und gut eingenähte Zökostomie – wie noch nachfolgend beschrieben wird – erlaubt dagegen in jedem Falle eine effektive Entlastung des verlegten Kolons. Wenn keine Indikation für die Freilegung des Zökums besteht, ist die Transversumkolostomie am effektivsten, wenn man eine Dekompression erreichen will.

Einige Abdominalchirurgen vertreten auch den Standpunkt, daß eine Kolostomie unmittelbar vor dem Hindernis im linken Kolon von noch größerer Effektivität sei. Dabei wird als Argument angeführt, daß die Kolostomie beim Zweiteingriff bei der Resektion des Tumors wieder aufgehoben werden kann. Unglücklicherweise ist jedoch die Anatomie bei Anlage eines Stomas im absteigenden Kolon diesem entgegenstehend, da dies die Mobilisierung der linken Kolonflexur verlangt und die Anlage des Stomas im linken Oberbauch im allgemeinen ungünstige Voraussetzungen hat. Ein Sigmastoma (doppelläufiger A.p. sigmoideus) kommt nur bei Tumorlokalisationen unterhalb des Rektosigmoids in Frage.

38 Zökostomie

Indikationen

Eine Zökostomie ist bei drohender Zökumperforation aufgrund einer Kolonobstruktion bzw. eines mechanischen Kolonileus indiziert.

Konzept

Bei Vorliegen einer Kolonobstruktion und Überdehnung des Kolons auf einen Durchmesser von 12–15 cm – erkennbar an der Röntgen-Abdomenleeraufnahme – muß immer mit einer Zökumperforation bzw. Zökumruptur gerechnet werden. Erkennt man darüber hinaus auch eine Überdehnung im linken unteren Quadranten, empfiehlt sich in jedem Fall die Exploration des Zökums im Hinblick auf die zuvor beschriebene Möglichkeit einer Zökumnekrose. Wird in einem derartigen Falle eine Transversumkolostomie angelegt, kann die Zökumnekrose leicht übersehen werden, was die fatale Folge einer Peritonitis nach sich zieht. Bei linksseitigen Kolonobstruktionen können gelegentlich umschriebene, kleine Serosaeinrisse beobachtet werden. Es ist hierbei sicherer, eine weite und gut eingenähte Zökostomie als eine Transversumkolostomie anzulegen, da hiermit wiederum die Inspektion des Zökums, mit der Möglichkeit Nekrosen zu exzidieren, besteht, und gleichzeitig eine gute Dekompression zu erzielen ist.
Bei bereits eingetretener freier Zökumperforation muß die Resektion des perforierten Segments mit Ileostomie erfolgen. Dieses Vorgehen bietet die größere Sicherheit als die alleinige Zökostomie. Eine gut eingenähte, weite Zökostomie ist eine zufriedenstellende Methode zur Entlastung des obstruierten linken Kolons. Das Anlegen einer Zökalröhrenfistel dagegen ist ineffektiv, da sie durch Stuhlverlegung nicht die gewünschte Entlastung bringt. Die Zökalröhrenfistel ist jedoch in Erwägung zu ziehen beim Kolonileus oder einer Pseudoobstruktion im postoperativen Verlauf. Hierbei kommt es lediglich auf die Gasentlastung an, und die Röhrenfistel kann nach Entfernung des Katheters spontan verheilen.

Der einzige Nachteil der regulären, weiten Zökostomie ist die Notwendigkeit einer Zweitoperation mit ihrem exakten Verschluß.

Präoperative Vorbereitung

Perioperative Antibiotikaverabfolgung, Magenabsaugung, parenterale Ernährung – Infusionstherapie, Kolon-Röntgen-Kontrastuntersuchung.

Fehler und Gefahrenpunkte

Undichtigkeit der Zökostomie mit der Gefahr, daß Darminhalt in die Peritonealhöhle gelangt.

Operationstaktik

Um eine Verschmutzung bzw. Kontamination der Bauchhöhle mit Darminhalt zu vermeiden, muß das Zökum an die Aponeurose des M. obliquus externus vor Eröffnung des Zökums durch Anlegen einer Schleimhaut-Hautnaht fixiert werden.

Operationstechnik

Haut-Schleimhaut-Zökostomie

Inzision. Querinzision 4–5 cm lang in Höhe des McBurney-Punkts mit schichtweiser Eröffnung von M. obliquus externus, M. obliquus internus und M. transversus und des Peritoneums. Die Längsspaltung der Muskulatur sollte vermieden werden.

Exploration des Zökums. Besondere Untersuchung verlangt das Zökum, um Nekrosebildungen auszuschließen. Die Gefahr einer Zökumruptur wird weitgehend vermieden, wenn zu Beginn des Eingriffs das überblähte Kolon durch eine Nadelpunktion vom Gasüberdruck entlastet und die Punktionswunde sofort wieder verschlossen wird. Danach werden Wundhaken eingesetzt, um die seitlichen Wände des Zökums spannungsfrei freizulegen. Jetzt erfolgt eine größere Inzision. Sind Nekrosestellen zu erkennen, sollte hier die Zökostomie angelegt werden, da dabei gleichzeitig die Nekrosen exzidiert werden können.

Zökumfixation. Mit einem fortlaufenden resorbierbaren 4-0-Faden wird das Zökum an die Obliquus-Aponeurose genäht, um jeglichen Austritt von Zökuminhalt in die Bauchhöhle zu vermeiden ***(Abb. 38.1)***. Ist die Inzision in der Aponeurose des M. obliquus externus größer als 5 cm, muß sie mit einigen resorbierbaren Fäden eingeengt werden. Nun wird die Haut mit einigen Subkutannähten entsprechend angenäht.

Schleimhaut-Haut-Nähte. Nach Anlegen einer Querinzision an der Vorderwand des Zökums 4 cm lang ***(Abb. 38.2)***, Absaugen des flüssigen Stuhls sowie der Darmgasbildung, wird das Stoma mit der Subkutanschicht durch fortlaufende oder Einzelknopfnähte (4-0-Chromcatgut und atraumatische Nadel) vernäht ***(Abb. 38.3)*** und die Zökostomie mit einem entsprechend angepaßten Stomabeutel abgedeckt.

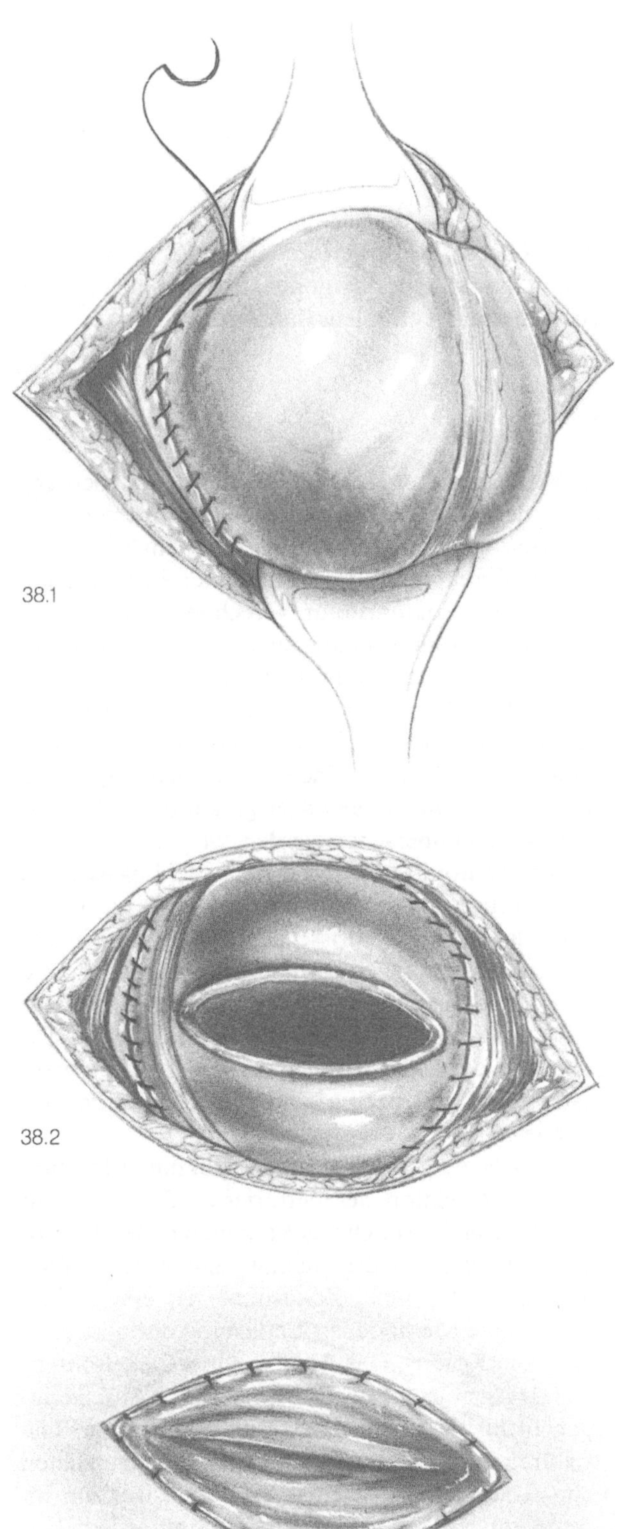

38.1

38.2

38.3

Zökalröhrenfistel

Zunächst wird eine Tabaksbeutelnaht an der Vorderwand des Zökums angelegt, unter Verwendung von atraumatischem resorbierbaren 3-0-Faden. Der Durchmesser der zirkulären Naht sollte etwa 1,5 cm betragen. Nach Anlegen einer zweiten Tabaksbeutelnaht außerhalb der ersten, wird durch eine Stichinzision ein weicher 36-F-Gummikatheter eingeführt und etwa 5–6 cm in das Colon ascendens vorgeschoben. Hierauf erfolgt das Anziehen der zuerst angelegten Tabaksbeutelnaht und nachfolgend das Anziehen der zweiten Tabaksbeutelnaht, um die erste damit zu invertieren. Hilfreich ist es, einige seitliche Perforationen im Drain anzulegen. Das Drain selbst wird 3 cm oberhalb der Laparotomie durch eine Stichinzision separat ausgeleitet, anschließend das Zökum nahe der Stichinzision mit dem Peritoneum vernäht (Einzelknopfnähte mit atraumatischem resorbierbaren 3-0-Faden), um jegliche Verschmutzung der Bauchhöhle durch Austritt von Darminhalt zu vermeiden.

Die Bauchwandinzision wird schichtweise verschlossen, mit Einzelknopfnähten mittels monofilen

3-0-Faden mit atraumatischen Stahlnadeln und resorbierbarem Faden. Die Haut bleibt weitgehend offen. 4 Einzelknopfnähte mit Nylon genügen. Sie können nach 6–8 Tagen entfernt werden.

Postoperative Behandlung

Die Zökostomie wird schon im Operationssaal mit einem Stomahäsivbeutel abgedeckt. Die Röhrenfistel verlangt wiederholte Kochsalzspülungen, um eine Verstopfung zu vermeiden. Der Katheter kann - falls nicht länger erforderlich - nach etwa 10 Tagen entfernt werden.

Komplikationen

Die schwerwiegendste postoperative Komplikation beim Anlegen einer Zökostomie ist die Infektion in der Umgebung des Stomas. Bei korrekter Ausführung der Operation ist diese Komplikation erstaunlich selten.

39 Querkolonkolostomie

Indikationen

Mechanischer Ileus im Bereich des linken Kolons, Ableitung der Stuhlpassage, gleichzeitig als temporäre Entlastung einer linksseitigen Kolonanastomose.

Präoperative Vorbereitung

Magensonde. Vor der Durchführung einer Kolostomie bei Kolonobstruktion ist die Röntgenuntersuchung durch Kontrasteinlauf zur exakten Diagnosestellung erforderlich. Damit wird gleichzeitig der Colon-transversum-Verlauf anatomisch dargestellt, um die beste Plazierung für das Stoma festzulegen. Bilanzierung des Flüssigkeitshaushalts, perioperative Antibiotikaverabfolgung.

Fehler und Gefahrenpunkte

Unnötige Kolostomie bei Fehldiagnose, z. B. Koprostase, exakte Plazierung des Stomas, Ausschluß einer Verwechslung von Colon transversum und Sigma bzw. Ileum oder ektatischem Magen; bei verschleppten Kolonobstruktionen Beachtung einer eventuellen Zökumüberdehnung bzw. Ausschluß einer Zökumruptur, da hierbei das Anlegen einer Kolostomie im Colon transversum inadäquat und von fatalen Folgen belastet ist.

Operationstaktik

Bei drohender Zökumruptur

Bei routinemäßiger Versorgung einer Obstruktion im linken Kolon nach vorausgegangener exakter Röntgendiagnose, kann das Kolon gut durch einen kleinen Querschnitt im rechten oberen Rektusmuskel erreicht werden. Diese Inzision wird lediglich für die Anlage der Kolostomie verwendet. Die übrige Bauchhöhle braucht zunächst nicht exploriert zu werden. Die Ausnahmen bei diesem Vorgehen sind solche Krankheitsfälle, bei denen ein Sigmavolvulus mit der Gefahr einer ischämischen Kolitis oder bereits eingetretener Perforation aufgrund verschleppter Obstruktion und drohender Zökumruptur vorliegt. Die Gefahr einer Zökumruptur besteht, wenn der Zökumdurchmesser bei der Abdomenleeraufnahme größer als 12–15 cm ist und der Patient dazu eine entsprechend extreme Blähung des rechten Unterbauchs aufweist. In solchen Fällen ist die direkte Inspektion des Zökums durch Laparotomie, Pararektal- oder durch Querschnitt erforderlich. Lassen sich Serosanekrosen erkennen, muß eine weite Zökostomie angelegt werden. Besteht eine inkomplette Nekrose, empfiehlt sich ihre Exzision und die Verwendung der Zökuminzision als Schleimhaut-Haut-Zökostomie (s. Kap. 38). Hiermit wird sowohl eine zufriedenstellende Dekompression des obstruierten Kolons, wie die Verhinderung der Zökalruptur erreicht.

Die Bedeutung der sofortigen Kolostomie

Mit der 1951 von Patey u. Brooke getroffenen Feststellung, daß bei sofortiger Fixierung der Darmschleimhaut an die Haut die gefürchtete Serositis vermieden werden kann, hat die bisher traditionelle schlingenförmige Kolostomie über einen Glasstab an Bedeutung verloren. Die Gründe hierfür sind zahlreich:

1. Die Freilegung der Darmhinterwand, um den Glasstab einzuführen, verlangt eine weit größere Inzision als die für die sofortige Einnähung der Kolostomie.
2. Die Vorlagerung der Kolonvorderwand resultiert in einer ausgedehnten Serositis, erkennbar an Ödem und Entzündung.
3. Der spätere Verschluß einer derartig eingenähten Kolostomie ist erst nach 4–6 Wochen bis zum Abklingen der Serositis und des Ödems möglich. Oft ist es durch das Vorhandensein der Fibrose aufgrund der Serositis erforderlich, eine Resektion

mit Anastomose vorzunehmen. Eine Schleimhaut-Haut-Kolostomie jedoch kann jederzeit problemlos verschlossen werden. Sie erfordert keine Resektion bzw. Anastomose.

4. Die schlingenförmige Kolostomie über einen Glasstab hat auch pflegerische Nachteile, da der Stomabeutel nicht immer volle Dichtigkeit gewährleistet. Dagegen kann die eingenähte Kolostomie sofort im Operationssaal mit dem Stomabeutel abgedeckt, verschlossen und leichter gepflegt werden.

Obwohl man annehmen müßte, daß es durch die Kontamination zwischen Darminhalt und Subkutangewebe zu einer Infektion kommen müßte, haben wir diese Komplikation nur selten beobachtet. Seit 1961 sind wir daher mit dieser Form der Stomaanlage voll zufrieden.

Stuhlableitung

Im Gegensatz zur weitläufigen Meinung vertreten wir den Standpunkt, daß es nicht erforderlich ist, eine doppelläufige Kolostomie für eine vollständige Stuhlableitung anzulegen. Wir sind mit Turnbull u. Weakley der Meinung, daß bei einer 5 cm langen Längsinzision an der Querkolonvorderwand, mit anschließender sofortiger Einnaht in die Haut, eine vollständige Stuhlableitung auch ohne Unterlage eines Glasstabs möglich ist. Die Stuhlableitung kommt zustande, weil die Kolonhinterwand prolabiert und dadurch funktionell eine Trennung zwischen distaler und proximaler Stomaeröffnung erreicht wird ***(Abb. 39.4)***. Bei Vorliegen einer Divertikulitisperforation kann der Austritt von Darminhalt zwischen Stoma und Kolonperforation mit nachfolgender Peritonitis nicht ausgeschlossen werden. In derartigen Fällen ist es daher unumgänglich, das perforierte Divertikulitissegment zu resezieren mit anschließender separater Einnähung des proximalen distalen Kolonsegments.

Operationstechnik

Laparotomie

Querinzision in der Mitte des M. rectus im lateralen Drittel ***(Abb. 39.1)***. Die Hautinzision entspricht der Länge der Längsinzision der Kolonwand, etwa 5–6 cm. Hierfür ist die genaue Identifizierung des

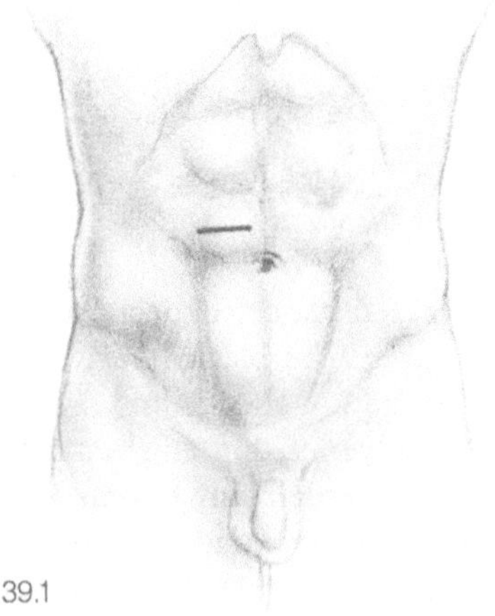

39.1

Querkolonverlaufs erforderlich. Dieses kann am besten durch die präoperative Röntgenuntersuchung des Kolons bzw. durch eine Abdomenleeraufnahme oder die Perkussion des Abdomens gelegentlich der Narkoseuntersuchung erreicht werden. Die Querinzision muß groß genug sein, um das Querkolon genau beurteilen und übersehen zu können. Die Inzision wird danach sofort bis auf etwa 5 cm Weite verkleinert, um die Kolostomie selbst anzulegen. Wird die Querkolonkolostomie vor einer nachfolgenden Laparotomie angelegt – für eine erforderlich werdende Kolonresektion –, beginnt die Inzision 2 cm rechts von der Mittellinie mit Erweiterung nach lateral. Damit ist eine zusätzliche Längsinzision für den weiteren Eingriff am Kolon nicht erforderlich. Nach der Hautinzision folgt die Inzision der vorderen Rektusscheide und das Anklemmen der Faszienränder. Die Bauchhöhle ist nun nach Izision der Rektushinterwand und des Peritoneums zugängig.

Inspektion und Darstellung des Querkolons

Obwohl das Querkolon vom Netz bedeckt ist, läßt sich beim älteren Patienten wegen der Fettarmut des Netzes das Querkolon gut erkennen. Eine weitere Orientierung ist die querverlaufende Tänie. Das Netz wird 6–7 cm weit vom Kolon abgelöst, bei nicht klar beurteilbarem Kolon die Inzision erweitert, das Netz angehoben und noch obengehalten. An seiner Unterfläche zeigt sich die querverlaufende Verbindung zum Kolon. An diesem Punkt wird ein Fenster in das Netz angelegt und durch dieses das Querkolon vor die Bauchwand gezogen. Danach wird das Netz wieder in das Abdomen zurückverlagert und mit seinem distalen Zipfel nach unten über den Dünndarm gelegt.

Sofortige Einnähung der Kolostomie

Bei Patienten mit einer Kolonobstruktion ist das Querkolon oft extrem durch Überblähung erweitert und nur schwierig durch die Bauchinzision vorzulagern, ohne daß eine Darmverletzung entsteht. Um dieses Problem zu lösen, werden am besten zwei Babcock-Klemmen an der Vorderwand des Querkolons angelegt und zwischen diesen der Darm mit einer dicken Kanüle punktiert. Sie wird entweder an eine leichte Saugung oder an eine große Spritze angeschlossen ***(Abb. 39.2)***. Nach Absaugung des geblähten Darms läßt sich im allgemeinen das Kolon leichter vorlagern. Turnbull u. Weakley haben hierfür Haltefäden (Chromcatgut) zwischen Darmserosa und der vorderen Rektusscheide oder der Subkutanfaszie empfohlen. Wir haben hierauf bisher ohne irgendwelche Nachteile verzichtet. Die Inzision der Bauchwand sollte im allgemeinen etwa 6 cm breit sein. Bei größeren Inzisionen empfiehlt sich die Verkleinerung durch Naht des lateralen Wundrands mit Einzelknopfnähten, am besten mit 4-0-Nylonfäden. Die sofortige Einnähung des Stomas erfolgt nach Längsinzision der Querkolonwand am besten in der Tänie ***(Abb. 39.3)***. Nach Eröffnung des Darms wird dieser sofort abgesaugt und das Operationsfeld mit 0,1%iger Kanamycinlösung gespült. Dann wird das Stoma mit dem Subkutangewebe (4-0-Chromcatgutfäden oder resorbierbarer Faden) in Form von Einzelknopfnähten oder mit einer fortlaufenden Naht fixiert und das Stoma mit einem Ileostomie- bzw. Kolostomiebeutel abgedeckt ***(Abb. 39.4)***.

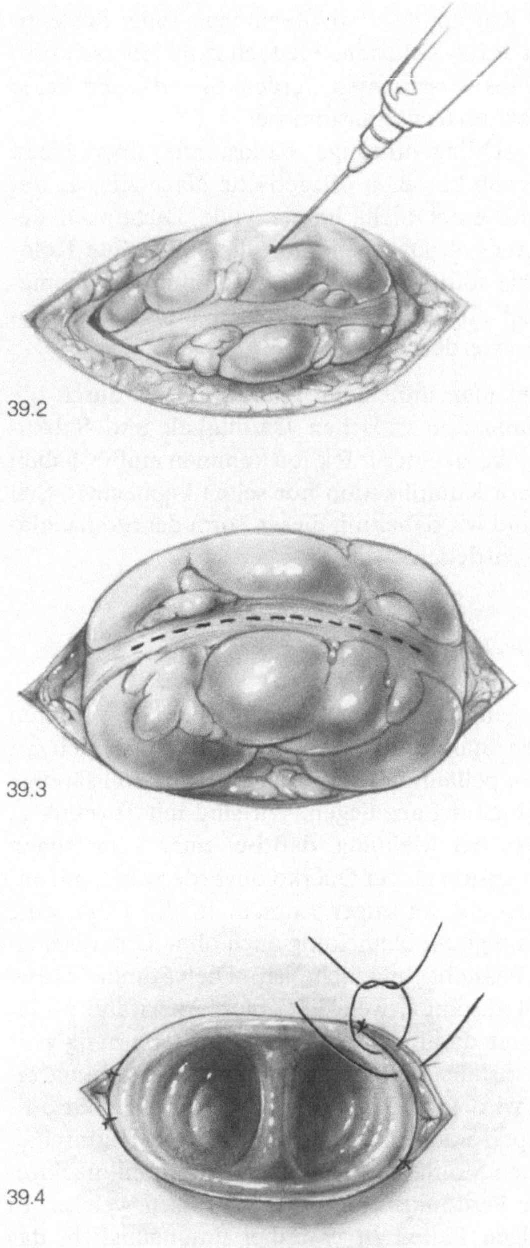

Modifikation der Stoma-Einnähung über einen Glasstab

Wir selbst propagieren nicht das Unterlegen eines Glasstabes. Bei ausgesprochen fettleibigen Patienten aber, die ein kurzes Mesenterium haben, kann eine modifizierte Glasstabtechnik – um eine Retraktion durch Abstützung der Darm-Haut-Naht zu erreichen – angewendet werden. Dies ist mit der Technik nach Turnbull u. Weakley möglich. Dabei wird eine Stichinzision 4 cm kaudal bzw. kranial der Bauchinzision in der Mittellinie angelegt. Ein Glas- oder Plastikstab wird zwischen der subkutanen Fettschicht und der vorderen Rektusscheide unter dem Querkolon vorgeschoben ***(Abb. 39.5)***. Diese Technik schützt das Subkutangewebe vor einer Infektion durch Austreten des Stuhls und ermöglicht gleichzeitig die dichte Umhüllung des Stomas mit einem Kolostomiebeutel. Eine andere Alternative der Unterlage ist die Verwendung eines Silastic-Katheters von 6 mm Stärke. Wir bevorzugen diesen, da er nur eine minimale Reatkion auf der Haut verursacht. Da das Silastic-Material jedoch weich ist, muß es unbedingt mit einem Hautnylonfaden fixiert werden.

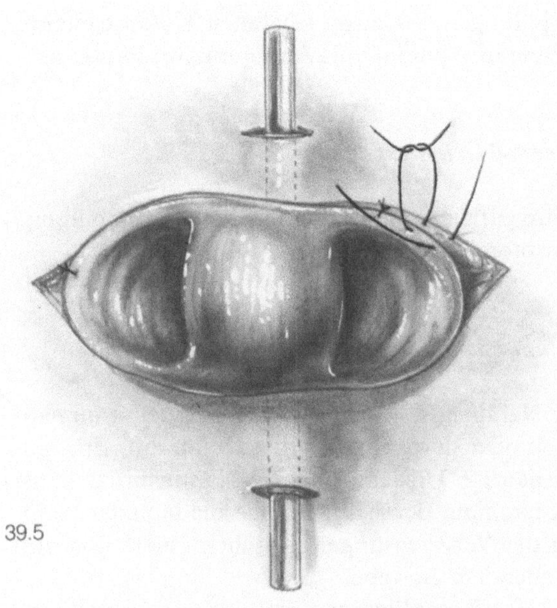

39.5

Postoperative Behandlung

Im Operationssaal wird sofort der Kolostomiebeutel über einer Karaya-Gummiplatte angelegt. Die Magensonde bleibt bis zur einwandfreien Stomafunktion liegen.

Komplikationen

Peristomale Entzündungen und Infektionen sind selten. Beim Auftreten sind sofortige Inzision und Drainage erforderlich. Eine massive Wundinfektion verlangt Aufhebung des Stomas und Anlage an einer anderen Stelle.

Literatur

Brooke BN (1952) The management of ileostomy including its complications. Lancet 2: 102

Patey, DH (1951) Primary epithelial apposition in colostomy. Proc R Soc Med 44: 423

Turnbull RB Jr, Weakley FL (1967) Atlas of intestinal stomas. Mosby, St Louis

40 Verschluß der temporären Kolostomie

Indikationen

In der chirurgischen Literatur gibt es verschiedene Hinweise (Wheeler u. Barker, Knox et al. und Yaiko et al.) die zahlreiche und sogar tödliche Komplikationen nach Kolostomieverschluß beschreiben. Diese sind häufiger, wenn die Kolostomie vor dem 30.–90. postoperativen Tag verschlossen wird. Andererseits haben wir persönlich beste Erfahrungen mit dem Stomaverschluß in der 2.–3. postoperativen Woche. Die Diskrepanz dieser Zeiten ergibt sich daraus, daß alle unsere Kolostomien sofort in Form der Schleimhaut-Hautnaht angelegt wurden. Fast alle Autoren, die über Stomakomplikationen berichten, hatten eine schlingenförmige Kolostomie über einem Glasstab angelegt. Wird ein Stoma nicht sofort durch Schleimhaut-Haut-Nähte fixiert, müssen mehrere Wochen vergehen, bis es zu einer festen und insbesondere dichten Stomafunktion durch Granulationsheilung gekommen ist. Da dabei dann auch noch beträchtliche Entzündungs- und Verwachsungsreaktionen auftreten, ist der Chirurg in der Tat gezwungen 60–90 Tage abzuwarten. Turnbull u. Weakley empfehlen daher die sofortige Schleimhaut-Haut-Naht beim Anlegen eines Stomas. Auch nach unserer Erfahrung kann eine derart angelegte Kolostomie im allgemeinen ohne eine Segmentresektion und die damit erforderliche Darmanastomosierung aufgehoben werden. Der Verschluß bzw. die Aufhebung der temporären Kolostomie setzt natürlich eine einwandfreie distale Darmpassage ohne weiterbestehende Obstruktion voraus.

Dies muß vor der Rückverlagerung zweifelsfrei durch eine Röntgenuntersuchung mit Kontrasteinlauf sichergestellt werden.

Präoperative Vorbereitung

Röntgenuntersuchung des Kolons durch Kontrasteinlauf, Nasen-Magen-Sonde, mechanische Darmspülung und antibiotische Darmvorbereitung (s. Kap. 25), zusätzlich ortho- und retrograde Kochsalzspülungen des ausgeschalteten Kolonsegments, perioperative parenterale Antibiotikaverabfolgung.

Fehler und Gefahrenpunkte

Nahtinsuffizienz, intraabdominelle Abszeßbildung, Laparotomie-Infektion.

Operationstaktik

Eine Nahtinsuffizienz tritt leicht an einem traumatisierten oder devaskularisierten Kolon auf. Eine andere häufige Ursache für eine Nahtinsuffizienz ist die Spannung der Naht infolge inadäquater Ablösung der Verwachsungen zwischen Querkolon und umgebendem Gewebe.

Um diese Komplikationen zu vermeiden, muß das Kolon genügend weit von allen umgebenden Verwachsungen abpräpariert werden, notfalls mit Erweiterung der Laparotomie. Ist es beim Anlegen der Kolostomie zu einer Schädigung infolge Devaskularisierung des Kolons gekommen, darf nicht mit der Segmentresektion und anschließender End-zu-End-Anastomose gezögert werden. Exakte Naht oder Klammerung eines gut durchbluteten und intakten Kolons mit minimaler fäkaler Kontamination, kombiniert mit lokaler Antibiotikaspülung, verhindert im allgemeinen das Entstehen eines Abszesses. Die Infektion der Laparotomie ist nur selten eine Folge der Stomaeinnähung. Ein anderes Phänomen bei der Entstehung einer Wundinfektion ist die Retraktion des subkutanen Fettgewebes von der Kolostomie. Hierdurch entsteht – nach erfolgter Einnähung in die Haut – ein Hohlraum zwischen Faszie und Epidermis. Bestehen Zweifel, so muß in solchen Fällen die Hautnaht offenbleiben.

Operationstechnik

Inzision

Die Kolostomieöffnung wird durch Einlegen eines kleinen, feuchten, ausgezogenen Tupfers zugestopft. Danach erfolgt die Zirkumzision der Haut am Stoma, etwa 3–4 mm von der Schleimhaut-Haut-Naht entfernt *(Abb. 40.1)*. Nach vollständiger Zirkumzision werden 3 Allis-Klemmen an den Stomarand gelegt und der Darm nach obengehalten. Mit dem Skalpell oder der Präparierschere erfolgt die Auslösung des Kolons bis in Höhe der vorderen Rektusscheide *(Abb. 40.2)*. Sorgfältig muß darauf geachtet werden, daß es nicht zu einer Traumatisierung des Kolons kommt.

Auslösung der Faszie und von Verwachsungen

Der Faszienring wird dargestellt, danach das subkutane Fettgewebe von der vorderen Faszienwand abgetrennt und das Kolon aus dem Faszienring ausgelöst, bis die Bauchhöhle eröffnet ist. Dann ist es leicht möglich, einen Zeigefinger einzuführen und das Querkolon vorsichtig vom umgebenden Verwachsungsgewebe – insbesondere in Verbindung mit der vorderen Bauchwand – zu befreien. Bestehen jedoch Schwierigkeiten bei der Ablösung oder Durchtrennung von Verwachsungen zwischen Kolon und Peritoneum, muß die Bauchinzision so erweitert werden, daß eine schonende und übersichtliche Freipräparation möglich ist.

Verschluß der Stomaöffnung im Kolon

Nach Auslösung der Kolostomie wird der Hautrand vom Kolon exzidiert *(Abb. 40.3)*. Sorgfältig muß das Kolon auf Verletzung überprüft werden. Kleine Serosaverletzungen sind so lange unbedeutend, wie keine Durchblutungsstörungen erkennbar sind. In den meisten Fällen ist die leichte Anfrischung der Inzisionsränder für die Heilung vorteilhaft. Das Kolon ist danach im allgemeinen von normaler Wandstärke. Wurde das Stoma durch Inzision der Tänie angelegt, empfiehlt sich resorbierbarer Faden mit atraumatischer Nadel, beginnend am aboralen Rand der Stomaöffnung als fortlaufende Naht *(Abb. 40.4)*. Die andere Hälfte der Darmöffnung wird in gleicher Weise oralwärts beginnend vernäht und

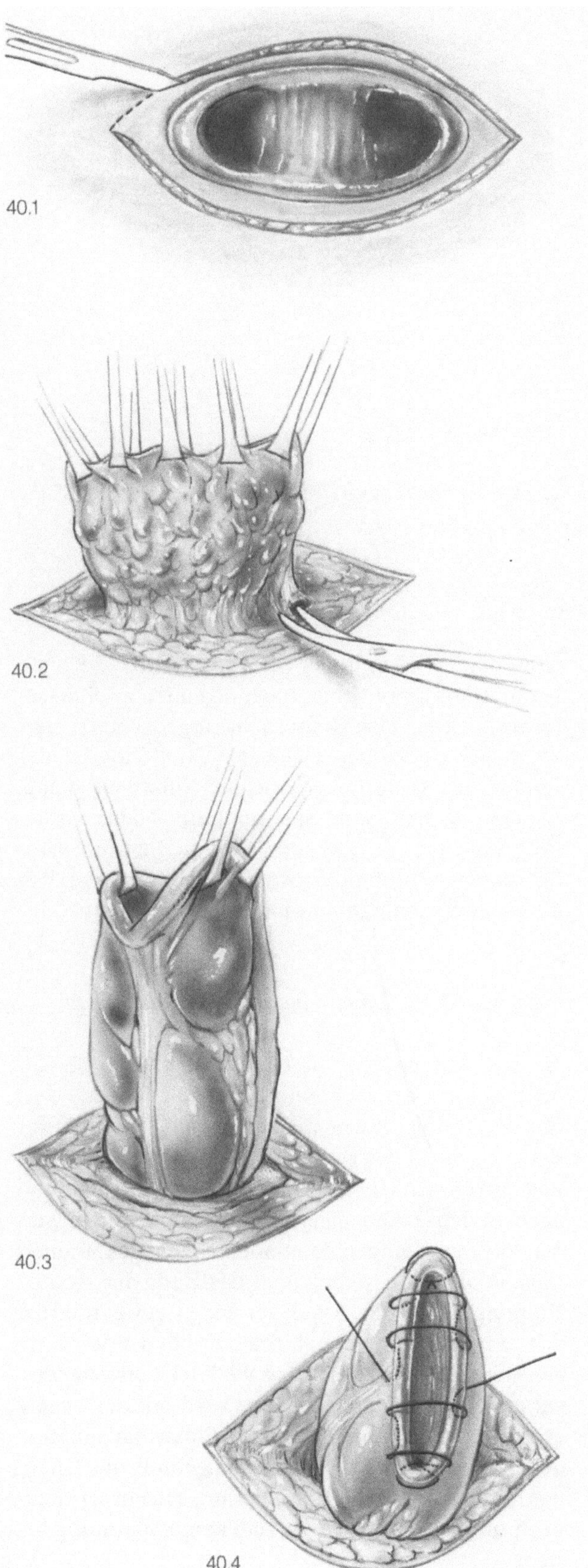

40.1

40.2

40.3

40.4

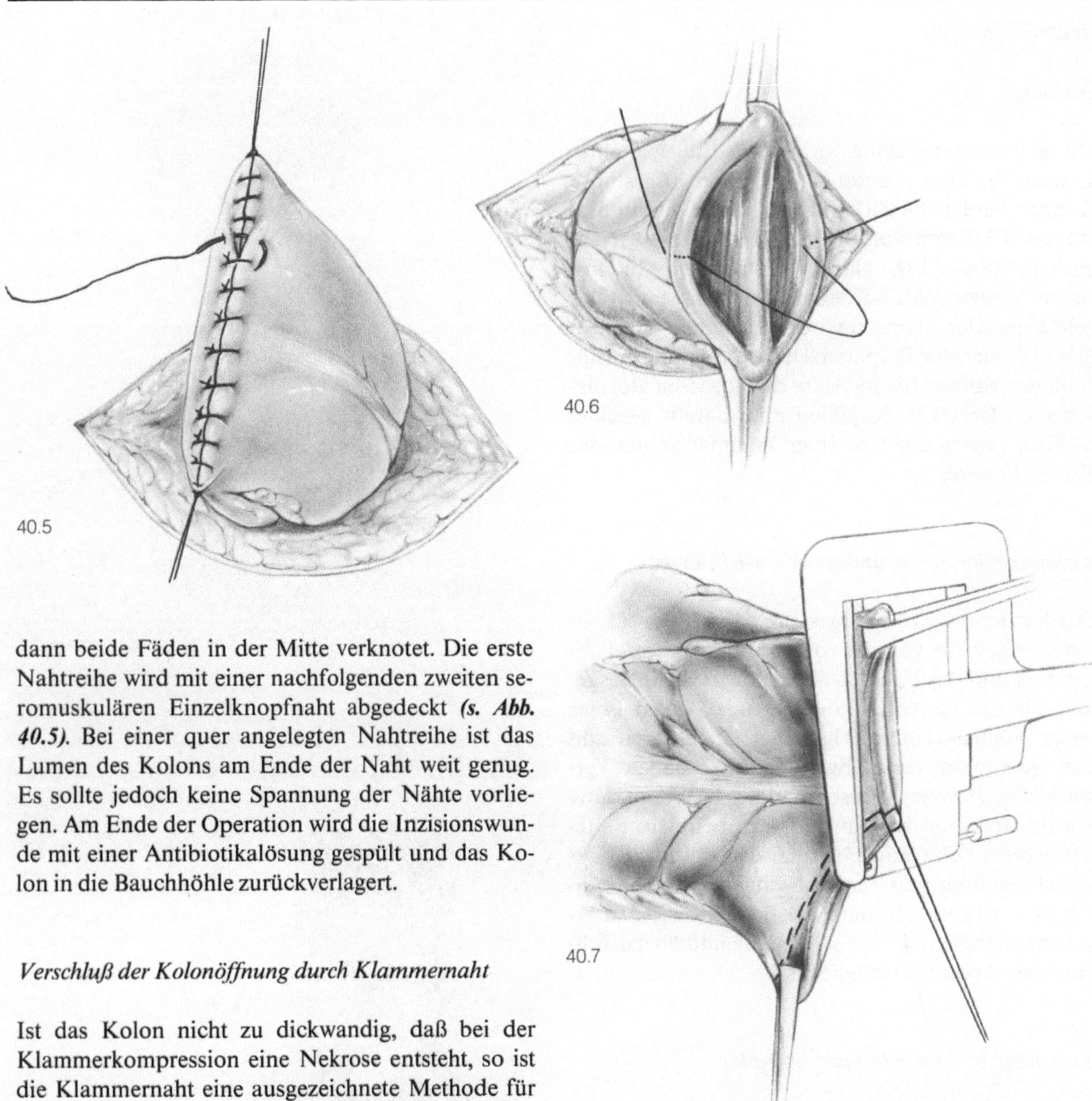

40.5

40.6

40.7

dann beide Fäden in der Mitte verknotet. Die erste Nahtreihe wird mit einer nachfolgenden zweiten seromuskulären Einzelknopfnaht abgedeckt *(s. Abb. 40.5)*. Bei einer quer angelegten Nahtreihe ist das Lumen des Kolons am Ende der Naht weit genug. Es sollte jedoch keine Spannung der Nähte vorliegen. Am Ende der Operation wird die Inzisionswunde mit einer Antibiotikalösung gespült und das Kolon in die Bauchhöhle zurückverlagert.

Verschluß der Kolonöffnung durch Klammernaht

Ist das Kolon nicht zu dickwandig, daß bei der Klammerkompression eine Nekrose entsteht, so ist die Klammernaht eine ausgezeichnete Methode für den Verschluß des Kolondefekts. Nach Anlegen eines Haltefadens in der Mitte der Darmöffnung und nach an den Ecken angelegten Allis-Klemmen, werden die beidseitigen Stomaöffnungen geklammert ***(Abb. 40.6)***. Es ist wichtig, daß das Ende der zweiten Klammerhälfte den Rand der ersten etwas mitfaßt, d.h. einige Millimeter unterhalb des in der Mitte angelegten Haltefadens ***(Abb. 40.7)***. Überstehendes, vernarbtes Schleimhautgewebe wird mit der Schere exzidiert, unter oberflächlicher Elektrokoagulation der evertierten Mukosa. Sorgfältig muß die Klammerreihe auf exakte Klammerung (B-Form) überprüft und beachtet werden, daß keine Spannung besteht.

Aufhebung des Stomas durch Segmentresektion

Wenn das Gewebe für einen primären Stomaverschluß ungeeignet erscheint, muß die Bauchwandinzision erweitert und eine Kolonsegmentresektion vorgenommen werden. Dafür ist eine genügend weite Mobilisierung erforderlich. Gelegentlich muß dabei auch die rechte Kolonflexur abgelöst und entsprechend weit das große Netz proximal wie distal abpräpariert werden, um eine spannungslose End-zu-End-Anastomose zweireihig anlegen zu können (s. Abb. 28.16–28.24). Alternativ ist die End-zu-End-Anastomosierung unter Verwendung der entsprechenden Klammertechnik möglich (s. Abb. 28.33–28.36).

Verschluß der Laparotomie

Die Laparotomiewunde wird mit einer verdünnten Antibiotikalösung nach Anlegung von Kocher-Klemmen gespült. In diesen Fällen legen wir einen kleinen subkutanen Gazestreifen ein, um eine sekundäre Granulationsheilung zu erzielen. Gegebenenfalls ist die Verwendung von einigen Einzel-Matrazennähten mit Nylon angezeigt. Sie sollten jedoch nicht vor dem 8. postoperativen Tag geknotet werden. Die Subkutanschicht wird durch das Einlegen eines Streifens abgeschoben. Bei primärem Wundverschluß besteht die Wahrscheinlichkeit einer Wundinfektion. Um dies zu vermeiden, muß die Haut offengehalten werden.

Postoperative Behandlung

Nasen-Magen-Sonde bis Ingangkommen der Magen-Darm-Tätigkeit. Die perioperative Antibiotikaverabfolgung wird nur bei Verdacht auf Wundinfektion fortgesetzt.

Komplikationen

Wundinfektion, intraabdominelle Abszeßbildung, Kolonhautfistel.

Literatur

Knox AJS et al. (1971) Closure of colostomy. Br J Surg 58: 669

Turnbull RB Jr, Weakley FL (1967) Atlas of intestinal stomas. Mosby, St. Louis

Wheeler MH, Barker J (1977) Closure of colostomy –a safe procedure? Dis Col Rectum 20: 29

Yaiko RD et al. (1976) Morbidity of colostomy closure. Am J Surg 132: 304

41 Operationen bei Kolondivertikulitis

Indikationen

1. Elektivoperationen: rezidivierende Divertikulitis, Kolonblasenfistel.
2. Notoperationen: Peridivertikulitis, Abszeß oder Divertikelphlegmone, erfolglose konservative Behandlung, entzündungsbedingte Kolonobstruktion, Verdacht auf koexistentes Karzinom, lokale oder generalisierte Peritonitis, massive Kolonblutung.

Auswahl des Operationsverfahrens

Vorgehen bei akuter Divertikulitis

Die akute Divertikulitis in Form der Sigmoiditis verläuft mit Fieber, Leukozytose, Schmerzen und Resistenz im linken Unterbauch bis ins kleine Becken. Die Initialtherapie besteht in intravenöser Antibiotikaverabfolgung und Magensonde. Nach 2–3 Tagen geht es dem Patienten im allgemeinen besser, mit rückläufigem Fieber und Abnahme der Schmerzhaftigkeit der Bauchwand. Nach 1 Woche kommt es auch zur Rückbildung der tastbaren Resistenz im linken Unterbauch. In der 2. Woche sollte bei Fortbestehen des verbesserten Allgemeinzustands eine Röntgenuntersuchung des Kolons – mit entsprechender Vorsicht – erfolgen. Handelt es sich um den 1. Entzündungsschub, ist die chirurgische Resektionstherapie im allgemeinen nicht zwingend erforderlich, es sei denn, daß die Röntgenuntersuchung eine Fistelbildung aufdeckt.

Kommt es trotz intensiver Antibiotikatherapie zu einer Verschlechterung des Allgemeinzustands, ist die operative Intervention angezeigt. Im allgemeinen findet sich dann bei der Laparotomie eine Abszeßbildung auf dem Boden der Peridivertikulitis. Auch kann es anstelle der Peritonitis zu einer Abszeßbildung im Retroperitoneum bzw. Mesosigma mit Begleitphlegmone gekommen sein.

In den meisten Fällen einer akuten Divertikulitis besteht eine intramurale oder parakolische Phlegmone und weniger eine echte Abszeßbildung. Aus diesem Grunde bildet sich die Mehrzahl der Divertikulitiskomplikationen bei entspechender konservativer Therapie zurück. Viele Patienten benötigen dann jedoch darüber hinaus die Resektion in Form des einzeitigen anstelle des sonst notwendigen dreizeitigen Vorgehens. Schlägt die konservative Behandlung fehl, ist das Anlegen einer proximalen Kolostomie mit lokaler Drainage das inadäquate Verfahren zur Beherrschung einer sich möglicherweise ausdehnenden Infektion, entsprechend den Mitteilungen von Alexander-Williams et al. Der Mißerfolg dieser Behandlung hat seine Hauptursache in der zwischen der Kolostomie und der Kolonfistel bestehenden Koprostase und damit der weiterbestehenden Perforationsfistel. Auch übersieht der Chirurg beim alleinigen Anlegen einer Kolostomie in diesen Fällen das Bestehen einer retroperitonealen Abszeßbildung. Für Patienten mit derartigen Divertikulitisbefunden ist die sog. Hartmann-Operation oder die Sigmaresektion mit Vorlagerung des proximalen Segments als endständige Kolostomie und die Verwendung des distalen Sigmasegments als Schleimhautfistel vorzuziehen. Augenscheinlich ist bei der akuten Divertikulitis die primäre Entfernung des Entzündungsherds nach entsprechender Vorbereitung das Verfahren der Wahl.

Einzeitige linksseitige Kolonresektion mit primärer Anastomose

Patienten, die sich von einer akuten Divertikulitis erholen, können frühestens 2–3 Wochen nach dieser Attacke der Operation in Form der primären Resektion unterzogen werden. Einige Operateure wählen sogar einen noch späteren Zeitpunkt, etwa 3 Monate nach Abklingen der akuten Symptome. Eine noch weitere Operationsverzögerung erscheint weder sinnvoll noch vorteilhaft, da die Operation dadurch technisch nicht einfacher wird. Ergibt sich bei der Röntgenuntersuchung des Kolons durch Kontrasteinlauf der Verdacht auf Vorliegen eines Malignoms, muß die Operation innerhalb von 3 Wochen erfolgen und die Dringlichkeit von der Koloskopie und dem histologischen Befund der Biopsie abhängig gemacht werden.

Querkolonkolostomie bei vollständiger Kolonobstruktion

Einige Patienten mit Divertikulitis zeigen durch die entzündungsbedingte Stenose eine komplette Verlegung des Darmlumens. Bestehen weder Fieber noch Leukozytose noch Entzündungszeichen, können diese Patienten in der gleichen Weise wie bei einer durch Karzinom verursachten Darmstenose behandelt werden, in Form einer einfachen Querkoloncolostomie als Ersteingriff im Rahmen des dreizeitigen Vorgehens. Sind dagegen lokale Entzündungszeichen vorhanden, ist die genaue lokale Exploration erforderlich, ausgehend von einer medianen Unterbauchlaparotomie. Läßt die Röntgen-Abdomenleeraufnahme auch noch eine Dünndarmpassagestörung erkennen, so sollte die Laparotomie erfolgen, um Dünndarmadhäsionen mit dem Divertikulitisprozeß lösen zu können.

Notoperation bei massiver Kolonblutung

Die massive Kolonblutung ist eine ungewöhnliche, nur selten auftretende Komplikation der Divertikelkrankheit des Darms. Viele Fälle einer massiven Kolonblutung, die zunächst als Divertikulose diagnostiziert werden, stellen sich später bei der Arteriographie als Angiodysplasie im Zökum heraus. Die Arteriographie gibt Auskunft über diese Blutungslokalisation. In diesen Fällen kann die intraarterielle Verabfolgung von Vasopressin die Blutung beherrschen und damit eine Notfalloperation umgehen. Bei unstillbarer Kolonblutung ist allerdings die sofortige subtotale Kolektomie mit Seit-zu-Seit-Anastomose zwischen terminalem Ileum und Rektosigmoid unumgänglich (s. Kap. 33).

Kolovesikale Fistelkomplikation (Kolon-Blasen-Fistel)

Hat sich eine Sigma-Blasen-Fistel auf dem Boden der Peridivertikulitis entwickelt, ist nach sorgfältiger Vorbereitung die primäre Sigmaresektion mit sofortiger Anastomose auch in diesen Fällen möglich. Die entzündlich-fibrotisch veränderte Blasenwand im Fistelbereich wird exzidiert. Sie kann problemlos durch doppelreihige Übernähung bei liegendem Blasenkatheter verschlossen werden. *(Wenn immer möglich als subrapubische Blasenfistel anstelle eines konventionellen Urethrakatheters.)*

Zusammenfassung

Die Indikation für eine blockierende Kolostomie im Kolontransversum mit einfacher Drainage der akuten Divertikulitis ist nur in den wenigsten Fällen angezeigt. Viele früher mit dem dreizeitigen Verfahren behandelte Patienten können heutzutage zunächst konservativ behandelt werden, mit dann primärer Resektion und Anastomose 2–3 Wochen später. Patienten mit lokalisierter oder fortgeschrittener Peritonitis werden am besten durch Resektion des perforierten Kolonsegments behandelt, da damit gleichzeitig und definitiv der Entzündungsherd und die Infektionsquelle beseitigt werden. Ergänzend wird eine Kolostomie oder ein Hartmann-Stumpf hergestellt. Dieses Operationsverfahren empfiehlt sich auch für die Fälle, die auf die konservative Behandlung nicht ansprechen. Das alleinige Anlegen einer Ausschaltungskolostomie trägt immer die Gefahr in sich, daß eine lokale durch die Divertikulitis verursachte Abszeßbildung oder retroperitoneale Entzündung übersehen wird. Kann andererseits diese Komplikationsmöglichkeit durch sorgfältige Exploration bei der Laparotomie ausgeschlossen werden, ist das dreizeitige Vorgehen eine akzeptable Alternative.

Präoperative Vorbereitung (vgl. Kap. 25)

Primäre Resektion und Anastomose

Operationstaktik

Die Operationstaktik für die Resektion des linken Kolons und die anschließende Anastomosierung ist die gleiche wie bei Karzinombefall, aber mit einigen wichtigen Unterscheidungen:

Die hohe Lymphknotendissektion erübrigt sich hierbei. Das Mesenterium kann näher am Darm abgelöst werden, es sei denn, daß dieses durch die Entzündung und Ödembildung nicht möglich ist. In den meisten Fällen ist es ebenfalls nicht erforderlich, das Rektum aus seinem präsakralen Raum auszulösen, da die Divertikel im allgemeinen höher lokalisiert sind. Die Anastomose wird einige Zentimeter oberhalb des Promontoriums angelegt. Obwohl es von Bedeutung ist, nach Möglichkeit den gesamten Divertikulitisprozeß zu entfernen, ist dies beim älteren Risikopatienten nicht zwingend erforderlich, um ihm die ausgedehnte Kolektomie zu ersparen. In der Nachbarschaft der Anastomose dürfen jedoch auf keinen Fall noch restliche Entzündungsanteile im Kolon bestehen. Die primäre Anastomose darf nur vorgenommen werden, wenn sowohl das proximale als auch das distale Kolonsegment frei von Entzündung oder Hypertrophie der Darmwandmuskulatur sind. Ebenso ist die Anastomose kontraindiziert, wenn diese in einem früheren Abszeßgebiet zu liegen kommt. In solchen Fällen ist man besser beraten, die Anastomosierung erst beim Zweiteingriff vorzunehmen.

Operationstechnik

Die Bauchhöhle wird durch mediane Laparotomie vom mittleren Oberbauch bis zum Schambein eröffnet.

Auslösen des Sigmas und der linken Kolonflexur

Die Dissektion erfolgt im Bereich des absteigenden Kolons durch Längsinzision der parakolischen lateralen Verwachsungen. Die linke Hand unterfährt das Kolon oberhalb der Divertikulitisentzündung, um das Mesokolon abzuheben ***(Abb. 41.1)***. Die parakolische Inzision wird nach distal fortgesetzt, um das Sigma auszulösen. An diesem Punkt des Präparationsablaufs ist besonders auf den Verlauf des linken Ureters zu achten, am besten oberhalb des Divertikulitisprozesses, da hier seine Identifizierung leichter ist. Danach wird der Ureterverlauf nach unten ins kleine Becken verfolgt.

Durchtrennung des Mesokolons

Bei Wahloperationen kann das Mesokolon zwischen Klemmen etwa 4–6 cm vom Darm entfernt durchtrennt werden ***(Abb. 41.1)***. Die Präparation beginnt im entzündungsfreien Bereich des proximalen Kolons. Dies verlangt im allgemeinen die Auslösung der linken Kolonflexur mit dem distalen Kolontransversum. Der entzündliche Divertikulitisprozeß wird nach Anlegen von 2 Allen-Klemmen distal und proximal davon reseziert.

Herstellung der Anastomose

Sie wird am offenen Kolon entweder mit einreihiger oder zweireihiger Naht oder durch Klammerung – wie in Kap. 28 (Abb. 28.10–28.36) beschrieben – vor-

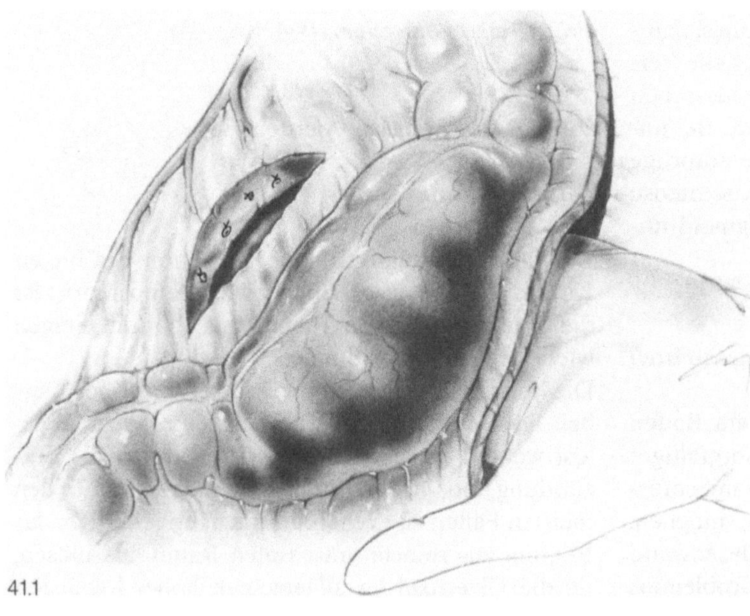

41.1

genommen. Nur in seltenen Fällen ist es erforderlich, die Anastomose in Höhe der Rektumampulle mit dem hier weiteren Durchmesser vorzunehmen, in diesen Fällen ist die Seit-zu-End-Anastomose angezeigt wie in Kap. 30 (Abb. 30.10–30.20) beschrieben. Während des Operationsablaufs sollten Spülungen des Beckens mit einer Antibiotikalösung vorgenommen werden. Der Bauchwandverschluß erfolgt in den Fällen ohne Abszeßbildung in typischer Weise ohne Einlage einer Saugdrainage. Die Hautinzision wird wie eine infizierte Wunde behandelt (s. Kap. 2).

Primäre Resektion mit temporärer Kolostomie und distaler Sigma-Schleimhaut-Fistel

Operationstaktik und -technik

Nach Freipräparation des Sigmas – aber vor der vollständigen Durchtrennung des Mesokolons – ist es von Bedeutung, zu entscheiden, ob eine sofortige Primäranastomosierung erfolgen soll. Findet sich ein Residualabszeß im Becken, sollte die Anastomose erst beim Zweiteingriff angelegt werden, damit diese nicht ins Abszeßgebiet zu liegen kommt. Eine kleine Ansammlung von Pus hinter dem Kolon ist keine zwingende Kontraindikation für die primäre Anastomosierung unter der Voraussetzung, daß das proximale und distale Kolon normal beschaffen sind, daß sich die Anastomosierung problemlos herstellen läßt und nicht im kleinen Becken in Abszeßnähe zu liegen kommt. Auch muß der Darm im Bereich der Anastomose frei von Stuhlinhalt sein.
Wird der Eingriff im Sinne des zweizeitigen Vorgehens vorgenommen, ist es nicht zwingend erforderlich, den entzündlichen Prozeß zu resezieren, wie es beim Hartmann-Stumpf angestrebt wird. Der zweite Eingriff ist hierbei unter Umständen schwieriger. In fast allen Fällen mit entsprechend guter Vorbereitung ist es möglich, das distale Sigma als Schleimhautfistel in den Unterrand der Laparotomie verschlossen einzunähen ***(Abb. 41.2)***. Das Mesokolon wird soweit wie möglich zur Gewährleistung einer guten Durchblutung geschont, das Colon descendens im Gesunden reseziert und als endständige Kolostomie durch eine separate Bauchwandinzision ausgeleitet und eingenäht. Bei der Nachfolgeoperation werden die Kolostomie und die distale Sigmafistel aufgehoben und die Anastomosierung zwischen Kolon und Rektosigmoid etwa 4–6 Wochen nach dem Ersteingriff vorgenommen.

Notfalleingriff: Sigmaresektion mit endständiger Kolostomie und Hartmann-Stumpf

Indikationen

Bei Patienten mit generalisierter und lokaler Peritonitis auf dem Boden einer perforierten Sigmadivertikulitis ist das konservative Vorgehen mit Anlegen ei-

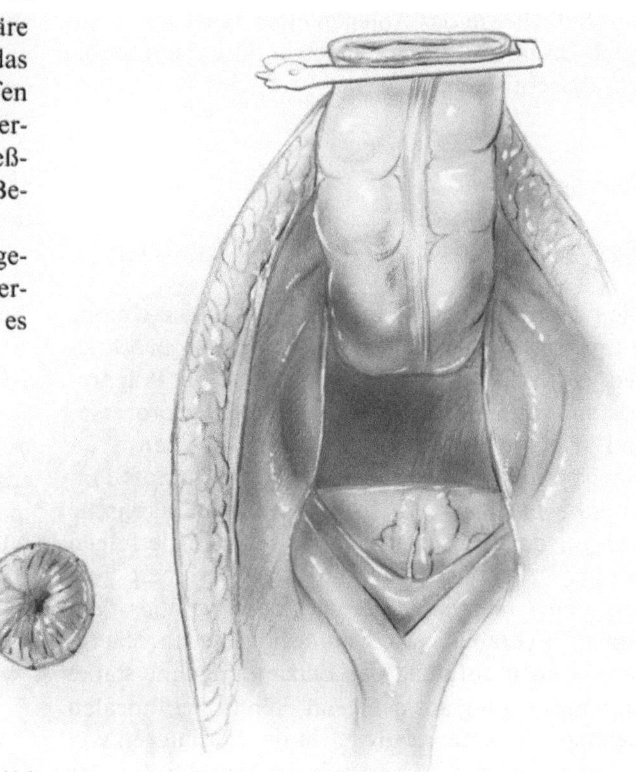

41.2

ner Kolostomie im Kolontransversum und lokaler Drainage mit einer Mortalität von mehr als 50% belastet. Daher ist die sofortige Resektion des perforierten Divertikulitissegments notwendig, um den Infektionsherd zu beseitigen und die Sepsis zu unterbrechen. Das weitere Vorgehen besteht im Anlegen einer endständigen Kolostomie und einer distalen Sigma-Schleimfistel. Wird jedoch nur eine eingeschränkte Resektion des entzündeten und perforierten Segments vorgenommen und verbleibt damit ein Rest der Entzündung im distalen Sigmasegment, dann ist es besser, tiefer zu resezieren und einen Hartmann-Stumpf anzulegen. Nicht ratsam ist es, das Anlegen einer distalen Sigmafistel zu erzwingen und die Präparation des Sigmas bis in die präsakrale Region vorzutreiben. Durch erweiterte Freilegung wird der Entzündungsprozeß unnötig verschleppt.

Präoperative Vorbereitung

Sie besteht im Rahmen der Intensivbehandlung aus Bluttransfusionen und Antibiotikaverabfolgung, zumal viele Patienten häufig unter dem Bild des septischen Schocks zur Aufnahme gelangen. Eine ausführliche Kolonvorbereitung ist aus Zeitgründen nicht möglich. Die Magennsonde ist ebenso selbstverständlich wie das Anlegen einer Blasendrainage durch Urethrakatheter oder besser durch suprapubische Blasenfistel.

Operationstechnik

Zugangsweg und Auslösen der linken Kolonflexur

Die Laparotomie und Freilegung des linken Kolons entspricht dem Vorgehen wie in Kap. 40 beschrieben. Nochmals sei daran erinnert, daß die Präparation am besten oberhalb des Entzündungsprozesses im Darm und Retroperitoneum beginnt. Ebenso ratsam ist die vorsichtige retroperitoneale stumpfe Präparation nach unten. Die linksseitige parakolische Inzision des Peritoneums muß sorgfältig erfolgen (s. Abb. 41.1). Wiederum muß daran erinnert werden, den Ureterverlauf genau und sorgfältig – am besten von kranial nach distal – darzustellen. Häufig besteht auch aufgrund der Entzündung eine starke Blutungsneigung aus den venösen retroperitonealen Gefäßen. Sie kann relativ leicht durch Einlegen von warmen Tüchern im Verlaufe der Dissektion unter Kontrolle gebracht werden. Nach Auslösen der linken Kolonflexur wird das Mesokolon schrittweise nach vorheriger doppelseitiger Anlage von Klemmen – wie bereits oben beschrieben – durchtrennt.

Anlage des Hartmann-Stumpfs

Nicht immer hat die akute Divertikulitis das Rektosigmoid mit einbezogen. Dann sollte die Dissektion über diese Höhe nicht fortgesetzt werden. Ist das Rektosigmoid nicht ungewöhnlich stark entzündlich aufgetrieben, wird es mit dem TA-55-Klammerinstrument verschlossen. Bei leichter oder mäßiger Wandverdickung werden die größeren 4,8 mm großen Klammern verwendet. Nach Durchtrennung und Entfernung des Klammerinstruments sollte im günstigen Falle eine leichte Sickerblutung zwischen den Klammern erkennbar sein, als Ausdruck einer ausreichenden Durchblutung durch die Klammerung mit nicht eingetretener Nekrosegefahr ***(Abb. 41.3)***. Ist die Sigmawand jedoch so verdickt, daß es durch die Klammerung zu einer Nekrosebildung kommen kann, dann ist die Klammertechnik kontraindiziert und der Rektumstumpf sollte durch Naht – am besten fortlaufend mit resorbierbarem 3-0-Faden – verschlossen werden. Die erste Naht wird anschließend mit einer zweiten fortlaufenden Naht wiederum mit resorbierbarem 3-0-Faden übernäht, der Hartmann-Stumpf nahe der Beckenfaszie fixiert, oder noch besser – falls möglich – am Promontorium, um im Hinblick auf die später beim Zweiteingriff vorzunehmende Anastomosierung eine Retraktion in das tiefe Becken zu vermeiden.

Endständige Kolostomie

Hierfür ist Voraussetzung, daß ein entzündungsfreies Kolonsegment zur Verfügung steht. Handelt es sich um einen Patienten im schlechten Allgemeinzustand, wird die Kolostomie in die obere Laparotomie eingenäht um den Eingriff abzukürzen; andernfalls wird das Colon descendens durch eine separate Bauchwandinzision im M. rectus durchgezogen und im Sinne der sofortigen Schleimhaut-Haut-Naht mit Einzelknopfnähten oder mit fortlaufender Naht (4-0-Chromcatgut) eingenäht.

Laparotomieverschluß

Bei Vorliegen einer Abszeßbildung mit begleitender ödematöser Gewebsverdickung, die nicht exzidiert werden kann, ist die Einlage einer Sumpfdrainage mit Antibiotikasaugspüldrainage erforderlich. Im anderen Falle kann die Bauchhöhle nach ausgedehnter intraoperativer Antibiotikaspülung in üblicher Weise ohne Drainage verschlossen werden. Die Hautnaht bleibt offen.

Literatur

Alexander-Williams J (1976) Management of acute complications of diverticular disease – the dangers of colostomy. Dis Colon Rectum 19: 289

Eng K et al. (1977) Resection of the perforated segment – a significant advance in the treatment of diverticulitis with free perforation of abscess. Am J Surg 133: 67

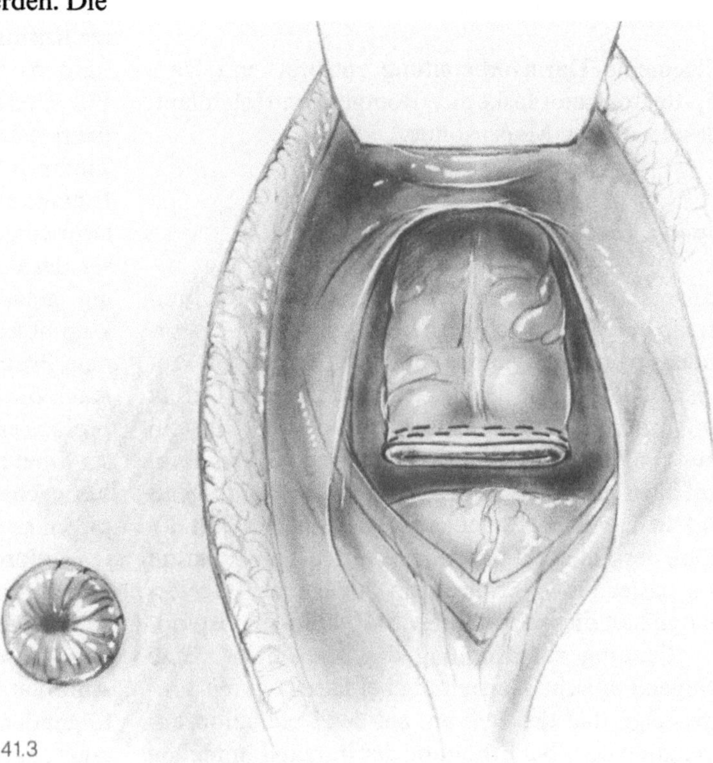

41.3

42 Ripstein-Operation bei Rektumprolaps

Indikation: Kompletter Rektumprolaps.

Präoperative Vorbereitung

Allgemeine Darmvorbereitung entsprechend Kap. 25, Rektosigmoidoskopie, Röntgenkontrasteinlauf, Blasenkatheter, Magensonde.

Auswahl des Operationsverfahrens

Lange Zeit nahm man an, daß der massive Rektumprolaps aus einer Schwäche des vorderen Levatorbodens resultiert. Diese Hypothese versteht den Prolaps als Gleithernie des Rektums durch einen Defekt im vorderen Anteil des Levatorbodens. Ripstein wies 1965 darauf hin, daß im Normalfall das Rektum nach hinten der Kontur des Os sacrum folgend und sich ihm eng anlegend gekrümmt verläuft. In Höhe der Puborektalisschlinge verläuft das Rektum in scharfer Abwinkelung zum Analkanal. Im Normalfall hält diese Spannung das Rektum in posteriorer Richtung zur Höhlung des Kreuzbeins. Eine röntgenologische Darstellung bei Patienten mit Prolaps zeigt, daß das Rektum bei der Defäkationsanstrengung oder bei Erhöhung des intraabdominellen Drucks eine gerade verlaufende Linie zum Analkanal ohne die physiologische Abknickung bildet. Dadurch erst kommt es zum Vorfall bzw. zur Invagination des Rektums durch die Analmuskulatur. Es ist naheliegend, daß die Schwäche des Levatorbodens eine sekundäre Folge jahrelang bestehender Kontipation und Prolapsdisposition und weniger die primäre Ursache des Prolapses ist. Dies macht verständlich, wie sich ein Prolaps – auch bei jungen Patienten mit zunächst normal starker Levatormuskulatur – entwickeln kann. Das der Ripstein-Operation zugrundeliegende Konzept ist die Verwendung eines schlingenförmig angelegten Polypropylenstreifens, der 75% der vorderen Zirkumferenz des Rektums an die präsakrale Faszie fixiert. Hierdurch wird eine Wiederherstellung der normalen hinteren Kurvatur des Rektums erreicht, und damit die Invaginationsneigung und die Prolapsbildung eliminiert. Obwohl hierfür ein abdominaler Zugang erforderlich ist, haben Gordon u. Hoexter nur eine Mortalität von weniger als 0,5% und eine Rezidivrate von 2–3% in ihrer Kasuistik von über 1 000 operierten Patienten gefunden.

Für ältere Patienten in extrem schlechtem Allgemeinzustand oder bei Risikopatienten wird oft die Thiersch-Operation empfohlen. Sie besteht in der Einlage eines subkutan zirkulär um die Analmuskulatur eingelegten Silberdrahts, wobei der Durchmesser des Analkanals nur für den Zeigefinger eingängig gehalten wird. Nach allgemeiner Erfahrung kommt es jedoch im Verlaufe von 1–2 Jahren zu einem Bruch des Drahts mit Perforationsgefahr.

Auch die tiefe Rektumresektion ist für den Rektumprolaps empfohlen worden. Der günstige Effekt dieser Operation kommt wahrscheinlich durch narbige Verwachsungen zwischen Rektumstumpf und der präsakralen Faszie zustande. Andererseits ist die tiefe Kolorektalanastomose mit einer viel höheren Operationsmortalität als die Ripstein-Operation mit zudem viel größerer Rezidivgefahr belastet. Eine andere für den Prolaps empfohlene Prozedur ist die Amputation des prolabierenden Segments mit nachfolgender Kolorektalanastomose bei präanaler Vorlagerung. Auch dieses Verfahren ist von einer hohen Mortalität belastet.

Fehler und Gefahrenpunkte

Exzessive Einengung des Rektums durch den Streifen oder gelegentliche Erosion des Streifens in das Rektum, Einriß der Nähte zwischen Streifen und präsakraler Faszie, präsakrale Blutung.

Operationstaktik

Um eine Einengung des Rektums zu vermeiden, muß genügend Spielraum zwischen der Hinterwand des Rektums und der präsakralen Faszie bestehen, da sonst die Fäden durch Spannung einschneiden.

Der Erfolg der Ripstein-Operation besteht nicht in einer Einengung des Rektums. Sie soll vielmehr eine Lockerung des Rektums nach vorn aus der Kreuzbeinhöhlung verhindern. Von großer Bedeutung ist auch die richtige Anlage des Streifens am Rektum. Der Oberrand des Streifens sollte etwa 5 cm unterhalb des Promontoriums zu liegen kommen. Dies erfordert eine Eröffnung des rektovesikalen bzw. rektouterinen Peritoneums, in vielen Fällen auch die Durchtrennung der lateralen Ligamente am Rektum. Eine Verletzung der hypogastrischen Nerven in der präsakralen Region muß speziell bei Frauen vermieden werden, da sonst Störungen der Sexualfunktionen zu befürchten sind.

42.1

Operationstechnik

Die mediane Unterbauchlaparotomie zwischen Nabel und Schambein ermöglicht einen ausgezeichneten Zugang. Bei jungen Frauen kann man aus kosmetischen Gründen den Pfannenstielschnitt erwägen. Der Schnitt liegt dann gerade unterhalb der Schambeinbehaarung bzw. in Höhe der Querverbindung zwischen den beiden vorderen Darmbeinstacheln ***(Abb. 42.1)*** etwa 12–15 cm lang. Mit dem Skalpell wird das subkutane Fettgewebe bis auf die vordere Rektusscheide durchtrennt, die Faszie des M. obliquus externus eröffnet und der M. rectus bis 2 cm oberhalb des Schambeins zur Seite gezogen ***(Abb. 42.2)***. Danach erfolgt die weitere Inzision der Rektusscheide nach beiden Seiten bis zur Obliquus-Aponeurose. 2 Allis-Klemmen an den kranialen Rand der Faszie angelegt, halten diese nach oben bis an den Nabelrand ***(Abb. 42.3)***. Nun wird die Rektusmuskulatur in der Mittellinie durchtrennt und präperitoneales Fettgewebe beiseite geschoben, damit das Peritoneum zur Darstellung kommt. Bei Trendelenburg-Lagerung wird das Peritoneum kranial der Blase inzidiert und damit die Bauchhöhle eröffnet.

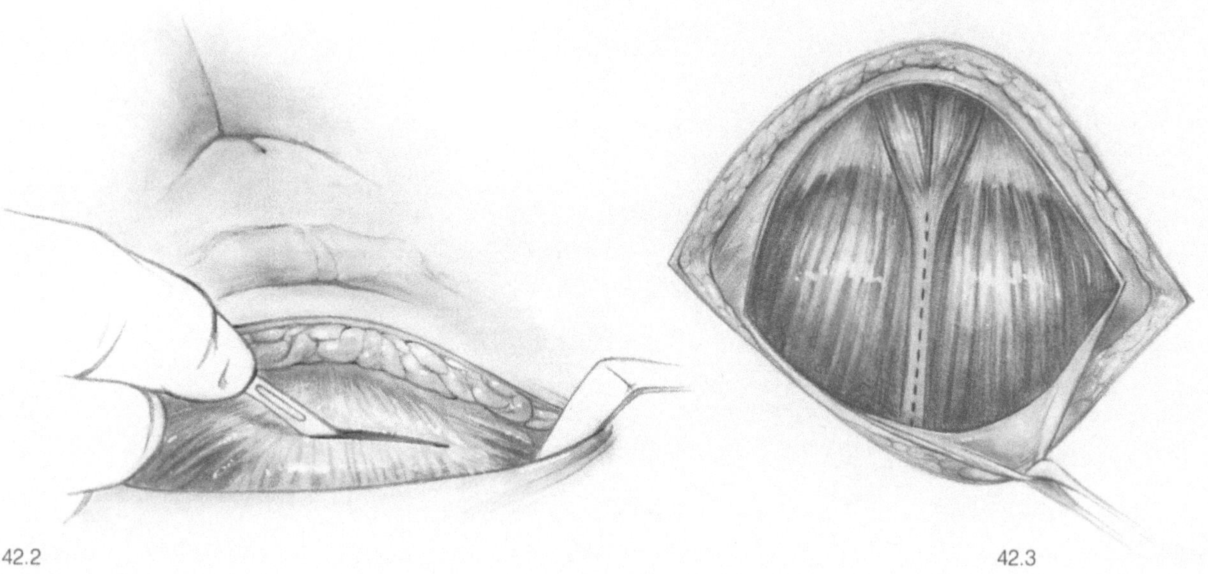

42.2 42.3

Eröffnung des Beckenbodenperitoneums

Der Dünndarm wird schonend in die obere Bauchhöhle verlagert. Die Inzision des Beckenbodenperitoneums beginnt parakolisch in Höhe des Promontoriums links vom Mesorektum bis tief in die Douglas-Umschlagsfalte. Gleich darauf wird der Ureterverlauf überprüft.
Die nachfolgende Inzision verläuft rechts bzw. median vom Mesorektum und trifft sich lyraförmig mit der linksseitigen. Auch der rechte Ureterverlauf wird dargestellt. Die Inzision und Präparation erfolgt am besten mit einer Präparierschere entsprechend den Abbildungen 31.2–31.4. Nicht selten ist der Douglas-Boden bei Patienten mit Prolaps sehr tief. Eine tiefere Dissektion zwischen Rektum und Prostata bzw. Vagina ist im allgemeinen nicht erforderlich.

Präsakrale Dissektion

Bei Rektumprolaps kann das Rektum leicht aus der Kreuzbeinhöhle vorluxiert werden. Der präsakrale Raum wird vorsichtig freipräpariert – wie in Kap. 30 beschrieben! Die dort als wichtig herausgestellten *Vorsichtsmaßnahmen* zur Vermeidung einer Verletzung der präsakralen Venen müssen beachtet werden!
Die präsakrale Region wird genau auf Bluttrockenheit überprüft. Bevor der Fixationsstreifen angelegt wird, muß das Operationsgebiet bluttrocken sein.

Anlage des Fixationsstreifens

Ein 5 × 10 oder 5 × 12 cm großes Prolenenetz wird an die Vorderwand des Rektums gelegt. Der Oberrand des Netzes liegt etwa 4–5 cm unterhalb des Promontoriums. Nun erfolgen atraumatische Einzelknopfnähte mit 2-0-Prolene vom rechten Oberrand nach distal an das Kreuzbeinperiost bis in Höhe des mittleren Kreuzbeins. In gleicher Weise wird die linke Seite fixiert ***(Abb. 42.4a)***. Die Fäden werden zunächst angeklemmt und noch nicht geknotet. Nach Anlage aller 6 Fäden werden diese vom Assistenten zusammengehalten. Die zwischen Rektumhinterwand und Kreuzbeinvorderwand eingeführten Zeige- und Mittelfinger überprüfen die Spannung des Streifens, damit keine zu starke Einengung besteht ***(Abb. 42.4b)***. Danach können alle 6 Fäden geknotet werden. Zusätzlich werden atraumatische 3-0-Prolenefäden verwendet, um den oberen und unteren Rand des Netzes mit dem Rektum so zu fixieren, daß ein Gleiten nach unten nicht mehr möglich ist.

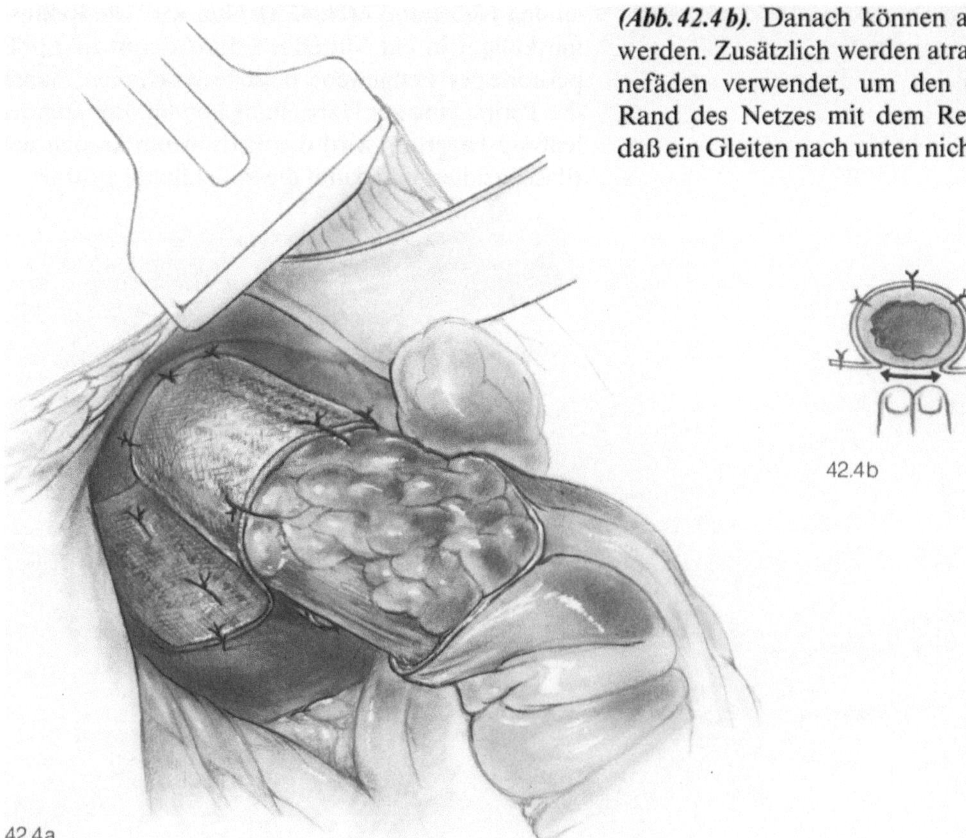

42.4a

42.4b

Verschluß des Beckenbodenperitoneums

Die Beckenhöhle wird zunächst mit einer Antibiotikalösung ausgespült und dann die Beckenbodeninzision mit einer fortlaufenden atraumatischen Naht mittels resorbierbarem 2-0-Faden verschlossen (vgl. ***Abb. 42.5***).

Laparotomieverschluß

Der Verschluß des Pfannenstielschnitts beginnt mit einer fortlaufenden Naht mittels atraumatischem, resorbierbarem 2-0-Faden. Die Muskulatur wird adaptierend vernäht. Danach erfolgt der schichtweise Verschluß der Rektusscheide und der M.-obliquus-externus-Aponeurose mit Einzelknopfnähten vom gleichen Fadenmaterial. Die Hautnaht wird mit resorbierbarem 4-0-Faden vorgenommen. Im allgemeinen ist keine Beckendrainage erforderlich. Konnte jedoch eine exakte Blutstillung nicht erzielt werden, empfiehlt sich das Einlegen eines 6 mm Silasticdrains, dessen Spitze im präsakralen Raum liegt und durch eine separate Stichinzision nach außen geleitet und als geschlossene Saugdrainage verwendet wird (Abb. 42.5).

Postoperative Behandlung

Magensonde bis Ingangkommen der Darmtätigkeit mit Windabgang. Danach kann die orale Ernährung beginnen. Antibiotika sind im Normalfall nicht erforderlich.

Komplikationen

Die meisten Patienten mit einem kompletten Prolaps leiden jahrelang an schwerer Konstipation mit Laxantienabusus. Daher sind diese auch nach der Prolapsoperation nicht immer vermeidbar, andererseits kommt aber auch relativ rasch eine normale Darmtätigkeit und Defäkation in Gang.
Eine Analinkontinenz als Folge jahrelanger Dilatation des Analsphinkters durch wiederholten Prolaps ist bei diesen Patienten häufig anzutreffen. Die Aufhebung des Prolapses eliminiert daher nicht automatisch die Inkontinenz. Dieser Zustand kann jedoch durch fortwährende Übung des Sphinktermechanismus verbessert werden.

Literatur

Gordon PH, Hoexter B (1978) Complications of the Ripstein procedure. Dis Colon Rectum 21: 277

Ripstein CB (1965) Surgical care of massive rectal prolapse. Dis Colon Rectum 8: 34

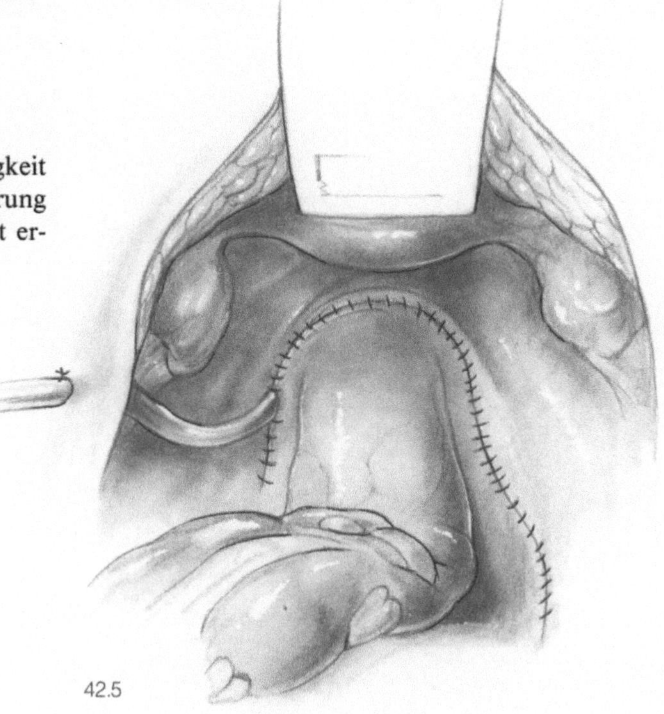

42.5

Anhang

A Mechanische Grundlagen der Operationstechnik

Selten ist der Novize in der Chirurgie mit solch angeborenem Talent versehen, daß ihm Wissen und Analyse aller mechanischen Manipulationen – wie einem Naturtalent gute Leistungen im Sport – in den Schoß fallen. Bei der Betrachtung der nachfolgend diskutierten mechanischen Aspekte in der chirurgischen Technik sollte man sich bewußt werden, daß jeder chirurgischen Technik das von Halsted formulierte Grundprinzip zugrunde liegt.
Der Operateur sollte immer durch behutsame Technik und Präparation das Gewebetrauma so gering wie möglich halten. Halsted verlangte auch die vorrangige Beachtung der Blutstillung und Asepsis.
Die Ausführungen werden geschrieben vom Stand- und Gesichtspunkt eines Rechtshänders. Linkshänder unter den Operateuren sollten die nachfolgend gegebenen Instruktionen umgekehrt verstehen und zur Anwendung bringen.

Stellung und Haltung am Operationstisch

Bei jeder mit den Händen und Armen ausgeführten Tätigkeit ist eine bestimmte Körperhaltung von besonderem Vorteil. So z. B. nehmen der Tennisspieler und der Golfspieler die für sie typische optimale Stellung und Haltung ein. Dies gilt in gleicher Weise für die Stellung und Körperhaltung des Chirurgen, damit z. B. die Nadelspitze sich wie selbstverständlich in Richtung des linken Fußes bewegt. Diese Stellung erlaubt der Schulter, mit dem Arm und der Hand unverkrampft zu arbeiten und gibt dem Operateur das Feingefühl beim Durchstich der Nadel durch das Gewebe. Nur auf diesem Wege kann der Chirurg die Tiefe der Naht „fühlen". Die Kombination dieses Gefühls mit der visuellen Erfassung der Nadelführung, ist der adäquate Weg für eine optimale Nadelführung. Die Submukosanaht z. B. ist eine der wichtigsten Faktoren bei der akkuraten Herstellung einer Intestinalanastomose, ein Vorgang, der vom Chirurgen größte Behutsamkeit und Perfektion verlangt.
Die ***Abb. A. 1*** illustriert die Fußstellung des Operateurs bei der Durchführung einer Lembert-Naht im rechten Winkel zu der Längsachse des Körpers. Will der Operateur dagegen eine Naht vom Halsted-Typ anlegen, verlangt dies eine Vorwärtsbewegung mit dem Nadelhalter und beim nachfolgenden zweiten Schritt die Rückwärtsbewegung ohne eine Veränderung der Standposition. Wird eine Rüchhandnaht angelegt, zeigt die Nadelspitze in Richtung des rechten Fußes vom Operateur. In ähnlicher Weise wird das Skalpell mit einer rückwärtigen Handbewegung in Richtung rechter Fuß geführt ***(Abb. A. 2)***. Bei der Verwendung von Scheren, sollte die Scherenspitze auf die Spitze des linken Fußes vom Operateur zeigen. Beim Anlegen von Anastomosen mit Lembert-Nähten, entspricht die Fußstellung der in ***Abb. A. 3***. Einige Operateure verfügen nicht über ein hochentwickeltes Feingefühl für die Rückwärtsnaht. Daher sollten sie dieses Nahtmanöver bei der seromuskulären Naht vermeiden. Dies ist fast immer dann möglich, wenn der Chirurg seine Standposition ändert oder die Lage der Anastomose bei der Naht ändert bzw. anpaßt.
Die Methode der wechselnden Fußstellung, damit alle Nähte mit der Vorhandbewegung gemacht werden können, zeigt die ***Abb. A. 4***. Sie illustriert eine Cushing-Naht bei einer Ösophagogastrischen Anastomose, wobei der Operateur auf der linken Seite des Patienten steht. Hat die Nadel die Magenwand in Richtung zur rechten Seite des Patienten durchstochen, steht der linke Fuß des Operateurs nahe dem Patienten auf dessen linker Seite, während der rechte Fuß etwas mehr seitwärts steht. Wird die Naht von der rechten Körperseite des Patienten begonnen, steht der Chirurg mit dem Rücken zur Kopfseite des Patienten, wobei der linke Fuß des Operateurs etwas vor dem rechten steht ***(Abb. A. 5)***. Ein ähnlicher Standwechsel des Operateurs ist in den ***Abb. A. 6*** und ***A. 7*** illustriert, bei der Anlage einer Cushing-Naht gelegentlich einer tiefen Kolorektalanastomose. Legt der Operateur eine Lembert-Naht bei einer Ösophagogastrotomie oder Koloproktostomie an, bleibt die Stellung die gleiche. ***Abb. A. 8*** und ***A. 9*** zeigen die Fußstellung des Operateurs bei Anlage von Lembert-Nähten während der abschließenden Naht bei der Gastrojejunal-Anastomose.

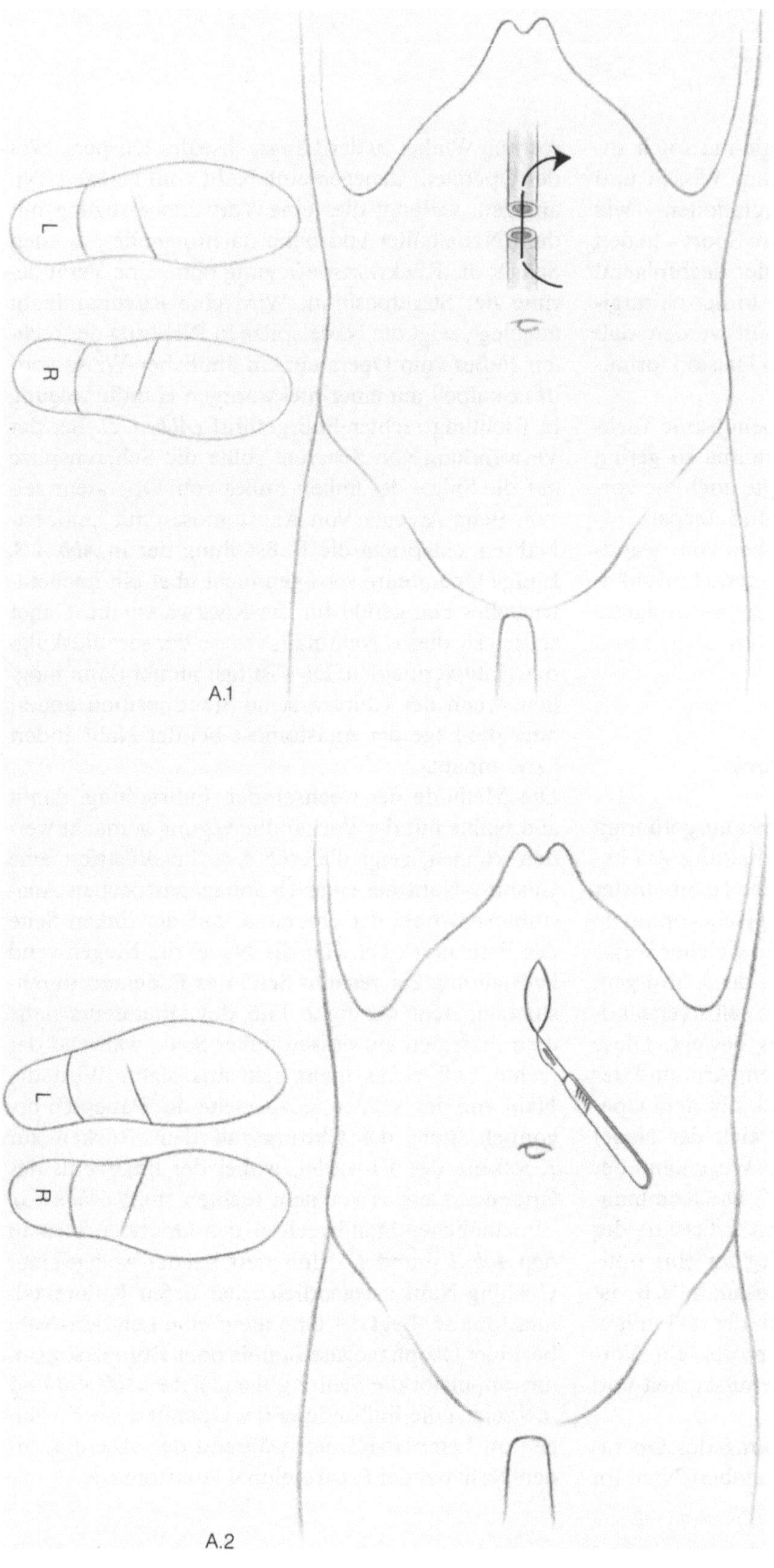
L
R
A.1
L
R
A.2

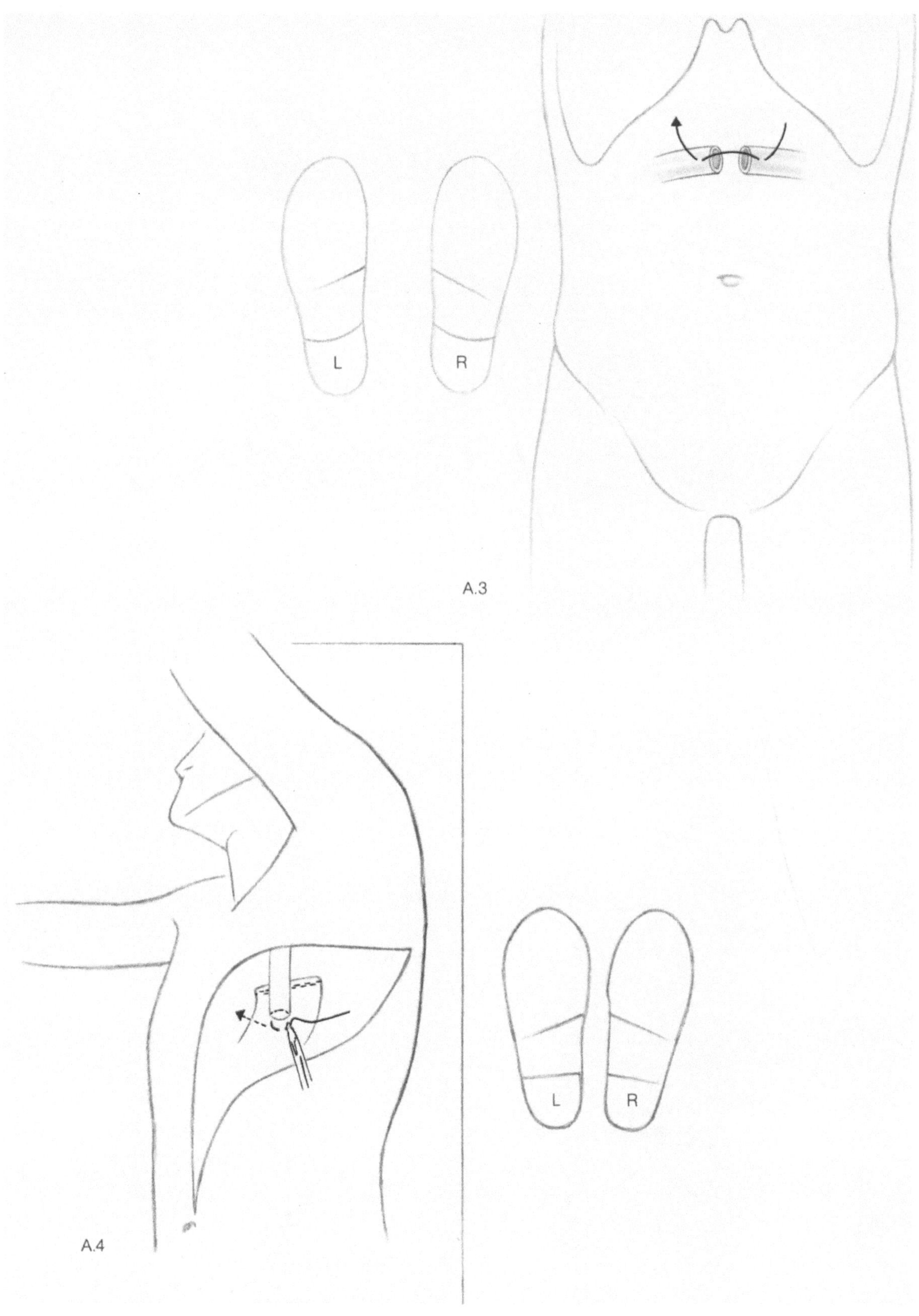
L
R
A.3
L
R
A.4

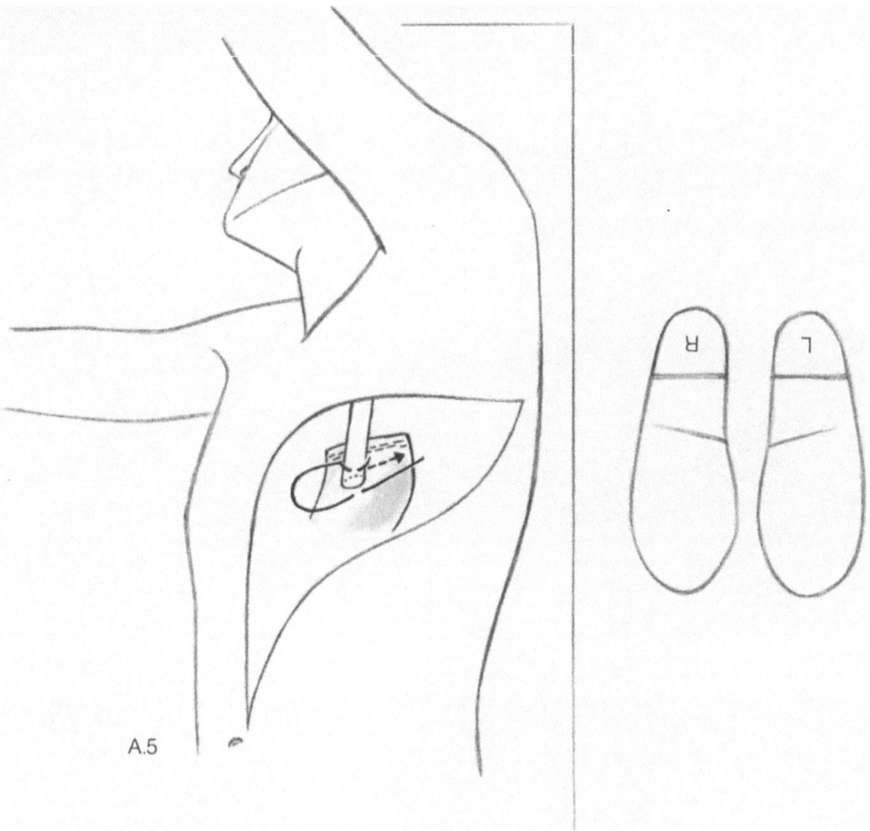

A.5

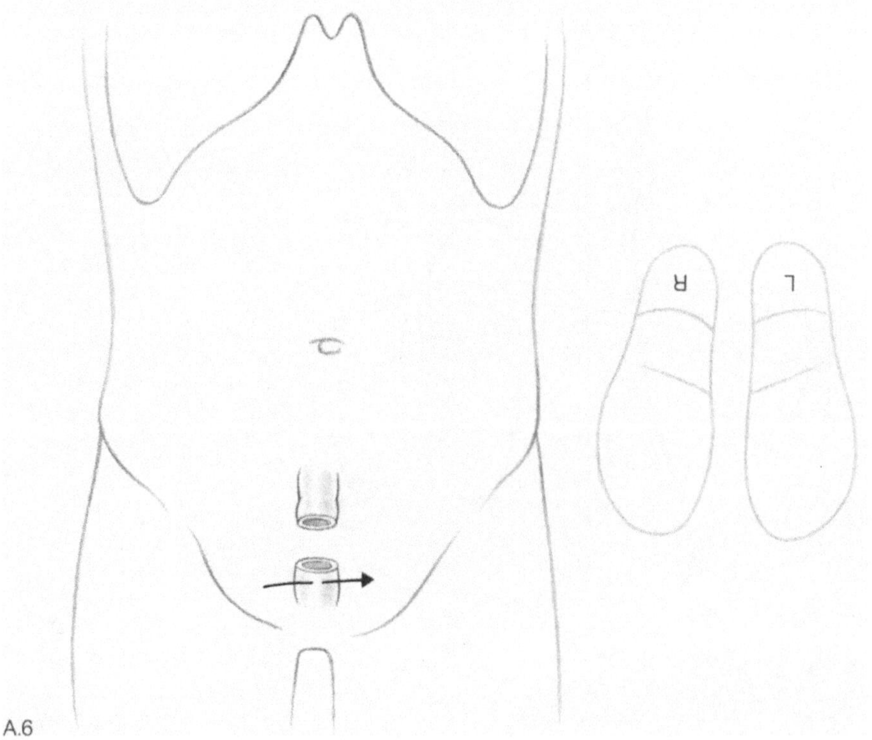

A.6

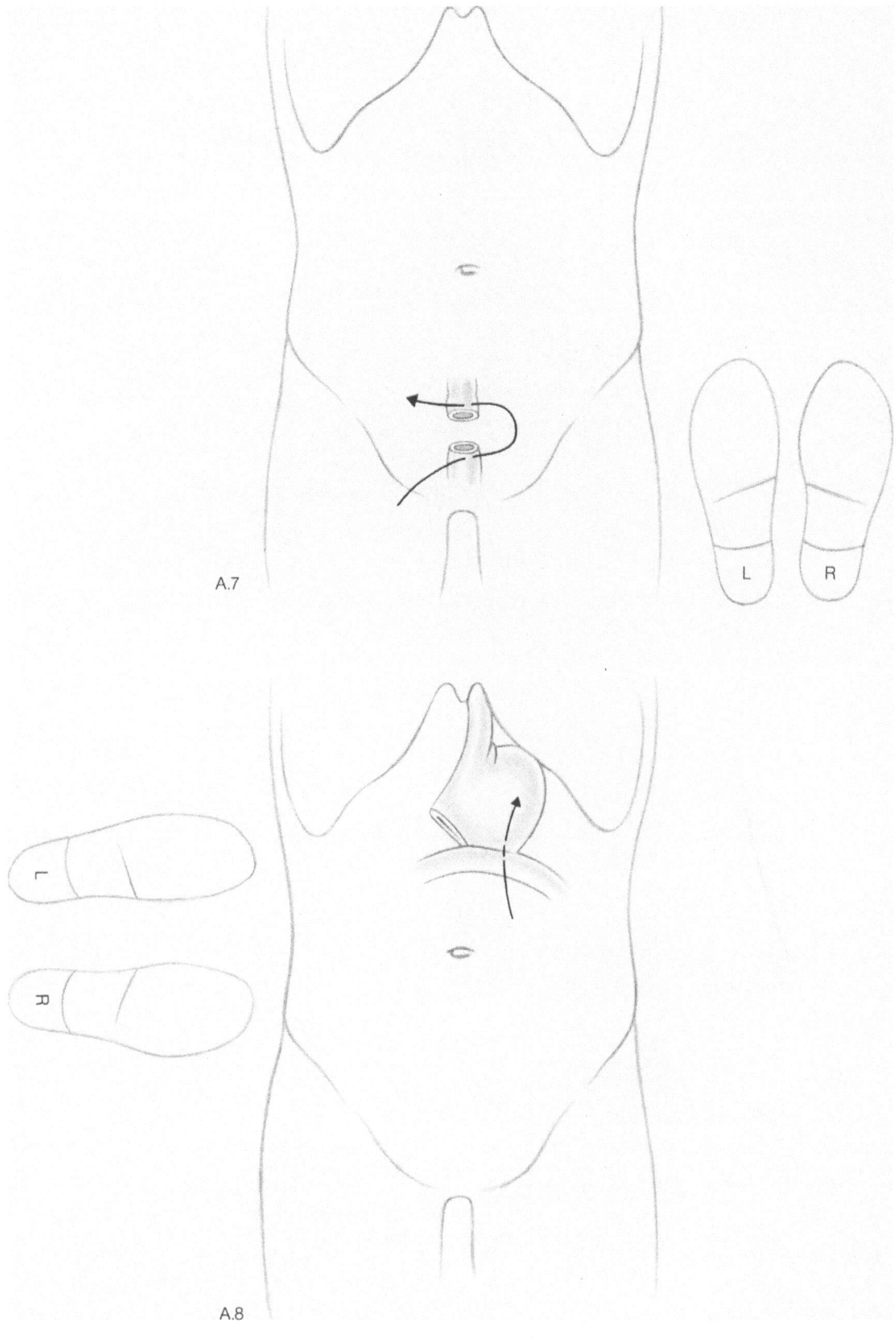
L
R
A.7
L
R
A.8

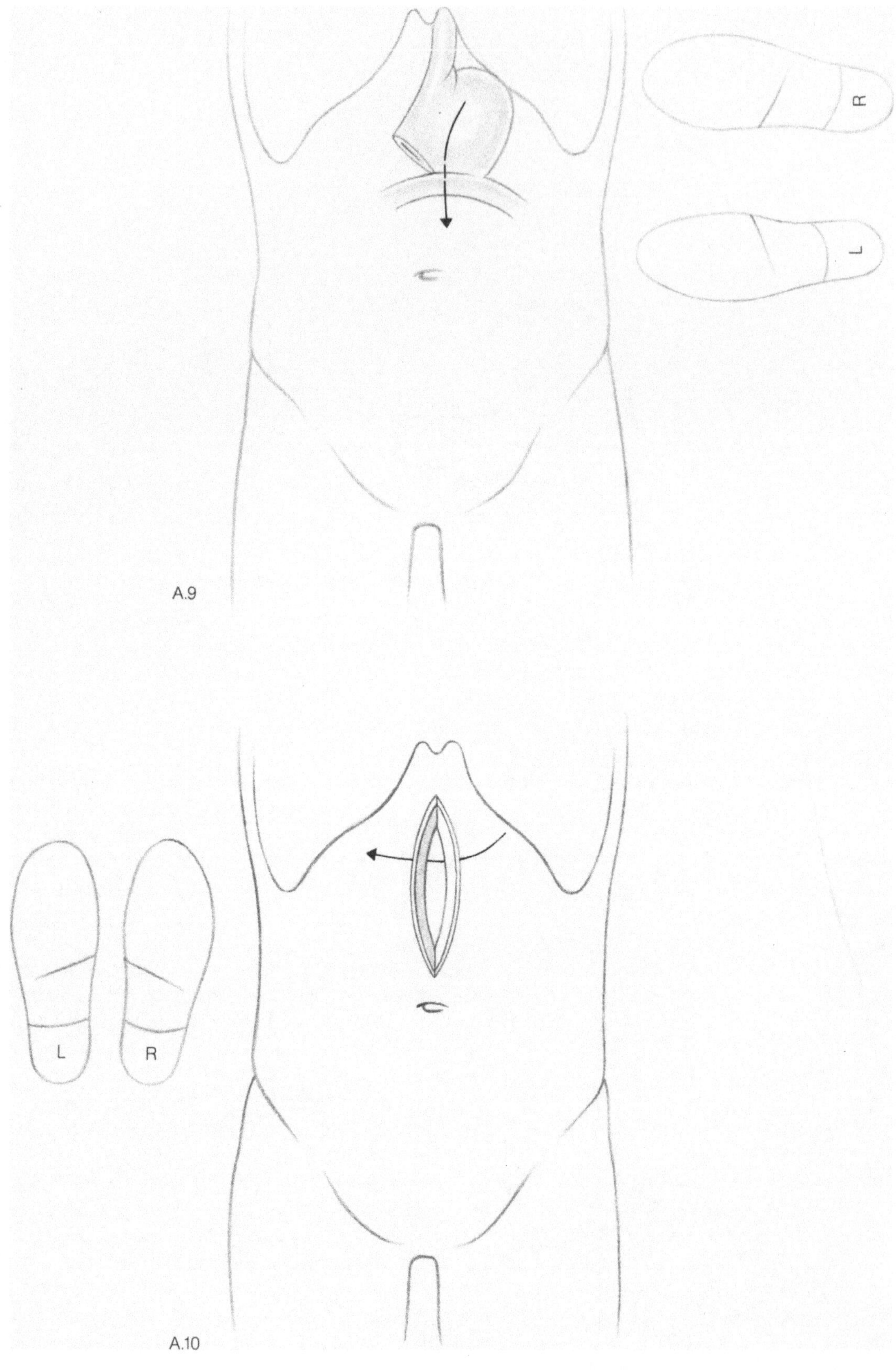
R
L
A.9
L
R
A.10

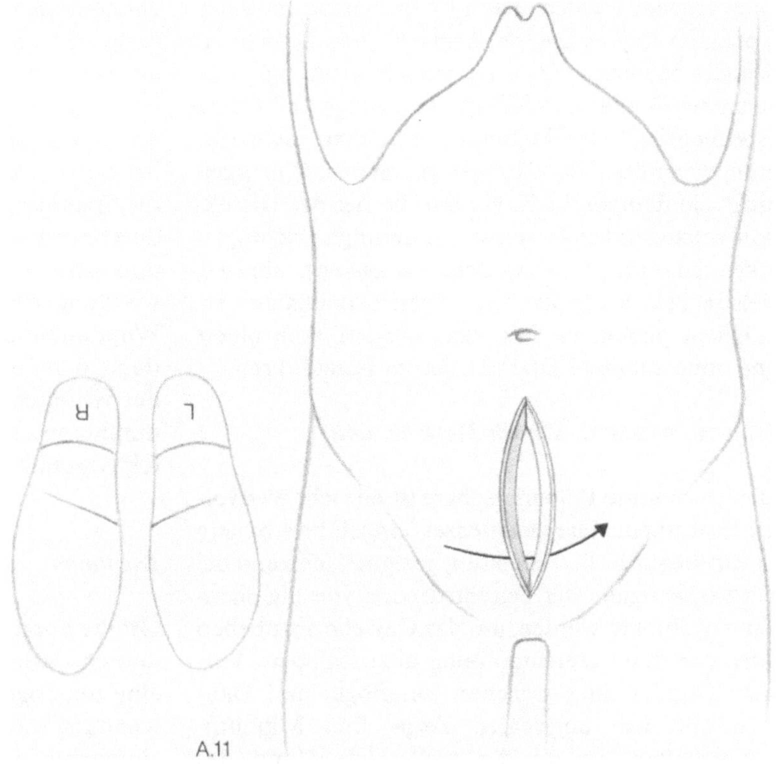

A.11

Abb. A. 10 zeigt die Stellung beim Verschluß einer medianen Oberbauchlaparotomie. In *Abb. A. 11* ist der Verschluß einer unteren medianen Laparotomie mit umgekehrter Fußstellung des Operateurs abgebildet. Obwohl zugegeben werden muß, daß einige Chirurgen in der Lage sind, eine gute Naht trotz schwieriger Stellung und Körperhaltung herzustellen, sollte man dennoch auch für die Chirurgie wie beim Sport davon ausgehen, daß eine gute Körperhaltung mit ein wesentlicher Faktor zur Erzielung bester Leistung ist.

Handhabung der Operationsinstrumente

Bis auf wenige Ausnahmen werden alle chirurgischen Instrumente bei der Dissektion von weichem Gewebe leicht und nur mit Fingerdruck – ohne das Gefühl der Verkrampfung – gehalten. Der leichte Griff ist erforderlich, wenn der Operateur das Instrument mit Gefühl anwenden will. Diese Voraussetzung gilt, ob er nun das Skalpell, den Nadelhalter, die Schere, die Pinzette oder die Zange in die Hand nimmt.

Skalpell

Bei der Hautinzision kann der Chirurg das Gewebetrauma auf ein Minimum reduzieren, wenn er Haut und Subkutangewebe in einem Zug durchtrennt. Dies setzt in der Tat einen zügigen Schnitt voraus. In fast allen anderen Fällen jedoch sollte das Skalpell leicht zwischen Daumen den Fingern gehalten werden. Lange, zügige Messerführungen sind zu bevorzugen. Im allgemeinen läuft der Schnitt am besten, wenn der Bauch der Messerklinge die Haut durchschneidet. Dabei kann der Chirurg sowohl mit dem Messer wie mit dem Auge die Tiefe seiner Schnittführung erfassen. Das Skalpell ist das bevorzugte Instrument, um oberflächliche Gewebeschichten zu durchtrennen, wie z. B. bei der Mastektomie oder der inguinalen Lymphknotenausräumung.
In Situationen, wie der Spaltung eines Faszienrings bei einer eingeklemmten Hernie, kann der Chirurg diese schnell mit dem Messer durchtrennen. Die Benutzung des Messers ist besonders vorteilhaft bei Geweben, die unter Spannung stehen. Durch Anspannung der Haut zwischen der linken Hand des Operateurs und der Hand des Assistenten kann dies

auch erreicht werden. Nach jedem Schnitt muß der Operateur die veränderte Anatomie von Schicht zu Schicht beachten. Dies ist jedoch nicht möglich, wenn der Operateur wiederholt unruhige und kleine „spechtartige" Hackschnitte vornimmt. Schnelle, unübersichtliche Bewegungen geben dem Chirurgen nicht die überlegene Ruhe, um die bei der Dissektion entstehenden Gewebsveränderungen richtig zu erkennen und zu beurteilen. Langsames, zügiges, zielstrebiges Vorgehen mit langen Schnittzügen ermöglicht genügend Zeit, den Eingriff kontrolliert und ohne unnötige Traumatisierung auszuführen.

Präparierschere (z. B. nach Metzenbaum)

Die gekrümmte Präparierschere ist ein sehr wertvolles Instrument. Die geschlossen eingeführte Schere ist exzellent für die Dissektion geeignet. Sie kann bei Verwachsungen oder Durchtrennung von Ligamenten eingebracht werden, um das Gewebe anzuheben oder vor ihrer Durchtrennung abzuschieben. Vorsichtig und richtig zwischen Ringfinger und Daumen mit dem angelegten Zeige- und Mittelfinger gehalten, ist sie die verlängerte Hand des Operateurs, die ihm das Gefühl für die Beschaffenheit des Gewebes erlaubt. Voraussetzung dafür ist aber die einfühlsame und leichte Handhabung der Schere.

Elektrokauter für die Gewebedurchtrennung

Viele Chirurgen verwenden den Elektrokauter für die Gewebsdurchtrennung, wie z. B. bei der Mastektomie, und die Durchtrennung von subkutanem Fettgewebe. Die Blutstillung ist nicht immer vollständig, dafür aber das Gewebetrauma minimal. Für eine vollständige Blutstillung ist eine beachtliche Hitzeentwicklung unvermeidbar. Das dadurch entstehende Trauma ist für die Erzielung der Blutstillung zu groß. Daher haben Madden et al. sowie Cruse u. Foord darauf hingewiesen, daß die Wundinfektionsrate bei diesem Vorgehen doppelt so hoch ist. Auf der anderen Seite kann die Durchtrennung von Muskelschichten, wie z. B. beim Rippenbogenrandschnitt oder der Thorakotomie mit dem Elektrokauter schnell und effektiv durchgeführt werden, wenn dieser richtig auf „Koagulationsschnitt" eingestellt ist. Dann wird eine Blutstillung ohne zu große Traumatisierung erreicht. Gelegentlich kann der Elektrokauter auch in der Abdominalchirurgie bei entzündungsbedingter breitflächiger Blutungsneigung verwendet werden. In anderen Gebieten wie am Nacken, an der Brust oder an der Bauchwand, ist es günstig, den Elektrokauter mit geringerer Spannung zu verwenden. So ist es z. B. vorteilhaft, bei der punktuellen Stillung von kleinen Gefäßen, die Spannung auf Koagulation zu stellen. Sorgfältig durchgeführt wirkt dieses Vorgehen bei der Dissektion nicht traumatisierend. Kommt es nach der Verwendung des Elektrokauters zu einer vermehrten Wundinfektion, Hämatombildung oder Entzündung, dann hat der Operateur das Gewebe nicht mit der richtigen Technik bzw. elektrischen Spannung durchtrennt und die Blutgefäße nicht isoliert und effektiv gestillt.

Klemmen

Größte Sorgfalt und subtile Handhabung sind erforderlich – wie bei allen anderen Instrumenten –, um eine unnötige Gewebstraumatisierung bei der Verwendung von Klemmen zu vermeiden. Es ist z. B. einleuchtend, daß nur wenig Kraft beim Fassen des Darms mit Klemmen oder beim Anlegen einer Naht angewendet werden darf. Ist nach dem Abnehmen einer Darmklemme eine Impression am Darm festzustellen, dann ist dies ein eindeutiges Warnzeichen, daß sie zu fest angelegt worden ist. Unter dem Aspekt, jede unnötige Gewebstraumatisierung zu vermeiden, sollten entsprechend weiche Klemmen am Darm zur Anwendung kommen, besonders bei der Präparation und der Berührung weichen oder vulnerablen Gewebes. Am Darm müssen die weichen Klemmen fest angesetzt werden, um das Ausschlüpfen des Darms zu vermeiden. Für diese Situation wird bei der Klemme vom DeBakey-Typ am wenigsten Kompression benötigt. Bei delikaterer Dissektion sind z. B. Klemmen sehr vorteilhaft, deren Grifffläche entsprechend weich gestaltet ist. Sie erlauben es, weiches Gewebe mit dem geringsten Druck zu fassen.

Nadelhalter

Einleuchtend ist es auch, daß bei Verwendung einer gekrümmten Nadel, diese mit einer kreisförmigen Bewegung aus der Hand geführt werden muß. Dies verlangt die Rotationsbewegung der Hand des Operateurs und eine entsprechende Fußstellung in entspannter Schulter- und Ellenbogenhaltung. Auch empfiehlt sich das Anlegen des Ellenbogens an den Oberkörper des Operateurs. Viele junge Operateure vernachlässigen dies, speziell dann, wenn die Naht in einem anatomisch schwer zugängigen Gebiet vorgenommen werden muß. Sie neigen dazu, die gekrümmte Nadel in fast horizontaler Bewegung des Nadelhalters anzulegen, womit fast unvermeidbar eine Verletzung des Gewebes verursacht wird. Es ist schwierig, die Tiefe der Nadelführung akkurat zu fühlen, wenn die Finger des Operateurs den Nadelhalter nicht im engen und behutsamen Kontakt führen. Bei der Naht am Gastrointestinaltrakt ist das Feingefühl von größter Bedeutung. Wir bevorzugen das Einführen des Daumens in die eine Öffnung und die des Ringfingers in die andere Öffnung des Nadelhalters, bei ausgestrecktem Zeige- und Mittelfinger. Da im allgemeinen Nadelhalter mit geradem Schaft verwendet werden, verlangen einige Situationen Nadelhalter mit abgewinkeltem oder gekrümmtem Schaft. Dies ist z. B. der Fall bei der tiefen Kolorektalanastomose oder bei einer ösophagogastrischen Anastomose. In beiden Fällen muß die Naht mit vorsichtigen, weichen Rotationsbewegungen unter Verwendung eines speziellen Nadelhalters ausgeführt werden.

Gefäßklemmen

Im Idealfall wird die Gefäßklemme genau unterhalb des Blutungspunkts dergestalt angesetzt, daß das gefaßte Gewebe nicht größer als der Gefäßquerschnitt ist. Die Blutstillung scheint in kürzerer Zeit möglich zu sein, wenn große Gewebeteile mit großen Klemmen gefaßt werden als mit kleineren. Andererseits können kleine Blutungspunkte schnell durch Elektrokoagulation gestillt werden, eine Technik, die besonders hilfreich ist bei Operationen wie der radikalen Mastektomie.

Wenn immer möglich, verwenden wir Halsted- oder Crile-Gefäßklemmen. Die Wahl zwischen geraden und gekrümmten Gefäßklemmen ist eine Angelegenheit der persönlichen Erfahrung. Bei tiefgelegenen Gefäßen, wie z. B. der Gallenblasenarterie, ist die Adson-Klemme wegen der größeren Länge und speziellen Konstruktion von Vorteil.

Gelegentlich ist es wirkungsvoller, eine einzelne, große Gefäßklemme zu verwenden, um einen großen Gefäßstiel statt jedes einzelne Gefäß mit einer kleineren Gefäßklemme zu fassen. Ein Beispiel hierfür ist die Ligatur der linken Magenarterie und der Koronarvene an der kleinen Kurvatur bei der Magenresektion. Eine rechtwinklige Klemme ist für die Blutstillung in der Thoraxhöhle oder bei der Präparation am unteren Rektum während einer tiefen Resektion nützlich. Bei allen Anwendungen von blutstillenden Gefäßklemmen ist der Handgriff der gleiche wie beim Nadelhalter oder bei der Schere. Hat die Gefäßklemme eine gekrümmte Spitze, wird sie so gehalten, daß die Spitze in die gleiche Richtung, in welcher der Operateur die Knotung vornimmt, zeigt.

Literatur

Cruse PJ, Foord R (1973) A five-year prospective study of 23,649 surgical wounds. Arch Surg 107: 206

Madden JE et al. (1970) Studies in the management of the contaminated wound, IV. Resistance to infection of surgical wounds made by knife, elektrosurgery, and laser. Am J Surg 119: 222

B Präparation und Nahttechnik*

Die Kunst des schichtweisen Präparierens

Von allen Geschicklichkeiten in der Kunst der Chirurgie ist die Freilegung, Ablösung und Präparation anatomischer Strukturen und Schichten sicher die bedeutungsvollste. Mit Erfahrung und sorgfältig ausgeführt, sind Blutverlust und Gewebstraumatisierung unter diesen Bedingungen gering. Die Eleganz und Zügigkeit, mit welcher Präparation und Dissektion erfolgen, unterscheiden Meister und Anfänger.

Von allen zur Verfügung stehenden Instrumenten für die Exploration und Ablösung von Gewebe ist keines besser als der Zeigefinger des Operateurs geeignet, z. B. das Kocher-Manöver zur Ablösung des Duodenums, bei der Mobilisierung der linken Kolonflexur oder bei der Fundoplikatio mit Dissektion des gastrolinealen Ligaments. Diese Strukturen sind leicht zu trennen, wenn sie über dem Zeigefinger transparent gemacht werden. Sie lassen sich mit keiner anderen Methode besser darstellen, atraumatisch behandeln und sicher blutstillen.

Bei der Darstellung von Verwachsungen zwischen Darm und Peritoneum ist der Zeigefinger ebenfalls das ideale Leit- und Hilfsmittel. Ein solches Vorgehen erlaubt auch die vorsichtige Anspannung des zu durchtrennenden Gewebes. Ist der Finger in den Verwachsungen erkennbar, hilft er allein dadurch schon bei der Dissektion. Besteht zu wenig Raum, den Zeigefinger einzuführen, ist die geschlossene Präparierschere in gleicher Weise hilfreich. Dies ist z. B. bei der Dissektion und Freipräparation der Axilla anläßlich der radikalen Mastektomie der Fall, zunächst mit der geschlossenen und dann mit der leicht geöffneten und dadurch spreizenden Schere. Man wiederholt diese Technik so lange, bis die Gefäße in der richtigen Schicht unverletzt daliegen. Die geschlossene, abgewinkelte Klemme kann wie die gekrümmte Schere für die Ablösung und Trennung anatomischer Strukturen, wie bei der Darstellung der unteren Mesenterialarterie, der Gallenblasenarterie oder bei der Ösophagusfreipräparation anläßlich einer Kardiomyotomie von Vorteil sein.

Das Skalpell ist das Instrument der Wahl bei der Herstellung von Hautlappen. Wird es z. B. an der Brustwand angesetzt, sollte die Inzision in einem Winkel von 45 Grad erfolgen, wobei sich dann leicht Faszie und überlagertes Fett abtrennen lassen ***(Abb. B. 1)***. Von noch größerer Bedeutung ist es, wenn bei komplizierten pathologischen Strukturen und Verhältnissen, wie z. B. bei penetrierendem Duodenalulkus, Narbengewebe abgelöst werden muß. Das Skalpell ist dann das einzige Instrument, das die Abtrennung in der richtigen Schicht ermöglicht.

Der Präpariertupfer, eine lange Klemme mit einem etwa 1,5 cm großen eingeklemmten Tupfer, ist ein ausgezeichnetes Instrument, um Fett und umgebendes Gewebe von anatomischen Strukturen abzuschieben. Es sollte jedoch nicht für die Abtrennung soliden Gewebes verwendet werden. Wenn z. B. das Peritoneum über dem Ductus cysticus und der A. cystica inzidiert worden ist, kann mit dem Präpariertupfer leicht das Peritoneum mit dem Fettgewebe vom darunterliegenden Duktus und der Arterie abgeschoben werden. Ebenso hilfreich ist der Präpariertupfer, um die Schilddrüse aus ihrer Kapsel zu befreien. Sind nach scharfer Dissektion die Hauptarterien während einer Kolonresektion freigelegt worden, kann man mit dem Präpariertupfer gut die begleitenden Lymphgefäße und das anhängende Gewebe abschieben. Ein Tupfer in einer größeren Klemme (Stieltupfer) ist z. B sehr hilfreich, um das perirenale Fett bei der lumbalen Sympathektomie abzuschieben, ebenso beim Ablösen der Magenhinterwand von der Pankreaskapsel bzw. dem Retroperitoneum. Da der große Stieltupfer jedoch keine punktuelle, präzis anatomische Präparation erlaubt, können sich kleine Venen bei dieser Präpariertechnik retrahieren. Daher benutzt man ihn am besten in gefäßarmen Gewebsschichten. Der Operateur, der eine akkurate Dissektion anstrebt, muß immer die Gewebsqualitäten rasch beurteilen können und ob sie für die Präparation mit dem Skalpell oder der

---

* Ergänzende Spezialliteratur s. Nockemann sowie Müller u. Allgöwer

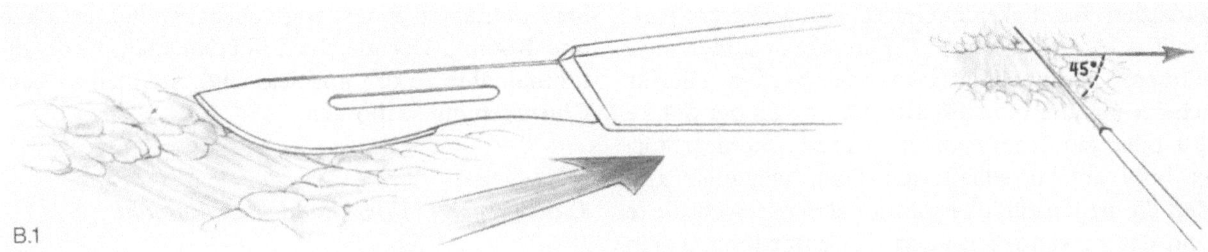

B.1

Schere geeignet sind. Das bedeutet das gleichzeitige spontane Erkennen und Unterscheiden von Nerven, Blutgefäßen, Ureterverlauf oder Darstellung der Gallenwegsverhältnisse. Grundvoraussetzung ist dabei das Basiswissen der Anatomie und der topographisch-anatomischen Verhältnisse, bevor überhaupt irgendeine Dissektion und die Freilegung der anatomischen Strukturen angegangen wird.

Nahttechnik

Handhabung des Nadelhalters

Weiche Rotationsbewegungen der Hand und Feingefühl für das Gewebe sind wichtig bei der Verwendung der halbrunden Nadeln und des dazugehörigen Nadelhalters (vgl. auch Anhang, Kap. A).

Wahl der Nadel: Gerade oder gekrümmte Nadel?

Viele Chirurgen bevorzugen am Gastrointestinaltrakt die seromuskuläre Naht mit einer halbgekrümmten Nadel im Nadelhalter. Man kann diese Naht jedoch auch ebensogut mit einer geraden Nadel – zwischen Daumen und Zeigefinger gehalten – ausführen, und zwar in einem Winkel von 45 Grad in das Lumen gerichtet, nach dem submukösen Durchstich nach auswärts und wieder vom Lumen weggeführt. Bei der Verwendung dieser geraden Nadel ist der Hauptvorteil die Invertierung der Schleimhaut. Bei dem quer zur Längsachse des Darms verlaufenden Einstich nimmt der 1. Assistent die Nadel beim Ausstich ab und gibt sie für den nächsten Stich dem Operateur wieder in die Hand zurück. Beachtliche Zeit spart man hierbei durch das nicht notwendige neue Einsetzen der Nadel in den Nadelhalter. Die Nadel sollte so dünn wie möglich und dem jeweiligen Gewebe und der jeweiligen Indikation angepaßt sein. Die Gewebedicke bei der typischen seromuskulären Naht schwankt zwischen 4 und 6 mm, in Abhängigkeit von der Konsistenz des jeweiligen Darms. Eine hypertrophisch veränderte Magenwand verlangt einen größeren Gewebsdurchstich als dünnes Kolon. Bei Verschluß der Bauchwand in der von uns verwendeten Smead-Jones-Technik ist ein Mitfassen von 3 cm dickem Gewebe normal, da damit ein Durchschneiden vermieden und ein festes Widerlager geschaffen wird.

Stichabstand

Der Abstand zwischen den Nadelstichen bei der typischen seromuskulären Naht mit Einzelknopfnähten beträgt 5 mm. Bei einer fortlaufenden Naht sollte es ähnlich sein. Nach Anlegen der ersten Nahtreihe ist es vorteilhaft, wenn der Operateur diese erste Nahtreihe mit einer stumpfen Klemme testet, um die zweite, überliegende Nahtreihe ohne Spannung und ohne Einriß der Serosa anzulegen (Abb. 15.26 a, b).

Wahl des Nahtmaterials

Da jede Anastomose am Gastrointestinaltrakt spannungsfrei sein muß, sollte kein Nahtmaterial, das stärker als 4-0 ist, verwendet werden. Wundheilungsstörungen der Anastomose beruhen häufiger auf einem Einriß der Naht als auf einem Fadenbruch. Werden zweireihige Nähte bei der Herstellung einer Anastomose im Gastrointestinaltrakt angelegt, sollte die innere Naht mit 4-0-Chromcatgut ausgeführt werden. Sie gewährleistet eine akkurate Annäherung der Schleimhautränder mit fast immer auch gleichzeitiger Blutstillung. Daher braucht das Nahtmaterial für diese Nahtreihe nicht länger als 4–6 Tage – dem Zeitpunkt der beginnenden Resorption – halten. Bei Anastomosen zwischen Ösophagus und Magen empfehlen sich Einzelknopfnähte mit resorbierbarem 4-0-Faden, da dieses Nahtmaterial durch langsamere Resorption eine zusätzliche Festigkeit garantiert. Bei dickerem Gewebe mit größerer Spannung, wie z. B. bei der Laparotomiewunde, muß stärkeres Nahtmaterial verwendet werden. Hierfür scheint uns der monofile Stahldraht von der Stärke 2-0 oder ein resorbierbarer Faden von der Stärke Nr. 1 am vorteilhaftesten. Ganz allgemein gilt, daß die Fadenstärke proportional der Gewebsdicke und der zugrundeliegenden Gewebespannung sein muß.

Fortlaufende- oder Einzelknopfnähte

End-zu-End-Anastomosen am Gastrointestinaltrakt sollten immer mit seromuskulären Einzelknopfnähten hergestellt werden, da es bei einer fortlaufenden Naht durch Zugwirkung zu einer Lumeneinengung kommen kann. Eine fortlaufende Naht mit 4-0-Catgut ist allerdings bei der Schleimhautnaht möglich, eine exakte Handhabung vorausgesetzt. Die rasche Resorption des Catguts verhindert das Entstehen einer Lumeneinengung. Handelt es sich jedoch primär schon um englumige Segmente, sollten beide Nahtreihen mit Einzelknopfnähten erfolgen. Bei einer weiten Anastomose, z. B. einer Gastrojejunostomie, ist die zweireihige, fortlaufende Naht mit resorbierbarem Faden sicher genug.

Welche Fadenknotung?

Wird ein Knoten zur Annäherung von zwei Darmsegmenten zu fest angezogen, besteht die Gefahr einer ischämischen Nekrose mit nachfolgendem Anastomosenleck. Dieses ist besonders leicht der Fall, wenn die Nadel nicht streng extramukös, sondern durch das Darmlumen geführt worden ist. Da es außerdem bei jeder Anstomose zu einer vorübergehenden Ödembildung kommt, dürfen die Knoten allein deswegen schon nicht zu fest angezogen werden. Besondere Vorsicht ist bei der Verwendung von Seide oder Prolene erforderlich, da es wegen der Schlüpfrigkeit des Fadenmaterials zur Schlingenbildung mit zusätzlichen Knotenbildungen kommt. Der Vorteil von Zwirn ist seine relativ hohe Reibung und die Festigkeit des ersten Knotens, wodurch es nicht zur Friktionsbildung mit dem zweiten Knoten kommt. Nylonnähte sind bekanntermaßen sehr glatt und schlüpfrig. Auch wenn der erste Knoten fest liegt, kommt es bei der zweiten Knotung zur weiteren Einengung durch Nachrutschen. Werden Nylonfäden bei Hautnähten zu fest angezogen, resultieren Ödem und Rötung. Der gleiche Effekt entsteht, wenn Intestinalnähte zu fest angelegt sind. Sie bleiben dem Chirurgen nur verborgen.

Durchgreifende Doppelrand-Allschichtnaht

Die Mehrzahl der Chirurgen hat es gelernt, die Aneinanderlegung der Anstomosenränder dergestalt vorzunehmen, daß die seromuskuläre Naht nacheinander am jeweiligen Darmrand vorgenommen wird. Gelegentlich und unter idealen Bedingungen ist es jedoch möglich, die Nadel mit einem Stich durch beide Resektionsränder zu führen ***(Abb. B. 2)***. Die Gefahr bei diesem Vorgehen ist allerdings, daß beim Einstich die Serosa einreißt. Bei vorsichtiger und exakter Technik kann dieses jedoch vermieden werden. Hat die Nadel den Rand des ersten Segments durchstochen, muß der Operateur jegliche Seitwärtsbewegung des Nadelhalters vermeiden. Vorteilhaft ist es in jedem Fall, wenn der Operateur das

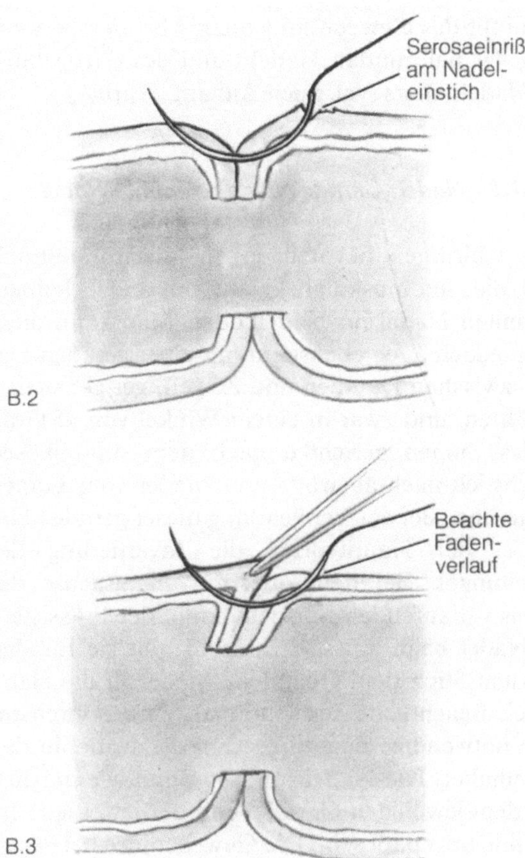

gegenüberliegende Segment durch Ansetzen einer Pinzette der Nadel entgegenbringt (vgl. ***Abb. B. 3***). Gleichzeitig muß bei dieser Naht die Nadelführung mit leichter Rotationsbewegung des Nadelhalters vorgenommen werden. Dann ist dieses Manöver vorteilhaft und effizient zugleich.

Nahttechnik

Einfache, evertierende Hautnaht. Beim Hautverschluß ist eine evertierende Naht anzustreben. Konsequenterweise muß die Nadel mit Pronation der Hand so eingestochen werden, daß sie subkutan weiter nach außen als in der darüberliegenden Hautschicht sticht ***(Abb. B. 4)***. Durch Anziehen des Fadens kommt es dann zur evertierenden Naht ***(Abb. B. 5)***.

Vertikale Matratzennähte. Mit der klassischen Methode nach Stewart wird eine evertierende Hautnaht garantiert ***(Abb. B. 6, B. 7)***. Diese Fäden dürfen jedoch niemals zu fest angezogen werden, um eine Verziehung zu vermeiden.

Fortlaufende Subkutannaht. Hierfür empfiehlt sich die Verwendung von resorbierbarem 4-0-Faden atraumatisch mit abgerundeter oder gerader Nadel. Bei guter Handhabung und Technik wird hiermit ein gutes kosmetisches Ergebnis erzielt ***(Abb. B. 8)***. Falls bevorzugt, kann auch eine fortlaufende 3-0-Nylonnaht verwendet werden. Diese Fäden sollten nicht vor dem 10.–14. Tag gezogen werden. Ist der Nylonfaden länger als 8 cm, kann er beim Versuch der Entfernung reißen.

Hautklammerung. Die neuentwickelten Hautklammerinstrumente haben die Verwendung der früheren Michel-Hautklemmen überflüssig gemacht. Diese Klammern zeigen gute kosmetische Ergebnisse. In Abhängigkeit von der Hautdicke und dem darunterliegenden Gewebe werden die Klammern im Abstand von 5–10 mm angelegt ***(Abb. B. 9*** und ***D. 6)***.

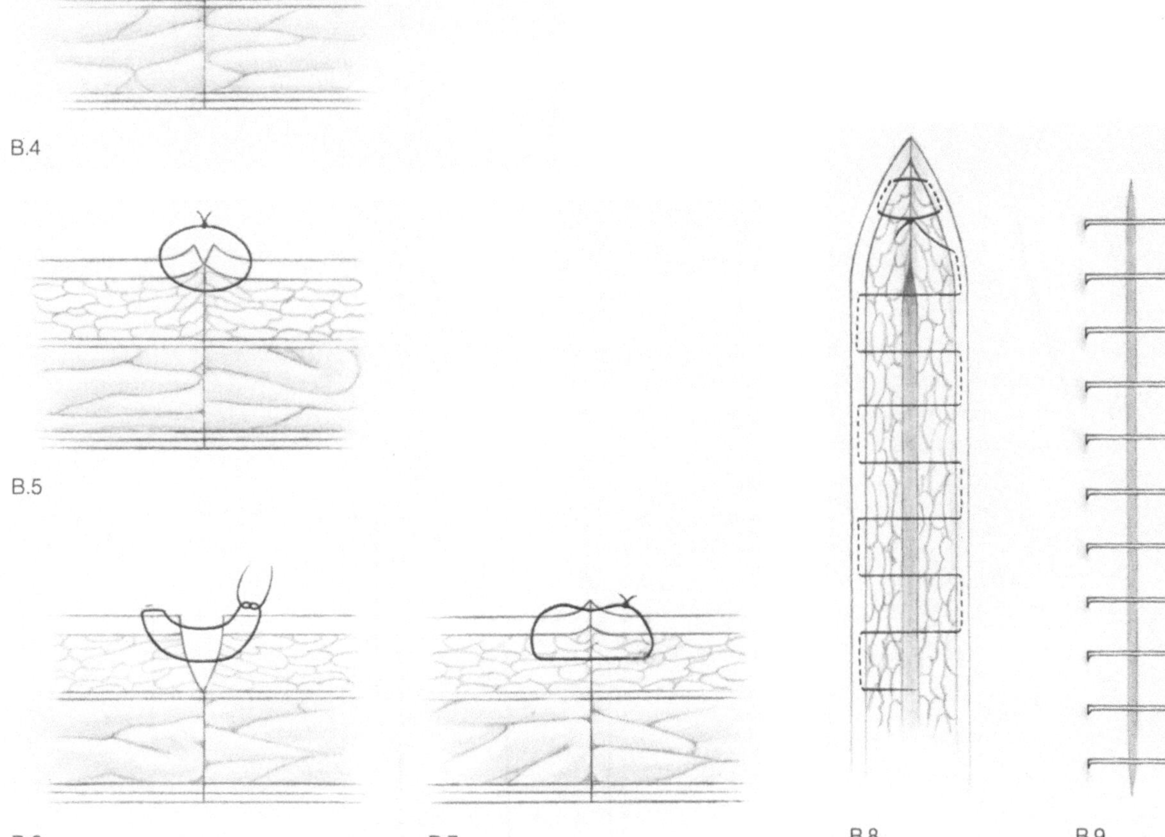

B.4

B.5

B.6

B.7

B.8

B.9

Einfache Hauteinzelstichnähte. Beim traditionellen Laparotomieverschluß wird die Faszie mit einfachen Einzelknopfnähten durch Fassen von 8–10 mm Gewebe auf jeder Seite – wie es ***Abb. B. 10*** zeigt – verschlossen. Ausgenommen beim McBurney- und Pfannenstielschnitt sollte diese Form des Wundverschlusses bei einer Laparotomie jedoch nach Möglichkeit vermieden werden.

Fortlaufende, einfache Überwendlingsnaht. ***Abb. B. 11*** illustriert die einfache, fortlaufende Überwendlingsnaht, die zum Verschluß des Peritoneums und gelegentlich auch für extramuköse Nähte bei der Darmanastomose verwendet werden können.

Horizontale Matratzennähte. Diese Nähte sind nützlich beim Faszienverschluß und gelegentlich auch bei der Versorgung von Bauchwandhernien mit gleichzeitiger Erzielung einer guten Blutstillung ***(Abb. B. 12).***

Smead-Jones-Naht. Für den Verschluß von großen Laparotomiewunden ist diese Naht geeignet. Es handelt sich hierbei um eine durchgreifende subkutane Allschichtnaht mit den aneinandergelagerten Rändern der Linea alba ***(Abb. B. 13).*** Der Zweck ist der, die Wundränder zweifach vollständig aneinanderzubringen. Die Technik ist in Kap. 5 ausführlich beschrieben. Die Stichabstände zeigt die ***Abb. B. 14.***

Blutstillende Achternaht. Diese klassische blutstillende Naht für den Verschluß von Blutgefäßen, die sich in Muskulatur oder anderes Gewebe retrahiert haben, zeigt die ***Abb. B. 15.***

Seromuskuläre Darmnähte. In den letzten Jahren sind einreihige Darmanastomosen akzeptabel geworden. Die hierfür erforderliche Methode verlangt sowohl Inversion wie Annäherung der Resektionsränder durch eine extramuköse Naht ***(Abb. B. 16).***

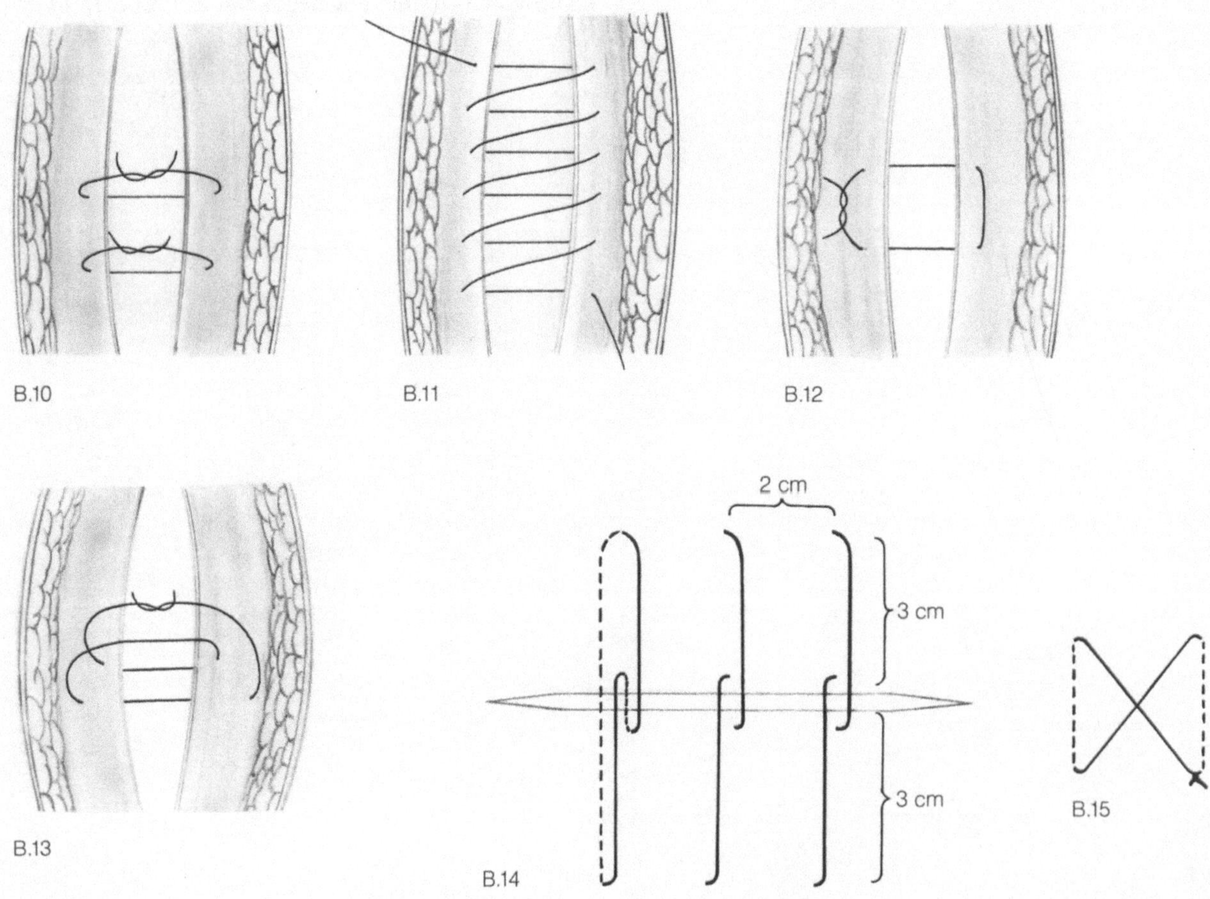

B.10 B.11 B.12

B.13 B.14 B.15

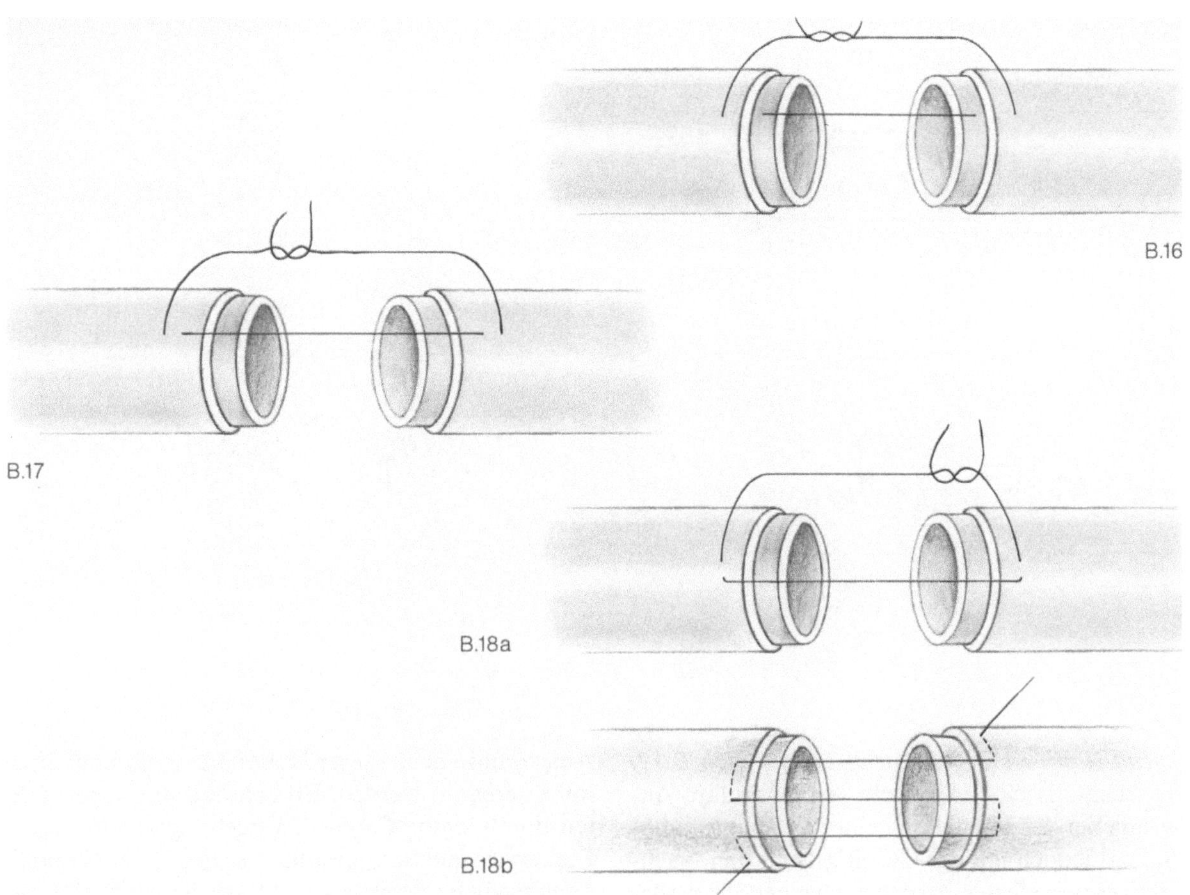

Bei exakter Anlage kommt es zur Invertierung der Schleimhaut und guten Annäherung der seromuskulären Schicht. Wird die Naht durch das Darmlumen geführt, entspricht diese Technik der von Gambee beschriebenen bei der einreihigen Naht zum Verschluß der Heineke-Mikulicz-Pyloroplastik. Als Einzelknopfnaht oder als fortlaufende Naht verwendet, ist sie eine exzellente Alternative zu der zweireihigen Darmanastomose. Wird eine einreihige Naht bei der Herstellung der intestinalen Anastomose angestrebt, muß sie natürlich immer mit Einzelknopfnähten vorgenommen werden.

Lembert-Nähte. Die wohl am häufigsten verwendete Naht bei der seromuskulären Anastomosenbildung ist die Lembert-Naht ***(Abb. B. 17).*** Hierbei wird etwa 5 mm Gewebe der Darmwand mit etwas Submukosa gefaßt und 2 mm vor dem Resektionsende die Nadel wieder ausgeführt. Diese Naht kann auch als einreihige Anastomosennaht, unter bestimmten Umständen auch als fortlaufende Naht verwendet werden.

Cushing-Naht. Die Cushing-Naht ähnelt der Lembert-Naht, mit dem Unterschied, daß sie parallel bzw. quer zum Resektionsende eingeführt wird, etwa 2–4 mm vom Resektionsende entfernt. 5 mm der Darmwand einschließlich Submukosa müssen gefaßt werden. Sie ist speziell für die seromuskuläre Annäherung und Herstellung von Anastomosen bei schwierigen lokalen Verhältnissen, wie z. B. bei der tiefen Kolorektalanastomose geeignet. Die Cushing-Einzelknopfnaht ist in ***Abb. B. 18a*** dargestellt. Als fortlaufende Naht ***(Abb. B. 18b)*** ist sie eine gute Alternative zu der Connell-Naht, um die Schleimhaut bei der Anastomosenvorderwand zu invertieren. Der Hauptunterschied zwischen der Connell-Naht (s. Abb. B. 21) und der fortlaufenden Cushing-Naht besteht darin, daß die erstere durch das Darmlumen verläuft, während die zweite extramukös bleibt. Die fortlaufende Cushing-Naht ist viel leichter herzustellen als die Connell-Naht.

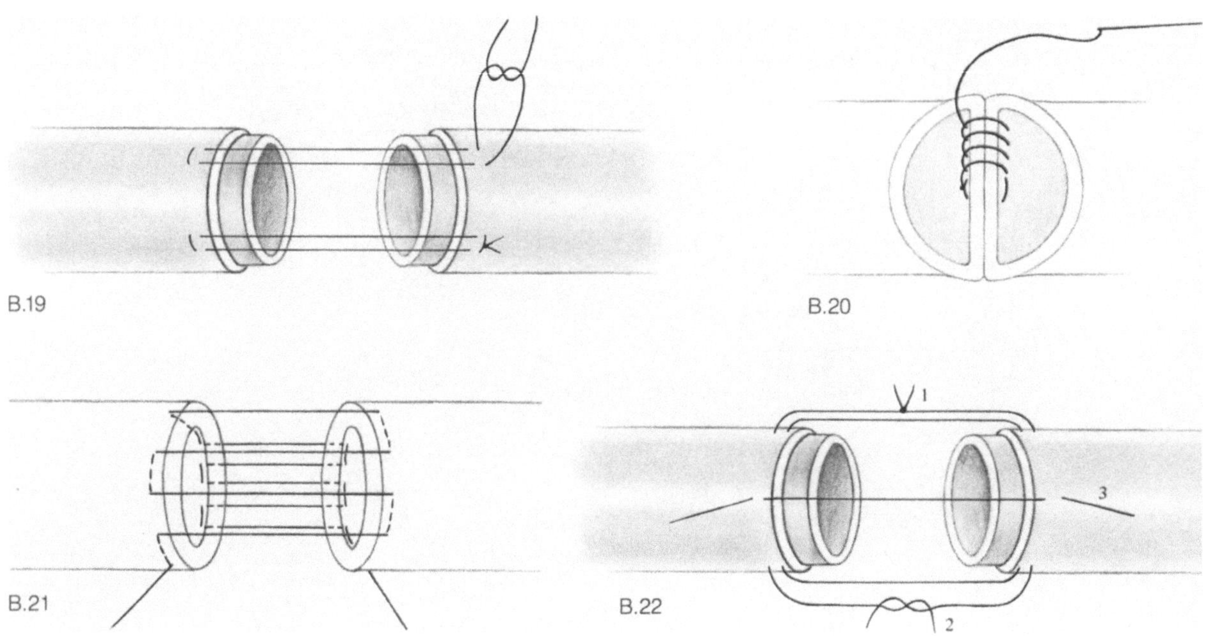

B.19 B.20 B.21 B.22

Halstead-Naht. Die Halstead-Naht ***(Abb. B. 19)*** bringt ebenfalls eine exzellente seromuskuläre Annäherung bei der Herstellung einer Darmanastomose. Sie hat jedoch mit der Cushing-Naht den Nachteil, daß es beim festen Anziehen zu einer Strangulation kommen kann.

Fortlaufende Steppnaht. ***Abb. B. 20*** zeigt die Annäherung der hinteren Schleimhaut-Naht bei einer Darmanastomose durch fortlaufende Steppnaht. Wenn keine Probleme bei der Blutstillung bestehen, scheinen einige Chirurgen diese einfache fortlaufende Naht mit Vorteil zu verwenden s. Abb. B. 11).

Connell-Naht. 1892 berichtete Connell von seiner einreihigen Einschicht-End-zu-End-Darmanastomose. Viele Jahrzehnte ist diese Naht zur Invertierung der Schleimhaut an der Vorderwand der Anastomose bei der zweireihigen Naht verwendet worden. Die Naht beginnt in der Serosa durch alle Schichten bis ins Darmlumen ***(Abb. B. 21).*** Sie wird in gleicher Weise zur Seite des gegenüberliegenden Darmsegments fortgesetzt, um dann in der gleichen Sequenz fortgeführt zu werden. Da bei dieser Naht eine Faltenbildung der Schleimhaut zustande kommt, wirkt sie gleichzeitig auch blutstillend. Man sollte sie deswegen jedoch nicht in erster Linie anlegen. Außerdem kann eine inwändige Blutung der Anastomose nach dieser Naht nicht mehr vom Operateur erkannt werden. Erkennbare Blutungen sollten durch kleine Catgut-Umstechungen oder durch Elektrokoagulation gestillt werden. Die Connell-Technik betrachten wir nicht als die optimale Methode für eine schleimhautinvertierende Naht, sondern die seromuskuläre Naht, entsprechend Abb. B. 16 oder die fortlaufende Cushing-Naht, entsprechend Abb. B. 18 b.

Technik der sukzessiven Bisektion. Die von uns so benannte „sukzessive Bisektion" erbringt eine akkurate Darmnaht speziell dann, wenn der Durchmesser der zwei Segmente nicht gleichförmig ist. Wie ***Abb. B. 22*** zeigt, beginnt die erste Naht an der antimesenterialen Darmseite und die zweite Naht an dem gegenüberliegenden Mesenterialrand. Die dritte Naht wird dann genau zwischen den beiden zuerst angelegten durchgeführt. In der gleichen Weise werden die nachfolgenden Nähte bis zur vollständigen Anastomosierung vorgenommen ***(Abb. B. 23).***

Intestinalanastomosen

Einreihige oder zweireihige Darmanastomose? Obwohl es eine Fülle von Daten gibt, die darlegen, daß eine Darmanastomose sowohl einreihig als auch

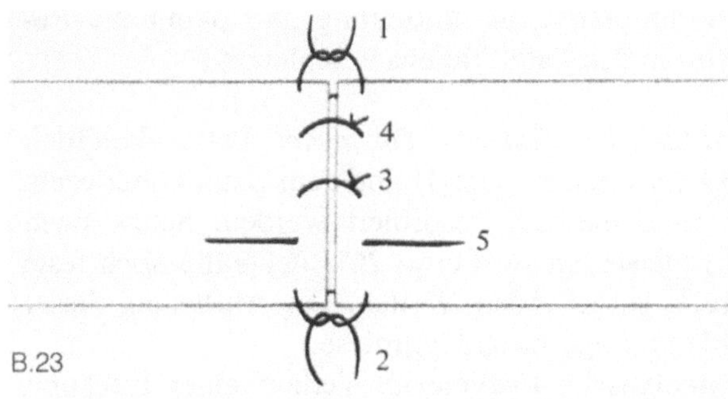

B.23

zweireihig herzustellen ist, gibt es noch keine überzeugenden Beweise für den Vorteil der einen gegenüber der anderen.

Offensichtlich ist es so, daß die einreihige Anastomosennaht den Vorteil der geringeren oder praktisch nicht auftretenden Eineingung gegenüber der zweireihigen hat. Im Falle einer einwandfreien Anastomosenheilung ohne Insuffizienzzeichen ist die Anastomoseneinengung jedoch relativ selten, gelegentlich vielleicht am Ösophagus auftretend. Daher ist es ratsam, die Schleimhautnaht der seromuskulären Naht im Bedarfsfall vorzuziehen. Wir haben gute Erfahrungen mit der einreihigen Nahttechnik, verlangen jedoch für die Ausbildung jedes Chirurgen, daß er zunächst die zweireihige Nahttechnik beherrschen muß, bevor er die einreihige anwendet.

End-zu-End- oder End-zu-Seit-Anastomose? In den meisten Fällen ist die End-zu-Ende-Nahttechnik für die Verbindung zweier Darmsegmente zufriedenstellend. Besteht jedoch eine Lumendifferenz, sollte ein längsverlaufender Entlastungsschnitt an der antimesenterialen Seite des engeren Segments erfolgen ***(Abb. B. 24, B. 25)***. In Fällen mit größerer Lumendifferenz als 1,5–2 cm ist die End-zu-Seit-Anastomose vorteilhafter. Hierbei muß genau auf die Vermeidung einer Blindsackbildung geachtet werden. Wird die End-zu-Seit-Anastomose nicht weiter als in 1 cm Abstand vom verschlossenen Segment angelegt, tritt praktisch kein Blindsacksyndrom auf. Der Verschluß des Darmendes kann durch Verwendung der Klammertechnik beschleunigt und abgekürzt werden.

Zwei Situationen gibt es, in welchen die End-zu-Seit-Anastomose eindeutig der End-zu-End-Anastomose überlegen ist. Das trifft einmal für Anastomosen zwischen Ösophagus und Magen nach Ösophagogastrektomie zu. Wir haben berichtet, daß hierbei die Häufigkeit von Anastomoseninsuffizienzen, Anastomosenstenosen und die Mortalität deutlich geringer ist, als bei der Verwendung der End-zu-End-Anastomosentechnik. Dies trifft sehr wahrscheinlich auch für die Ösophagojejunostomie zu.

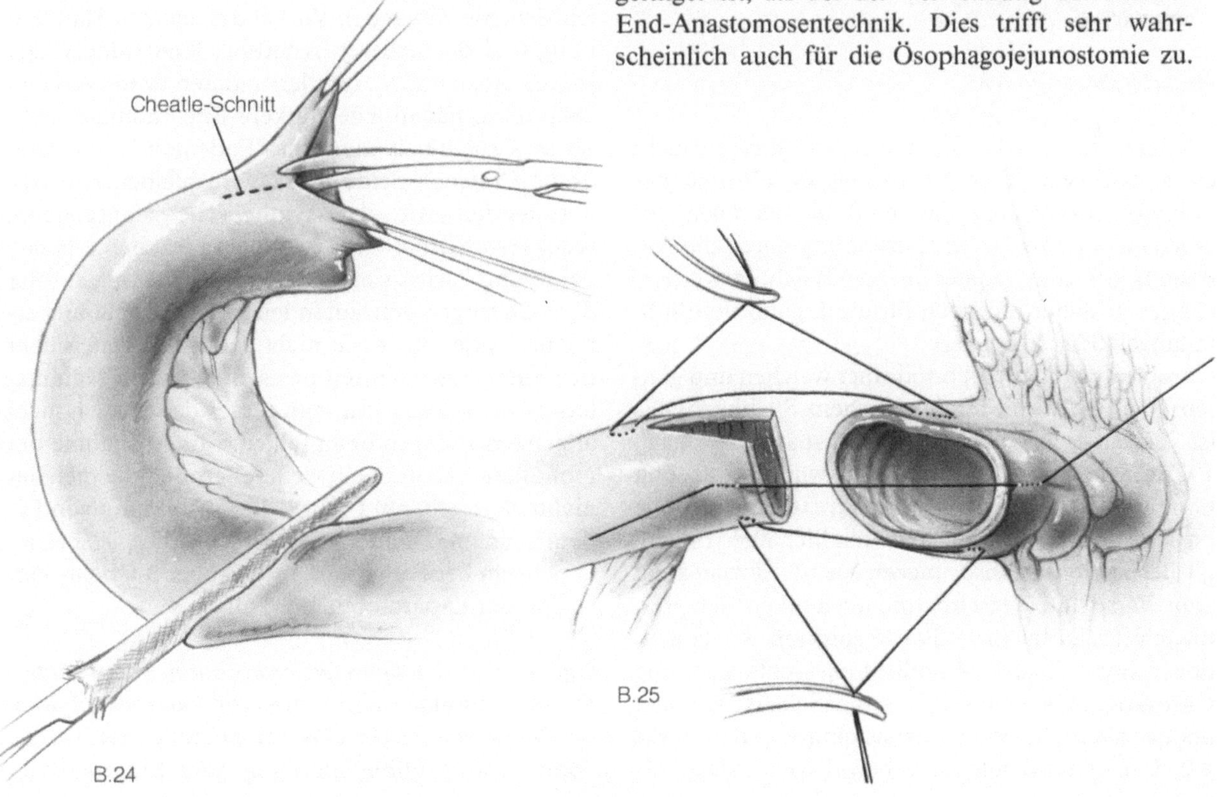

B.24

B.25

Das gleiche gilt für die tiefe Kolorektalanastomose. Hierbei ist der Durchmesser der Rektumampulle im allgemeinen viel weiter als das Lumen des absteigenden Kolons. Zollinger u. Sheppart weisen in ihren Berichten darauf hin, daß diese Seit-zu-End-Technik nach Baker augenscheinlich die Häufigkeit der postoperativen Anastomosenstenosen bzw. Anastomoseninsuffizienzen eliminiert hat. Die gleiche Erfahrung haben wir auch gemacht.

Genähte oder geklammerte Anastomosen? Unsere Kasuistik von 472 Klammeranastomosen am Booth Memorial Medical Center in einer 4-Jahresperiode haben eindeutig gezeigt, daß die Häufigkeit der Anastomosenkomplikationen bei der Klammertechnik die gleiche wie bei der handgenähten Anastomosentechnik ist, im gleichen Zeitraum und vom gleichen Chirurgenteam ausgeführt. Nachdrücklich muß festgestellt werden, daß sich in der Gruppe der Patienten mit geklammerten Anastomosen die größere Zahl von Notfalloperationen mit Sepsis, Darmgangrän, Ileus und Malignombefall befand. In der Hand von erfahrenen Operateuren erbringen geklammerte wie genähte Anastomosen gleichgute Ergebnisse.

Nahtmaterial

Resorbierbarer Faden

Glattes Catgut wird in der modernen Chirurgie nicht einheitlich verwendet. Obwohl es den Vorteil der schnellen Resorption hat, muß hierbei auch der Nachteil einer reaktiven Entzündung durch die Andauung des Catgutmaterials berücksichtigt werden. Catgut ist daher nur noch für die Ligatur von Subkutangefäßen akzeptabel.
Chromcatgut hat den Vorteil einer weichen und glatten Oberfläche mit atraumatischem Stichkanal. Es ist geeignet, wenn man eine spätestens nach 1 Woche beginnende Resorption wünscht, absolut kontraindiziert ist es in der Pankreaschirurgie. Die proteolytischen Enzyme bewirken hier eine vorzeitige Resorption, ebenso ungeeignet ist Chromcatgut zum Verschluß der Laparotomie und in der Hernienchirurgie, da die frühe Resorption der längerdauernden festen Wundheilung entgegensteht. Chromcatgut eignet sich für die Schleimhautnaht bei der zweireihigen Darmanastomose in der Stärke 4-0. Immer muß man sich bewußt sein, daß jede Wundinfektion die Andauung und damit die Resorption des Catgutfadens beschleunigt.

Synthetischer Faden – Polyglykol. Polyglykolfäden (PG, Dexon oder Vicryl) sind dem Catgut überlegen, da sie langsamer resorbiert werden. Selbst nach 15 Tagen können in etwa 20% der Fälle noch feste Fäden vorgefunden werden. Die Auflösung dieser Fäden erfolgt durch Hydrolyse.
Proteolytische Enzyme im Verlauf einer Infektion haben keine Einwirkung auf die Resorption dieser Fäden. Auch die reaktive Entzündung bei Verwendung dieser Fäden ist im Vergleich mit Catgut geringer. Ihr einziger Nachteil ist die etwas rauhere Oberfläche. Im Zusammenhang hiermit ist auch die Knotung im Vergleich zum Catgut etwas schwieriger. Dieser Nachteil wiegt jedoch die Vorteile bei weitem nicht auf. Aus diesem Grund ist das Catgut weitgehend überflüssig geworden.

Nichtresorbierbares Fadenmaterial

Natürliche, nichtresorbierbare Fäden. Hierbei handelt es sich um Seide, Zwirn und Leinen, die über eine lange Zeit weltweit von den Chirurgen benutzt wurden. Sie haben den Vorteil der leichten Handhabung und der sicheren Knotung, Knotenlockerung ist die Ausnahme. Auf der anderen Seite verursachen diese Fäden eine stärkere Entzündungsreaktion im Gewebe als monofiles Fadenmaterial (Stahldraht, Prolene). Seide und Zwirn bleiben so lange desintegriert wie das synthetische Nahtmaterial nicht resorbierbar ist. Trotz dieser Nachteile haben Seide und Zwirn weltweite Popularität wegen ihrer dem Chirurgen vertrauten leichten Handhabung erreicht. Da jedoch noch nicht genügend Daten über den eindeutigen Vorteil des synthetischen Nahtmaterials vorliegen, kann man dieses daher auch nicht allgemein zwingend empfehlen. Mit Ausnahme der monofilen Fäden ist ein weiterer großer Nachteil des nichtresorbierbaren Fadens die Ausbildung von Fadenfisteln und Fadengranulomen. Dies ist besonders leicht bei Fadenstärken von über 3-0 beim Verschluß der Laparotomie der Fall.

Geflochtene synthetische nichtresorbierbare Fäden. Dieses Nahtmaterial in Form von Dacron-Polyester wie Mersilene, Ticron (Dacron mit Silicone), Tevdek (Dacron mit Tefloneinhüllung) und Ethibond verlangt 4 oder 5 Knoten im Vergleich zu 2–3 Knoten bei Verwendung von Seide oder Zwirn.

Monofiles synthetisches nichtresorbierbares Fadenmaterial. Dieses Fadenmaterial wie Nylon und Prolene ist glattrandig, so daß 6–7 Knoten für die Festigkeit erforderlich sind. Sie verursachen jedoch zusammen mit der Stahlnaht die geringste Gewebsreaktion. Aus diesem Grunde verwenden viele Chirurgen zum Verschluß der Laparotomie Prolene in der Stärke 2-0 bis 0. Auch ist hierbei trotz zahlreicher Knoten die Häufigkeit von Fadenfisteln relativ gering. Prolene 4-0 atraumatisch wird vorteilhaft bei der seromuskulären Anastomosennaht verwendet. Prolene und die geflochtenen Polyesterfäden haben in der Gefäßchirurgie große Popularität erlangt.

Monofiler rostfreier Stahldraht. Der Stahldraht hat viele Charakteristika eines idealen Fadenmaterials, bis auf den einen Nachteil, daß er schwer zu knoten ist. Beim Verschluß der Laparotomie zeigt seine Anwendung gelegentlich starke Schmerzeaktionen im Falle einer Knotenreaktion oder eines Drahtbruchs. Fadenfisteln und Drahtgranulome sind bei Verwendung des monofilen Stahldrahts extrem selten. (In der eigenen Kasuistik ein Fall unter 300.) Die Verwendung des Stahldrahts beim Verschluß der Laparotomie wurde in Kap. 5 ausführlich beschrieben. Belsey u. Skinner verwenden diesen glatten Stahldraht Stärke 5-0 bei der einreihigen ösophagogastrischen Anastomose und Trimpi bei der Kolonanastomose. Wird geflochtener Stahldraht verwendet, ist die Häufigkeit von Fadenfisteln die gleiche wie bei der Verwendung von geflochtener Seide (vgl. Literaturhinweise).

Knotentechnik

Die 3-Punkt-Technik bei der Fadenknotung ist bei der Ligatur von Blutgefäßen von Bedeutung. Dabei hält die linke Hand des Operateurs das lange Ende während die rechte Hand die Ligatur – wie die ***Abb. B. 26a, b*** veranschaulichen – vornimmt. Wird die Knotung nicht in dieser Form vorgenommen, kommt es leicht zu einem Zug am Gefäß mit der Gefahr eines Einrisses. Bei tiefliegenden Gefäßen kann es dadurch zu stärkerer Blutung kommen. Bei der Knotung in tiefen Schichten, wie z. B. der Gallenblasenarterie, führt der linke Zeigefinger den Faden an die Arterie heran, während die rechte Hand nach Knotenbildung den Faden in Längsrichtung anzieht. Bei Verwendung von Seide oder Zwirn sind 3 Knoten erforderlich, bei Ligatur mit einem resorbierbaren Faden mindestens 4, bei den anderen beschriebenen synthetischen Fäden mindestens 5 Knoten. Die meisten Chirurgen legen bei Verwendung des synthetischen Fadenmaterials den sog. chirurgischen Knoten als ersten an ***(Abb. B. 27).*** Bei dickem monofilem Fadenmaterial wie 0 oder 1 Prolene kno-

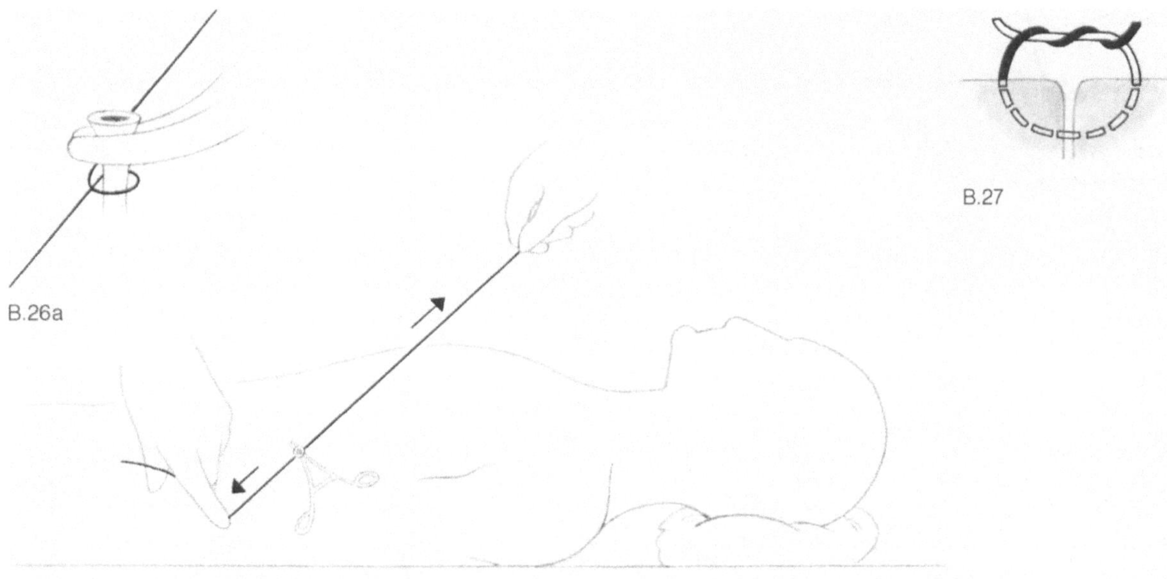

B.26a

B.26b

B.27

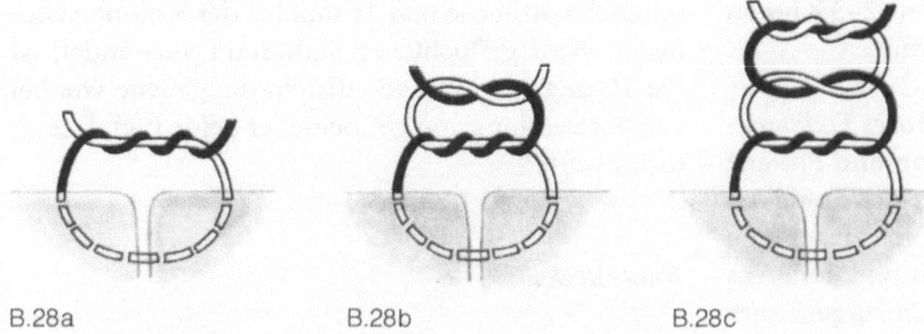

B.28a B.28b B.28c

ten wir in der Art eines modifizierten Fischermann-Knotens, wie es die ***Abb. B. 28a–c*** erläutern. Bei Knotungen in tiefen oder nur schwer erreichbaren Strukturschichten ist es von vitaler Bedeutung, daß die 2-Hände-Technik angewendet wird. Bei oberflächlichen Knotungen dagegen ist die ein- oder zweihändige Knotenbildung ausreichend.

Literatur

Chassin JL (1978) Esophagogastrectomy: data favoring end-to-side anastomosis. Ann Surg 188: 22

Connell ME (1892) An experimental contribution looking to an improved technique in enterorrhaphy whereby the number of knots is reduced to two or even one. Med Record 42: 335

Müller C, Allgöwer M (1981) Nahtmaterial und Nahttechnik. In: Allgöwer M et al. (Hrsg) Chirurgische Gastroenterologie, Bd I. Springer, Berlin Heidelberg New York

Nockemann PF (1980) Die chirurgische Naht. Thieme, Stuttgart New York

Zollinger RM, Sheppard MH (1971) Carcinoma of the rectum and the rectosigmoid. Arch Surg 102: 335

C Blutungskontrolle

Blutstillung

Gefäßklemmen und Ligatur

Eine Gefäßklemme in richtiger Länge und Form ist ein nützliches Instrument, um alle Gefäßblutungen zu versorgen. Danach folgt die Ligatur mit einer Fadenstärke, die dem Gefäßlumen entspricht. Entsprechend der jeweiligen Situation empfehlen sich spezielle Gefäßklemmen (z. B. nach Halsted, Crile, Adson, Kelly oder Mixter).

Was das Fadenmaterial angeht, haben lange Zeit viele aus der Halsted-Tradition kommenden Chirurgen Seide wegen der geringeren Gewebsreaktion im Vergleich zu Catgut und wegen der geringeren Gefahr einer vorzeitigen Fadenresorption bevorzugt. Diesen Vorteilen von Seide und Zwirn stehen die Vorzüge des synthetischen resorbierbaren Fadens gegenüber. Nachteil der nichtresorbierbaren Fäden ist, daß sie Granulome und Fadenfisteln bilden können, wie man es gelegentlich bei tiefen Seidenligaturen im Abdomen, z. B. nach tiefen Kolonresektionen, beobachtet. Da die *synthetischen resorbierbaren Fäden* nur eine geringe Reaktion zeigen und eine verzögerte Resorption haben, sind sie das ideale Fadenmaterial für die routinemäßige Ligatur, wenn der Chirurg gelernt hat, sie richtig und sicher zu knoten.

Eine heikle Situation ist die Versorgung einer großen Arterie im Falle einer Pankreatitis oder eines Abszesses. Die Ligatur mit einem geflochtenen, nichtresorbierbaren Faden wirkt als Fremdkörper, der wiederum zur Bakterienansiedlung disponiert. Tritt eine Infektion ein, wird die Arterie im weiteren Verlauf arrodiert, und eine Blutung kann die Folge sein. Dieses Risiko kann bei Verwendung eines synthetisch resorbierbaren Fadens oder eines monofilen Fadens, wie z. B. Prolene, reduziert werden. Zusammenfassend gilt, daß resorbierbare Fäden für den Routinefall verwendet werden sollten. Zwirn und Seide bieten die größere Sicherheit bei großen Gefäßen, wie z. B. der linken Magenarterie oder der unteren Mesenterialarterie. Bei einer perforierten Sigmadivertikulitis empfiehlt sich die Ligatur der Gefäße mit resorbierbarem 2-0-Faden. Wird die Milzarterie anläßlich einer Operation bei vorliegender Pankreaspseudozyste ligiert, verwenden wir 2-0-Prolene.

Ligatur großer Gefäße

Bei der Ligatur großer Gefäße, wie die untere Mesenterialarteria, die A. ileocolica, die linke Magenarterie, ist es vorteilhaft, eine abgewinkelte Mixter-Klemme zu verwenden (s. Abb. D. 4). Das stumpfe Ende der Klemme trennt dabei die Adventia der Arterie vom umgebenden Gewebe. Etwa 1,5 cm des Gefäßstumpfs sollten so freipräpariert werden. Danach wird eine angeklemmte Ligatur in eine geöffnete Mixter-Klemme eingeführt, die den Faden um die bereits liegende Klemme führt. Der Gefäßstumpf muß 1 cm lang sein, um darüber nochmals eine Knotung mit 2-0-Zwirn vorzunehmen. Der Vorteil der Zwirnligatur ist ihre Festigkeit aufgrund der Reibung des Fadens, die damit auch die Sicherheit des Knotens gewährleistet.

Blutstillung durch Umstechungsligatur

Bei einem 1 cm langen Gefäßstumpf ergeben 2 einfache Ligaturen mit 2-0-Zwirn in 3-mm-Abständen eine gute Stillung bei Blutungen großer Arterien im Gastrointestinalbereich. Besteht jedoch kein genügend langer Gefäßstumpf, um diese Situation auf diese Art zu beherrschen, ist die Anlage einer Transfixationsligatur, durch das Zentrum der Arterie geführt, 3 mm distal der einfachen Ligatur, ebenfalls eine gute Maßnahme. Ein anderer Typ der Blutstillung durch Ligatur empfiehlt sich bei retrahierten Gefäßen. Das kann bei oberflächlichen Blutungen des Pankreas der Fall sein. Diese Blutungen sollte man jedoch nicht mit der Klemme fassen, sondern primär mit einer atraumatischen Achternaht (4-0-Zwirn oder Seide) versorgen. Das gleiche gilt bei retrahierten Gefäßen im Mesenterium, insbesondere bei entzündlich verdicktem Mesenterium im Falle von Adipositas oder bei crohn-Erkrankung.

Blutstillung durch Hämoclip

Metallclips ergeben bei richtiger Anwendung eine sichere und ausgezeichnete Blutstillung. Hämoclips bieten sich nur an, wenn das Blutgefäß gut – mit intaktem Stumpf dargestellt – angegangen werden kann. Eine inakkurate Verwendung des Clips verursacht dagegen bei Okklusion des Gefäßes eine Weiterblutung. Die nachträgliche blutstillende Ligatur ist bei liegendem Clip erschwert. Der Versuch, den Clip von einer dünnen Vene zu entfernen, verursacht dagegen nochmals eine starke Blutung. Auch sollten Hämoclips nicht in Operationsgebieten mit nachfolgend weiterer stumpfer Präparation angelegt werden, da bei diesem Manöver durch Berühren der Clips weitere Gefäßeinrisse mit schwerer Blutung möglich sind. Auch bei einer breitflächigen Sickerblutung kommen Hämoclips nicht zur Anwendung. Es muß nochmals nachdrücklich darauf hingewiesen werden, daß die Hämoclips sich nur empfehlen, wenn das Blutgefäß exakt dargestellt und gefaßt werden kann. Bei vielen dieser Kontraindikationen ist die Verwendung von Hämoclips eine diskutable Technik, wie z. B. bei Operationen im Mediastinum, bei der Ösophaguspräparation oder im Retroperitoneum bei der Kolonresektion. Große Hämoclips kommen speziell während der präsakralen Mobilisierung des Rektums bei der tiefen Rektumresektion in Frage.

Blutstillung durch Elektrokauterisierung

Die Elektrokoagulation ist eine wertvolle und schnelle Methode der Blutstillung, vorausgesetzt, daß bestimmte Kontraindikationen beachtet werden. Gefäße mit einem Durchmesser von mehr als 2–3 mm sind hierfür nicht geeignet. Ebenso wie bei den Hämoclips sollte jedes Gewebe bzw. Operationsgebiet, in dem nachfolgend weiter präpariert werden muß, nicht elektrochirurgisch angegangen werden, da sie eine oft schon vorhandene Koagulation beseitigt oder mit erneuter Blutung stört. Auch im fettreichen Gewebe wie in der Subkutis der Brustwand dürfen Blutungspunkte nicht durch Elektrokoagulation gestillt werden, es sei denn, es handelt sich um ein kleines Gefäß, das sich mit einer Klemme gut fassen läßt. In allen übrigen Fällen von Blutungen im Fettgewebe unterbleibt die Elektrokoagulation. Dies hat seine Hauptursache und Begründung darin, daß Fettgewebe eine andere Stromleitfähigkeit als Muskel- oder Gefäßgewebe hat. Auf dem Boden von Fettgewebsnekrosen kommt es leicht zu Wundinfektion, worauf Cruse hingewiesen hat. Eine ausgedehnte Anwendung der Elektrokoagulation im Muskelgewebe, wie z. B. bei der Eröffnung der Thoraxhöhle, scheint keine Nachteile zu haben. Bei der radikalen Mastektomie verwenden wir die Elektrokoagulation zur Blutstillung der Gefäße. Hierbei handelt es sich um ein ausgesprochen fettarmes Gebiet, in dem die Gefäße gut identifiziert und mit einer Klemme gefaßt werden können. Wird ein Gefäß im Begleit- oder Nachbargewebe gefaßt, ist die Effektivität der Elektrokoagulation in Frage gestellt. Zusammenfassend sind wir der Meinung, daß – mit Ausnahme von Fettgeweben und Operationsgebieten, in denen stumpf präpariert werden muß – die Elektrokoagulation eine gute Methode zur Stillung kleiner Blutungen mit dem Hauptvorteil der raschen Handhabung ist. Sorgfältige akkurate Anwendung erlaubt vollständige Blutstillungen, z. B. bei der Cholezystektomie, an der Brustwand, sowie im Retroperitoneum mit reichhaltigen kleinen Veneästen. Die Einzelligatur dieser zahlreichen kleinen Blutungen würde bei anderer Blutstillung bedeutend mehr Zeit in Anspruch nehmen.

Physikochemische Methoden

Gaze-Packung. Die Verwendung von großen Gazepackungen oder Tamponaden ist lange Zeit zur Kontrolle einer diffusen, venösen Massenblutung verwendet worden. Sie begünstigt die spontane Blutstillung durch Druckauswirkung einerseits und Formung eines Fibrinnetzes andererseits. Bedauerlicherweise treten jedoch häufig nach Entfernung der Tamponade wieder Rezidivblutungen auf.

Oxidierte Zellulose. In Form von Gaze (Surgicel) oder Wolle (Oxycel) hat dieses Material den gleichen Vorteil wie eine Gazepackung. Sie können als dünne Einlage bei Blutungen aus parenchymatösen Organen – wie Milz oder Leber – und beim Einriß dieser Organe verwendet werden. Die Kompression dieser Zelluloselage muß jedoch von einer zusätzlich darüber eingelegten Tamponade ausgehen. Nach 10–15 min wird diese Tamponade dann entfernt, während die dünnere Zelluloselage, die später resorbiert wird, verbleibt. Beim Einlegen in einen großen Leberriß ist jedoch die totale Resorption bei Abszeßbildung in Frage gestellt. Oxidierte Zellulose eignet sich mehr für oberflächliche Blutungen als für die Kontrolle von Blutungen in tiefen Parenchymspalten.

Avitene. Dieses mikrofibrillöse Kollagen wird als noch effektiver für die Blutstillung als oxidierte Zellulose bewertet. Es wird als Puder auf die Blutfläche gestreut. Allerdings kommt es bei Berührung der Puderfläche mit einem Wundhaken oder einem Instrument zu Klumpen. Oxidierte Zellulose scheint daher von einer ähnlichen und gleichwertigen Wirkung zu sein wie Avitene und ist um das Zwanzigfache billiger. Avitene bietet sich bei unregelmäßigen Oberflächen an, die sich schlecht mit einem Gazestreifen abdecken lassen. Beide blutstillenden Mittel eignen sich z.B. bei einer Verletzung der Milzkapsel, bei einer Vagotomie oder nach der Mobilisierung der linken Kolonflexur. In den meisten Fällen läßt sich damit die Splnektomie vermeiden, gelegentlich auch unterstützt durch Verwendung von Umstechungsligaturen.

Temporäre Blutungskontrolle

Gelegentlich kommt es im Verlauf einer Operation zu einer plötzlichen Massenblutung durch Einriß eines großen Gefäßes. Dann müssen blitzschnell klare Entscheidungen getroffen werden, zunächst um die Blutung vorübergehend zu stillen und danach die Maßnahmen zu überlegen. Folgende Reihenfolge bietet sich nach unserer Erfahrung an:

1. Fingerkompression: Sie ist die einfachste und schnellste Maßnahme um zunächst die Kontrolle einer arteriellen Blutung herbeizuführen. Bei einer großen Vene – z.B. in der Axilla oder im Bereich der V. cava – wird der Einriß zwischen Daumen und Zeigefinger komprimiert.
2. Vorübergehendes Abheben der Hand, um kurz den Situs bzw. die zugrundeliegende Struktur zu beurteilen. Führt der erste Handgriff nicht zum Erfolg oder ist er nicht möglich, kann die linke Hand hinter das blutende Substrat geführt werden, wie z.B. am Ligamentum hepatoduodenale oder bei Blutungen aus der Gallenblasenarterie. Eine ähnliche Situation besteht bei einer Blutung aus der Pfortader bei Operationen am Pankreas.
3. Kompression mit der Faust oder mit einem großen Tuch: Große Leberrisse können vorübergehend durch Kompression zwischen beiden Händen gestillt werden, z.B. bei Reanimationszuständen. Eine massive venöse Blutung aus dem präsakralen Raum läßt sich ebenfalls in vielen Fällen durch Tamponade stillen.
4. Verwendung von Satinsky-Klemmen: Ist die direkte Kompression bei der Blutstillung nicht von Erfolg gekrönt, kann durch das Anlegen einer Satinsky-Klemme die Blutung bei großen Gefäßeinrissen beherrscht werden.
5. Proximale und distale Blutungskontrolle. Gelegentlich ist die vorübergehende Blutstillung ohne proximale und distale Gefäßligatur nicht herbeizuführen. Dies trifft in erster Linie für Blutungen aus der Aorta oder aus der V. cava zu. Das Anlegen von Gefäßzügeln ober- und unterhalb der Blutung mit oder ohne Gefäßklemmen ist hilfreich. Die Aorta kann oberhalb der Abgänge der Nierenarterien für die Dauer von maximal 15–20 min abgeklemmt werden, wenn auf anderem Wege eine Blutstillung nicht herbeizuführen ist. Gleichzeitig wird während der Abklemmung die Niere mit eisgekühlter Kochsalzlösung umspült, um die metabolischen Auswirkungen der Abklemmung zu reduzieren.

Definitive Kontrolle einer massiven Blutung

Ist eine temporäre Kontrolle der Blutung erreicht, muß der Operateur die Situation strategisch klären. Aus dem Operationsgebiet werden alle verwendeten Instrumente und Klemmen, die nicht unbedingt erforderlich sind, entfernt. Wird eine weitere Freilegung oder Exploration erforderlich, muß das Vorgehen rasch mit Erweiterung der Inzision oder durch erneutes Einlegen von Tamponaden bzw. von feuchten Tüchern oder durch das Einsetzen von Retraktoren festgelegt werden. Optimale Licht- und Absaugverhältnisse müssen gegeben sein. Gleichzeitig erfolgt Blutersatz, gegebenenfalls muß auch die Assistenz verstärkt werden. Dr. Frank C. Spencer, der Direktor des Department für Chirurgie an der New York-Universität hat auf einen gleichzeitig wichtigen parachirurgischen Aspekt hingewiesen, nämlich die exakte Protokollierung des Operationsablaufs in solchen Situationen im Hinblick auf die Intensivbehandlung speziell in Fällen mit Reanimation.

Sind alle diese Maßnahmen getroffen und ist der Allgemeinzustand durch Stabilisierung der Kreislaufverhältnisse gebessert, muß so schnell wie möglich die definitive Blutstillung erfolgen. Im allgemeinen besteht diese in der exakten Versorgung der Gefäßverletzung durch einwandfreie Gefäßnaht mit atraumatischem Fadenmaterial.

Kein Allgemeinchirurg sollte die große Körperhöhlenchirurgie betreiben, wenn er nicht auch über ausreichende Erfahrungen in der gefäßchirurgischen Versorgung großer Arterien und Venen verfügt.

D Instrumentarium

Chirurgische Klammerinstrumente mit Gewebeautomatik[1]

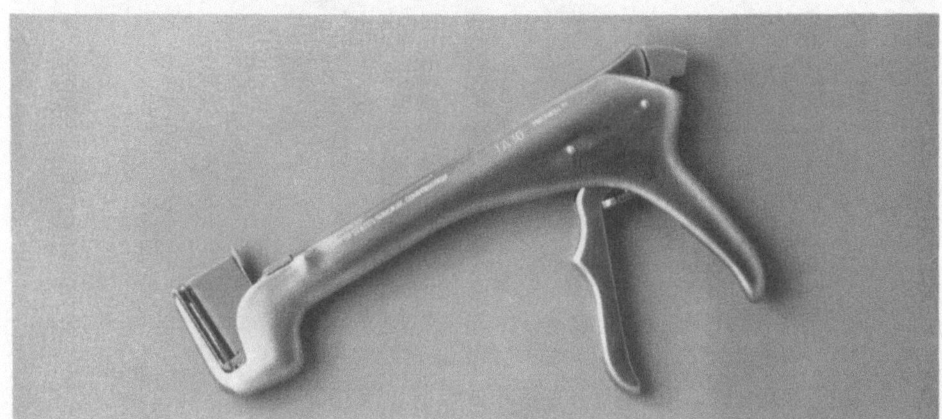

D.1

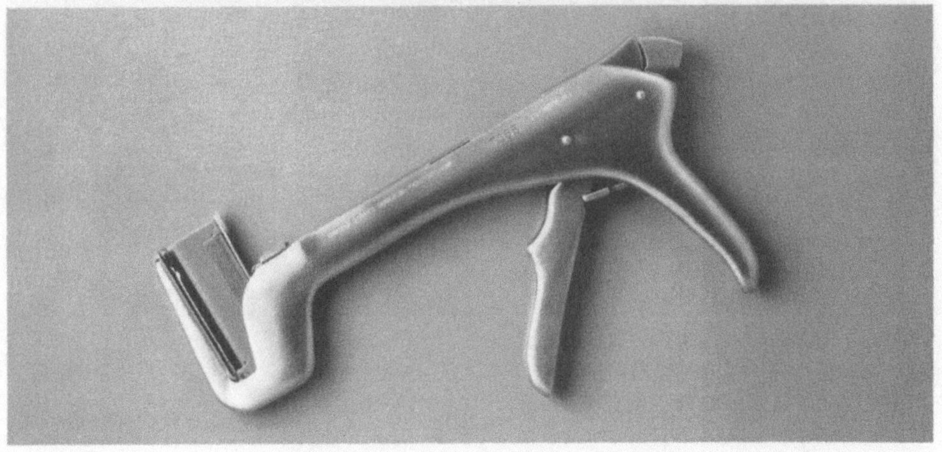

D.2

	Bezeichnung	Anwendungsbereich/Indikationen	Einweg/Ladeeinheiten
Abb. D.1	TA 30-PREMIUM™ Klammerinstrument	Verschluß, z. B.: – Arteria und Vena pulmonalis – Arteria und Vena renalis	30-3,5-Premium™ blau 30-4,8-Premium™ grün 30-V-Premium™ weiß
Abb. D.2	TA 55-PREMIUM™ Klammerinstrument	Partieller Magenverschluß Hofmeister-Gastrojejunostomie Billroth-I-Gastroduodenostomie Duodenal-Verschluß Intestinal-Anastomosen Magenstumpf (Billroth II) Braunsche-Anastomose Lungensegment-Keilresektion	55-3,5-Premium™ blau 55-4,8-Premium™ grün

1 Mit freundlicher Genehmigung der *Auto Suture Deutschland GmbH,* Chirurgische Naht- und Klammerinstrumente, 4154 Tönisvorst 1

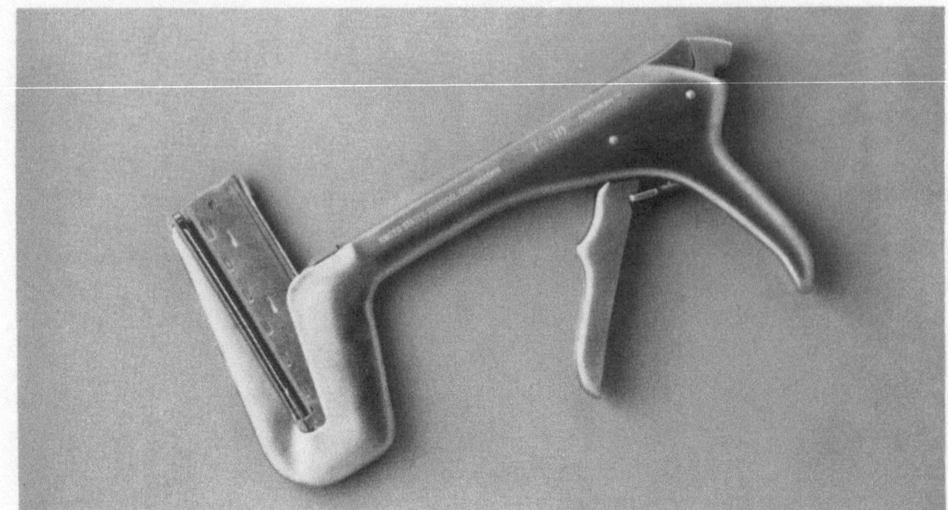

D.3

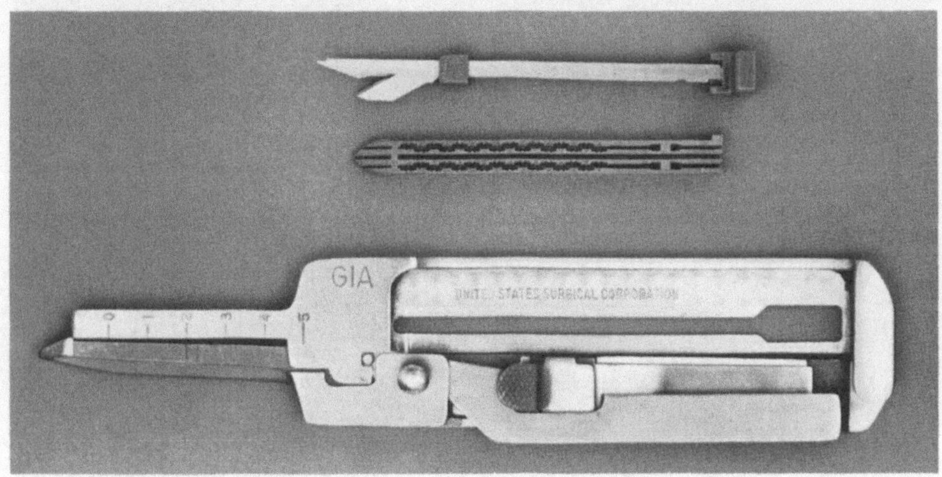

D.4

	Bezeichnung	Anwendungsbereich/Indikationen	Einweg/Ladeeinheiten
Abb. D.3	TA 90-Premium™ Klammerinstrument	Siehe Abb. D-2	90-3,5-Premium™ blau 90-4,8-Premium™ grün
Abb. D.4	GIA™. **Neu:** GIA 50-Premium™ (vgl. Abb. D. 9) Klammerinstrument	Funktionale End-zu-End-Anastomosen Billroth-II-Gastrojejunostomie Seit-zu-Seit-Anastomosen Hemikolektomie Kock-Ileal-Reservoir Lungenkeil-Resektion Vaginale Hysterektomie	GIA ™ grau SGIA™ schwarz PGIA™ hellblau

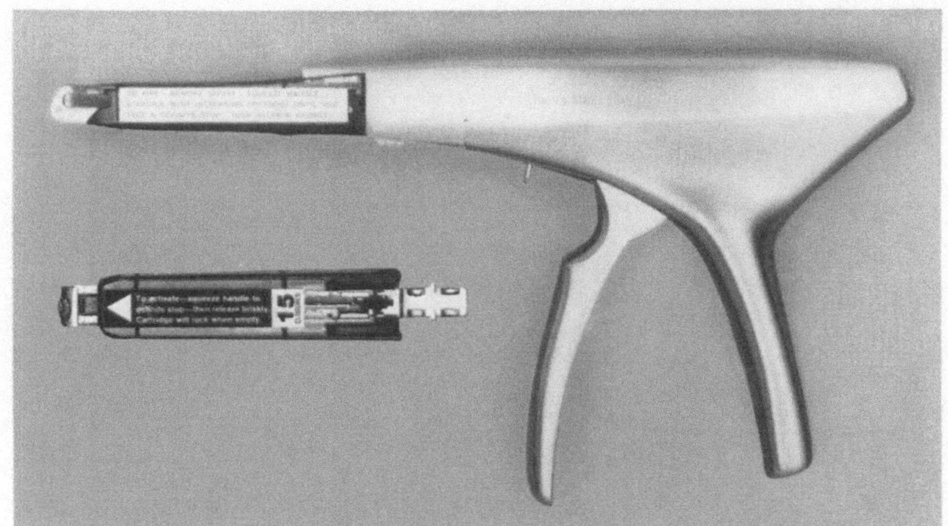

D.5

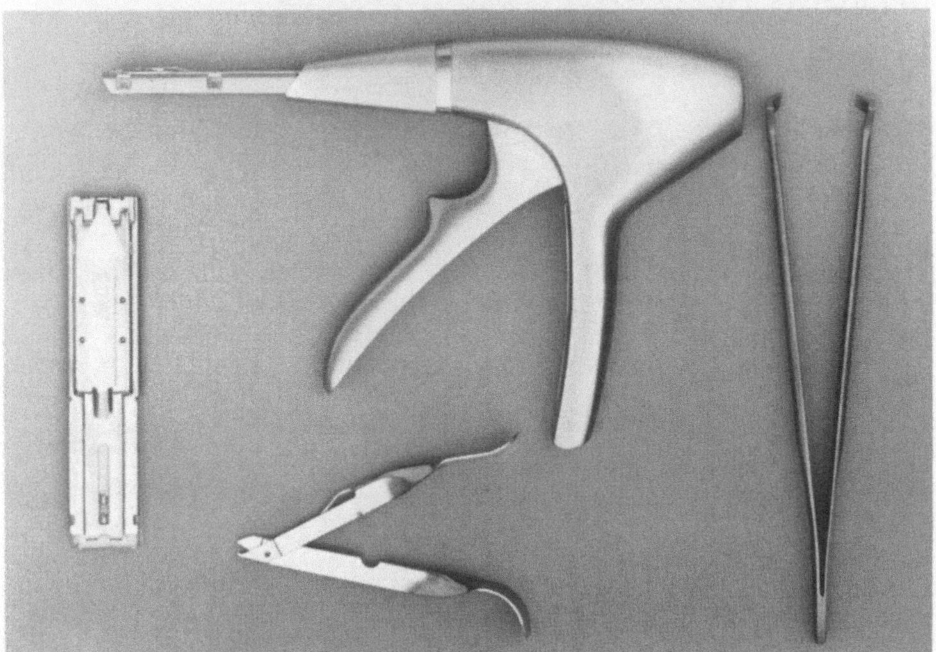

D.6

	Bezeichnung	Anwendungsbereich/Indikationen	Einweg/Ladeeinheiten
Abb. D.5	LDS-2™ Klammerinstrument	Ligatur bei gleichzeitiger Durchtrennung von Gefäßen, z. B. des Omentums und des Mesenteriums Vagotomie, Sympathektomie und Tubenligatur	LDS™- 6 LDS™-15 LDS™- 6W LDS™-15W
Abb. D.6	SFS™ Klammerinstrument	Hautverschluß und Verschluß der Faszie	SM™ 12/12W SM™ 25/25W SM™ 35/35W FM™ 20W

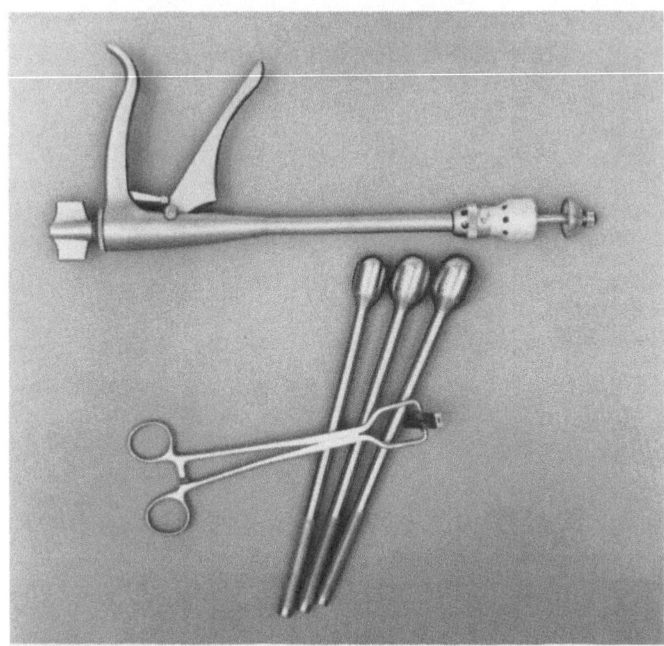

D.7a

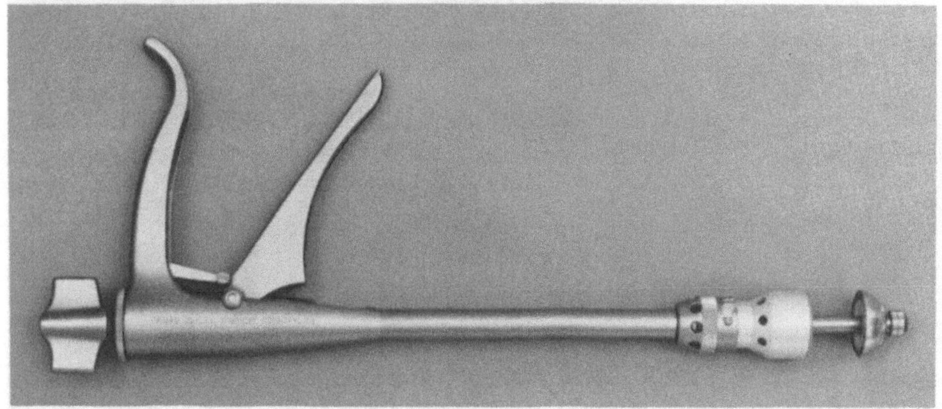

D.7b

	Bezeichnung	Anwendungsbereich/Indikationen	Einweg/Ladeeinheiten
Abb. D.7a, b	EEA™ Klammerinstrument Meßstäbe Tabaksbeutel- klemme	Zirkuläre Anastomosen Kolorektale – Intestinale – Ösophageale – Operationen: z. B. Billroth I, Hemikolektomie, Tiefenresektion, Ösophagojejunostomie	EEA 31™ grün = 21,2 mm Anastomosen Ø EEA 28™ blau = 18,0 mm Anastomosen Ø EEA 25™ weiß = 15,0 mm Anastomosen Ø

Chirurgische Einweg-Klammerinstrumente mit Gewebeautomatik

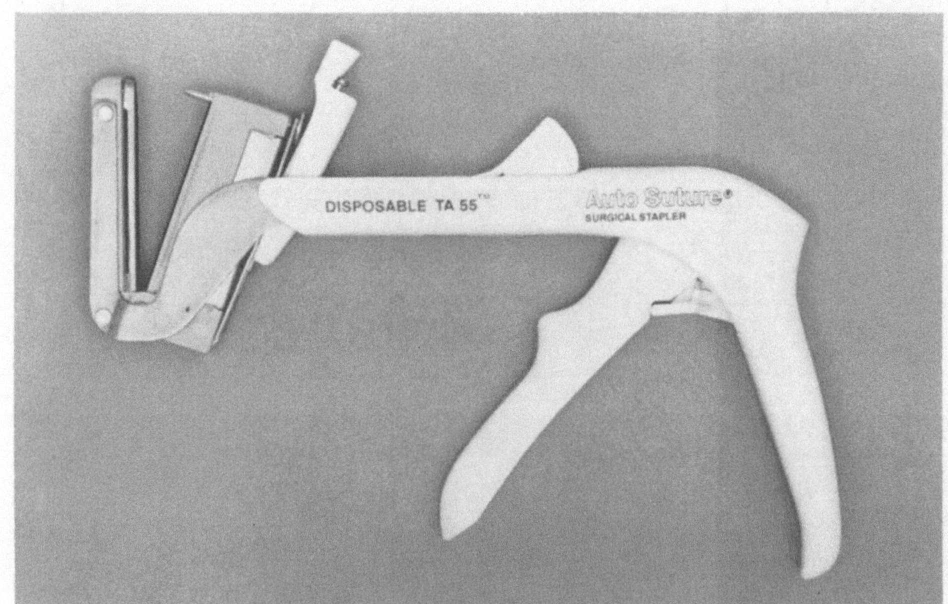

D.8

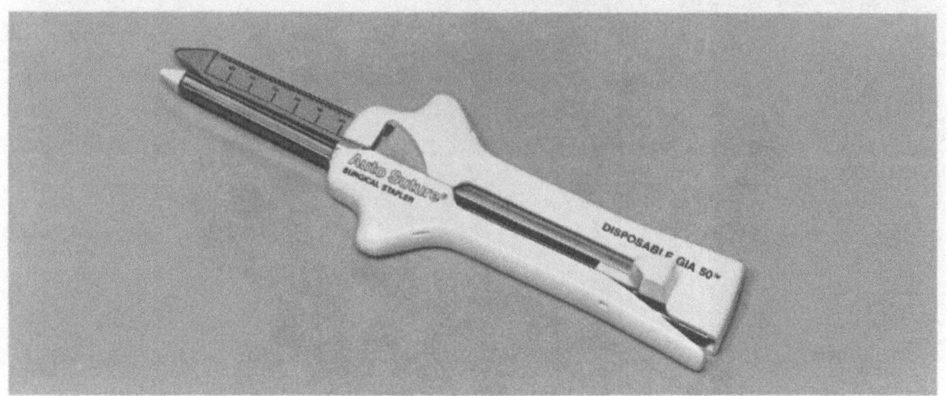

D.9

	Bezeichnung	Anwendungsbereich/Indikationen	Zur Verfügung stehen:
Abb. D.8	DTA 30™	Wie TA 30-Premium™	DTA™ 30-3,5 blau DTA™ 30-4,8 grün DTA™ 30 weiß
	DTA 55™	Duodenal-Verschluß Hofmeister-Gastrojejunostomie Billroth-I-Gastroduodenostomie	DTA™ 55-3,5 blau DTA™ 55-4,8 grün
	DTA 90™	Partieller Magenverschluß	DTA™ 90-3.5 blau DTA™ 90-4.8 grün
Abb. D.9	DGIA™	Wie GIA™ Funktionale End-zu-End-Anastomosen Billroth-II-Gastrojejunostomie Seit-zu-Seit-Anastomosen Hemikolektomie Kock-Ileal-Reservoir Lungensegment-Resektion Vaginale Hysterektomie	DGIA 50™

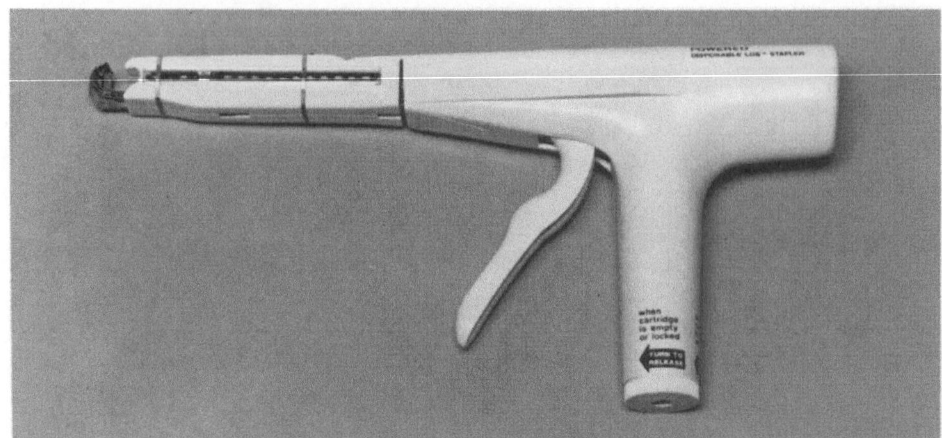

D.10

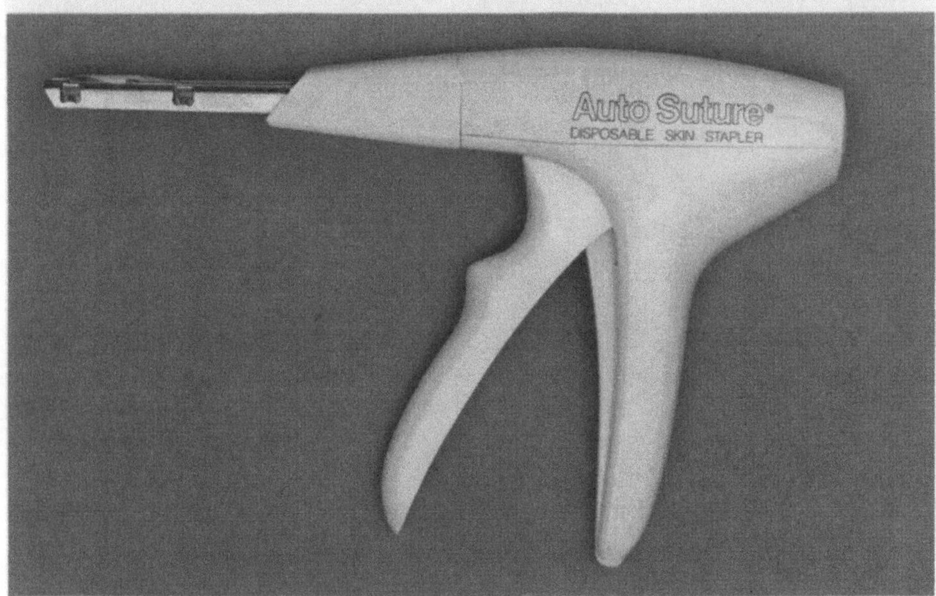

D.11

	Bezeichnung	Anwendungsbereich/Indikationen	Zur Verfügung stehen:
Abb. D.10	PLDS™ Automatik	Wie LDS-2™ Ligatur mit gleichzeitiger Durchtrennung von Gefäßen, z. B. des Omentums und des Mesenteriums Vagotomie, Sympathektomie und Tubenligatur	PLDS 14 W™
Abb. D.11	DSS-Premium™	Wie SFS™ Hautverschluß	DSS-Premium™ 12/12W DSS-Premium™ 25/25W DSS-Premium™ 35/35W
	DFS™	Wie SFS™ Verschluß der Faszie	DFS™ 20W

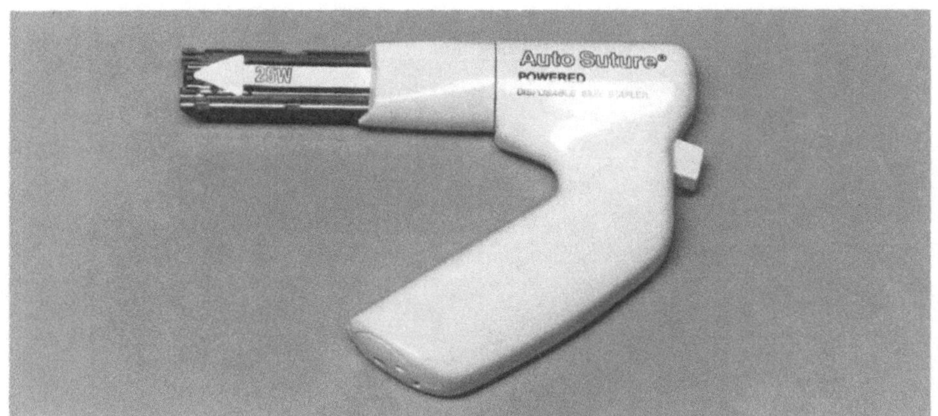

D.12

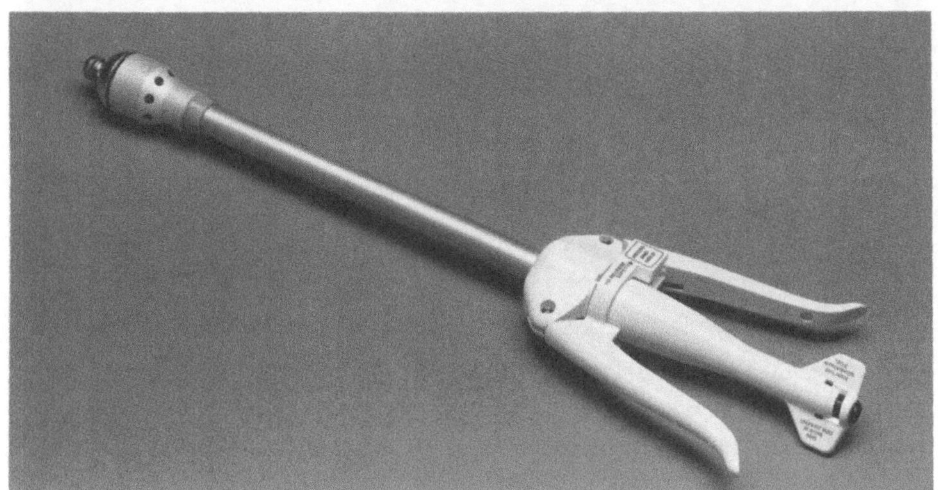

D.13

	Bezeichnung	Anwendungsbereich/Indikationen	Zur Verfügung stehen:
Abb. D.12	PSS™ Automatik	Wie SFS™ Hautverschluß	PSS™ 25/25W PSS™ 35/35W
	PFS™ Automatik	Wie SFS™ Verschluß der Faszie	PFS™ 20W
Abb. D.13	DEEA™	Wie EEA™ Zirkuläre Anastomosen Kolorektale – Intestinale – Ösophageale – Operationen: Hemikolektomie, Ösophago-Jejunostomie, Tiefenresektion	DEEA 31™ grün = 21,2 mm Anastomosen Ø DEEA 28™ blau = 18,0 mm Anastomosen Ø DEEA 25™ weiß = 15,0 mm Anastomosen Ø

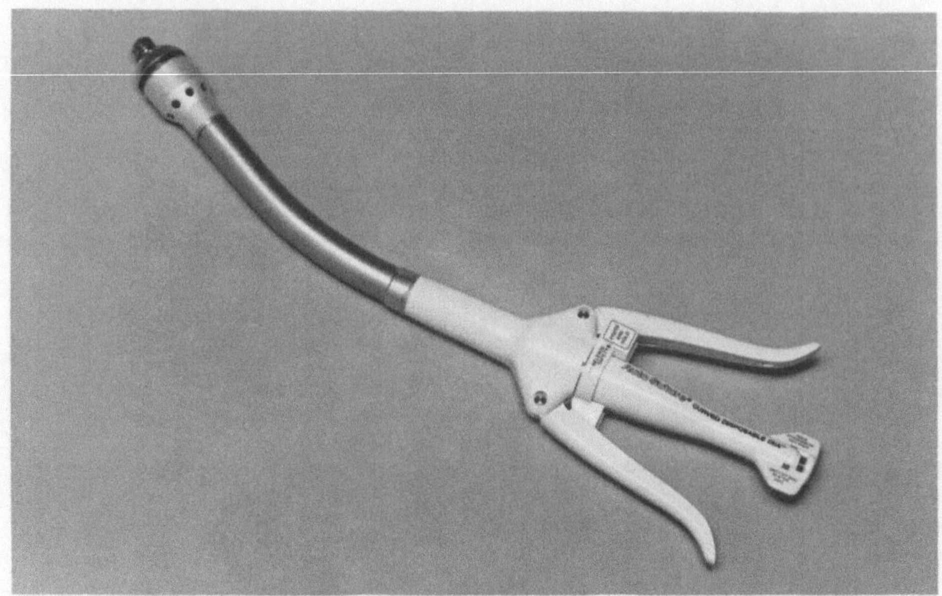

D.14

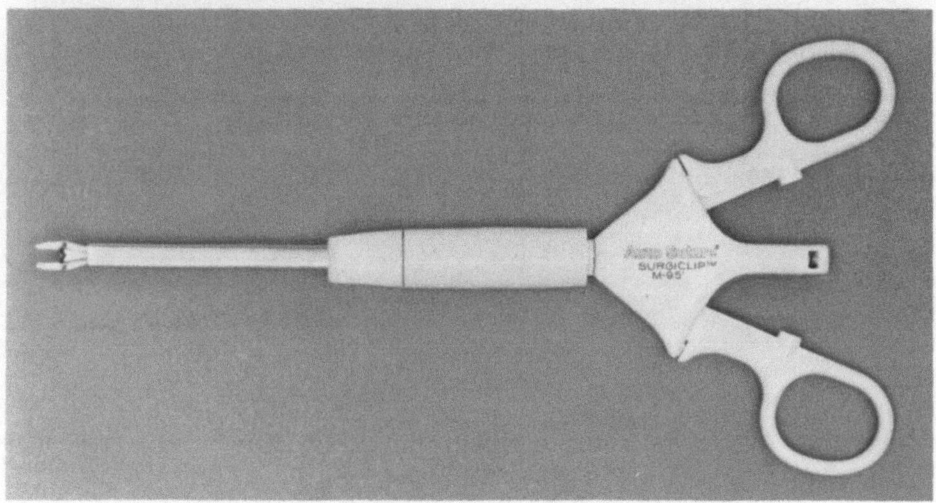

D.15

	Bezeichnung	Anwendungsbereich/Indikationen	Zur Verfügung stehen:
Abb. D.14	CDEEA™ *gebogen* mit anatomischer Krümmung	Wie EEA™ Zirkuläre Anastomosen Kolorektale – Intestinale – Ösophageale – Operationen: Hemikolektomie, Ösophago-Jejunostomie, Tiefenresektion	CDEEA 31™ *gebogen* grün = 21,2 mm Anastomosen ∅ CDEEA 28™ *gebogen* blau = 18,0 mm Anastomosen ∅ CDEEA 25™ *gebogen* weiß = 15,0 mm Anastomosen ∅ CDEEA 21™ *gebogen* hellblau = 11,0 mm Anastomosen ∅
Abb. D.15	Surgiclip™	In allen Anwendungsbereichen, in denen Clips Verwendung finden	M 9,5″ (24 cm) M 11″ (28½ cm)

Einmalmagazin-Sortiment[1]

TA-Instrumente

Für den Einsatz in die TA-Instrumente gibt es 3 verschiedene Klammergrößen. Die Magazine sind zum besseren Auseinanderhalten der Klammern farblich gekennzeichnet.

Blaues Magazin (3,5)	Dieses Magazin wird zum Schließen durchschnittlicher Gewebestärken benutzt.
Grünes Magazin (4,8)	Das Magazin enthält die längsten Klammern. Grüne Magazine werden zum Schließen *überdurchschnittlicher* Gewebestärken benutzt (z. B. *Pylorus, Scheidenstulpe, Stammbronchus, Pankreaskopf*).
Weißes Magazin (30V)	Wird nur zusammen mit dem TA-30-Premium-Instrument verwendet. Das Magazin wird zum Verschluß der Arteria pulmonalis und Vena renalis, der infundibolopelvischen Bänder, der Vena cava inferior in Okklusion, der Pfortader im Nebenschluß oder bei besonders dünnwandigem Darmgewebe benutzt.

Klammergrößen – Klammermechanik

TA-Instrumente

Blaues Magazin

Der Klammerdraht hat einen Durchmesser von *0,23 mm*. Die Klammerschenkel sind vor dem Biegen *3,5 mm* lang, nach dem Biegen in ihrer geschlossenen Form ca. *1,5 mm* hoch.

Grünes Magazin

Der Klammerdraht hat einen Durchmesser von *0,28 mm*. Die Klammerschenkel sind vor dem Biegen *4,8 mm* lang und nach dem Biegen in ihrer geschlossenen Form ca. *2 mm* hoch.

Weißes Magazin (nur TA-30-Premium TM)

Der Klammerdraht hat einen Durchmesser von *0,21 mm*. Die Klammerschenkel sind vor dem Biegen *2,5 mm* lang und nach dem Biegen in ihrer geschlossenen Form ca. *1 mm* hoch.

GIA-Instrument

Neu[2]: GIA 50-Premium™ dichtere Klammerung verbesserte Hämostase

Graue und schwarze Magazine (GIA und SGIA) ohne Skalpell

Die Klammer hat einen Durchmesser von *0,20 mm*. Die Klammerschenkel sind vor dem Biegen *4 mm* lang und nach dem Biegen in ihrer geschlossenen Form ca. *1,75 mm* hoch.

Hellblaues Magazin (PGIA) (Achtung: Amboß des PGIA beweglich)

Die Klammer hat einen Durchmesser von *0,20 mm*. Die Klammerschenkel sind vor dem Biegen *3 mm* lang und nach dem Biegen in ihrer geschlossenen Form ca. *1,25 mm* hoch.

1 Mit freundlicher Genehmigung der *Auto Suture Deutschland GmbH,* Chirurgische Naht- und Klammerinstrumente, 4154 Tönisvorst 1

2 *Achtung:* aktuelle Verbesserung! Auskunft: Auto Suture Deutschland GmbH

LDS-Instrument

LDS

Vor dem Biegen hat der Klammerdraht eine rechteckige Form und die folgenden Abmessungen: *0,35 mm × 0,64 mm*. Vor dem Schließen ist die Gesamthöhe der Klammer *5,23 mm* mit einer Breite von *5,79 mm*. Es gibt Magazine mit *15* und *6* Doppelligaturen.

LDS-W

Vor dem Schluß beträgt die Klammerhöhe ca. *7,2 mm* und die Breite ist ca. *8 mm*. Form und Kurvatur der Klammer kann sich je nach Gewebestärke ändern. Es gibt Magazine mit *15* und *6* Doppelligaturen.

EEA-Instrument

EEA-31 grün

Enthält *30 Klammern* aus *0,28 mm* dickem Draht, die in einer kreisförmigen, doppelt gestaffelten Reihe angeordnet sind. Die Klammerschenkel sind vor dem Schließen *4,8 mm* lang, und die Klammerhöhe nach dem Schließen beträgt ca. *2,0 mm*. Der Außendurchmesser des Magazins beträgt *31,6 mm*. Der Durchmesser des kreisförmigen Messers innerhalb des Magazins beträgt *21,2 mm*.

EEA-28 blau

Enthält *26 Klammern mit den gleichen Spezifikationen wie oben*. Der Außendurchmesser des Magazins beträgt *28,6 mm*, der Innendurchmesser beträgt *18 mm*.

EEA-25 weiß

Enthält *22 Klammern*. Der Außendurchmesser des Magazins beträgt *25 mm*, der Innendurchmesser beträgt *15 mm*.

SFM/SFS-Instrument

Faszie

Der Klammerdraht ist *0,56 mm* im Durchmesser. Der Klammerbogen vor dem Schließen beträgt *14,1 mm* und nach dem Schließen ca. *6,48 mm*, wobei die Schenkel ca. *4,7 mm* von der Oberfläche eindringen. Das Magazin enthält *25 Klammern*.

Faszie breit

Der Klammerdraht ist *0,7 mm* im Durchmesser. Der Klammerbogen vor dem Schließen beträgt ca. *18,75 mm* und nach dem Schließen ca. *13,8 mm*, mit dem Eindringen der Schenkel ca. *6,34 mm* während des Verformens und *4,75 mm* nach dem Verformen. Das Magazin enthält 20 Klammern.

Haut

Der Klammerdraht ist *0,51 mm* im Durchmesser. Der Klammerbogen vor dem Schließen beträgt ca. *10,16 mm* und nach dem Schließen ca. *4,83 mm*, mit dem Eindringen der Schenkel ca. *3,43 mm* von der Oberfläche. Die Magazine sind erhältlich mit 12, 25 und 35 Klammern.

Haut breit

Der Klammerdraht ist *0,56 mm* im Durchmesser. Der Klammerbogen vor dem Schließen beträgt ca. *14,1 mm* und nach dem Schließen ca. *6,48 mm*, mit dem Eindringen der Schenkel ca. *4,7 mm* von der Oberfläche. Die Magazine sind erhältlich mit 12, 25 und 35 Klammern.

Sachverzeichnis

Chirurgische Gastroenterologie

Herausgeber: M. Allgöwer, F. Harder, L. F. Hollender, H.-J. Peiper, J. R. Siewert
Internistische Mitherausgeber: A. L. Blum, W. Creutzfeldt
Redaktion: J. R. Siewert, F. Harder

1981. 720 Abbildungen, 251 Tabellen. LI, 1122 Seiten
Gebunden DM 590,–
(In zwei Bänden, die nur zusammen abgegeben werden)
ISBN 3-540-09644-2

Dieses „aus der Praxis für die Praxis" geschriebene Werk vermittelt dem gastroenterologisch tätigen Chirurgen Methoden und Techniken durch hervorragende Abbildungen und einen kurz gefaßten Text, mit der Absicht, eine möglichst effektive und komplikationsarme gastroenterologische Chirurgie zu verwirklichen.
Deshalb werden vor allem den Autoren gut bekannte und bewährte Methoden dargestellt, wobei die Auswahl der Verfahren nach gemeinsamen Diskussionen und praktischer Erprobung durch die Herausgeber getroffen wurde.
Zielbewußtes chirurgisches Handeln beinhaltet nicht nur die Operationstechnik sondern auch die wesentlichen pathophysiologischen Grundlagen und die darauf beruhenden Indikationen mit den notwendigen Untersuchungsgängen.
Diese Grundlagen wurden gemeinsam mit Internisten erarbeitet und in praktische Anweisungen umgesetzt.
Schließlich werden die Ergebnisse unter Berücksichtigung möglicher postoperativer Probleme und Komplikationen dargestellt.
Dieses Werk gehört in die Handbibliothek jedes Gastroenterologen und gastroenterologisch tätigen Chirurgen.

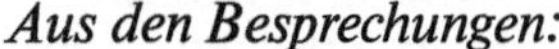

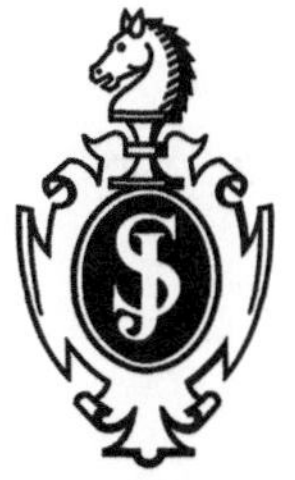

Aus den Besprechungen:
„Die beiden Bände der „Chirurgischen Gastroenterologie" bieten mehr, als im Titel zum Ausdruck kommt. Nicht eine Operationslehre im herkömmlichen Sinn war das Ziel der Herausgeber, sondern der Versuch, das große Gebiet der Gastroenterologie aus der Sicht von Chirurgen und Internisten in seiner Gesamtheit darzustellen bei Betonung der chirurgischen Behandlungsmöglichkeiten. Es ist Herausgebern und Autoren gelungen, moderne Therapierichtlinien zusammenfassend zu erarbeiten, wobei operative und konservative Maßnahmen nicht konkurrieren, sondern sich ergänzen und zu einem gemeinsamen Behandlungskonzept führen."

Innere Medizin

Springer-Verlag
Berlin
Heidelberg
New York